보건의료계통 학생들을 위한

의학용어

Medical Terminology

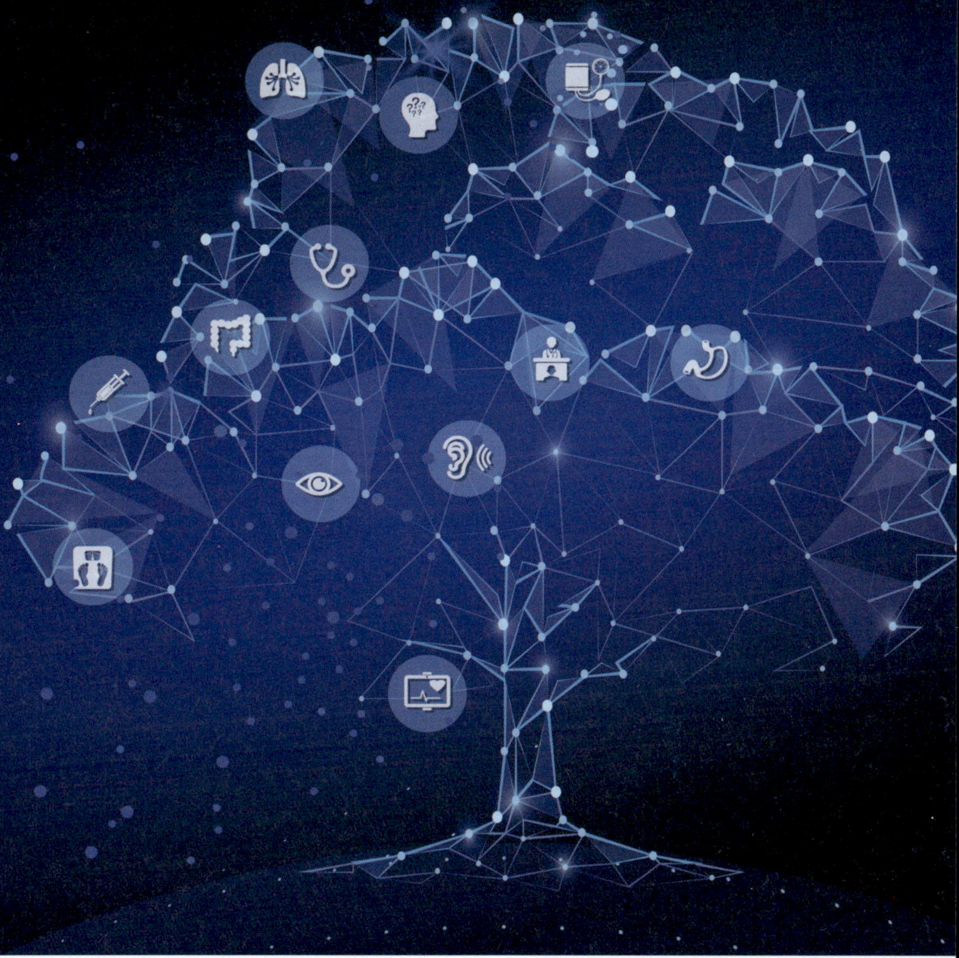

1st Edition

보건의료계통 학생들을 위한

의학용어

Medical Terminology

의학용어 편찬회 편

https://www.komb.co.kr
Korea Medical Book Publisher

고려의학
KOMB Korea Medical Book Publishing Company

머리말

이 책은 의료보건계열 학생들에게 필요한 의학용어를 대한의사협회『의학용어집 5판』을 기준으로 정리하였으며 순우리말과 한자를 병행 · 수록하여, 모든 세대를 아우르도록 정리하였습니다. 뿐만 아니라 관련 장에서 필요한 의학적인 내용을 추가하여 기본적인 의료보건계열에 필요한 용어와 의학지식을 습득할 수 있도록 구성하였습니다.

의학용어의 기본적인 구성요소를 중심으로 분석할 수 있도록 각 구성요소에 대한 어원을 반복해서 학습할 수 있도록 하였으며, 이를 통해 용어에 대한 친근감을 높이도록 하였습니다. 필요에 따라서는 의학용어와 관련된 사진도 추가함으로써 단어의 이해도도 높일 수 있도록 노력하였습니다.

앞으로도 새롭게 대두되는 의학용어나 새로운 의학지식을 지속적으로 업데이트하여, 의료보건계열 학생들이 의학지식과 관련 학문을 공부하는 데 밑바탕이 되도록 노력할 것입니다.

고려의학 의학용어편찬회

CONTENTS

Chapter 01. 의학용어 기본구조 / 1

1. 의학용어의 4대 구성 요소 1
2. 의학용어의 분석 9

복습문제 13

Chapter 02. 인체의 구조 / 21

1. 인체의 구성 단계 21
2. 의학용어 구성 29
3. 진단을 위한 의학용어 33

복습문제 38

Chapter 03. 외피계 / 45

1. 외피계 의학용어 맛보기 45
2. 외피계 의학용어의 구성 48
3. 외피계의 진단을 위한 의학용어 50
4. 관련 질병을 통한 의학용어 학습 62

복습문제 65

Chapter 04. 호흡기계 / 71

1. 호흡기계 의학용어 맛보기 71
2. 호흡기계 의학용어의 구성 74
3. 호흡기계의 진단을 위한 의학용어 77
4. 관련 질병을 통한 의학용어 학습 96

복습문제 97

Chapter 05. 심장혈관계 / 103

1. 심장혈관계 의학용어 맛보기 103
2. 심장혈관계 의학용어의 구성 107
3. 심장혈관계의 진단을 위한 의학용어 109
4. 관련 질병을 통한 의학용어 학습 134
복습문제 136

Chapter 06. 혈액, 림프 및 면역계 / 141

1. 혈액, 림프 및 면역계 의학용어 맛보기 141
2. 혈액, 림프 및 면역계 의학용어의 구성 147
3. 혈액, 림프 및 면역계의 진단을 위한 의학용어 148
4. 관련질병을 통한 의학용어 학습 162
복습문제 164

Chapter 07. 소화기계 / 169

1. 소화기계 의학용어 맛보기 169
2. 소화기계 의학용어의 구성 174
3. 소화기계 진단을 위한 의학용어 177
4. 관련 질병을 통한 의학용어 학습 201
복습문제 204

Chapter 08. 비뇨기계 / 211

1. 비뇨기계 의학용어 맛보기 211
2. 비뇨기계 의학용어의 구성 215
3. 비뇨기계의 진단을 위한 의학용어 216
4. 관련 질병을 통한 의학용어 학습 227
복습문제 228

Chapter **09.** **여성생식기계** / 233

1. 여성생식기계 의학용어 맛보기 233
2. 여성생식기계 의학용어의 구성 236
3. 여성생식기계의 진단을 위한 의학용어 238
4. 관련 질병을 통한 의학용어 학습 253
복습문제 256

Chapter **10.** **남성생식기계** / 261

1. 남성생식기계 의학용어 맛보기 261
2. 남성생식기계 의학용어의 구성 265
3. 남성생식기계의 진단을 위한 의학용어 266
4. 관련 질병을 통한 의학용어 학습 275
복습문제 278

Chapter **11.** **내분비계** / 283

1. 내분비계 의학용어 맛보기 283
2. 내분비계 의학용어의 구성 288
3. 내분비계의 진단을 위한 의학용어 290
4. 관련 질병을 통한 의학용어 학습 300
복습문제 301

Chapter **12.** **신경계** / 307

1. 신경계 의학용어 맛보기 307
2. 신경계 의학용어의 구성 313
3. 신경계의 진단을 위한 의학용어 315
4. 관련질병을 통한 의학용어 학습 334
복습문제 335

Chapter 13. 근육뼈대계 / 341

1. 근육뼈대계 의학용어 맛보기 341
2. 근육뼈대계 의학용어의 구성 349
3. 근육뼈대계의 진단을 위한 의학용어 352
4. 관련 질병을 통한 의학용어 학습 367

복습문제 369

Chapter 14. 감각기계 : 눈과 귀 / 377

1. 감각기계 의학용어 맛보기 377
2. 감각기계 의학용어의 구성 383
3. 감각기계의 진단을 위한 의학용어 386
4. 관련 질병을 통한 의학용어 학습 404

복습문제 405

찾아보기 / 411

Chapter 01

의학용어 기본구조

학습목표

- 의학용어를 구성하는 4대 요소와 정의를 설명할 수 있다.
- 단수형, 복수형의 원리를 이해한다.

의학용어는 보건 의료계에서 사용하는 용어로써 기원전 4세기 히포크라테스 시대부터 기원하였으며, 의학이 급속도로 발전됨에 따라 새로운 의학 용어도 계속적으로 만들어 사용되고 있다.

1 의학용어의 4대 구성 요소

의학용어는 어근(root), 연결모음(combining vowel), 접두사(prefix), 접미사(suffix)로 구성되어 있으며 각 구성요소의 뜻을 이해하면 용어의 뜻도 추론할 수 있다. 각 구성요소는 그리스어나 라틴어에서 기원하였으며 어근과 연결모음이 연결되어 있는 상태를 특별히 결합형이라 부른다.

이러한 요소들이 어떻게 구성되어 의미를 가지는 용어가 되는지를 살펴보아야 할 뿐만아니라 의학용어의 의미를 알기 위해서는 어떻게 위의 요소들로 분리될 수 있는지를 알아야 한다. 이 장에서는 의학용어가 만들어지는 기본법칙을 살펴보도록 할 것이다.

1) 어근(root)

어근은 의학용어의 핵심이 되는 구성요소로 용어의 중요한 의미를 내포하고 있다. 모든 의학용어는 한 개 이상의 어근으로 구성되어 있다. 예를 들어 구내염(stomatitis), 식도염(esophagitis), 위염(gastritis), 위장염(gastroenteritis), 위절제술(gastrectomy) 등과 같은 용어에서 볼 수 있듯이 한개 이상의 어근과 접미사로 이루어져 있다. 뿐만 아니라 용어의 구성요소가 하나라도 바뀌게 되면 용어의 의미가 바뀌게 된다(어근은 볼드체, 접미사는 파란색 표기).

Somatitis

inflammation of oral cavity

SOMAT (O) / ITIS

⬇ 어근 ⬇ 연결모음 ⬇ 접미사

⬇ 입안 oral cavity ⬇ 염증 inflammation

Esophagitis

inflammation of esophagus

ESOPHAG (O) / ITIS

⬇ 어근 ⬇ 연결모음 ⬇ 접미사

⬇ 식도 esophagus ⬇ 염증 inflammation

Gastritis

inflammation of stomach

GASTR (O) / ITIS

⬇ 어근 ⬇ 연결모음 ⬇ 접미사

⬇ 위 stomach ⬇ 염증 inflammation

Gastrectomy

excision of stomach

GASTR (O) / ECTOMY

⬇ 어근 ⬇ 연결모음 ⬇ 접미사

⬇ 위 stomach ⬇ 절제 excision, removal

2) 연결모음(combining vowel)

연결모음은 어근과 결합하는 모음으로 발음을 부드럽게 하기 위해 사용되는 의학용어의 한 구성요소이다. 연결모음은 주로 'o'이지만, 때에 따라서는 'i' 또는 'e'가 연결될 수 있다. 연결모음 자체로는 용어의 특별한 의미를 부여하지는 않지만 용어의 두 요소를 연결시켜주는 역할을 한다.

(1) 연결모음 사용원리

연결모음은 어근과 어근 사이에 위치하여 두 어근을 연결하거나 어근과 접미사 사이에 위치한다. 그러나 접두사와 어근을 연결하는 데는 사용되지 않는다.

연결모음 사용원리	보기
1. 어근과 접미사가 연결될 때, 접미사의 첫 알파벳이 자음으로 시작할 경우에는 연결모음을 사용한다.	encephal/o/pathy
2. 어근과 접미사가 연결될 때, 접미사의 첫 알파벳이 모음으로 시작할 경우에는 일반적으로 연결모음을 사용하지 않는다.	thorac/ic
3. 두 어근이 연결될 때, 두 어근이 연결되는 부위에 모음이 있더라도 연결모음을 사용하는 경우도 있다.	gastr/o/enteritis
4. 접두사와 어근이 연결될 때는 연결모음을 사용하지 않는다.	dys/pnea

(2) 연결모음 사용 4대 원리

① 어근과 접미사가 연결될 때, 접미사의 첫 알파벳이 자음으로 시작할 경우 연결모음을 사용한다.

[보기] encephal/o/pathy는 어근 + 연결모음 + 접미사로 구성되어 있는 의학용어이다.
접미사 '-pathy'의 첫 알파벳이 자음으로 시작할 경우에는 연결모음을 사용한다.

어근	+	접미사	=	의학용어	단어해설
encephal 뇌 *brain*	+	pathy 증 *disease*	=	encephal/o/pathy	disease of brain 뇌증

② 어근과 접미사가 연결될 때, 집미사의 첫 알파벳이 모음으로 시작할 경우에는 일반적으로 연결모음을 사용하지 않는다.

[보기] thorac/ic은 어근 + 접미사로 구성되어 있는 의학 용어이다.
접미사 '-ic'의 첫 알파벳이 모음 'i'로 시작하므로, 연결모음을 사용하지 않는다.

어근	+	접미사	=	의학용어	단어해설
gastr 위 stomach	+	-ectomy 절제 *excision*, 제거 *removal*	=	gastrectomy	excision of the stomach 위절제
appendix 막창자꼬리(충수)	+	-ectomy 절제 excision, 제거 removal	=	appendicectomy	excision of the appendix 막창자제거술
gastr 위 stomach	+	-itis 염증 inflammation	=	gastr/itis	inflammation of the stomach 위의 염증

③ 두 어근이 연결될 때, 두 어근이 연결되는 부위에 모음이 있더라도 연결모음을 사용하는 경우도 있다.

[보기] gastr/o/enteritis는 어근 + 연결모음 + 어근 + 접미사로 구성되어 있는 의학용어이다.
어근 'gostr'가 모음 'o'로 끝나고, 어근 'enter' 모음 'e'로 시작하지만, 두 어근 사이에 연결모음 'o'를 사용한다.

④ 접두사와 어근이 연결될 때는 연결모음을 사용하지 않는다.

[보기] dys/pnea는 접두사와 어근으로 구성되어 있는 의학용어이다.
접두사 'dys-'와 어근 'pnea' 사이에는 연결모음을 사용하지 않는다.

(3) 접미사 연결원리

연결모음 사용원리의 1과 2에서 언급한 것처럼 접미사가 시작하는 알파벳에 따라 연결모음의 사용여부가 결정된다. 즉 접미사가 자음으로 시작하는 의학용어에서는 연결모음이 사용될 수 있다. 예를 들면, -centesis와 -pathy 등과 같은 접미사로 연결될 경우에는 연결모음을 통해 의학용어를 만들 수 있다. 완성된 의학용어로는 arthr/o/centesis(관절천자), gastr/o/pathy(위병증, 위질환) 등을 볼 수 있다.

arthrocentesis

surgical puncture of a joint

ARTHR / O / CENTESIS

ARTHR	O	CENTESIS
⬇	⬇	⬇
어근	연결모음	접미사
⬇		⬇
관절(결합형) joint		수술적 천공 *surgical puncture*

gastropathy

disease of the stomach

GASTR / O / PATHY

GASTR	O	PATHY
⬇	⬇	⬇
어근	연결모음	접미사
⬇		⬇
위(결합형) stomach		질병 disease

어근은 모음으로 시작하는 접미사와 연결모음이 없이 연결할 수 있다. 모음으로 시작하는 접미사인 -itis와 -ectomy 등에 직접 연결하면 된다. 완성된 의학용어의 예시로써 arthr/itis(관절염), gastr/ectomy(위절제술) 등이 있다.

arthritis

inflammation of the joints

ARTHR / ITIS

ARTHR	ITIS
⬇	⬇
어근	접미사
⬇	⬇
관절 joint	염증 *inflammation*

gastrectomy

excision of the stomach

GASTR / ECTOMY

GASTR	ECTOMY
⬇	⬇
어근	접미사
⬇	⬇
위 stomach	절제 *excision* 제거 *removal*

3) 접두사(prefix)

접두사는 어근의 앞에 위치하여 어근의 뜻을 변화시키는 구성요소이다. 모든 의학용어에 접두사가 있는 것은 아니며 접두사 자체에도 고유한 의미를 가지고 있다. 접두사는 대개 숫자(number), 위치(position), 방향(direction), 부정(negention)의 의미를 나타낸다. 접두사와 어근이 연결될 때는 연결모음이 사용되지 않는다. 의학용어에 쓰이는 많은 접두사는 영문법에 쓰이는 접두사와 비슷하다.

prenatal(출생 전)

pertaining to before birth

PRE	NAT	AL
⬇	⬇	⬇
접두사	어근	접미사
⬇	⬇	⬇
전	출생	~와 관련된
before	birth	pertaining to

postnatal(출생 후)

pertaining to after birth

POST	NAT	AL
⬇	⬇	⬇
접두사	어근	접미사
⬇	⬇	⬇
후	출생	~와 관련된
after	birth	pertaining to

접두사인 'pre-'와 'post-'는 시간의 경과를 나타내는 단어이다. 이러한 두 개의 접두사는 어근에 바로 연결된다. 예를 들면, 'pre-'와 'post-'는 어근인 'natal'에 연결되어 있다. 이후에는 접두사가 단독으로 표기될 때는 pre-와 post-처럼 하이픈으로 표시하도록 할 것이다. 또 접미사가 단독으로 표기될 경우에는 -al처럼 하이픈으로 표시하도록 할 것이다. 의학용어에 많이 쓰이는 접두사 중 시간, 속도, 방향, 장소에 관한 접두사를 정리해서 제시한 표를 참고하기 바란다.

① 시간과 속도의 접두사

접두어	국문의미	영문의미	용어
brady-	느린	slow	bradycardia 서맥
tachy-	빠른	fast	tachycardia 빈맥
pro-	앞, 전(前)	before	prognosis 예후
ante-	앞, 전(前)	before, forward	ante cibum 식전
post-	뒤, 후(後)	behind, after	post cibum 식후
pre-	앞, 전(前)	before, in front of	prenatal 출생전
meta-	변화	change	metastasis 전이

② 방향과 장소의 접두사

접두사	국문의미	영문의미	용어
en-	-내의	in, inside	encephalocele 뇌헤르니아
inter-	사이의	between	intercostal 갈비사이의
ab-	외전의	away from	abduction 외전
ad-	내전의	toward	adduction 내전
supra-	보다 위의	above	suprapubic 치골(두덩뼈)위의
dia-	을 통해서	through	diarrhea 설사
circum-	주위의	around	circumcision 포경수술

de-	강하, 탈출	down from	decalcification 탈석회
ex-	-의 밖의	out from	excretion 배설
para-	-의 주위의	around, near, alongside	paracolpitis 질주위염
per-	-을 통해서	through	perforation 천공
peri-	-의 주위의	around	peritonsillar 편도주위의
epi-	-의 위의	upon, over	epigastric 상복부의
extra-	-밖에	outside of	extrauterine 자궁 외의
infra-	-의 아래	under, below	infrasternal 복장뼈(흉골)밑의
intra-	-의 내의	within	intravenous 정맥내의
sub-	-의 아래의	under	subaural 귀밑의
ana-	상(上), 분해, 재(再)	up, apart, again	anabolism, anatomy, analysis 동화작용, 해부학, 분석
cata-	-아래쪽으로	down	catabiosis, catabolism 생체소모, 이화작용
eso-	-의 내의	within	esogastritis 위점막염
ortho-	똑바로	straight, correct	orthopedics 정형외과
trans-	-의 건너편	across	transfusion 수혈

4) 접미사

접미사는 어근과 연결되어 의학용어의 끝에 위치하며 단어의 뜻을 변화시키는 구성요소이다. 예를 들면, mast/ectomy(유방절제술), mast/itis(유방염)에서 접미사는 -ectomy(절제 excision, 제거 removal), -itis(염증 inflammation) 이다.

접미사가 바뀌면서 단어의 의미도 변한다. 의학용어에서 사용되는 접미사는 일반적으로 병리적 상태(질병 disease, 이상 abnormality), 증상(symptom), 수술절차, 진단절차(surgical or diagnostic procedures) 등과 관련되어 있다.

mastectomy

excision of a breast

MAST / ECTOMY

⬇ ⬇

어근 접미사

⬇ ⬇

유방 breast — 절제 excision, 제거 removal

mastitis

inflammation of a breast

MAST / ITIS

⬇ ⬇

어근 접미사

⬇ ⬇

유방 breast — 염증 inflammation

① 병적 상태의 접미사

접미사	국문의미	영문의미	용어
-itis	염증	inflammation of	stomatitis 구내염
-osis	-의 상태, 증세, 질환, 과정	condition of, process	cyanosis 청색증
-oma	종양	tumor	adenoma 샘종
-ptosis	하수, 처짐	drooping	blepharoptosis 안검하수
-ectasia	확장	dilation	gastrectasia 위확장
-rrhexis	파열	rupture	cystorrhexis 방광파열
-ism	-의 상태, 증세, 질환, 주의	condition, principle	cryptorchidism 잠복고환
-iasis	병적상태	morbid condition	lithiasis 결석증
-lysis	파괴	destruction	hemolysis 용혈
-plasm	성장	growth	neoplasm 신생물
-mania	광기, 정신질환	madness, mental disorder	megalomania 과대망상증

② 치료와 수술 접미사

접미어	국문의미	영문의미	용어
-ectomy	절제	excision of	gastrectomy 위절제
-stomy	개구(누공, 창냄)술	forming a new opening	tracheostomy 기관창냄술
	문합(연결)술	or creation of a communication between	gastroduodenostomy 위샘창자(위십이지장)문합술
-tomy	절개	incision into	duodenotomy 샘창자(십이지장) 절개
-tome	절제도구	instrument for cutting	dermatome 피부채취기
-rrhaphy	봉합	suture	ureterorrhaphy 요관봉합
-pexy	고정술	fixation	hysteropexy 자궁고정
-clysis	관주, 관장	irrigation	proctoclysis 곧창자(직장)과 항문의 관주
-tripsy	분쇄	crushing	lithotripsy 돌깸술(쇄석술)
-iatrics, -iatry	의학적 치료	medical treatment	geriatrics, psychiatry 노인학, 정신의학

-clasis	파괴	destruction	osteoclasis 뼈파괴
-desis	결합	fusion	arthrodesis 관절융합
-tasis	신장	stretching	myotasis 근신장

③ 진단과 검사의 접미사

접미어	국문의미	영문의미	용어
-scope	검사기	examining instrument	gastroscope 위내시경
-scopy	검사법	examining	gastroscopy 위내시경검사법
-meter	측정기	measuring instrument	pelvimeter 골반계측기
-metry	측정법	measuring	pelvimetry 골반측정

④ 증상과 증후의 접미사

접미사	국문의미	영문의미	용어
-algia	통증	pain	dentalgia 치통
-oid	유사한, 닮은	resembling, like	lipoid 유지질
-rrhea	유출	flow	rhinorrhea 코흐름(비루)
-genesis	형성, 발생	development, formation	pathogenesis 병인론
-spasm	경련	twitching	blepharospasm 안검경련
-gnosis	알다	know	prognosis 예후
-opia	시각	vision	diplopia 복시
-plegia	마비	paralysis	ileoplegia 돌창자(회장)마비
-rrhagia	출혈	hemorrhage	hepatorrhagia 간출혈
-staxis	출혈	bleeding	epistaxis 코피
-sthenia	힘	strength	myasthenia 근무력증
-penia	부족, 결핍	decrease, not enough	erythrocytopenia 적혈구감소증
-dynia	통증	pain	gastrodynia 위통

2 의학용어의 분석

의학용어의 분석은 단계적으로 나누어 설명하도록 하겠다. 우선 의학용어인 oste/o/arthr/itis를 이용하여 구성요소를 단계적으로 분석해 보도록 하겠다.

- 1단계 : 우선 의학용어의 마지막에 위치한 접미사를 찾아보도록 한다. 해당 단어의 접미사는 -itis로 염증(inflammation)을 의미한다.
- 2단계 : 의학용어의 앞부분에 위치하는 구성요소를 나눠본다. 즉 어근, 연결모음, 또는 접두사 여부를 찾아보도록 한다. 해당 단어의 앞부분에는 oste/o로 어근과 연결모음으로 구성되어 있으며 뼈(bone)를 의미한다.
- 3단계 : 의학용어의 중간에 위치하는 구성요소를 나눠본다. 즉 어근 또는 결합형을 찾아보도록 한다. 해당 단어의 중간부분에는 arthr/o로 어근과 연결모음으로 구성되어 있으며 관절(joint)을 의미한다.

결과적으로 oste/o/arthr/itis는 뼈와 관절의 염증을 의미하는 뼈관절염을 나타내는 의학용어임을 알 수 있다.

osteoarthritis의 분석

	앞부분	중간 부분	끝부분(접미사)
의학용어의 3단계 분석방법	oste/o	arthr/o	-itis
	뼈(골) bone	관절 joint	염증 inflammation
	2단계	3단계	1단계

1) 의학용어의 분석

위의 단계적 분석 방법을 이용하여 의학용어를 분석해 보고 그 의미가 무엇인지를 찾아보도록 한다. 그리고 표에서 제시한 의미와 자신이 분석한 의미가 맞았는지를 확인해 보도록 한다.

용어	국문의미	영문의미	단어해설
achlorhydria	염산결핍, 무산증	no production of hydrochloric acid in gastric secretions of the stomach	위에서 염산 분비가 되지 않는 상태
acholia	담즙결핍, 무담즙증	lack or absence of bile secretion	쓸개즙 분비가 되지 않는 상태
ankyloglossia	혀유착증	congenital oral anomaly that may decrease the mobility of the tongue tip	혀주름띠가 선천적으로 짧은 증상으로, 혀 소대절제술(frenotomy)로 완화될 수 있음 동의어:tongue tie
anorexia	식욕부진	lack of appetite	음식물 욕구가 부족하거나 없는 상태

aphagia	연하불능	inability or refusal to swallow	음식물을 삼키지 못하는 상태
aphthous stomatitis, canker sores	아프타성 입안염	repeated formation of benign and non-contagious mouth ulcers	입안 점막부에 홍반이 있고 통증성 궤양이 수반되는 질병
Behcet's disease	베체트병	inflammatory disorder which affects multiple parts of the body	원인불명으로 눈, 구강, 성기 등에 염증이 생기거나 상처가 오래 지속되는 염증성 질환
borborygmus	꾸르륵 소리, 복명	rumbling, growling or gurgling noise produced by movement of the contents of the gastrointestinal tract	장관내 가스와 액체 등의 내용물이 창자꿈틀운동에 의해 생기는 소리
bruxism (teeth grinding)	이갈이	excessive teeth grinding or jaw clenching	저작운동과는 상관없이 치아를 율동적 또는 경련적으로 가는 것
cheilitis	입술염	inflammation of the lips	입술의 염증
cleft lip, harelip	입술갈림증	opening in the upper lip that may extend into the nose	입술이 선천적으로 나누어져 있는 상태
constipation	변비	bowel movements that are infrequent or hard to pass	정상적으로 배변이 되지 않는 상태
dental calculus	치석	form of hardened dental plaque	유기물질을 포함한 인산칼슘과 탄산칼슘이 치아 표면에 침착되는 현상
dumping syndrome, postgasterectomy symptom	위절제술후증후군, 덤핑증후군	happen when food moves too quickly from stomach into the first part of small intestine after eating	다량의 위 내용물이 작은 창자로 급격하게 이동하면서 발생하는 증상
dyspepsia	소화불량	condition of impaired digestion	특별한 기질적 병변이 없는데도 계속 소화불량 증상을 나타나는 것을 기능성 소화불량(functional dyspepsia)이라 함
dysphagia	삼킴곤란	difficulty in swallowing	음식물을 삼키지 못하면서 통증을 동반함
eructation, belching	트림	release of gas from the upper digestive tract (esophagus and stomach) through the mouth	위로부터 가스나 위산이 올라오는 상태
fecalith	대변돌, 분석	stone made of feces	주로 막창자꼬리에 생김
flatus	방귀	gas generated in the stomach or bowels	위나 장에서 생긴 가스가 항문으로 나오는 것
glossodynia	혀통증	burning sensation in the mouth with no underlying known dental or medical cause	염증성 질환의 진행으로 인해 생기는 혀의 통증

glycosuria	당뇨	excretion of glucose into the urine	당이 소변으로 나오는 상태
halitosis	입냄새	noticeably unpleasant breath odour	입안에서 나는 냄새
heart burn, pyrosis	가슴쓰림, 작열감	burning sensation in the central chest or upper central abdomen	식도, 위에서 산성의 트림을 동반한 타는 듯 한 느낌
hematemesis	혈액구토, 토혈	vomiting of blood	위로부터 혈액을 토하는 상태
hematochezia	혈변배설	passage of fresh blood through the anus	혈액성 대변을 배설하는 것
hemoperitoneum	복강내 출혈, 혈액복막	presence of blood in the peritoneal cavity	복강 내에 혈액이 고여 있거나 출혈이 된 상태
hepatomegaly	간비대, 간종대	condition of having an enlarged liver	간이 정상보다 커져 있는 상태로 간염, 지방간, 간경화, 간암 등에서 보임
herpetic gingivostomatitis, cold sores, fever blister	헤르페스성 잇몸 입안염	inflammation of the oral mucosa and gingiva by herpes virus infection	헤르페스 바이러스 감염으로 인한 입안과 잇몸의 염증
hyperbilirubinemia	고빌리루빈혈증	higher than normal level of bilirubin in the blood	혈액내 빌리루빈 양이 정상보다 높은 상태
hyperchlorhydria	위산과다증	state in the stomach where gastric acid levels are higher than the reference range	위에서 염산이 과도하게 분비되는 상태
hypercholesterolemia	고콜레스테롤혈증	presence of high levels of cholesterol in the blood	혈액내 콜레스테롤 양이 정상보다 높은 상태
hyperglycemia	고혈당증	excessive amount of glucose in the blood	혈액내 당의 양이 높은 상태
hypobilirubinemia	저빌리루빈혈증	lower than normal level of bilirubin in the blood	혈액내 빌리루빈 양이 정상보다 낮은 상태
hypocholesterolemia	저콜레스테롤혈증	presence of abnormally low levels of cholesterol in the blood	혈액내 콜레스테롤 양이 정상보다 낮은 상태
hypoglycemia	저혈당증	low blood sugar	혈액내 당의 농도가 낮은 상태
icterus, jaundice	황달	yellowish or greenish pigmentation of the skin and whites of the eyes due to high bilirubin levels	혈액내 빌리루빈 양이 증가하여 피부조직이 황색으로 보이는 상태
incontinence	찔끔증, 실금	involuntary excretion of urine or bowel contents	대변이나 소변이 무의식적으로 배출되는 상태 • urinary incontinence(소변찔끔증) • fecal incontinence(대변찔끔증)

melena	흑색변	dark black, tarry feces	흑색의 찐득찐득하고 점성이 있는 대변
nausea	욕지기, 구역(嘔逆), 오심	unpleasant, diffuse sensation of unease and discomfort	구토가 일어나기 전에 목이나 앞가슴에서 메스꺼움
obstipation	심한 변비	severe form of constipation where a person cannot pass stool or gas	변비가 심한 상태
oral leukoplakia	입백반증	firmly attached white patch on a mucous membrane of oral cavity	표면이 거친 구강 점막의 각화성 백색병변
pruritus ani	항문 가려움증	irritation of the skin at the exit of the rectum	항문주변이 가려운 상태
ptyalism, salivation	침 과다증	excessive production of saliva	침이 많이 분비되는 증상
regurgitation	역류	expulsion of material from the pharynx or esophagus	위산이나 펩신과 같은 위액이 식도로 역류되는 질환으로 위산에 의해 식도점막에 궤양이 생기는 역류성 식도염을 비롯한 다양한 증상이 나타남
steatorrhea	지방변증	presence of excess fat in feces	대변 중에 지방이 과다하게 존재하는 상태
stomach cramp	위 경련	sudden, involuntary muscle contraction or overshortening in the stomach	위장 부위의 명치 쪽이 쥐어짜듯 아픈 증상이 반복되는 것으로 기저질환이 동반된 경우에 통증을 느낄 수 있음
tenesmus	뒤무직, 이급후중	feeling of incomplete defecation	대변을 본 후 또 대변을 보고 싶은 느낌
thrush, moniliasis	아구창, 구강 칸디다증	candidiasis of the mouth	구강 점막이나 혀에 크림 같은 백색 반점을 형성하는 칸디다증(candidiasis)
toothache	치통	pain in the teeth or their supporting structures	우식, 감염, 외상의 결과로 치수 또는 치근막이 침범되어 생기는 치아의 동통
Vincent's angina, necrotising ulcerative gingivitis	뱅상앙기나	inflammatory diseases with sore throat, fever, enlargement of the tonsils, trouble swallowing, and large lymph nodes around the neck	구강이나 인두에 통증, 출혈, 종창, 악취를 가져오는 염증성 질환으로 bacillus fusiformis, spirochete of syphilis가 원인균으로 알려져 있음
xerostomia	구내 건조증	dryness in the mouth,	침 분비량 감소로 입안이 건조해지는 증상

복습문제

의학용어 분석

01 아래의 예시처럼 제시한 의학용어를 분석하여 각각 성분의 의미와 단어의 뜻을 쓰시오.

예) stomatitis: stomat- 어근 "입안", itis-접미사 "염증", 단어 뜻-구내염

(1) anorexia: ______________________________

(2) cheilitis: ______________________________

(3) dysphagia: ______________________________

(4) halitosis: ______________________________

(5) ptyalism: ______________________________

(6) toothache: ______________________________

접미사와 접두사

02 제시된 의학용어는 진단절차와 관련된 접미사와 접두사이다. 이들 접미사 또는 접두사와 연결된 의학용어의 의미를 쓰시오.

(1) 접미사

의학용어	용어분석			단어 의미
	접미사	국문의미	영문의미	
appendectomy		절제 제거	excision removal	막창자꼬리절제술, 충수절제술
arthrocentesis	centesis		surgical puncutre	관절천자
arthrodesis	desis	관절이나 뼈의 결합 고정		관절유합술
lithotripsy	tripsy	부수는 것	crusbing	

mastopexy	pexy	고정		유방고정술
myorrhaphy	rrhaphy		suture	근육봉합술
osteoclasis		파괴 골절	to break surgical fracture	뼈분쇄술
osteotome	tome		instrument to cut	뼈절단기
rhinoplasty	plasty	수술적 복구		코성형술
thrombolysis	lysis	분리 파괴 느슨해짐	separation destruction loasening	
tracheostomy	stomy	입구를 형성함		기관절개술
tracheotomy	tomy		incision	기관절개술

(2) 접두사

의학용어	용어분석			단어의미
	접두사	국문의미	영문의미	
amastia	a-	없는, ~아닌	without, not	
anesthesia	an-	없는, ~아닌		마취
circumduction	circum-		around	휘돌림, 회전
periodontal		주위	around	치아주위, 치주
diathermy	dia-		through, across	투과열요법
transvaginal	trans-	횡단		질을 통한, 질경유
diplopia	dipl-	이중	double	
diplobacterial	diplo-	이중		쌍으로 배열된 세균
dysphonia	dys-		bed painful difficult foulty	발성장애

endocrine	endo-, en-	속 내부		내분비
intramuscular		속 내부	in within	근육내
homograft	homo-		same	동종이식
homeoplasia	homeo-	동일한		동질형성
hypodermic	hypo-	밑에 아래 결핍	under below deficient	
macrocyte	macro-	큰		큰적혈구, 대적혈구
microscope	micro-		small	현미경
monotherapy		하나	one	단일치료
uninuclear	uni-		one	단핵
paraccentesis	para-	~와 나란히 ~의 옆에	parallel	
postnatal	post-	후 뒤		출생 후
antepartum	ante-		before	분만전
prenatal		전 앞	before in front of	출생 전
prognosis	pro-		before in front of	예후
primigravida	primi-	처음		초임부
retroversion	retro-	뒤로	backward, behind	
sublingual	sub-	아래에, 밑에		혓밑
suprarenal	supra-		upper, above excessive	콩팥 위
superior		위 과잉	upper, above excessive	위, 상

의학용어 만들기

03 표에서 의학용어의 구성요소를 제시하였다. 어떤 구성요소인지와 구성요소의 의미를 쓰도록 한다. 그리고 제시된 구성요소를 조합해서 의학용어를 만들어 보도록 한다.

의학용어 구성요소	구성요소	의미	의학용어
append/o	결합형		appendicitis, 막창자꼬리염
arthr/o	결합형	joint, 관절	
col/o, colon/o	결합형		colectomy, 잘록창자 절제술
enter/o	결합형	intestine 창자, 장	
gastr/o	결합형		gastroscope, 위내시경
mast/o	결합형	breast 유방	
oste/o	결합형		osteopathy, 뼈증
-centesis	접미사	surgical puncture 구멍, 천자	
-itis	접미사		stomatitis, 입안염
-pathy	접미사	disease 질병	
-scope	접미사		arthroscope, 관절경
pre-	접두사	before 전	
post-	접두사		postnatal 출생후의

의학용어 복습

04 병리현상에 흔히 쓰이는 접미사와 접두사와 연결된 의학용어를 제시하였다. 제시한 의학용어의 접미사와 접두사를 찾아 보고 그 의미를 쓰도록 한다. 그리고 의학용어의 의미도 쓰도록 한다.

의학용어	용어분석	용어의미
anemia	an-: 없는(without), ~아닌(not) -emia: 혈액상태 blood condition	
angiography		혈관조영술
arteriorrhexis	arteri/o: 동맥(artery) -rrhexis: 파열 rupture	

arteriostenosis	arteri/o: 동맥(artery) -stenosis: 좁아짐 narrowing, 협착 stricture	
bronchiectasis		기관지확장증
cardiograph	cardi/o: 심장(heart) -graph: 기록장치 instrument for recording	
cardiomegaly		심장비대
cholelith	chol/e: 쓸개즙(담즙, bile or gall) -lith: 돌 stone, 결석 calculus	
cholelithiasis		쓸개돌증, 담석증
chondromalacia	chondr/o: 연골(cartilage) -malacia: 연화증 softening	
cyanosis		청색증
diarrhea	dia-: 횡단(through, across) -rrhea: 배출 discharge, 흐름 flow	
dystrophy		영양장애
electrocardiogram	electr/o: 전기(electricity) carti/o: 심장(heart) -gram: 기록 record, 서술 writing	
endoscope		내시경
erythropenia	erythr/o: 적색(red) -penia: 감소 decrease, 결핍 deficiency	
gastritis		위염
hepatotoxin	hepat/o: 간(liver) -toxin: 독 poison	
hemophobia		출혈공포증, 공혈증
hemorrhage	hem/o: 혈액(blood) -rrhage: 찢어짐 bursting, 파열 rupture 과다유출 excessive leakage	
hepatocele		간탈출, 간류

hyperemesis	hyper~: 과다(excessive), 정상보다 높은(above normal) -emesis: 구토 vomiting	
lymphedema		림프부종
menorrhagia	men/o: 월경(menses, menstruation) -rrhagia: 찢어짐 bursting, 파열 rupture 과다유출 excessive leakage	
myopathy		근육병증
neuralgia	neur: 신경(nerve) -algia: 통증 apin	
neuroma		신경종
otodynia	ot/o: 귀(이, ear) -dynia: 통증 apin	
pelvimeter		골반계

의학용어 분석

05 의학용어를 분석해 보고 영어의 뜻을 영문과 국문으로 작성해 본다.

의학용어	용어분석	용어의미
appendectomy	append/ectomy	
arthrocentesis		clinical procedure of using a syringe to collect synovial fluid from a joint capsule, 주사기로 관절강에서 관절액을 채취하는 것
arthropathy	arthr/o/pathy	
colectomy		surgical procedure to remove all or part of colon 잘록창자의 일부 또는 전부를 잘라내는 수술
colitis	col/itis	
colonoscope		instrument designed for examining the entire colon and terminal ileum, 잘록창자와 돌창자의 끝부분을 관찰하기 위한 도구

gastritis	gastr/itis	
gastroenterocolitis		inflammartion of stomach and intestine including colon, 위장 잘록창자의 염증
gastroscope	gastr/o/scope	
hepatitis		inflammartion of liver, 간의 염증
osteoarthritis	oste/o/arthr/itis	
osteochondritis		inflammartion of bone and cartilage 뼈와 연골의 염증
prenatal	pre/nat/al	
tonsillectomy		surgical removal of the tonsils, 편도를 제거하는 수술
tonsillitis	tonsill/itis	

Chapter 02

인체의 구조

학습목표

- 인체의 구성을 이해한다.
- 인체의 해부학적 자세, 방향에 관한 용어를 익힌다.
- 인체와 관련된 의학용어에서 4대 구성요소(어근, 연결모음, 접미사, 접두사)를 분석하고 뜻을 이해한다.

1 인체의 구성 단계

인체는 하나의 개체로 가장 단순한 생명현상이 이루어지는 세포가 모여서 최종적으로 형성된다. 단계별로 살펴보면 세포수준, 조직수준, 기관수준, 계통수준, 개체수준으로 나누어 볼 수 있다.

- 세포수준(cellular level): 여러 분자들이 모여 세포를 구성하는 것으로 개체의 가장 기본적인 구조적, 기능적 단위이며 핵과 세포질로 구성되어 있다.
- 조직수준(tissue level): 세포들이 모여 특수한 기능을 수행할 수 있는 구조적 · 기능적 단위이다.
- 기관수준(organ level): 두 종류 이상의 조직이 모여 형성되는 단위로써 각 장기들이 해당된다.
- 계통수준(system level): 비슷한 기능을 갖고 있는 장기들이 모여 구조적 · 기능적 단위를 형성하는 것이다.
- 개체수준(organism level): 가장 복잡한 형태이며 살아 있는 인체를 말한다.(그림 2-1)

1) 해부학 자세(anatomical position)

해부학 구조물의 위치는 해부학 자세를 기준으로 정확하게 표현한다. 해부학 자세란 바로 서서 얼굴과 눈은 앞을 향하고 팔은 몸통 옆으로 내려 손바닥이 앞을 향하며 두발을 모아 발끝이 앞을 향하는 자세이다(그림 2-2).

(1) 상대적 위치 용어

해부학용어에는 상대적인 위치를 표현하는 용어가 있다. 즉, 바깥(external)과 속(internal), 얕은(superficial)과 깊은(deep), 중심(central)과 말초(peripheral) 등은 일반 용어와 같은 의미로 사용된다.

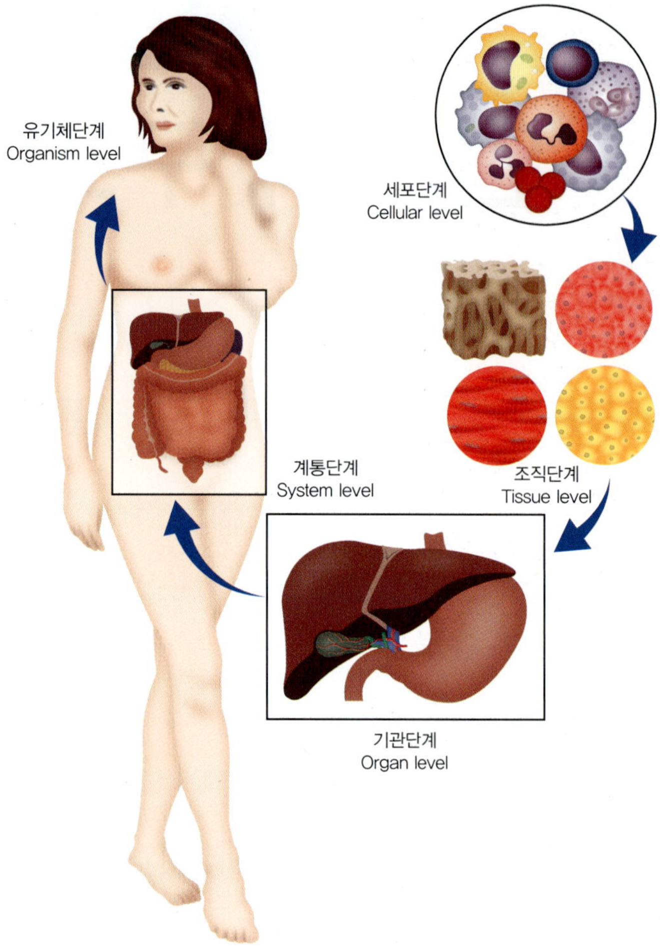

그림 2-1. 인체의 기능적 · 구조적 단위의 수준별 분류

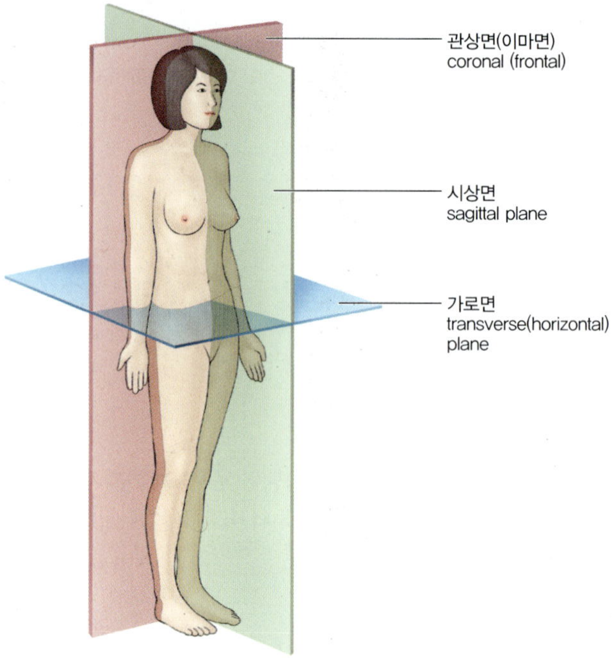

그림 2-2. 해부학적 자세 및 관련용어

안쪽(medial)과 가쪽(lateral)은 각각 몸의 정중면에 가까이, 멀리 위치하는 것을 나타내는 용어이며 배쪽(ventral)과 등쪽(dorsal)은 배와 등 방향을 말하며, 네 발로 걷는 짐승에서 배쪽과 등쪽은 아래와 위를 가리키지만, 두 발로 서있는 사람에서는 앞(anterior)과 뒤(posterior)를 의미한다. 머리쪽(cranial)과 꼬리쪽(caudal)은 네 발로 걷는 짐승에서는 앞과 뒤, 사람에서는 각각 위(superior)와 아래(inferior)의 의미로 쓰인다.

이 외에 팔에서 노쪽(radial)과 자쪽(ulnar)은 노뼈(radius)와 자뼈(ulna)가 놓여 있는 방향, 즉 가쪽과 안쪽을 가리킬 때 사용된다.

다음표는 방향에 대한 용어를 알기 쉽게 정의한 것이다. 이 용어는 인체 내에서 장기(organs)의 위치를 상대적으로 설명할 때 사용된다.

① 방향에 대한 용어

용어	국문의미	영문의미	단어해설
anterior (ant)	앞쪽(전측)	pertaining to the front	배(belly)가 있는 부위
anteroposterior (AP)	앞뒤쪽(전후)	pertaining to the front and to the back	신체의 앞쪽에서 뒤쪽으로 향하는
bilateral	양쪽(양측)	pertaining to two sides	양쪽이나 양 방향
caudad	꼬리쪽에(미측에)	toward the tail (downward)	꼬리쪽 또는 몸통의 아래쪽을 향하는(아래쪽에)
caudal	꼬리쪽(미측)	pertaining to the tail	꼬리(tail)에 가까운 부위(사람에서는 하측(inferior)과 같은 뜻으로 쓰임)
cephalad	머리쪽에(두측에)	toward the head (upward)	머리쪽 또는 몸통의 위쪽을 향하는(위쪽에)
cephalic	머리쪽(두측)	pertaining to the head	머리(head)에 가까운 부위(사람에서는 위쪽과 같은 뜻으로 쓰임)
deep	깊은, 심	being a long way down from the top or surface	표면에서 멀어진 곳
distal	먼쪽, 원위	away from a particular point in the body	몸통에서 멀어진 쪽
dorsal	등쪽(배측)	pertaining to the front	등(back)이 있는 부위
external	바깥쪽, 외	coming from the outside	바깥쪽
inferior (inf)	아래쪽(하측)	pertaining to below	발(foot)에 가까운 부위
internal	속쪽, 내	inside the body	~속
lateral (lat)	가쪽(외측)	pertaining to a side	몸의 정중면(median plane)에서 먼 부위
medial	안쪽(내측)	towords the center of the body rather than the sides	몸의 정중면(median plane)에 가까운 부위
mediolateral	중가쪽(중외측)	pertaining to the middle and to the side	가운데와 가쪽에 관련된
parietal	벽쪽	relating to the wall or outer surface of a body part	공간의 바깥 벽쪽
posterior	뒤쪽(후측)	pertaining to the back	등(back)이 있는 부위
posteroanterior (PA)	뒤앞쪽(후전)	pertaining to the back and to the front	신체의 뒤쪽에서 앞쪽으로 향하는
proximal	몸쪽(근위)	pertaining to near	팔다리에서 몸통에 가까운 부위
superficial	얕은, 천	on the surface only	표면을 향하거나 표면위

superior (sup)	위쪽(상층)	pertaining to above	머리(head)에 가까운 부위
unilateral	한쪽(편측)	pertaining to one side(only)	어느 한쪽이나 한 방향
ventral	배쪽(복측)	pertaining to the belly	배(belly)가 있는 부위
visceral	내장쪽	relating to the large organs inside the body	공간속의 장기에 가까운 쪽

(2) 몸의 단면

사람 몸을 여러 방향에서 자르는 가상의 면은 다음과 같다.

- 정중면(median plane): 몸을 좌우 양쪽이 대칭이 되도록 나누는 수직면을 말하며 정중시상면(midsagittal plane)이라고도 한다.
- 시상면(sagittal plane): 정중면에 평행한 모든 면을 말하며 정중옆면(paramedian plane)이라고도 한다. 따라서 정중면은 하나이지만 시상면은 여러 개가 존재하며, 수 많은 시상면 중에서 가운데에 있는 것이 정중면이다.
- 관상면(coronal plane): 몸을 앞뒤로 나누는 수직면으로 정중면에 직각인 수직면이며 이 용어는 이면의 방향이 머리뼈의 관상봉합(coronal suture)과 일치하는 것에서 유래되어 이마면(frontal plane)이라고도 한다.
- 수평면(horizontal plane): 수평으로 지나는 면으로 정중면, 관상면 모두와 직각을 이룬다.
- 가로면(transverse plane): 우리 몸이나 장기의 긴축에 직각을 이루는 면으로 수평면일 수도 있지만 아닌 경우도 있다.

(3) 사람 몸의 공간(body cavity)

사람 몸에는 잠재적 공간인 등쪽공간(dorsal cavity)과 배쪽공간(ventral cavity)이 있다.

등쪽공간(dorsal cavity)은 머리뼈 속에 있는 머리뼈 공간(cranial cavity)과 척주 속에 있는 척주관(vertebral cavity)이 서로 연결되어 있으며, 각각 척수(spinal cord)와 뇌(brain)를 간직하고 있다.

배쪽공간(ventral cavity)은 체벽(body wall) 속에 있는 넓은 공간으로서, 가로막(diaphragm)이 가운데를 가로질러 있어 가로막 위에 있는 공간을 가슴안(thoracic cavity)이라 하고, 아래의 공간을 배골반안(abdominopelvic cavity)이라 한다.

배골반안(abdominopelvic cavity): 가로막 아래쪽 몸통 속의 전체 공간을 배골반안이라고 하며, 가상의 평면인 위골반문을 기준으로 배안 및 골반안으로 구분한다.

배안(복강 abdominal cavity)은 가로막과 위골반문 사이의 공간으로서 골반안과는 서로 통해 있으며, 복막에 싸여 있는 앞쪽의 큰 부분을 복막안(peritoneal cavity)이라고 하며 주로 소화계통의 기관(간, 위장관 등)이 위치한다.

골반안(pelvic cavity)은 배안의 아랫부분으로 주로방광과 생식계통 기관이 위치한다.

가슴안(thoracic cavity)의 위쪽은 첫째 갈비뼈를 지나는 평면을 경계로 목으로 열려 있고, 아래쪽은 가로막에 의해 배안과 분리된다. 가슴안 공간은 가슴세로칸(mediastinum), 가슴막안(pleural cavity), 심장막안(pericardial cavity)이 있다.

가슴세로칸은 가슴안에서 허파가 있는 공간 즉 가슴막안을 제외한 나머지 공간으로서 설명의 편의를 위하여 4부분으로 나눈다. 복장뼈각과 넷째 등뼈 아랫면을 지나는 수평면의 윗부분을 위세로칸이라 한다. 아랫부분은 가운데 위치한 심장을 둘러싸는 심장막(pericardium)을 기준으로 앞세로칸, 중간세로칸, 뒤세로칸으로 나눈다(그림 2-3).

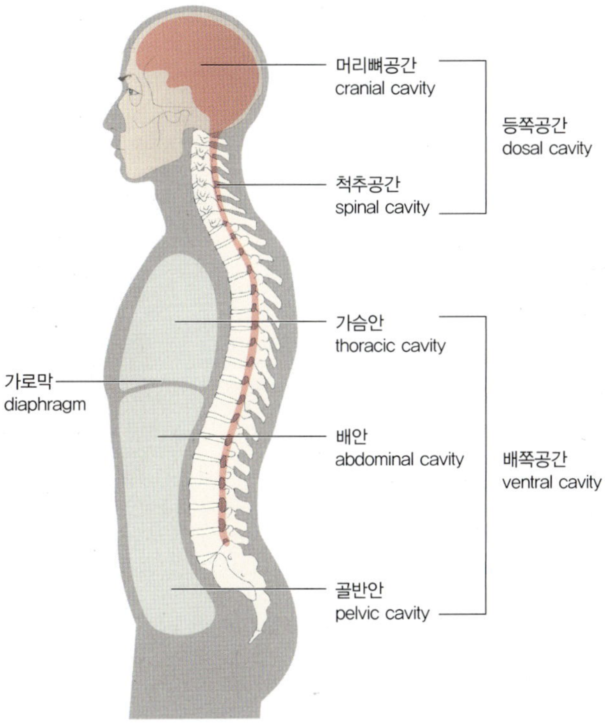

그림 2-3. 몸 안쪽에 위치한 배쪽 몸안과 뒤쪽에 위치한 등쪽 몸안의 2개 몸안(body cavities)

(4) 앞배벽의 9 부위

- 명치부위(epigastric region): 복장뼈의 칼돌기와 좌우의 갈비활의 사이, 즉 양쪽 빗장중간선과 날문가로면이 만나는 위쪽부위이다.
- 갈비밑부위(왼, 오른)(left & right hypochondriac region): 왼쪽, 오른쪽 유방의 아래에서 갈비활의 사이, 즉 빗장중간선과 날문가로면이 만나는 곳에서 양쪽 위가쪽 부분이다.
- 배꼽부위(umbilical region): 배꼽 주변부위, 양쪽 빗장중간선, 날문가로면, 결절사이면 사이이다.
- 가쪽배부위(왼, 오른)(lateral abdominal region, 옆구리 flank): 배꼽부위의 가쪽 부위이다.
- 두덩부위(pubic region): 양쪽 고샅부위 사이 즉 배꼽 아래에서 두덩결합까지의 부위이다.

• 고샅부위(왼, 오른)(inguinal region): 두덩부위의 왼 및 오른쪽에 있는 부위, 즉 결절사이면과 빗장중간선이 만나는 양쪽 아래가쪽 부위로서 아래에는 샅 인대가 있다(그림 2-4).

(5) 배골반의 4분할

4분할(four quadrants)을 할 경우 배골반안(복골반강, abdominopelvic cavity)의 내부장기(internal organs)의 위치를 좀 더 정확하게 알 수 있다. 일반적으로 4분할은 수술 혹은 검사에 대한 기록에도 도움을 준다. 또한, 4분할은 수술적 절차, 절개부위 혹은 종양의 위치를 기록하는 데 도움을 준다. 그림 2-4A에 4분할이 표시되어 있다.

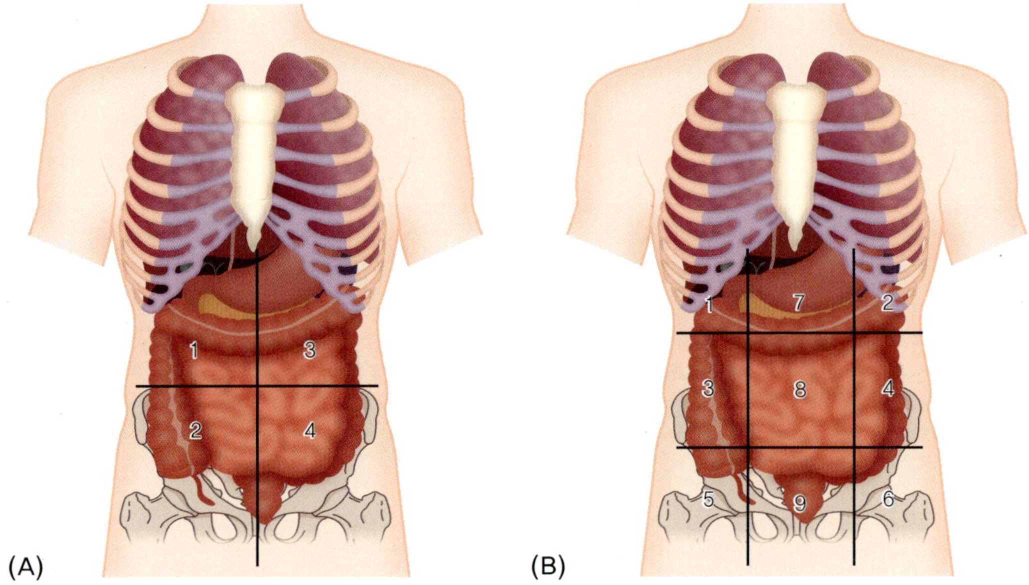

그림 2-4. 4분할과 9개 부위(Quadrants and regions)

(A) 4개의 분획은 배꼽을 지나는 가상의 수직선과 수평선에 의해 나뉜다.

(B) 9개 부위는 2개의 가상의 수평선과 수직선에 의해 나뉘며, 배꼽주위에 정사각형모양의 부위가 만들어진다.

1. right upper quadrant(RUQ) 오른위¼분획(우상¼분획): 간(liver)의 오른엽(우엽, right, lobe), 쓸개(담낭, gallbaldder), 이자(췌장, pancreas)의 일부, 작은창자(소장, small intestine)와 큰창자(대장, large intestine)의 일부가 위치한다.
2. right lower quadrant(RLQ) 오른아래¼분획(우하¼분획): 작은창자(소장, small intestine)와 큰창자(대장, large intestine)의 일부, 막창자꼬리(충수, appendix), 오른난소(우난소, right ovary), 오른자궁관(우자궁관, right fallopian tube), 오른요관(우요관, right ureter)이 위치한다.
3. left upper quadrant(LUQ) 왼위¼분획(좌상¼분획): 간의 왼엽(좌엽, left lobe), 위(stomach), 지라(비장, spleen), 이자(췌장, pancreas)의 일부, 작은창자(소장, small intestine)와 큰창자(대장, large intestine)의 일부가 위치한다.

4. left lower quadrant(LLQ) 왼아래¼분획(좌하¼분획): 작은창자(소장, small intestine)와 큰창자(대장, large intestine)의 일부, 왼난소(좌난소, left ovary), 왼자궁관(좌자궁관, left fallopian tube), 왼요관(좌요관, left ureter)이 위치한다.

(6) 배골반부위

배골반안(복골반강, abdominopelvic cavity)을 9개의 부위(nine regions)로 나눌 경우 내부 장기의 위치를 명확하게 설명할 수 있으며 4분할은 주로 진단 시에 사용한다. 예를 들면, 간(liver)은 명치부위(epigastric region)와 오른갈비아래부위(right hypochondriac region)에 위치한다. 그림 2-4B에는 9개 부위가 표시되었다.

1. 오른갈비아래부위(right hypochondriac region): 갈비연골(늑연골, cartilage of the ribs)의 아래에 위치한 오른 그리고 위부위이다.
2. 왼갈비아래부위(left hypochondriac region): 갈비연골(늑연골, cartilage of the ribs)의 왼 그리고 위부위이다.
3. 오른허리부위(right lumbar region): 허리(waist)의 중앙 오른부위이다.
4. 왼허리부위(left lumber region): 허리(waist)의 중앙 왼부위이다.
5. 오른엉덩부위(right iliac region): 고샅부위(서혜부, groin)의 오른 아래부위이며, 오른고샅부위(우서혜부, right inguinal region)라고도 불린다.
6. 왼엉덩부위(left iliac region): 고샅부위(서혜부, groin)의 왼 아래부위이며, 왼고샅부위(좌서혜부, left inguinal region)라고도 불린다.
7. 명치부위(epigastric region): 위(stomach)의 위에 위치한 중간부위이다.
8. 배꼽부위(umbilical region): 배꼽(umbilicus, or navel)에 위치한 중앙부위이다.
9. 아랫위부위(hypogastric region): 위(stomach)와 배꼽부위(umbilical)의 아래 중앙부위이다.

(7) 검사와 치료를 위한 자세

환자에 대한 검사(examination), 수술(surgery), 혹은 치료(therapeutic treatment)를 실시할 경우 정확하고 안정적인 자세에서 실시해야 한다. 환자는 검사대 위에서 소독포(draping sheets)로 몸이 덮이게 된다.

환자는 의학적 검사(medical examinations), X선 촬영(x-rays), 수술(surgeries), 치료(therapeutic treatments)를 위하여 여러 자세를 취해야 한다. 이러한 자세는 환자의 치료 혹은 성(sex)에 따라 달라진다. 그림 2-5에는 7가지 기본자세가 표시되어 있다.

1. 무릎가슴자세(슬흉위, knee-chest position): 환자는 무릎을 꿇고(kneeling position), 엉덩이(buttocks)를 들어올린다. 머리와 가슴은 검사대에 붙이고, 팔은 머리 위로 편 상태이며, 팔굽은 구부러져 있다. 이 자세는 곧창자(직장, rectum)를 검사할 때의 자세다.
2. 결석제거술자세(쇄석위, lithotomy position): 환자는 바로누운자세(앙와위, supine position)로 누워있고, 무릎은 굽히며 발은 등자(stirrups)에 걸쳐 있게 된다. 이 자세는 질검사(vaginal examination)와 자궁경부세포검사(Papanicolaou test, Pap test)에 쓰인다.

3. 배횡와위(dorsal recumbent position): 환자는 바로누운자세(앙와위, supine position)로 누워있고, 무릎은 굽히며 발은 검사대에 놓는다. 이 자세는 여성에서는 질검사와 곧창자검사에 쓰이고, 남자에서는 곧창자검사에 쓰인다.
4. 심스자세(sims position): 환자는 왼쪽으로 돌아누운 상태이며, 왼팔은 몸통의 뒤로 향하고, 오른팔은 몸통의 앞쪽으로 향하며, 팔굽은 굽힌다. 오른무릎은 심하게 굽히고, 왼무릎은 약간 굽힌다. 이 자세는 여성의 질검사와 곧창자검사에 쓰이고, 남자에서는 곧창자검사에 쓰인다. 이 자세는 관장(enema) 시에도 쓰인다.
5. 엎드린자세(복와위, prone position): 환자는 배를 검사대에 부착한 상태로 엎드려 있고, 머리는 약간 돌아가고 팔은 머리위로 올라가 있다. 이 자세는 등, 척추, 다리의 검사에 이용된다.
6. 파울러체위(fowler position): 환자는 반앉은자세(반자위, semisitting position) 상태이며, 검사대의 머리부분은 45~60도 정도 기울어져 있으며, 무릎은 굽히거나 굽히지 않은 상태이며 45도 이상은 높은 파울러체위라고 하고, 30도 이하를 반파울러체위(semi-fowler position)라고 하며, 이 자세는 허파를 확장시키는 데 도움을 주어서 호흡곤란환자에게 쓰인다.

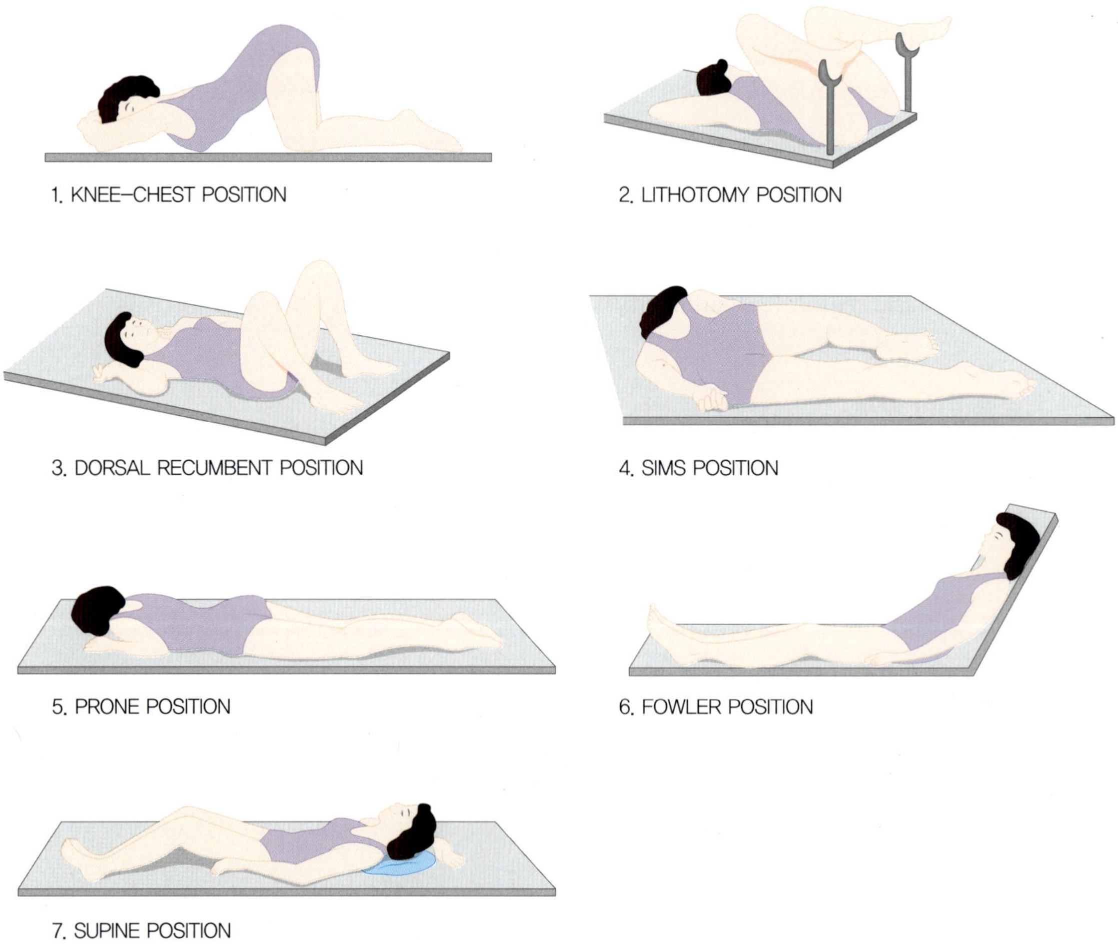

그림 2-5. 의학적 검사를 위한 기본자세

7. 바로누운자세(앙와위, supine position): 환자는 등을 검사대에 대고 누워 있으며, 팔은 몸통 옆에 위치한다. 이 자세는 가슴, 심장, 배, 그리고 팔다리의 검사에 이용되며, 머리와 목부위 검사에도 이용되며, 신경학적 반사(neurological reflex)를 검사할 때 이용된다.

다른 2종류의 자세에는 직립 자세(erect standing position)와 트렌델렌버그 자세(Trendelenburg position)가 있다. 직립 자세는 그림 2-2에서 보이는 것처럼 해부학적 자세(anatomical position)임. 해부학적 자세에서 환자는 검사하는 종류에 따라 굽히거나, 걷거나 특정 몸 부위를 움직이게 된다. 이러한 환자의 행동을 통하여 검사자는 동작의 조화(coordination), 강도(strength), 유연성(flexibility), 균형(balance), 범위(range)를 알 수 있게 된다. 트렌델렌버그자세(Trendelenburg position)에서 환자는 등을 검사대에 대고 누워 있으며, 검사대의 머리부분은 아래로 기울어져 있다. 이러한 자세는 짙은 호흡성 분비물(respiratory secretions)을 배출시키는 데 사용된다.

2 의학용어 구성

인체 구조에서 자주 사용되는 의학용어를 공부하기 전에 의학용어의 구성요소별(결합형, 접미사, 접두사)로 나누어 학습하도록 한다.

1) 결합형(어근+연결모음)

(1) 색을 나타내는 결합형

의학용어 중 색을 의미하는 어근을 공부함으로써 유사단어나 대략적인 용어의미도 쉽게 유추할 수 있다. 따라서 아래의 색과 관련된 어근을 확실하게 익혀두도록 한다.

결합형	국문의미	영문의미	관련용어
chlor/o	녹색	green	chlorophyll, 엽록소
chrom/o	색	color	chromophore, 발색단
cyan/o	파란색	blue	cyanosis, 청색증
erythr/o	빨간색	red	erythrocyte, 적혈구
leuk/o	흰색	white	leukocyte, 백혈구
melan/o	검정색	black	melanocyte, 멜라닌세포
xanth/o	노란색	yellow	xanthoma, 황색종

(2) 방향을 나타내는 용어의 결합형

방향과 관련된 의학용어는 특히 해부학에서 많이 접하게 될 것이다. 미리 관련된 어근을 익혀두면 관련 학문을 배우는데 많은 도움이 될 것이다.

결합형	국문의미	영문의미	관련용어
anter/o	앞쪽(전측)	front	anterolateral, 앞가쪽의
caud/o	꼬리쪽(미측, 아래쪽)	tail(downward)	caudocranial, 아래위쪽의
cephal/o	머리쪽(두측, 위쪽)	head(upward)	cephalopelvic, 머리골반의
dist/o	먼쪽(원위, 팔다리에서 몸통으로부터 멀리 떨어진 부위)	away(from the point of attachment of a body part)	distal phalanx, 끝마디뼈
dors/o	등쪽(배측)	back	dorsolateral, 등과 옆 부분의
infer/o	아래쪽(하측)	below	inferolateral, 아래바깥쪽의
later/o	가쪽(외측)	side	lateroconal, 직각의
medi/o	안쪽(내측)	middle	mediolateral, 안가쪽의
poster/o	등쪽(배측), 뒤쪽(후측)	back, behind	posteroanterior, 뒤앞쪽의
proxim/o	몸쪽(근위, 팔다리에서 몸통에 가까운 부위)	near(the point of attachment of a body part)	proximodistal, 몸먼쪽의
super/o	위쪽(상측)	above	superoinferior, 위아래쪽의
ventr/o	배쪽(복측, 앞쪽)	belly(front)	ventrogluteal, 볼기 배쪽의

(3) 인체구조 관련 결합형

인체구조와 관련된 의학용어는 조직학, 병리학과 같은 형태학을 배울 때 많이 접할 수 있는 단어들이다. 관련된 어근을 잘 학습해 두도록 하자.

결합형	국문의미	영문의미	관련용어
aden/o	샘(선)	gland	adenoma, 샘종
cancer/o, carcin/o	암(세포의 무절제하고 비정상적인 증식을 특징으로 하는 병)	cancer	carcinoma, 암종
cyt/o	세포	cell	cytology, 세포학
epitheli/o	상피	epithelium	epithelioma, 상피종
eti/o	원인(병의)	cause(of disease)	etiology, 원인론
fibr/o	섬유	fiber	fibroblast, 섬유모세포

gno/o	지식	knowledge	gnomology, 격언
hist/o	조직	tissue	histology, 조직학
iatr/o	의사, 의학, 치료	physician, medicine, treatment	iatrogenic, 의인성의
kary/o	핵	nucleus	karyolysis, 핵용해
lei/o	매끈한	smooth	leiomyoma, 민무늬근종
lip/o	지방	fat	lipocyte, 지방세포
my/o	근육	muscle	myocyte, 근육세포
neur/o	신경	nerve	neuritis, 신경염
onc/o	종양, 덩어리	tumor, mass	oncology, 종양학
organ/o	기관	organ	organism, 생명체
path/o	병, 질환	disease,	pathology, 병리학
rhabd/o	막대모양의, 줄이 있는	rod-shaped, striated	rhabdomyoma, 뼈대근종
sarc/o	살, 결합조직	flesh, connective tissue	sarcoma, 육종
somat/o	몸(체)	body	somatoderm, 중배엽부분
system/o	계통	system	systemic, 전체에 영향을 주는
viscer/o	내장	internal organs	viscerocardiac, 내장심장의

2) 접미사와 접두사

인체구조를 나타내는 의학용어에서 자주 사용되는 접미사와 접두사를 제시하였다.

(1) 접미사

접미사	국문의미	영문의미	관련용어
-cyte	세포	cell	osteocyte, 뼈세포
-gen	유발하거나 원인이 되는 물질이나 제제	substance or agent that produces or causes	oncogen, 발암성
-genic	생성하는, 기원하는, 유발하는	producing, originatring, causing	oncogenic, 발암성의
-ior	~의, ~에 관련된	petratining to	superior, 위쪽의
-logist	연구하고 치료하는 사람	one who studies and treats	pathologist, 병리학자(병리의사)

-logy	~에 대한 연구	study of	pathology, 병리학
-megaly	비대, 확장	enlargement	splenomegaly, 지라종대
-oid	~을 닮은, ~모양의	resembling	osteoid, 뼈모양의
-oma	종양, 종창	tumor, swelling	chondroma, 연골종
-osis	비정상적인 상태(혈액세포를 나타내는 어근(word root)과 함께 사용되면 비정상적으로 수가 증가한 상태(increase in number)를 뜻함)	abnormal condition	apoptosis, 세포자멸사
-pathy	병, 질환	disease	encephalopathy, 뇌증
-plasia	형성되거나 발달, 증식 또는 성장한 상태	condition of formation, development, growth	metaplasia, 화생
-plasm	성장, 물질, 형성	growth, substance, formation	cytoplasm, 세포질

(2) 접두사

접두사	국문의미	영문의미	관련용어
dia-	~을 두루, 샅샅이, ~을 통해, 완전한	through, complete	dialysis, 투석
dys-	아픈, 불쾌한, 비정상적인, 어려운 힘이 드는	painful, abnormal, difficult, labored	dysfunction, 기능이상
hemi-	-의 반	half	hemiplegia, 반마비
hyper-	~이상으로, 과도한	above, excessive	hypertrophy, 비대
hypo-	~이하로, 불충분한, 부족한, ~미만의	below, incomplete, deficient, under	hypoglycemia, 저혈당
lepto-	엷은	thin, fine	leptomeninges, 연수막
macro-	큰	large	macrocephalus, 대두증
meta-	~후에, ~을 지나서, 변환	after, beyond, change	metaplasia, 화생
micro-	작은	small	microscope, 현미경
mono-	하나	one	mononuclear, 단핵의
multi-	많은	many	multiarthritis, 다발성관절염
neo-	새로운	new	neoplasm, 신생물(종양)
nulli-	영	non	nulliparity, 미산부
oligo-	과소, 결핍	little, scanty	oligocythemia, 적혈구감소증

pachy-	두꺼운	thick	pachymeninges, 경수막
pan-	전체	all, whole	pansinusitis, 범코곁굴염(범부비동염)
poly-	많은	many	polyuria, 다뇨
pro-	~전에	before	protrusion, 돌출
quadri	넷	four	quadriceps, 사두근
semi-	-의 반	half, partial	semiconscious, 반의식
steno-	좁은	narrow	stenosis, 협착증
super-	정상이상	beyond	supernumerary, 과잉의
tetra-, quadri-	넷, 4	four	tetraplegia, 사지마비
tri-	셋	three	triceps, 삼두
ultra-	초(超)	beyond, excess	ultrasonic, 초음파
uni-	하나	one	unicellular, 단세포
xantho-, cirrho-	황색	yellow	xanthoma, 황색종

3 진단을 위한 의학용어

사람이 병원에 내원하여 듣게 되는 의학용어로써 인체구조와 관련된 질병과 진단에 대하여 사용되는 의학용어를 제시하였다. 용어에 대한 의미를 익혀두도록 한다.

1) 증상과 질병

용어	국문의미	영문의미	단어해설
adhesion	유착	surfaces to cling to one another	흉터조직(band of scar tissue)으로 인해 정상적으로 분리되었던 해부학적 구조가 붙어 버린 것
inflammation	염증	complex biological response of body tissues to harmful stimuli	자극(irritation), 감염(infection), 혹은 알레르기(allergy)에 대한 인체 조직의 보호 반응
sepsis	패혈증	life-threatening condition that arises when the body's response to infection causes injury to its tissues and organs	감염(infection)에 대한 인체의 염증반응에는 발열(fever), 심박동수(heart rates)의 증가와 호흡수(respiratory rates)의 증가, 혈압(blood pressure)저하등이 있음

2) 진단

용어	국문의미	영문의미	단어해설
computed tomography scan	전산화단층촬영	use of computer-processed combinations of many X-ray measurements taken from different angles to produce cross-sectional images of specific areas of a scanned object	종양(tumors)이나 전이(metastasis)의 병적 상황에서 단층단면을 얻기 위하여, X선 빔(Narrow beam of x-rays)이 조영제(contrast medium)와 같이 사용

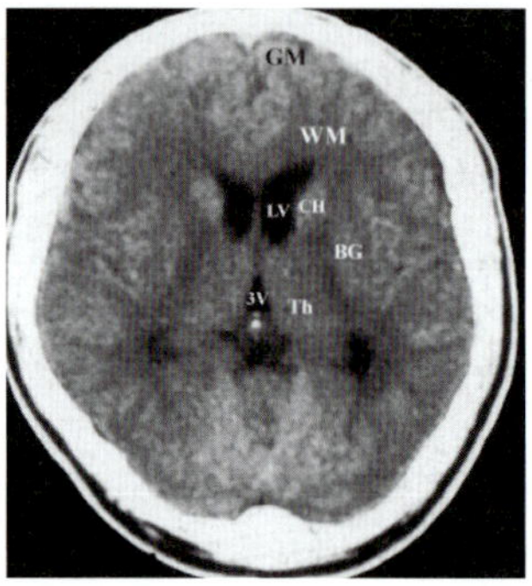

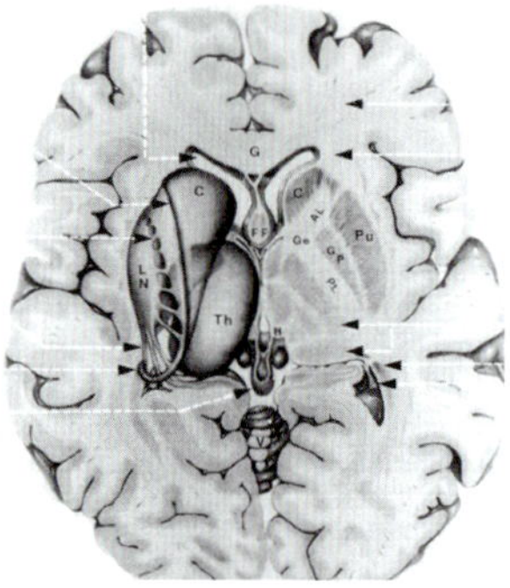

정상 뇌의 횡단면 CT와 같은 뇌 절단면의 schema 사진에서 뇌실질내 백질은 회백질에 비하여 저음영으로 보이며 뇌척수액이 함유된 뇌실과 뇌조는 가장 낮은 음영으로 보인다.

용어	국문의미	영문의미	단어해설
endoscopy	내시경검사	medicine to look inside the body	내시경(endoscope)이라는 특수한 광학장비를 이용하여 장기를 검사
fluoroscopy	형광투시검사	imaging technique that uses X-rays to obtain real-time moving images of the interior of an object	X선(x-ray)이 만들어 내는 사진판(photographic plate)을 사용하지 않고 형광판(fluorescent screen)을 사용하여, 내부구조의 연속된 영상을 기록하는 것
magnetic resonance imaging, MRI	자기공명영상	medical imaging technique used in radiology to form pictures of the anatomy and the physiological processes of the body	전자기장에너지(electromagnetic energy)를 이용하여 우리 몸의 여러 단면영상(cross-sectional images)을 얻어내는 방사선기술(radiographic technique)

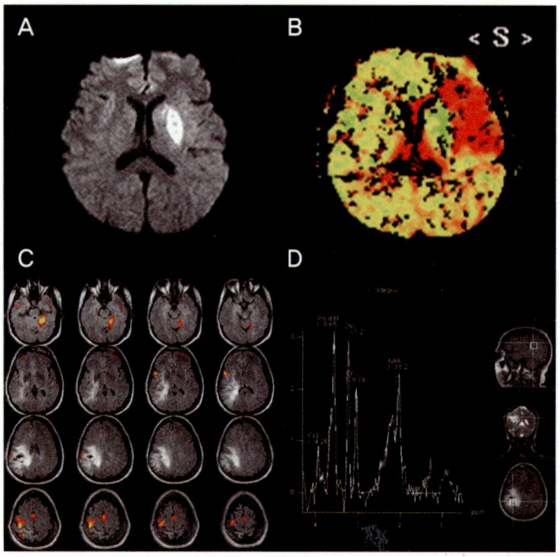

A, B: 좌측 기저핵에 급성 뇌경색이 발생한 동일한 환자의 영상으로 확산강조 자기공명영상. A에서는 경색부위에 확산이 잘 되지 않아 고신호로 보이고 관류 자기공명영상 B에서는 관류 지연이 더 넓은 범위에서 관찰되어 혈전용해술 시행이 도움이 될 것이라는 것을 짐작할 수 있다. C: 기능적 자기공명영상. 왼쪽 손을 움직이도록 하여 뇌의 활성부위를 나타낸 것이다. D: 자기공명분광법. 뇌 종양이 있는 부위 대사물질을 분석하는 기법으로 종양부위 NAA가 감소하고 Cho이 증가한 것을 알 수 있다.

nuclear scan	핵스캔	medical imaging technique where the whole body is scanned	추적자(tracer)라 불리는 방사선의약물질(radiopharmaceutical substance)을 인체에 주입하여 농도를 측정하면서 신체의 장기 혹은 부위의 영상을 연구하는 진단방법
positron emission tomography scan, PET scan	양자방출단층촬영	nuclear medicine functional imaging technique that is used to observe metabolic processes in the body as an aid to the diagnosis of disease	방사선의약품(radiopharmaceutical)이 인체내에서 방사선분포(radioactive dispersements)에 대한 단층단면 정보를 제공해서 어느 장기에 대사가 일어나는지 혹은 대사가 감소되는 곳은 어디인지를 확인할 수 있음 알츠하이머병(Alzheimer disease)과 간질(epilepsy)의 진단에 사용되는 핵의학적 검사(nuclear imaging study)
radiography	방사선촬영술	imaging technique using X-rays, gamma rays, or similar ionizing radiation and non-ionizing radiation	인체로 투과된 이온화방사선(ionizing radiation)의 활동에 의해 방사선 영상을 얻는 것

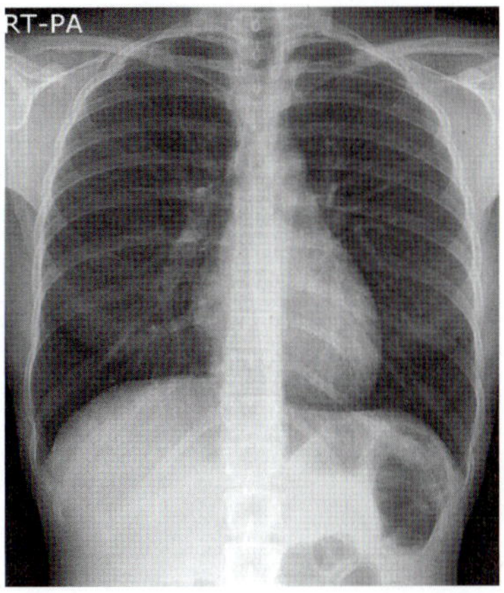

기립 흉부 후전 사진

single-photon emission computed tomography scan, SPECT scan	단일광자방출컴퓨터단층촬영	nuclear medicine tomographic imaging technique using gamma rays	방사능추적자(radioactive tracer)를 주입 후에 감마카메라(gamma camera)로 방출된 방사선(emitted radiation)을 측정하여 장기의 3차원적 영상을 얻는 핵의학적 검사(nuclear imaging study)로, 장기가 어떻게 기능하고 있는지 또는 장기로 향하는 혈액흐름을 알 수 있게 됨
tomography	단층촬영법	imaging by sections or sectioning, through the use of any kind of penetrating wave	미리 결정된 깊이(predetermined depth)정도에서 조직구조의 단면상을 얻는 방사선촬영법(radiographic technique)

ultrasonography, US	초음파	imaging of objects with a 3 GHz sound wave producing resolution comparable to an optical image	고주파음파(high-frequency sound waves; ultrasound)를 이용하여 조직 혹은 내부장기의 반응을 검사하는 영상기술

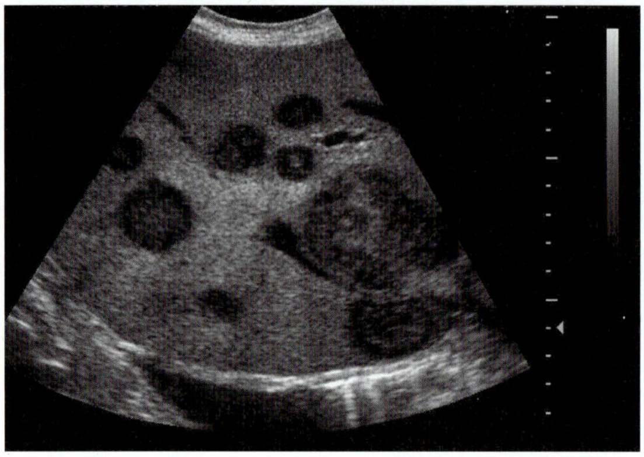

B-mode 영상전시

3) 약리학

용어	국문의미	영문의미	단어해설
radiopharmaceutical radi/o: 방사선(radiation), X선(x-ray)	방사선의약품	pharmaceutical drugs containing radioactive isotopes	촬영하고자 하는 특정 장기(organs)로 이동하는 방사능물질(radioactive substance)이 함유된 약

4) 약어

인체의 구조와 관련되어 자주 사용되는 약어를 정리하였다. 병원에서도 자주 사용하는 용어이므로 공부해 두도록 한다. 특히 영상의학과 관련된 약어도 다수 포함하였다.

약어	국문의미	영문의미
ant	앞(전)	anterior
AP	앞뒤(전후)	anteroposterior
Bx, bx	생검	biopsy
CA	암종	carcinoma
chemo	화학요법	chemotherapy
CT	전산화단층촬영	computed tomography

CXR	흉부방사선검사	chest x-ray, chest radiograph
Dx	진단	diagnosis
inf	하측(아래쪽)	inferior
lat	외측(가쪽)	lateral
LAT, lat	가쪽(외측)	lateral
LLQ	좌하부	left lower quadrant
LUQ	좌상부	left upper quadrant
med	내측(안쪽)	medial
METS	전이	metastasis
MRI	자기공명영상	magnetic resonance imaging
PA	뒤앞(후전)	posteroanterior
PET	양자방출단층촬영	positron emission tomography
Px	예후	prognosis
RBC	적혈구	red blood cell
RLQ	우하부	right lower quadrant
RUQ	우상부	right upper quadrant
SPECT	단일광자방출컴퓨터단층촬영	single-photon emission computed
sup	상측(위쪽)	superior
US	초음파검사	ultrasound, ultrasonography
WBC	백혈구	white blood cell
XRT	방사선요법	radiation therapy

복습문제

결합형 복습문제

01 인체 구조와 관련된 의학용어의 구성요소 중 결합형에 대해 정리한 표이다. 제시한 용어를 예시처럼 빈칸에 결합형의 의미 또는 의학용어의 해설을 써 보도록 한다.

의학용어	결합형			용어의미
	어근	영문의미	국문의미	
abdominal		abdomen	배(복부)	배(복부)의
anterior	antero		앞	앞(전)
caudal	caudo	tail		꼬리쪽에
cephalal	cephalo	head	머리	
cervical	cervico	neck, cervix uteri, neck of uterus		목(경부)의
cranial	cranio		머리뼈(두개골)	머리(두개)의
cytometer		cell	세포	세포계산기
distal	disto		먼	먼쪽(원위)의
dorsal	dorso	back of the body		등쪽(배측)의
gastric	gastro	stomach	위	
histolysis	histo	tissue		조직용해
iliac	ilio		엉덩뼈(장골)	엉덩(장골)의
inferior		lower below	아래(하)	아래(하)의
inguinal	inguino		사타구니부위(서혜부)	사타구니의
lateral	latero	side, to one side		가쪽(외측)의
lumbar	lumbo	loins, lower back	허리(요부)	

medial	medio	middle		안쪽(내측)의
nuclear	nucleo		핵	핵의
pelvimeter		pelvis	골반	골반계
pelvic	pelvo		골반	골반의
posterior	postero	back of the body behind, posterior		뒤(후)의
proximal	proximo	near, nearest	몸쪽(근위)	
radiography	radio	radiation x-ray radius		방사선촬영술
spinal	spino		가시, 척추, 척주, 척수	가시(척추, 척주, 척수)의
superior		upper, above	위(상)	위(상)의
thoracic	thoraco		가슴(흉부)	가슴(흉부)의
umbilical	umbilic	umbilicus, nabel		배꼽의
ventral	ventro	belly, belly side	배쪽(복측)	

접미사와 접두사

02 인체구조와 관련된 의학용어에서 자주 사용되는 접미사와 접두사에 대한 확인 문제이다. 빈칸에 접미사와 접두사의 의미나 해당 의학용어에 대한 의미를 작성하도록 한다.

(1) 접미사

의학용어	용어분석			용어의미
	접미사	영문의미	국문의미	
mediad		toward near	쪽으로 ~에 가까운	정중선방향으로
coronal	al		~에 관련된	관상의
costalgia	algia	pain		갈비뼈통증(늑골통)

thoracodynia	dynia	pain	통증	
pathogen	gen	forming producing origin		병원체
carcinogenesis	genesis		형성 생성 기원	발암
histologist		specialist in the study of study of	학자	조직학자
etiology	logy		학문	병인학
cytolysis	lysis	separation destruction loosening		세포용해
thermometer	meter	instrument used to measure	측정기계	
hyperplasia	plasia	formation growth development		과형성
hepatotoxic	toxic		독	간독성

(2) 접두사

의학용어	용어분석			용어의미
	접두사	영문의미	국문의미	
bicuspid	bi-		two	이첨의
diuresis	di-	이중의		이뇨
dialysis	dia-	~을 두루, 샅샅이, ~을 통해, 완전한	through, complete	
dysfunction	dys-	아픈, 불쾌한, 비정상적인, 어려운 힘이 드는		기능장애
hemiplegia	hemi-		half	반마비
hypertrophy		~이상으로, 과도한	above, excessive	비대
hypoglycemia	hypo-		below, incomplete, deficient, under	저혈당

leptomeninges	lepto-	엷은		연수막
macrocephalus	macro-	큰	large	
metaplasia	meta-	~후에, ~을 지나서, 변환		화생
microscope	micro-		small	현미경
monocyte		하나	one	단구
multiarthritis	multi-		many	다발성관절염
neovascularization	neo-	새로운		새 혈관 형성
nulliparity	nulli-	영	non	
oligocythemia	oligo-	과소, 결핍		적혈구감소증
pachymeninges	pachy-		thick	경막
pansinusitis		전체	all, whole	범코곁굴염(범부비동염)
polyuria	poly-		many	다뇨
protrusion	pro-	~전에		돌출
quadriceps		넷	four	사두근
semiconscious	semi-	-의 반	half, partial	
stenosis	steno-	좁은		협착증
supernumerary	super-		beyond	과잉의
tetraplegia		넷, 4	four	사지마비
triceps	tri-		three	삼두
ultrasonic	ultra-	초(超)		초음파
unicellular	uni-	하나	one	
xanthoma	xantho-, cirrho-	황색		황색종

의학용어 만들기

03 지금까지 학습했던 용어를 결합하여 몸 구조와 연관된 의학용어를 만들어 보시오.

(1) 아래의 색과 관련된 용어를 만드시오.

① 청색: ____________________

② 적색: ____________________

③ 백색: ____________________

(2) 아래의 방향과 관련된 용어를 만드시오.

① 앞쪽: ____________________

② 뒤쪽: ____________________

③ 안쪽: ____________________

④ 바깥쪽: ____________________

(3) 아래의 조직학적 구조와 관련된 용어를 만드시오.

① 상피: ____________________

② 지방: ____________________

③ 근육: ____________________

④ 신경: ____________________

의학용어 복습

04 아래의 제시한 문장에 해당하는 의학용어(영문)를 쓰시오.

1. 두 종류 이상의 조직이 모여 형성되는 단위로써 각 장기들이 해당 ____________________

2. 몸을 좌우 양쪽이 대칭이 되도록 나누는 수직면 ____________________

3. 정중면에 평행한 모든 면 ______________________

4. 수평으로 지나는 면 ______________________

5. 가로막(diaphragm)이 가운데를 가로질러 있어 가로막 위에 있는 공간 ______________________

6. 가로막과 위골반문 사이의 공간 ______________________

7. 복장뼈의 칼돌기와 좌우의 갈비활의 사이 ______________________

8. 양쪽 고샅부위 사이 ______________________

9. 위(stomach)와 배꼽부위(umbilical)의 아래 중앙부위 ______________________

10. 환자가 등을 검사대에 대고 누워 있으며, 팔은 몸통 옆에 위치한 자세 ______________________

11. 전자기장에너지를 이용하여 우리 몸의 여러 단면영상(cross-sectional images)을 얻어내는 방사선기술

____

약어

05 아래에 제시한 약어의 full name과 국문 의미를 쓰시오.

1. Bx: ______________________

2. CT: ______________________

3. Dx: ______________________

4. Px: ______________________

5. RBC: ______________________

Chapter 03

외피계

학습목표

- 피부관련 의학용어를 이해할 수 있다.
- 피부(skin)의 기능을 학습한다.
- 피부의 조직학적 특징을 설명할 수 있다.
- 외피계 구성요소(어근, 접미사, 접두사)를 분석할 수 있다.

1 외피계 의학용어 맛보기

결합형	국문의미	영문의미	단어해설
acne	여드름	long-term skin disease that occurs when dead skin cells and oil from the skin clog hair follicles	피지샘(sebaceous gland)과 모낭(털주머니, hair follicle)을 침범하는 염증성질환(inflammatory disease)
epidermis	표피	outermost of the three layers that make up the skin	피부의 바깥층(outer layer)으로, 외부환경으로부터 우리 몸을 보호함
lesion	병변, 상처, 손상 혹은 병리적 변화	any damage or abnormal change in the tissue of an organism, usually caused by disease or trauma	손상이나 질병에 의한 조직의 변화로 상처(sore), 손상(wound), 궤양(ulcer), 종양(tumor) 등을 포함하는 포괄적인 용어
sebaceous gland	피지샘(피지선)	microscopic exocrine gland in the skin that opens into a hair follicle to secrete an oily or waxy matter	피지(sebum)를 분비하는 샘으로 털줄기(모간, hair shaft)을 따라 피부 밖으로 분비됨

1) 외피계의 특징 및 구성

피부(또는 외피, skin or integument)는 몸의 표면을 감싸는 기관으로, 외부에서 침입하는 세균 등 해로운 물질로부터 몸을 보호하고, 수분 손실을 막으며, 혈관이나 땀샘을 통하여 체온을 조절한다. 또한 피부에는 감각신경과 신경종말이 있어 여러 종류의 감각을 감지한다. 피부 표면적은 대개 1.5~2 m^2이다.

화상(burn)으로 피부가 손상되는 경우에 몸 안의 수분이 다량 손실되는 일이 발생한다. 심할 경우에는 생명이 위험할 수도 있기 때문에 의사는 손실 정도를 가늠할 수 있어야 한다. 이때 대략적인 추정 방법으로 9의 법칙을 활용한다. 전체 피부 면적을 100%로 보았을 때, 머리와 목 9%, 팔 18%, 다리 36%, 몸통 앞뒤 각각 18%, 샅부위 1%로 추정하는 것을 9의 법칙이라고 한다. 물론 이는 개략적인 것이며, 어른과 아이, 마르고 살찐 체형 등에 따라 부위의 상대적 비율은 달라진다.

피부는 겉층인 표피와 속층인 진피로 구성되며, 피부 밑에는 피부밑조직이 있다. 표피(epidermis)는 여러 층의 상피세포로 구성되며, 혈관이나 림프관은 분포하지 않는다. 진피(dermis)는 아교섬유(collagen fiber)와 탄력섬유(elastic fiber)등이 불규칙하게 배열한 치밀결합조직으로 이루어져 있으며 털주머니(hair follicle), 털세움근(arrector muscle of hair), 기름샘(sebaceous gland), 땀샘(sweat gland) 등이 그 안에 있다.

진피의 아교섬유다발은 서로 평행한 방향으로 달리며 피부의 탄력(tone), 장력(tension) 등과 관계가 있다. 분할선(tension line, cleavage or Langer's line)은 아교섬유의 장력에 따라 만들어지는 것으로 팔다리는 긴 축 방향으로, 목과 몸통은 돌림띠로 나타나며, 팔굽과 무릎, 발목, 손목 등은 팔다리를 굽혔을 때 생기는 가로주름과 평행하게 나타난다. 피부밑조직(hypodermis, subcutaneous tissue)은 지방조직을 많이 포함하는 성긴결합조직으로 이루어져 있다. 몸 부위에 따라 구성이 상당히 다르며, 성별과 영양 상태에 따라 개인 차이가 심하다. 지방은 체

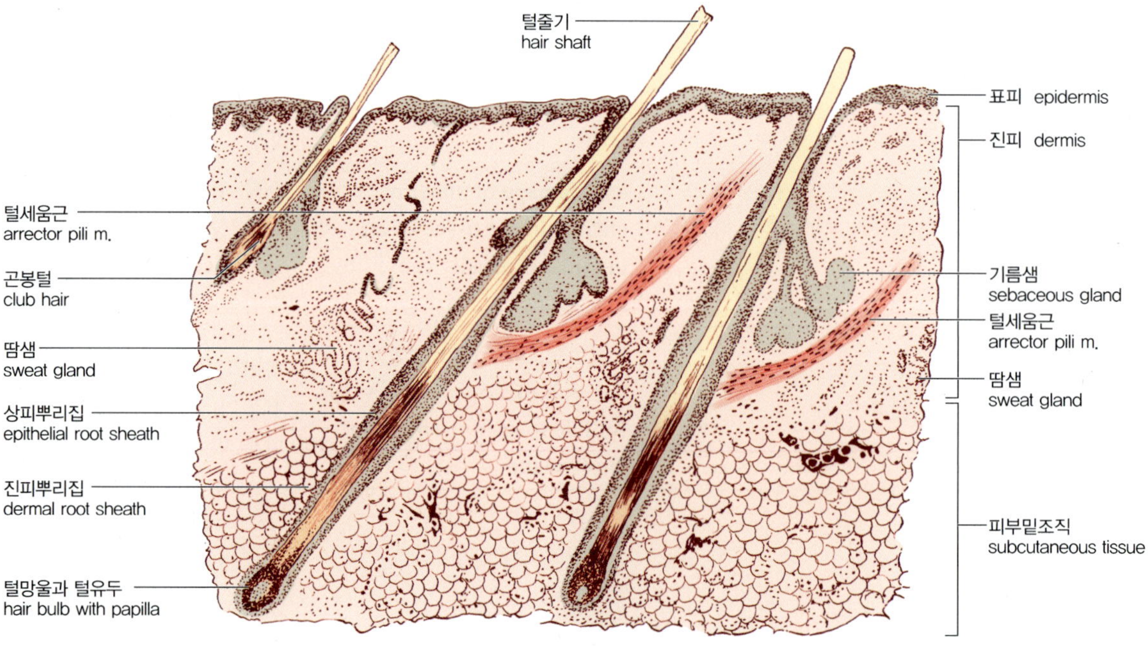

그림 3-1. 피부계통

온 조절에 관여하며 엉덩이와 같이 뼈가 튀어나온 곳을 보호하기도 한다. 피부밑조직에는 땀샘, 혈관, 림프관, 피부신경(cutaneous nerve) 등이 존재한다(그림 3-1).

2) 외피계의 주요 의학용어

의학 용어	국문의미	영문의미	단어해설
skin	피부	soft outer tissue covering of vertebrates	여러 층(layer)으로 구성되어 있으며 우리 몸을 덮는 기관(organ)
keratin	케라틴, 각질	one of a family of fibrous structural proteins known as scleroproteins	표피층의 각질화된(horny; cornified) 섬유단백질 성분, 털(hair)과 손발톱(nail)의 주성분
melanin	멜라닌	natural dark pigments found in most organisms	멜라닌세포(melanocyte)에서 만들어지는 어두운 색깔의 색소(pigment)인데 양에 따라 피부색이 결정됨
hair	털	protein filament that grows from follicles found in the dermis	털주머니(모낭, hair follicle)로부터 발생하는 각질화한 세포(keratinized cell)
nail	손발톱	toughened keratin at the end of a digit	손가락과 발가락 끝의 위쪽 표면에서 볼 수 있는 납작한 상피세포(epithelial cell)로 구성된 각질층
sweat (sudoriferous) gland	땀샘(한선)	small tubular structures of the skin that produce sweat	꼬여있는 작은 관 모양의 구조물로, 작은 구멍(pore)을 통해 피부 표면으로 열리며 땀(sweat)을 배출함
sebaceous gland	기름샘(피지선)	microscopic exocrine gland in the skin that opens into a hair follicle to secrete an oily or waxy matter	피지(sebum)를 분비하는 샘으로 털줄기(모간, hair shaft)을 따라 피부 밖으로 분비됨
dermis	진피	layer of skin between the epidermis (with which it makes up the cutis) and subcutaneous tissues	피부의 속층(inner layer)임

2 외피계 의학용어의 구성

외피계와 관련된 어근과 연결된 결합형에 대해 살펴보고 접미사와 접두사가 연결되었을 경우의 의학용어에 대한 의미를 배우도록 한다.

1) 결합형

외피계에 속하는 장기를 나타내는 결합형을 익히고 관련된 의학용어를 통하여 구성요소를 분석해 보도록 한다.

결합형	국문의미	영문의미	관련용어
adip/o, lip/o, steat/o	지방	fat	lipoma
aut/o	자신	self	autocrine
bi/o	생명, 생물	life	biology
coni/o	먼지	dust	coniology
crypt/o	숨은	hidden	cryptography
derm/o, dermat/o, cutane/o	피부	skin	dermatitis
heter/o	다른	other	heterogeneity
hidr/o	땀	sweat	hidrorrhea
kerat/o corn/i	각질조직, 딱딱한	horny tissue hard	keratinocyte
leuk/o, albin/o, alb/o	하얀	white	albinism
melan/o	검은	black	melanoma
myc/o	진균	fungus	mycology
necr/o	죽음(세포 또는 개체의)	death(cells, body)	necrosis
onych/o, ungu/o	손톱, 발톱	nail	paronychia
pachy/o	두꺼운	thick	pachyonychia
rhytid/o	주름	wrinkles	rhytidosis
seb/o	기름(피지)	subum (oil)	sebocystomatosis
staphyl/o	포도모양의 다발	grapelike clusters	staphyloderma
strept/o	꼬인사슬	twisted chains	streptodermatitis

trich/o, pil/o	털	hair	trichomycosis
xanth/o	노란	yellow	xanthoma
xer/o	건조한	dry	xeroderma

2) 접미사와 접두사

외피계와 관련된 의학용어에서 자주 사용되는 접미사와 접두사를 나열하였으므로 꼭 기억해 두도록 한다.

(1) 접미사

결합형	국문의미	영문의미	관련용어
-coccus (pl. -cocci)	베리(berry) 모양의(세균의 형태)	berry-shaped(form of bacterium)	Staphylococcus
-ectomy	절제 또는 외과적 제거	excision or surgical removal	cardiectomy
-ia	병들거나 비정상적인 상태, ~의 상태	diseased or abnormal state, condition of	urticaria
-itis	염증	inflammation	dermaitis
-malacia	연화증	softening	onychomalacia
-opsy	보기	view of, viewing	biopsy
-phagia	먹기 또는 삼키기	eating or swallowing	onychophagia
-plasty	외과적 재건, 복원	surgical repair	dermatoheteroplasty
-rrhea	흐름, 배출	flow, discharge	seborrhea
-tome	자르거나 베는 기구	instrument used to cut	dermatome

(2) 접두사

접두사	국문의미	영문의미	관련용어
epi-	~의 위에, 위의	on, upon, over	epidermis
intra-	~의 속에, 속의	within	intradermal
para-	~의 옆에, ~을 넘어, ~주위에, 비정상적인	beside beyond around abnormal	parabasal
per-	~을 통해	through	permission

sub-	밑의, 아래의	under below	subcutaneous
trans-	~을 통해, 가로지르는, ~을 넘어	through across beyond	transdermal

3 외피계의 진단을 위한 의학용어

외피계와 관련한 질병과 진단에 대해 학습하기 위하여 의학용어를 제시하였다. 용어에 대한 의미를 익혀두도록 한다.

1) 증상과 질병

용어	국문의미	영문의미	단어해설
abrasion	찰과상	wound consisting of superficial damage to the skin	피부가 긁히거나(scraping), 문지르거나(rubbing away) 혹은 마찰(friction)로 인해 발생하는 것
abscess	농양, 고름집	collection of pus that has built up within the tissue of the body	감염(infection) 부위에 고름(pus)이 고인 것
acne, comedo, pimple	면포, 여드름집	long-term skin disease that occurs when dead skin cells and oil from the skin clog hair follicles	피부의 분비관 주위에 기름이 모여 있는 상태로 기름과 탈락세포에 의해 털구멍을 막아서 일어나는 피부 질병
actinic keratosis, solar keratosis, senile keratosis	광선각화증	pre-cancerous area of thick, scaly, or crusty skin	과도한 일광(sunlight) 노출로 각질조직형성(horny tissue formation)이 나타나는 피부상태(precancerous skin condition)로, 편평세포암종(squamous cell carcinoma)으로 발전할 수 있음
albinism	백색증	congenital absence of any pigmentation or coloration, resulting in white hair, feathers, scales and skin and pink eyes	선천성 유전질환으로 피부, 털, 눈의 색소결핍이 나타나는 병
alopecia	탈모증, 털빠짐	loss of hair from part of the head or body	털의 손실 또는 부재로 머리에 나타나는 경우 대머리라고 함
basal cell carcinoma, BCC	기저세포암종	most common type of skin cancer that most often develops on areas of skin exposed to the sun	표피(epidermis)에 발생하는 상피종양(epithelial tumor)으로, 햇빛에 과도한 노출로 흔히 나타남. 전이(metastasis)는 드물지만, 종종 국소조직으로 침습이 나타나는 경우가 있음

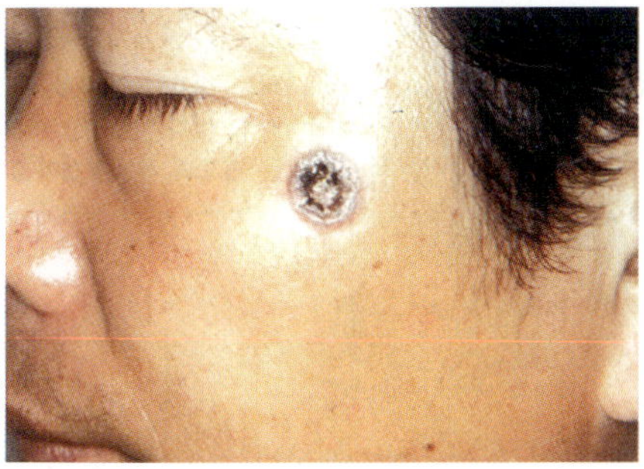

기저세포암종, 피부(Basal cell carcinoma, skin)

좌측 광대뼈 부위에서 색소 침착과 표면 궤양을 동반한 둥근 동전 모양의 판이 관찰된다. 주변으로 침윤성 성장을 하고 있는 악성종양이다.

burn	화상	injury to skin, or other tissues caused by heat, cold, electricity, chemicals, friction, or radiation	열(thermal), 화학물질(chemical), 전기(electrical), 혹은 방사능(radioactive agent)에 의한 조직손상
candidiasis	칸디다증	fungal infection due to any type of Candida (a type of yeast)	*Candida albicans*에 의해 피부(skin), 입(mouth), 질(vagina) 등에 발생하는 감염병
carbuncle	옹종, 큰종기	cluster of boils caused by bacterial infection	포도알균(staphylococcal bacteria)에 의한 피부감염으로, 피부밑조직에 부스럼(boil)이 집단으로 생긴 것
carcinoma	암	types of cancer that develop from epithelial cells	몸에 비정상적인 세포가 생겨 성장이 억제되지 않고 증식한 세포를 암세포(malignant cells)라고 함

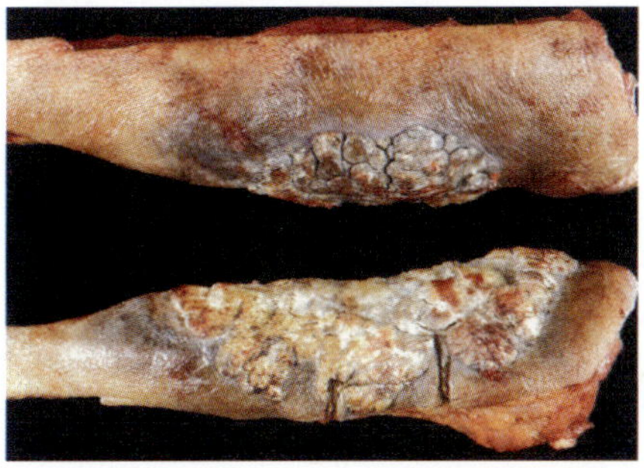

편평세포암종, 피부(Squamous cell carcinoma, skin)

마저린 궤양, 분화가 대단히 좋은 편평세포암종으로 회백색이며 주위를 침윤한다. 환자에서 만성적인 염증에 의하여 위사진과 같이 큰 궤양침윤형 편평세포암종이 발생한다.

cellulitis	봉와직염	bacterial infection involving the inner layers of the skin	감염(infection)에 의한 발적(redness), 종창(swelling), 발열(fever)을 특징으로 하는 진피와 피하조직(subcutaneous tissue)의 염증
contusion	타박상, 멍	hematoma of tissue	피부가 손상을 입은 것으로, 통증(pain), 종창(swelling), 피부변색(discoloration)을 특징으로 하는 일종의 멍(bruise)
cyst	낭, 물혹	closed sac, having a distinct membrane and division compared with the nearby tissue	피부 아래 또는 속에 주머니 모양과 뚜렷한 벽이 존재하고 그 속에는 액체 또는 고형물이 존재함
dermatitis	피부염	inflammation of the skin	피부의 염증

dermatoconiosis	피부진폐증	abnormal condition of the skin caused by dust	먼지(dust)의 국소적인 자극에 의해 생긴 피부염
dermatofibroma	피부섬유종	fibrous tumor of the skin	피부의 섬유성종양

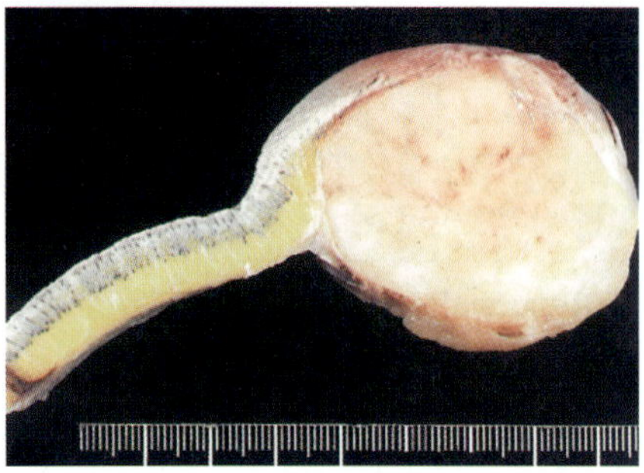

융기성 피부섬유육종, 피부(Dermatofibrosarcoma probuberans, skin)
절단면에서 진피에서 생기는 결절성이고 주변을 침윤하며 성장하고 피부를 들어 올린다. 종양의 절단면은 섬유모세포의 증식으로 인하여 비교적 좋은 회백색의 균질성의 종괴가 보인다.

ecchymosis	얼룩출혈, 반상출혈	hemorrhagic area of 〉1 cm	크기가 1 cm 이상의 출혈 반점
eczema	습진	inflammation of the skin characterized by itchiness, red skin and a rash	비감염성의 염증성피부질환(inflammatory skin disease)으로 발적(redness), 물집(blister), 딱지(scab), 가려움증(itching)이 나타나는 것이 특징임
first-degree burn, superficial	1도 화상	burns that affect only the superficial skin layers	표피에만 발생한 경미한 화상이며, 발적(redness)과 통증(pain)이 있지만 물집(blistering)이나 흉터(scar)는 없음
fissure	열창	small cut or tear in the lining of the skin	피부의 갈라진 틈과 같은 상처
furuncle	종기, 뾰로지	deep folliculitis, infection of the hair follicle	모낭(hair-follicle)에 발생한 농양으로 부스럼(boil)이라고 함
gangrene	괴저	tissue death caused by a lack of blood supply	혈액공급이 되지 않거나 세균(bacteria) 때문에 비교적 큰 덩어리의 조직이 죽는 현상으로 괴사(necrosis)의 한 형태

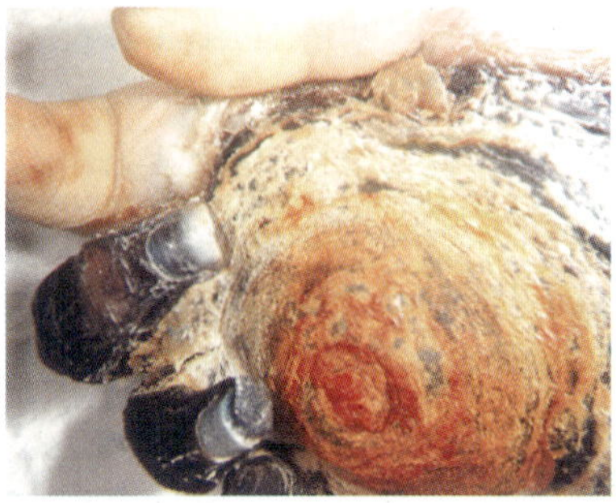

괴저괴사, 손(Gangrenous necrosis, hand)
오른쪽 세번째와 네번째, 다섯번째 손가락이 건성괴저에 빠져 검은색으로 변색을 일으키고 있고 손바닥의 표면에서는 조직의 심한 괴저로 인하여 삼출액과 가피가 관찰된다.

hematoma	혈종	localized bleeding outside of blood vessels, due to either disease or trauma including injury or surgery	손상에 의해 피부 밑에 혈액이 차 있는 것
hemorrhage	출혈	blood escaping from the circulatory system from damaged blood vessels	혈관의 손상으로 다량의 혈액이 순환기계로부터 손실되는 것

herpes	헤르페스, 포진	viral infection caused by the herpes simplex virus	헤르페스 바이러스(herpes virus) 감염으로 작은 물집(small blister)이 나타나는 염증성피부질환(inflammatory skin disease). 구순포진(fever blister)을 유발하는 단순포진(herpes simplex), 신경(nerve)을 따라 통증을 동반한 피부융기가 특징인 대상포진(herpes zoster) 등이 대표적임
hidradenitis	땀샘염(한선염)	inflammation of a sweat gland	땀샘(한선)에 발생한 염증
hirsutism	남성형털과다증, 남성형다모증	excessive body hair in men and women on parts of the body where hair is normally absent or minimal	특히, 여성에서 테스토스테론의 과다분비로 인해 특이한 부위에서 털이 과도하게 자라는 것
ichthyosis	비늘증	genetic skin disorders characterized by dry, thickened, scaly skin	각질화 장애로 피부가 건조하고 비늘모양처럼 보이는 유전적 피부질환

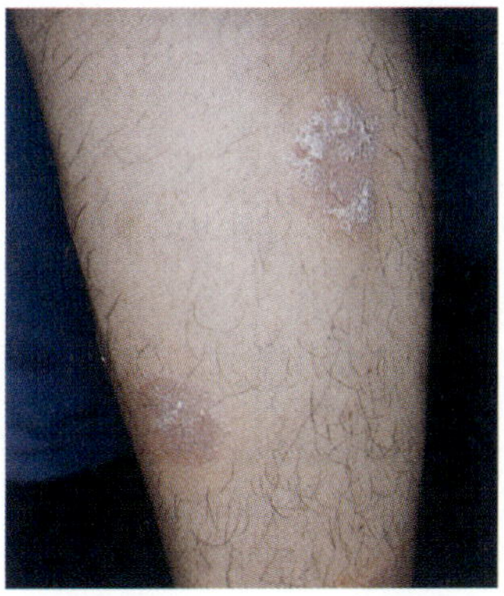

비늘, 피부(Scale, skin)

피부의 각질층이 두꺼워져 비늘처럼 피부에서 관찰되는 각질의 층상 덩어리이다.

impetigo	농가진, 고름딱지증	bacterial infection that involves the superficial skin	포도알균(staphylococcus)이나 연쇄알균(streptococcus)감염에 의한 농포 또는 고름물집(pustules)을 특징으로 하는 세균성 감염이며, 딱딱한 껍질이 있는 상태로 되었다가 파열됨
infection	감염	invasion of an organism's body tissues by disease-causing agents, their multiplication, and the reaction of host tissues to the infectious agents and the toxins they produce	병원체(pathogen)가 신체조직에 침입한 상태로 급성감염(acute infection), 아급성(subacute)감염, 만성(chronic) 감염으로 나눈다. 전신감염(systemic infection)은 국소감염(local infection)을 일으킨 병원체가 혈관이나 림프계통(lymphatic system)에 접근하여 몸 전체로 퍼질 때 발생함
Kaposi sarcoma	카포시육종	cancer that can form masses in the skin, lymph nodes, or other organs	보통 하지(lower extremities)에 구진(papule)으로 시작하는 악성종양으로 피부를 통해 림프절(lymph node)과 내장(internal organ)으로 퍼지며, 흔히 AIDS 환자에게서 나타남

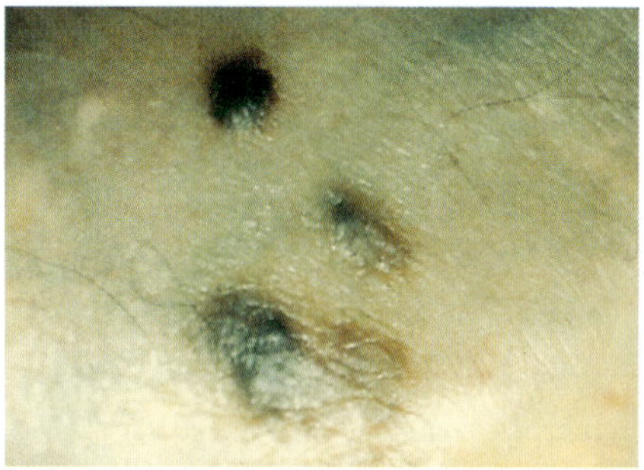

카포시육종, 피부(Kaposi sarcoma, skin)
혈관종양이므로 적자색 또는 갈색의 구진들이 뭉쳐서 다수 관찰된다. 초기병터는 점출혈과 유사하나, 진행된 병터일수록 수 센티미터에 이르는 판이나 결절을 형성한다. 임상양상에 따라 만성형, 림프절비대형, 이식관련형 및 AIDS관련형 등으로 구분된다.

keloid	흉터증, 켈로이드	formation of a type of scar	상처, 수술자국, 심한 화상의 치유과정에서 콜라겐이 과도하게 형성되어 흉터조직이 과성장한 것
keratosis	각화증	abnormal condition of horny tissue	피부 각질층이 증식, 변화하여 굳어지는 피부병
laceration	열상(찢김)	irregular tear-like wounds caused by some blunt trauma	찢어지거나 가장자리가 너덜너덜한 상처
leiodermia	민무늬피부증	condition of smooth skin	비정상적으로 평평하며 광택이 있는 피부
melanoma	흑색종	cancer that develops from the pigment-containing cells known as melanocytes	멜라닌세포(melanocytes)에서 기원된 피부암 중에서 가장 위험하며, 초기에 치료가 안 되면 치료하기가 어렵고 치명적임

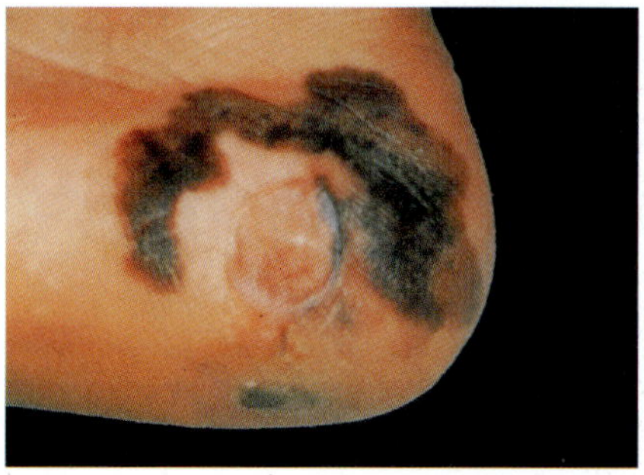

선단흑자흑색종, 피부(Acral lentiginous melanoma, skin)
지도모양의 암갈색의 색소성 병터가 발꿈치에서 보인다. 표피위로 아직 튀어올라오지 않고 주변으로 퍼지고 있는 성장을 하고 있는 상태이다. 표면의 색조가 불규칙한 점이 악성을 의미하는 소견 중 하나이다.

MRSA infection	메치실린내성 황색포도알균 감염	infection caused by Staphylococcus (staph) bacteria	메치실린(methicillin)이나 다른 항생제(antobiotics)에 내성(resistance)을 지닌 균주(strain)의 하나인 메치실린내성 황색포도알균(methicillin-resistant Staphylococcus aureus, MRSA)이 신체조직으로 침입한 상태로 MRSA감염은 병원이나 장기요양시설에서 흔히 발생함
onychia	손발톱염	disease or deformity of the nail	손톱과 발톱에 생기는 염증
onychocryptosis	감입발톱	abnormal condition of a hidden nail	발톱의 한쪽 또는 양쪽 가장자리가 인접한 연조직 내로 깊이 파고 들어간 상태

onychomalacia	손발톱연화증	softening of the nails	손발톱이 비정상적으로 물렁물렁한 상태
onychomycosis	손발톱진균증	abnormal condition of a fungus in the nails	진균에 의해 발생하는 손발톱의 질환
onychophagia	손톱씹기증(교조증)	eating the nails	손톱을 씹는 버릇
pachyderma	피부비후증	thickening of the skin	피부나 피부밑조직이 비정상적으로 두꺼워진 상태
paronychia	손발톱주위염	diseased state around the nail	손발톱 주위에 발생한 염증
pediculosis	이감염증	infestation of lice (blood-feeding ectoparasitic insects of the order Phthiraptera)	이(lice)가 피부와 털에 침입한 질환
petechia	출혈점, 점출혈	small (1~2 mm) red or purple spot on the skin	피부의 아주 작은 출혈점으로 얼룩출혈, 반상출혈(ecchymosis)의 작은 형태
pilonidal cyst	모소낭 또는 털뭉치물혹	cyst between the cheeks of the buttocks and often at the upper end	피부모양기형낭종(dermoid cyst)에서 털이 자라거나 또는 피부의 동굴성 입구(sinus opening)에서 털이 자라는 것
pressure ulcer	압박궤양	localized damage to the skin and/or underlying tissue that usually occur over a bony prominence as a result of usually long-term pressure, or pressure in combination with shear or friction	장기간 누워 있는 환자에서 발생되는 피부궤양이며, 욕창(decubitus ulcer or bedsore)이라고도 함
psoriasis	건선	long-lasting autoimmune disease characterized by patches of abnormal skin	가렵고 붉은 반점(patches)이 은백색 비늘(scales)로 덮이는 만성 피부질환

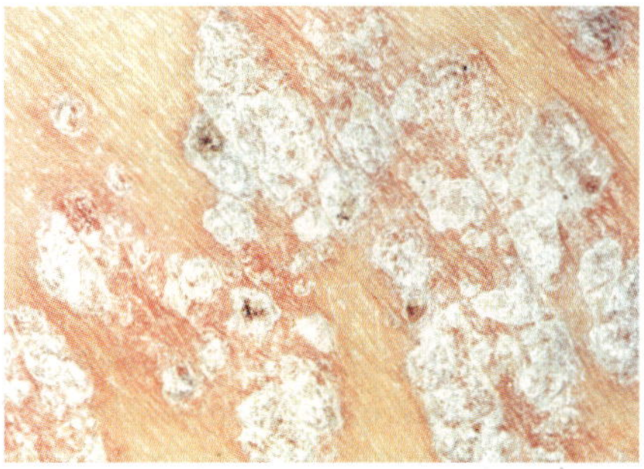

보통건선, 피부(Psoriasis vulgaris, skin)
건선에서 특징적인 은백색 두꺼운 비늘이 몸통부의 피부에 나타나 있다. 인설을 억지로 제거하면 발생한 작은 출혈(점출혈)이 몇 개 보인다. 이 현상을 Auspitz징후라고 한다.

pruritus	가려움(소양감)	sensation that causes the desire or reflex to scratch	피부를 긁지 않고는 견디지 못하는 피부감각
purpura	자색반	red or purple discolored spots on the skin that do not blanch on applying pressure	피부내 출혈로 인해 자홍색의 반점을 특징으로 하는 피부병의 총칭

pustule	농포(고름물질)	small elevation of the skin containing cloudy or purulent material (pus) usually consisting of necrotic inflammatory cells	고름(pus)이 들어있는 피부의 작은 융기부
rosacea	장미증	long-term skin condition that typically affects the face	홍반(erythema), 구진(papule), 농포(고름물집, pustule), 혈관손상이 나타나는 만성피부질환으로 주사(딸기코, acre rosacea)라고도 함
scabies	옴	contagious skin infestation by the mite *Sarcoptes scabiei*	피부표면을 파고 들어가 알을 낳는 암컷진드기에 의해 전염되는 접촉성 피부질환
scleroderma	피부경화증	autoimmune diseases that may result in changes to the skin, blood vessels, muscles, and internal organs	피부나 결합조직(connective tissue)의 만성적인 경화(hardening; induration)가 특징인 피부병
sebaceous cyst	기름낭(피지낭)	cysts which originate from sebaceous glands and which contain sebum	기름샘(피지선)에서 분비된 기름(피지)으로 차 있는 낭
seborrhea	지루	discharge of sebum	기름샘(sebaceous gland)의 분비물이 과도한 상태
second-degree burn, partial thickness	2도 화상	injury extends into some of the underlying skin layer, blisters are frequently present and they are often very painful	표피와 진피 일부의 화상이며, 특징적으로 발적, 물집 혹은 수포(bullae), 통증이 있으며, 흉터는 미미함
squamous cell carcinoma, SCC	편평세포암종	cancer that result from squamous cells	상피조직(epithelial tissue)에서 발생하는 악성종양

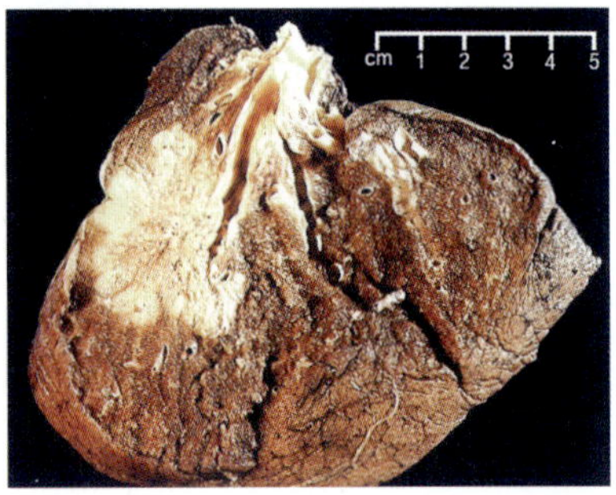

악성종양, 편평세포암종, 허파(Malignant tumor, squamous cell carcinoma, lung)
이 종양은 기관지에서 기원한 편평세포암종이다. 절단면상 희백색인 종괴는 침윤성장을 하고 있으므로 주변과 불분명한 경계를 가진다. 즉 악성 종양의 특징을 보여준다.

systemic lupus erythematosus, SLE	전신홍반루푸스	autoimmune disease in which the body's immune system mistakenly attacks healthy tissue in many parts of the body	피부(skin), 관절(joint), 신장(kidney), 신경계통(nervous system)을 침범하는 만성염증질환(chronic inflammatory disease)으로, 악화(exacerbation)와 소강상태(remission)가 반복적으로 나타나는 자가면역질환(autoimmune disease) 중의 하나임
third-degree burn, full thickness	3도 화상	injury extends to all layers of the skin	표피, 진피, 피부밑조직까지 영향을 주는 심각한 화상이며, 피부에 검게 탄 흔적을 남기거나 감각이 상실됨

tinea	버짐, 백선	fungal infection of the skin	무좀(tinea pedis, athlete's foot)과 같은 곰팡이감염증으로 ringworm이라고도 하며 감염 부위에 따라 두피백선증(tinea capitis), 몸백선증(tinea corporis), 발백선증(tinea pedis)으로 분류함
ulcer	궤양	discontinuity or break in a bodily membrane	손상받은 조직의 염증, 괴사, 붕괴(sloughing)를 특징으로 하는 피부 또는 점막의 병변
urticaria	두드러기	skin rash with red, raised, itchy bumps by burn or sting	매우 가려우며, 붉은 색 반점이 발진(eruption)되는 것을 특징으로 하는 피부의 알레르기 반응으로 wheals(hives)이라고도 함
verruca	사마귀	wart occurring on the bottom of the foot or toes	바이러스 감염에 의해 표피가 둥글게 돌출된 것으로 wart라고도 함
vesicle	수포	liquid-filled cavity under the epidermis, commonly called a blister	물집(blister)처럼 돌출된 피부병변으로 내부에는 투명한 액체가 존재하며, 좀 더 큰 수포는 bullae라고 함
vitiligo	백반증	long-term skin condition characterized by patches of the skin losing their pigment	자가면역질환에 의한 멜라닌세포(melanocyte)의 파괴로 우유빛 백색 반점(milk-white patches)을 특징으로 하는 피부의 색소 소실로 leukoderma 라고도 함

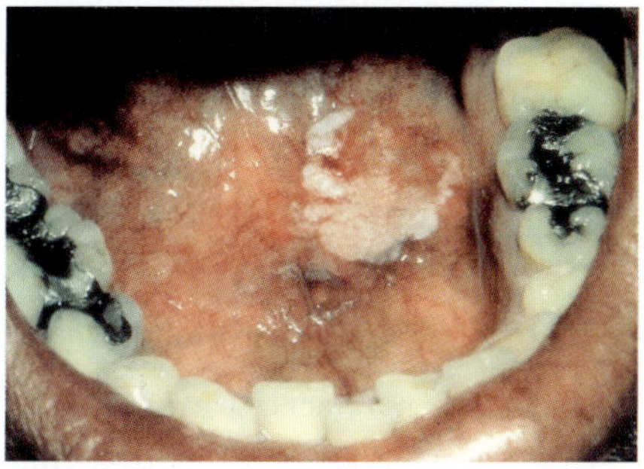

백반, 입안점막(Leukoplakia, oral mucosa)
혀밑 입의 바닥에서 하얀반점 즉 백반이 관찰된다. 변연부가 불규칙하지만 병터는 주변조직과 경계가 잘 지워진다.

wheal	부스럼, 발진	cutaneous condition left by a blow or as part of an allergic reaction	완만하고 약하게 돌출된 피부병변으로 중심부는 하얗고, 가장자리는 붉게 보이며, 가려움이 있는 것은 hives 라고 함
xanthoma	황색종	deposition of yellowish cholesterol-rich material that can appear anywhere in the body in various disease states	지질이 피부에 침착하여 생기는 황색의 병변부위
xeroderma	피부건조증	skin condition characterized by excessively dry skin	기름(피지)이나 땀의 분비가 감소되어 피부가 건조하고 꺼칠꺼칠한 상태

2) 진단

용어	국문의미	영문의미	단어해설
biopsy	생검	medical test commonly performed by a surgeon, interventional radiologist, or an interventional cardiologist involving extraction of sample cells or tissues for examination to determine the presence or extent of a disease	장기 또는 조직의 일부를 채취하여 현미경검사(microscopic examination)를 통해 진단(diagnosis)하고, 예후(prognosis)를 예측하고 질병의 상태를 추적함
skin allergy test	피부검사	method for medical diagnosis of allergies that attempts to provoke a small, controlled, allergic response	알레르기 유발물질(allergen)과 민감제(sensitizer)를 환자의 피부에 주사하여 환자의 민감도를 검사하는 것

3) 치료

용어	국문의미	영문의미	단어해설
allograft	동종이식, 자기이식	transplantation of cells, tissues, or organs to a recipient from a genetically non-identical donor of the same species	한 사람의 건강한 조직을 다른 사람에게 이식하는 것으로 homograft 라고도 함
cauterization	지짐술(소작술)	medical practice or technique of burning a part of a body to remove or close off a part of it	열(heat)이나 냉(cold), 전류(electric current), 또는 소작제(caustic substance)를 이용하여 조직을 파괴하는 것
chemical peel	화학벗김술(화학박피술)	technique used to improve and smooth the texture of the skin	여드름 흉터(acne scarring), 각화증(general keratoses), 잔주름(fine wrinkles), 피부의 바깥층을 제거하는 데 약물을 사용하는 것으로 chemabrasion이라고도 함
cryosurgery cry/o	냉동수술	use of extreme cold in surgery to destroy abnormal or diseased tissue	암조직 또는 감염조직과 같은 비정상적 조직(abnormal tissue cells)을 제거하기 위하여 빙점 이하 물질(예 액체질소)을 사용하는 것
debridement	죽은조직제거술(변연절제술)	medical removal of dead, damaged, or infected tissue to improve the healing potential of the remaining healthy tissue	개방상처로부터 오염되거나 괴사한 조직 또는 이물(foreign matter)을 제거하는 것

dermabrasion	박피술	surgical skin planing, typically performed in a professional medical setting by a dermatologist or plastic surgeon trained specifically in this procedure	피부의 여드름 흉터(acne asars), 반점(nevi), 문신(tattoos), 또는 잔주름(fine wrinkles)을 제거하기 위한 시술로 사포(sandpaper), 쇠로 된 솔(wire brushes), 또는 박피용제(abrasive materials)를 표피에 사용함
dermatoautoplasty	자가피부이식술	surgical repair using one's own skin	피부가 결손된 부위에 환자 자신의 신체 일부분의 피부를 이식하는 방법
dermatoheteroplasty	이종피부이식술	surgical repair using skin from others	다른 종의 개체에서 떼어낸 피부를 이식하는 방법
dermatome	피부절편기	instrument used to cut skin	피부절편을 채취하는데 사용하는 칼
dermatoplasty	피부성형술	surgical repair of the skin	질병 또는 손상에 의해 결손된 신체부위에 피부를 이식하는 수술
excision	절제술	partial removal of an organ, tissue, bone or tumor from a body	잘라서 제거하는 것
fulguration	방전요법	medical procedure in which part of the electrical conduction system of the heart, tumor or other dysfunctional tissue is ablated using the heat generated from medium frequency alternating current (in the range of 350 – 500 kHz)	고주파전류(high-frequency electrical current)를 이용하여 조직을 파괴하는 것으로 전기건조법(electrodesiccation)이라고도 함
incision and drainage(I&D)	절개배액술	minor surgical procedures to release pus or pressure built up under the skin, such as from an abscess, boil, or infected paranasal sinus	상처부위를 절개하여 고름을 배출시키는 것
laser surgery	레이저수술	surgery that uses a laser (in contrast to using a scalpel) to cut tissue	고에너지의 광속(beam)을 방출하는 기기를 이용하여 조직을 자르고, 태우며, 증발시키고, 파괴하는 것
Mohs surgery	모스수술	microscopically controlled surgery used to treat common types of skin cancer	주로 피부종양을 치료하기 위한 수술방법으로 전체 종양이 제거될 때까지 피부종양을 층층이 제거하는 방법
rhytidectomy	주름제거술	surgical repair of wrinkles, excision of wrinkles	주름살을 제거하기 위한 성형수술

skin graft	피부이식	graft surgery involving the transplantation of skin	손상된 부위에 건강한 조직을 이식하는 것
skin resurfacing	피부재생	laser surgery technique that disassociates molecular bonds	손상받은 피부(damaged skin)를 원상태로 회복하거나 피부색의 불균형(skin tone irregularities)을 교정하는 것
suturing	봉합술	medical device used to hold body tissues together after an injury or surgery	상처의 가장자리를 외과적으로 꿰매는 것
xenograft	이종이식	transplantation of living cells, tissues or organs from one species to another	주로 돼지의 진피를 사람에게 이식하는 것으로 heterograft 라고도 함

4) 약리학

용어	국문의미	영문의미	단어해설
antibiotic	항생제	type of antimicrobial substance active against bacteria and is the most important type of antibacterial agent for fighting bacterial infections	감염을 일으키는 세균을 죽이거나 줄이는 약
antifungal	항진균제	treat and prevent mycosis such as athlete's foot, ringworm, candidiasis (thrush), serious systemic infections such as cryptococcal meningitis, and others	감염을 일으키는 곰팡이를 죽이는 약
antipruritic	가려움약	medications that inhibit the itching	가려움(itching)을 감소시켜주는 약
corticosteroid	코르티코스테로이드	steroid hormones that are produced in the adrenal cortex of vertebrates, as well as the synthetic analogues of these hormones	스테로이드 기본 구조를 가지는 호르몬으로 스트레스 반응, 면역반응, 염증 억제, 탄수화물 대사, 단백질 분해 대사, 혈액 내 전해질 레벨 조절 등 생체 내 여러 생리 과정에 관여함

5) 약어

외피계와 관련되어 자주 사용하는 약어를 정리하였다. 병원에서도 자주 사용하는 약어이므로 공부해 두도록 한다.

약어	영문의미	국문의미
BCC	basal cell carcinoma	기저세포암종
bx	biopsy	생검
CMV	cytomegalovirus	거대세포바이러스
CA-MRSA	community-associated MRSA infection	지역사회관련 MRSA감염
derm	dermatology	피부학
HA-MRSA	healthcare-associated MRSA infection	병원관련 MRSA감염
I&D	incision and drainage	절개와 배액
ID	intradermal	진피내의
MRSA	methicillin-resistant Staphylococcus aureus	메치실린내성황색포도알균
SCC	squamous cell carcinoma	편평세포암종
SLE	systemic lupus erythematosus	전신홍반루푸스
staph	staphylococcus	포도알균
strep	streptococcus	사슬알균
subcut	subcutaneous	피하의(피부밑의)
TD	transdermal	경피의(피부경유의)
DM	diabetes mellitus	당뇨
FM	family history	가족력
PE	physical examination	신체검사
UV	ultraviolet	자외선

4 관련 질병을 통한 의학용어 학습

의학용어에 대한 이해를 향상시키기 위해 외피계와 관련된 질환에 대해 자세히 살펴보고자 한다.

1) 알레르기성 피부염

피부질환 중 가장 흔하며 이군에 속하는 질환으로는 습진, 접촉피부염, 아토피성 피부염, 자극성 피부염, 약물이나 광선에 의한 피부염 등 다양하다.

많은 알레르기성 항원이 피부염을 만든다. 피부에 직접 작용하거나 혈액이나 위장관을 통하여 일어날 수도 있다. 접촉피부염의 발병기전은 합텐이 피부에 접촉하면 랑게르한스세포막에서 합텐-캐리어 복합체가 형성되고 이 상태로 T-세포에 제시되며 T-세포의 감작이 일어난다. 감작된 T-세포는 림프관을 통하여 림프절로 이동하고 림프절에서 림프구의 증식이 일어난다. 증식된 T-세포는 다시 진피로 돌아오고 진피내로도 침윤하게 되며 피부염을 일으킨다. 그 결과 임상은 홍반과 해면증이 동반되고 수포도 형성하게 된다. 다수의 항원 즉 알레르겐(allergen)이 알려져 있으나 원인을 모르는 경우가 대부분이다(그림 3-2). 제1형과 제3형 과민반응이 관련되어 있다.

아토피성 피부염(atopic dermatitis)은 천식이나 고초열과 같이 유전 소인을 타고나는 알레르기성 피부염을 말하며 제1형이 관련되어 있으나 대부분의 알레르기성 피부염은 제4형이 관련되어 있다. 원인은 다양하지만 조직 소견은 모두 유사하여 감별하기가 거의 불가능하다.

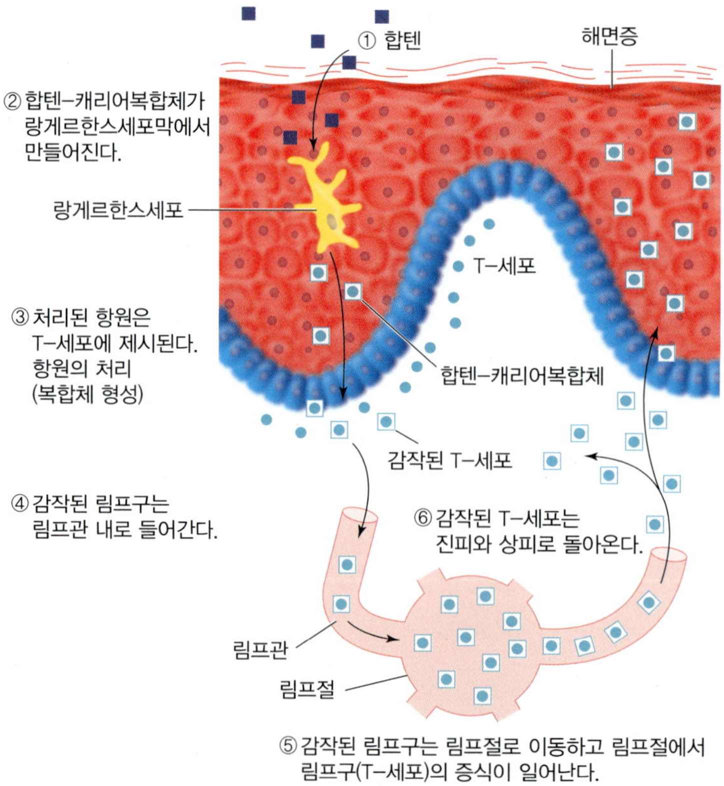

그림 3-2. 알레르기성 피부염

급성피부염(그림 3-3A)에서는 가려움증, 홍반과 수포성 병변을 동반하는 것이 특징이며 만성피부염(그림 3-3B)에서는 피부가 두꺼워지거나 태선화가 되는 것이 특징이다. 조직에서 급성시에는 해면증과 소수포가 상피내에 특징으로 나타나지만 만성피부염에서는 극세포증과 과각화증이 현저하며 비특이 반응을 나타내므로 현미경 소견만으로는 다른 만성 피부질환과 감별이 어렵다. 진피에는 혈관주위에 림프구의 침윤이 동반된다.

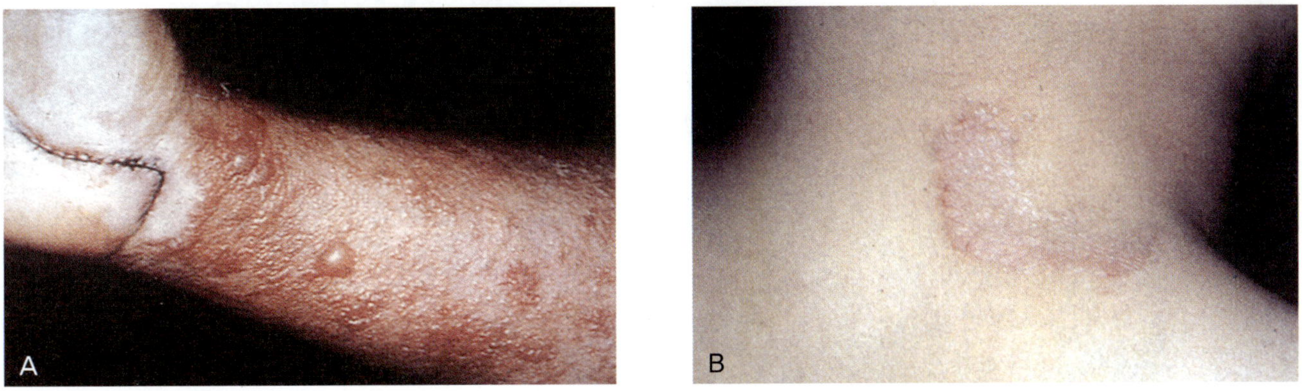

그림 3-3. 알레르기성 피부염

2) 건선

건선(psoriasis)은 인구의 1%를 차지할 정도로 흔한 만성 질환이며 원인은 잘 모르지만 사람 백혈구 항원과 관련이 있어 유전 요인이 중요한 것으로 생각되고 있다. 또 외상부위에 병변이 발생하는 쾨브너 현상(Koebner phenomenon)이 관찰되는 것으로 미루어 외상도 중요한 원인이 될 수 있다고 추정되고 있다. 질병이 진행하면서 좋아졌다 나빠졌다를 반복한다.

건선은 육안으로는 경계가 명확한 구진과 은빛 인설(비늘)로 덮힌 적색판으로 관찰된다. 손톱은 약 30%에서 침범한다. 호발부위는 팔꿈치, 무릎, 두피, 요천추부 및 발바닥 등이다. 드물게는 류마토이드관절염과 유사한 관절염을 동반하기도 한다. 상피세포의 증식과 착각화증의 증가는 상피세포의 증식능이 증가하기 때문이다. 건선의 기전에서 IL-1과 TNF-a가 염증 초기에 중요한 역할을 하며, 상피 성장인자의 증가로 인한 상피세포의 증식과 호중구 화학주성의 증가로 인한 호중구의 상피내 침윤이라고 할 수 있다. 현미경상에서 상피의 극세포증, 규칙적으로 길어진 곤봉 형태의 표피능이 관찰 된다. 과각화증과 착각화증을 동반하고 과립층이 소실된다. 착각화증 부위의 인설을 제거하면 점상출혈이 일어나는데 그 현상을 아우스 피츠 증후(Auspitz sign)라고 한다. 그것은 유두진피 위를 덮고 있는 얇은 상피층이 인설 제거시 같이 떨어져나가 유두 진피내 모세혈관이 파열되기 때문이다. 상피에 호중구가 침윤되어 각질층에는 문로 미세농양(Munro's microabscess), 각질직하부 상피에 해면상 변화에 호중구의 침윤이 있는 해면상 농포(spongiform pustule of Kogoj)가 관찰된다. 상피에 농포성 병변이 심한 경우에는 특별히 농포성 건선(pustular psoriasis)이라고 한다.

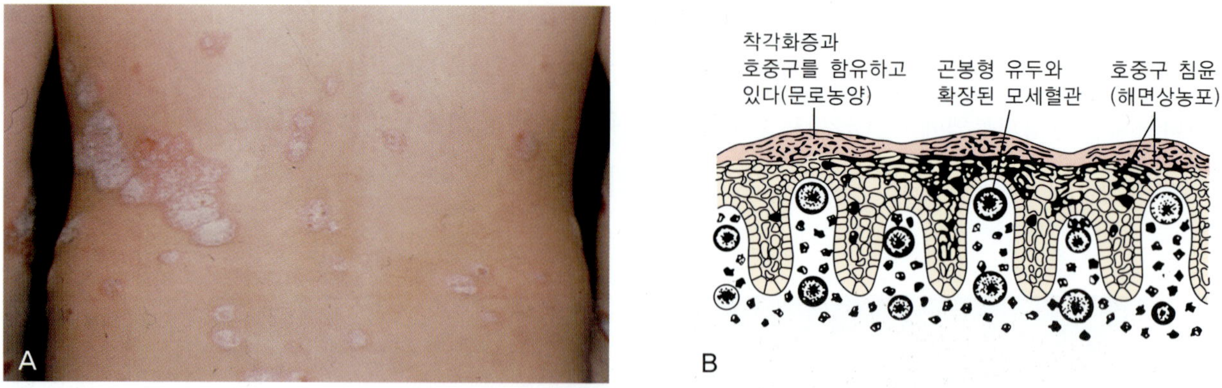

그림 3-4. 건선

복습문제

결합형 복습문제

01 외피계와 관련된 의학용어 중 결합형에 대해 정리한 표이다. 제시한 용어의 의미를 쓰도록 한다.

의학용어	용어분석			단어의미
	결합형	영문	국문의미	
adipocele		fat	지방	지방탈출
lipocyte	lipo		지방	지방세포
steatoma	steato	fat		지방종
subcutancous	cutaneo	skin	피부	
dermatologist	dermato	skin		피부과 전문의
hypodermic	dermo		피부	피부밑, 피하의
cyanosis		blue	청색	청색증
erythema	erythemo		적색	홍반
erythematous	erthemato	red		홍반의
erythrocyte	erythro	red	적색	
hidrosis	hidro	sweat		발한
sudoresis	sudoro		땀	다한증
ichthyosis		dry scaly	마른 비늘로 뒤덮인	비늘증
keratosis	kerato		딱딱한 조직 딱딱한	각화증
melanoma	melano	black		흑색종
dermatomycosis	myco	fungus, fungi	곰팡이, 진균	
leukocyte	leuko	white		백혈구

Chapter 03

onychomalacia	onycho		손발톱(조갑)	손발톱연화증
pilonidal		hair	털(모)	털뭉치(모발둥지)
trichopathy	tricho		털(모)	털병증(모발병증)
purpura	purpuro	purple		자색반
scleroderma	sclero	hardening sclera	딱딱함 공막	
seborrhea	sebo	sebum, sebaceous		기름(지루)
squamous	squamo		비늘	편평의
thermal		heat	열	열의
xanthoma	xantho		황색	황색종
xeroderma	xero	dry		피부마름증 (피부건조증)

접미사와 접두사

02 외피계와 관련된 의학용어에서 자주 사용되는 접미사와 접두사에 대한 복습문제이다. 해당용어에 대한 의미를 해당칸에 쓰도록 한다.

(1) 접미사

의학용어	용어분석			단어의미
	접미사	영문의미	국문의미	
leukocyte		cell	세포	백혈구
pyoderma	-erma		피부	고름피부증 (화농피부증)
carcinoma	-oma	tumor		암
diaphoresis	-phoresis	carrying transmission	옮기는 전파	
dermatoplasty	-plasty	surgical repair		피부성형술
cryotherapy	-therapy		치료	냉동요법

(2) 접두사

의학용어	용어분석			단어의미
	접두사	영문의미	국문의미	
anhidrosis		without, not	없는	땀없음(무한증)
epidermoid	epi-		위	표피모양(표피유사)
homograft	homo-	same	같은	
hyperhidrosis	hyper-	excessive, above normal		땀과다증(다한증)

Chapter 03

의학용어 만들기

03 지금까지 학습했던 용어를 결합하여 외피계통과 연관된 의학용어를 만들어 보시오.

(1) outermost of the three layers that make up the skin ______________________

(2) natural dark pigments found in most organisms ______________________

(3) microscopic exocrine gland in the skin that opens into a hair follicle to secrete an oily or waxy matter ______________________

(4) wound consisting of superficial damage to the skin ______________________

(5) congenital absence of any pigmentation or coloration, resulting in white hair, feathers, scales and skin and pink eyes ______________________

(6) bacterial infection involving the inner layers of the skin ______________________

(7) inflammation of the skin characterized by itchiness, red skin and a rash ______________________

(8) tissue death caused by a lack of blood supply ______________________

(9) inflammation of a sweat gland ______________________

(10) sensation that causes the desire or reflex to scratch ______________________

(11) small elevation of the skin containing cloudy or purulent material ______________________

(12) discharge of sebum ______________________

(13) cancer that result from squamous cells ______________________

(14) skin rash with red, raised, itchy bumps by burn or sting ______________________

(15) skin condition characterized by excessively dry skin ______________________

의학용어 복습

04 아래에 제시한 문장에 해당하는 의학용어(영문)를 쓰시오.

(1) 아교섬유(collagen fiber)와 탄력섬유(elastic fiber)등이 불규칙하게 배열한 치밀결합조직으로 이루어져 있는 곳 ______________________

(2) 지방조직을 많이 포함하는 성긴결합조직으로 이루어져 있는 곳 ______________________

(3) 천식과 고초열과 같이 유전 소인을 타고나는 알레르기성 피부염 ______________________

(4) 육안으로는 경계가 명확한 구진과 은빛 인설(비늘)로 덮인 적색판으로 관찰되는 질병 ______________________

(5) 피부의 여드름 흉터(acne asars), 반점(nevi), 문신(tattoos), 또는 잔주름(fine wrinkles)을 제거하기 위한 시술 ______________________

(6) 주름살을 제거하기 위한 성형수술 ______________________

(7) 감염을 일으키는 세균을 죽이기 위해 사용하는 약물 ______________________

(8) 가려움을 감소시켜주는 약물 ______________________

약어

05 아래에 제시한 약어의 full name과 국문 의미를 쓰시오.

1. CMV: ____________________

2. I&D: ____________________

3. MRSA: ____________________

4. TD: ____________________

5. ID: ____________________

Chapter 04

호흡기계

학습목표

- 호흡 관련 의료행위와 관련된 의학용어를 익힌다.
- 호흡의 기능을 설명할 수 있다.
- 호흡의 해부학적 · 조직학적 특징을 학습한다.
- 호흡계통과 관련된 의학용어의 구성요소(어근, 접미사, 접두사)에 대해 분석할 수 있다.

1 호흡기계 의학용어 맛보기

의학용어	국문의미	영문의미	단어해설
bronchitis	기관지염	inflammation of the bronchi (large and medium-sized airways) in the lungs that causes coughing	자극(irritation)이나 감염(infection)으로 인해 기관지점막(mucous membrane)에 나타나는 급성(acute) 또는 만성염증(chronic inflammation)
pulmonary	허파의	primary organs of the respiratory system	허파(폐, lung) 또는 호흡기계(respiratory system)에 관한 것
respiration	호흡	transporting oxygen and carbon dioxide between cells and the external environment	조직에서 일어나는 산소(oxygen)와 이산화탄소(carbon dioxide)의 가스교환(molecular exchange)으로써 또는 호흡, 폐환기(pulmonary ventilation), 환기(ventilation)라고도 함
thoracic	가슴의	part of the anatomy of humans and various other animals located between the neck and the abdomen	가슴(thorax) 또는 복장뼈(sternum), 갈비연골(costal cartilage), 갈비뼈(rib), 등뼈몸통(bodies of thoracic vertebrae)으로 이루어진 가슴우리(thoracic cage)에 관한 것

1) 호흡기계의 특징 및 구성

호흡기계(respiratory system)는 허파(폐, lung)와 기관지 가지(bronchial tree) 및 가슴벽(흉벽, chest wall)이나 가슴우리(흉벽, thoracic cage)를 포함한다.

이 부위에 발생한 질병을 호흡기 질환이라고 하며, 호흡기질환을 치료하는 의사를 호흡기전문의(pulmonologist)라고 한다. 호흡기전문의는 천식(asthma), 폐공기증(폐기종, emphysema), 만성기관지염(chronic bronchitis), 직업성(occupational) 또는 산업성(industrial) 폐질환(lung diseases), 폐혈관질환(pulmonary vascular diseases) 등의 폐질환(pulmonary disorders)을 다루며, 관련질병을 진단하고 치료한다. 폐질환의 진단(diagnosis)과 치료를 위해 폐기능검사(pulmonary function test), 동맥혈가스분석(arterial blood gas analysis), 가슴방사선촬영(chest x-ray), 화학적 검사 또는 미생물검사 등을 실시한다.

호흡기계(respiratory system)는 코(nose), 인두(pharynx), 후두(larynx), 기관(trachea), 기관지(bronchus), 허파(lung)로 이루어져 있으며, 이 중에서 허파는 가스교환과 호흡 작용을 하는 기관이고, 나머지 부위는 기도(respiratory tract)로서의 역할을 한다. 코점막에는 냄새를 맡을 수 있는 후각부위가 형성되어 있으며, 후두는 공기의 통로인 동시에 발성기관이다(그림 4-1).

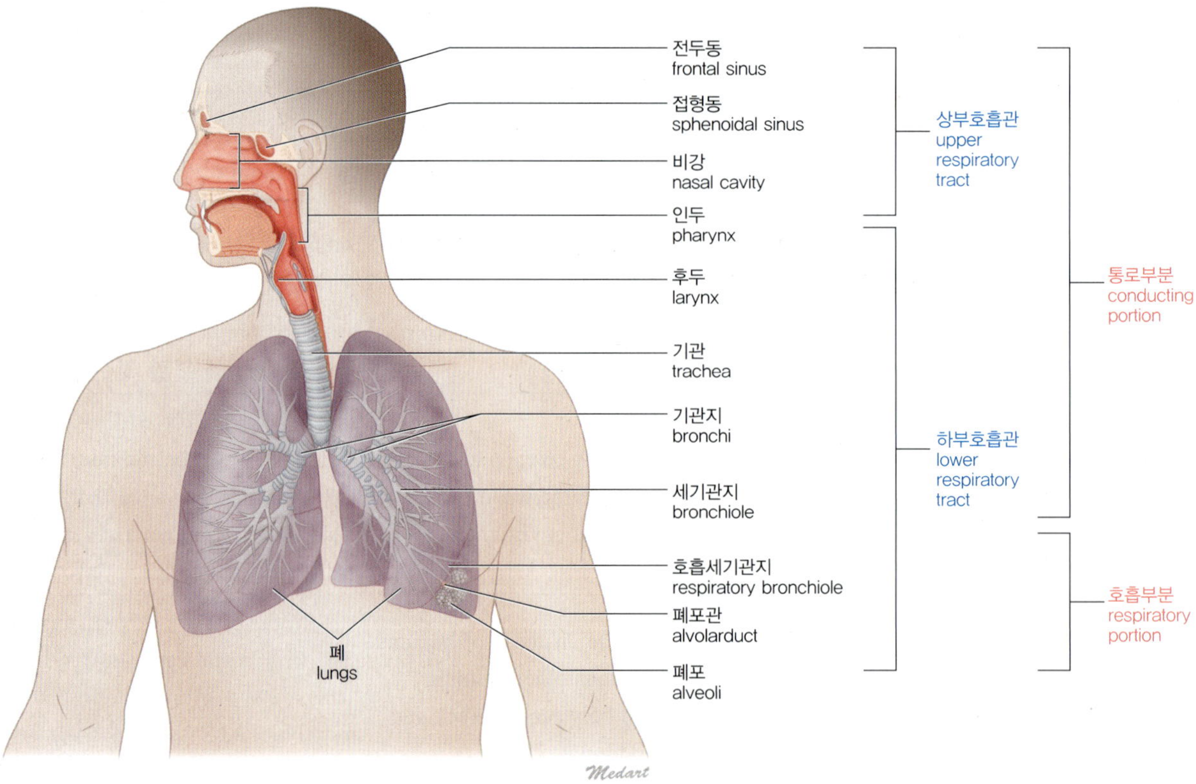

그림 4-1. 호흡계통(respiratory system)의 전경

2) 호흡기계의 주요 의학용어

용어	국문의미	영문의미	단어해설
adenoid	아데노이드	mass of lymphatic tissue located behind the nasal cavity	코안(비강, nasal cavity)의 뒤벽에 위치하는 림프모양조직(lymphoid tissue). 인두편도(pharyngeal tonsil)라고도 함
alveolus	허파꽈리(폐포)	air sac in the lungs	세기관지(bronchiole)의 끝에 있는 공기주머니(air sac). 폐포벽(alveolar wall)과 모세혈관(capillary) 사이에는 산소와 이산화탄소의 교환이 일어남
bronchiole	세기관지	smaller branches of the bronchial airways in the respiratory tract	기관지 가지(bronchus tree)의 가장 작은 가지
bronchus	기관지	passage or airway in the respiratory system that conducts air into the lungs	기관(trachea)에서 왼쪽과 오른쪽으로 갈라져 허파(폐, lung)로 이어지는 부분에서 폐로 들어가 더 작은 가지로 갈라지며, 기관지(bronchus)에서 갈라져 나오는 가지를 기관지 가지(bronchus tree)라고 함
diaphragm	가로막(횡격막)	thin sheet of muscle between the thorax and the abdomen	가슴안(흉강, thoracic cavity)과 배안(복강, abdominal cavity)을 나누는 근육성 장벽으로 가로막의 수축(숨을 들어마심)과 이완(숨을 내쉼)을 통해 호흡을 보조함
epiglottis	후두덮개(후두개)	leaf-shaped flap in the throat that prevents food from entering the windpipe and the lungs. It stands open during breathing, allowing air into the larynx	음식물을 삼킬 때 음식물이 후두(larynx)로 들어가는 것을 막아 주는 연골(catilage)로 된 덮개(flap)
larynx	후두	organ in the top of the neck involved in breathing, producing sound and protecting the trachea against food aspiration	성대(vocal cord)가 위치하는 곳으로 인두(pharynx)를 거쳐 공기가 들어옴
lung	허파(폐)	primary organs of the respiratory system	가슴안(흉강, thoracic cavity)의 대부분을 차지하는 기관으로 오른폐(right lung)는 3엽(lobe), 왼폐(left lung)는 2엽으로 각각 나뉨
mediastinum	가슴세로칸(종격)	central compartment of the thoracic cavity surrounded by loose connective tissue	가슴안(흉강, thoracic cavity)에서 양쪽의 폐를 제외한 공간으로 심장(heart), 식도(esophagus), 기관(trachea), 큰 혈관들을 포함
nasal septum	비중격	left and right airways of the nasal cavity, dividing the two nostrils	코안(비강, nasal cavity)을 왼쪽과 오른쪽으로 나누는 장벽

nose	코	receive and expel air for respiration alongside the mouth.	내벽의 점막(mucous membrane)과 털로 덮여 있으며, 외부로부터 들어오는 공기를 축축하고 따뜻하게 하는 역할을 함
paranasal sinus	코곁굴(부비동)	four paired air-filled spaces that surround the nasal cavity	코안(비강, nasal cavity)으로 열리는 머리뼈(두개골, cranium) 속에 공기가 들어 있는 공간
pharynx	인두	part of the throat behind the mouth and nasal cavity	코안(비강, nasal cavity)과 입으로 들어온 공기가 인두를 통해 후두(larynx)로 이동하고 입으로 들어온 음식물은 인두를 거쳐 식도(esophagus)로 내려감
pleura	가슴막(흉막)	two layers of the invaginated sac surrounding each lung and attaching to the thoracic cavity	폐(lung)를 두 겹으로 둘러싸는 막으로 벽측과 장측 가슴막 사이에는 장액(serous fluid)이 들어있는 가슴막공간(흉막강, pleural cavity)이 존재함
thorax	가슴(흉부)	part of the anatomy located between the neck and the abdomen	목(neck)과 가로막(횡격막, diaphragm) 사이에 갈비뼈(늑골, rib)로 둘러싸인 신체부위로 가슴안(흉강, thoracic cavity)은 목과 가로막 사이의 빈 공간을 가리킴
tonsil	편도	set of lymphoid organs facing into the aerodigestive tract	입안(구강, oral cavity)과 입인두(구인두, oropharynx) 경계부의 가쪽벽에 위치하는 림프모양조직(lymphoid tissue)
trachea	기관	cartilaginous tube that connects the larynx to the bronchi of the lungs	후두(larynx)로부터 기관지(bronchus)로 이어지는 공기의 통로

2 호흡기계 의학용어의 구성

호흡기계와 관련된 어근과 연결된 결합형에 대해 살펴보고 접미사와 접두사가 연결되었을 경우의 의학용어에 대한 의미를 배우도록 한다.

1) 결합형

호흡기계에 속하는 장기를 나타내는 결합형을 익히고 관련된 의학용어를 통하여 구성요소를 분석해 보도록 한다.

결합형	국문의미	영문의미	관련용어
adenoid/o	아데노이드	adenoids	adenoiditis
alveol/o	허파꽈리	alveolus, air sac	alveolitis

atel/o	결함이 있는 불완전한	imperfect incomplete	atelectasis
bornch/o, bronchi/o	기관지	bronchus	bronchoscopy
bronchiol/o	세기관지	bronchiole	bronchiolitis
diaphragmat/o, phren/o	가로막(횡격막)	diaphragm	phrenodynia
epiglott/o	후두덮개(후두개)	epiglottis	epiglottectomy
hem/o, hemat/o	혈액	blood	hematoma
laryng/o	후두	voice box, larynx	laryngitis
lob/o	엽	lobe	lobectomy
muc/o	점액	mucus	mucocele
nas/o, rhin/o	코	nose	rhinoplasty
orth/o	곧은	straight	orthodontist
ox/i	산소	oxygen	oxidant
pharyng/o	인두	pharynx	pharyngitis
phon/o	소리, 목소리	sound, voice	phonology
pleur/o	가슴막 (흉막)	pleura	pleuritis
pneum/o, pneumat/o, pneumon/o	폐, 공기	lung, air	pneumocyte
pneumon/o, pneum/o	폐	lung	pneumonia
py/o	고름	pus	pyogranuloma
sept/o	사이막(중격)	septum	septomarginal
sinus/o	동(굴)	sinus	sinosoid
somn/o	수면	sleep	somnolencia
son/o	소리	sound	sonogram
spir/o	호흡하다, 호흡	breathe, breathing	spiroscope
thorac/o	가슴(흉부)	chest, thorax	thracoplasty
tonsill/o	편도	tonsil	tonsillolith
trache/o	기관	windpipe, trachea	tracheostomy

2) 접미사와 접두사

호흡기계와 관련된 의학용어에서 자주 사용되는 접미사와 접두사를 나열하였으므로 꼭 기억해 두도록 한다.

(1) 접미사

접미사	국문의미	영문의미	관련용어
-algia	통증	pain	pharyngalgia
-ar, -ary, -eal	~의, ~에 관련된	pertaining to	pulmonary
-cele	탈출, 돌출	hernia or protrusion	pseudocele
-centesis	천자(바늘을 찔러 액체를 뽑아내는 것)	surgical puncture to aspirate fluid	thoracocentesis
-ectasis	확장, 팽창	stretching out, dilatation, expansion	atelectasis
-emia	혈액 속의 (상태)	in the blood	leukemia
-gram	기록, 방사선영상	record, radiographic image	pneumogram
-graph	기록하는 기구; record 기록	instrument used to record; record	stenograph
-graphy	기록하는 방법, 방사선촬영술	process of recording, radiographic imaging	polysomnography
-meter	측정하는 기구	instrument used to measure	odometer
-metry	측정(법)	measurement	spirometry
-pexy	외과적 고정, 현수(매달기)	surgical fixation, suspension	pleuropexy
-pnea	호흡	breathing	dyspnea
-rrhagia	혈액이 빠르게 흐르는 것; 출혈	rapid flow of blood	rhinorrhagia
-scope	시각적검사에 사용하는 기구	instrument used for visual examination	bronchoscope
-scopic	시각적검사에 관련된	pertaining to visual examination	pleuroscopic
-scopy	시각적검사	visual examination	bronchoscopy
-spasm	근육의 갑작스럽고 불수의적인 수축(경련성수축)	sudden, involuntary muscle contraction(spasmodic contraction)	bronchospasm
-stenosis	협착	constriction or narrowing	bronchiostenosis
-stomy	인공적으로 구멍을 만드는 것	creation of an artificial opening	tracheostomy
-thorax	가슴, 가슴안(흉강)	chest, chest cavity	pneumothorax
-tomy	절개	cut into, incision	adenoidectomy

(2) 접두사

접두사	국문의미	영문의미	관련용어
a-, an-	~없는	absence of, without	aphasia
endo-	~안에	within	endolarynx
eu-	정상적인, 좋은	normal, good	eupnea
poly-	(수나 양이) 많은	many, much	polysomnography
tachy-	빠른	fast, rapid	tarchypnea

3 호흡기계의 진단을 위한 의학용어

호흡기계와 관련한 질병과 진단에 대해 학습하기 위하여 의학용어를 제시하였다. 용어에 대한 의미를 익혀두도록 한다.

1) 증상과 질병

의학용어	국문의미	영문의미	단어해설
acidosis	산증	abnormally increased acidity of the blood	몸 안에 이산화탄소 농도가 높아지면서 산이 축적되거나 중탄산염(bicarbonate)이 손실되어 혈액내 산성이 지나치게 높아진 상태
acute respiratory distress syndrome, ARDS	급성호흡곤란증후군	respiratory failure characterized by rapid onset of widespread inflammation in the lungs	질병이나 손상에 따른 호흡부전(호흡기능상실, respiratory failure), 호흡곤란(dyspnea), 빠른호흡(tachypnea), 청색증(cyanosis)이 나타남
adenoiditis	아데노이드염	inflammation of the adenoids	아데노이드(adenoid)의 염증
alveolitis	허파꽈리염(폐포염)	inflammation of the alveoli	허파꽈리(폐포, alveolus)의 염증

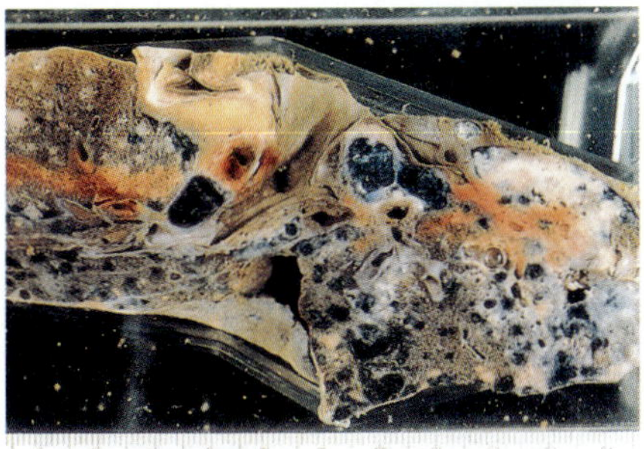

규소허파결핵증, 허파(Silicotuberculosis, lung)

절단면에서 크고 작은 검은색 결절들은 결핵과 석탄가루증이며 불규칙하게 흰색으로 보이는 부분은 섬유화가 진행된 부분이다. 규폐증은 결핵을 잘 동반하므로 같이 있는 경우를 규폐결핵증이라고 한다.

anosmia	후각상실증 (무후각증)	loss of the ability to detect one or more smells	후각(sense of smell)기능이 없거나 감소한 상태
anoxia	무산소	total depletion in the level of oxygen	조직 안에 산소가 없는 상태로서 들이마신 공기에 산소가 없거나 허파로 들어가는 기도가 막혀서 산소가 결핍된 상태
aphasia	언어상실증	inability to comprehend or formulate language because of damage to specific brain regions	말을 하거나 글을 쓰는 능력이 없는 상태
aphonia	소리못냄증, 발성불능증	inability to produce voiced sound	소리를 내지 못하는 상태
apnea	무호흡	cessation of breathing	일시적으로 호흡이 멈춘 상태로 Cheyne-Stokes respiration에서 볼 수 있음
asphyxia	질식	condition of deficient supply of oxygen to the body that arises from abnormal breathing	목이 졸리거나 또는 독성가스, 전기쇼크, 약물, 익사(drowning), 연기, 외상 등으로 인해 충분한 산소를 공급받지 못하는 상태
asthma	천식	common long-term inflammatory disease of the airways of the lungs	빠른 호흡(shortness of breath)이 심하게 나타나고, 가래(sputum)와 상관없는 기침(cough), 천명(쌕쌕거림, wheezing)이 동반되는 기도의 염증성 질환인 만성폐쇄성폐질환(COPD)

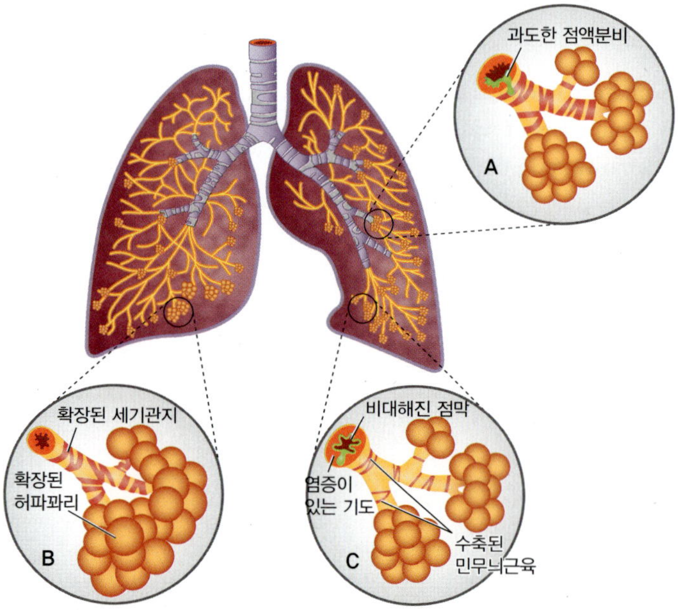

atresia of choanae	콧구멍폐쇄(증)	obstruction of nostrils	콧구멍이 병적으로 혹은 선천적으로 막힌 상태

atelectasis	무기폐	collapse or closure of a lung resulting in reduced or absent gas exchange	이물질에 의한 폐쇄(obstruction), 과도한 점액 분비, 종양(tumor)으로 인한 압박 등의 원인으로 허파 조직이 붕괴되어 가스교환이 안되는 부위로 허파꽈리의 형태를 관찰하기 어려움

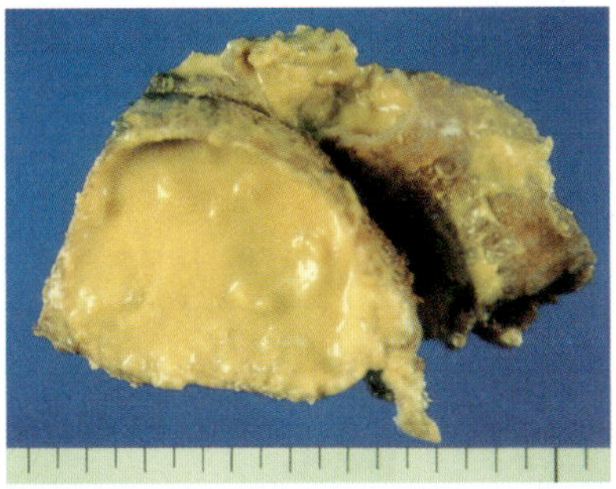

결핵고름집, 허파와 가슴막(Tuberculous abscess, lung and pleura)
결핵에 의한 치즈괴사가 커져 고름집이 형성되었다. 이 고름집은 기질화한 두꺼운 섬유막으로 싸여있다.

bradypnea	느린호흡	abnormally slow breathing	호흡이 느린 상태
breath sounds	비정상 호흡음	specific sounds generated by the movement of air through the respiratory system	호흡을 하는 동안 발생하는 비정상적인 소리
bronchiectasis, bronchoectasia	기관지확장증	dilation of the bronchi permanent enlargement of parts of the airways of the lung	기관지염이 여러 번 재발하게 되면 기관지나 세기관지가 확장되어 만성적 기침, 가래, 객혈 등이 나타남

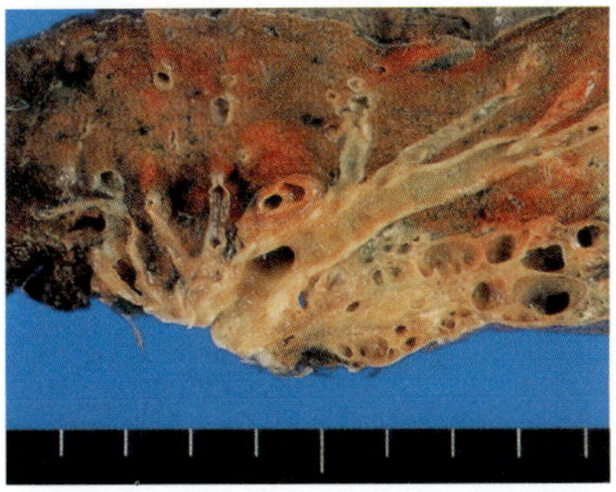

기관지확장증, 허파(Bronchiectasis, lung)
기관지확장증이 있는 허파의 절단면으로 기관지가 확장되어 있고 내강에는 반복감염에 의하여 화농점액이 들어있다.

bronchogenic carcinoma	기관지유래암종	cancerous tumor origination in a bronchus	기관지(bronchus) 세포에서 기원하는 악성종양으로 폐암(lung cancer)의 하나임

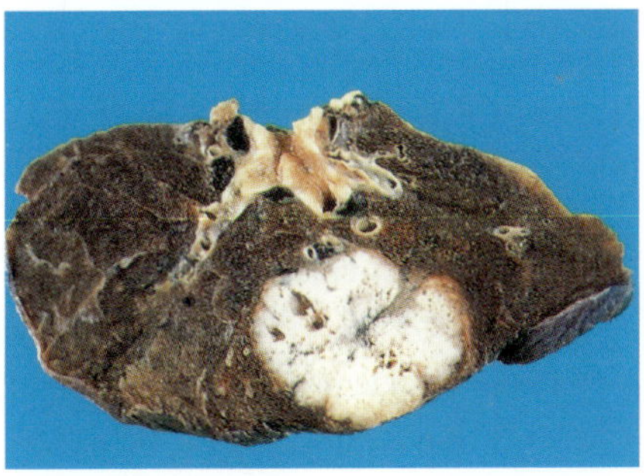

샘암종, 허파(Adenocarcinoma, lung)
샘암종은 대부분 가슴막 가까이 위치하여 발생한다. 본 증례도 허파 주변부에 위치하고 있으며 일부 낭성 변화가 관찰된다. 종괴는 회백색이면서 경계가 비교적 뚜렷하고 둥글다.

bronchopneumonia	기관지폐렴	diseased state of the bronchi and lungs	기관지(bronchus)의 염증이 허파꽈리까지 퍼져 생기는 염증

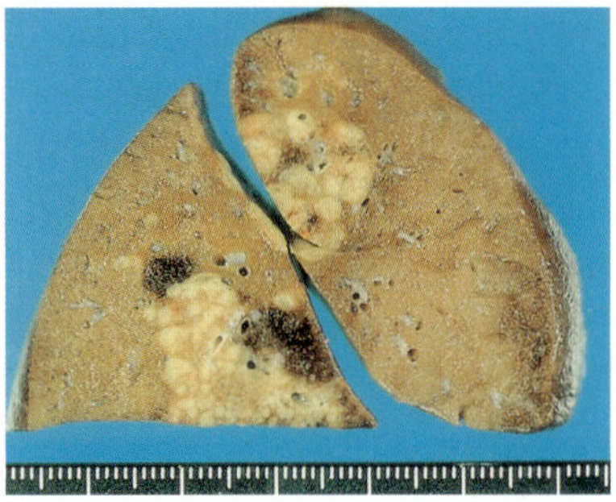

기관지폐렴, 허파(Bronchopneumonia, lung)

황회색의 경화결절들이 기관지 중심으로 허파소엽안에 불규칙하게 배열하고 있으며 병변이 진행되면서 주위의 병변과 합쳐지기도 한다. 이러한 경화는 허파꽈리안으로 염증세포의 침윤, 삼출액과 허파꽈리파괴에 의한 것이다.

Cheyne-Stokes respiration	체인-스토크스 호흡, 교대성무호흡	abnormal pattern of breathing characterized by progressively deeper, and sometimes faster, breathing followed by a gradual decrease that results in a temporary stop in breathing called an apnea	호흡이 규칙적으로 증감하고 무호흡이 교대하는 특징적인 호흡으로 신경중추 장애에 의한 혼수(coma)에서 특히 나타남
chronic obstructive pulmonary disease, COPD	만성폐쇄성폐질환	obstructive lung disease characterized by long-term breathing problems and poor airflow	기도가 좁아져 숨 쉬는 것이 어려운 진행성폐질환(progressive lung disease)으로 만성기관지염(chronic bronchitis)과 폐기종(emphysema)이 대표적임
chorditis	성대염	inflammation of vocal cords (vocal folds)	성대의 염증
coccidioidomycosis	콕시디오이데스진균증	mammalian fungal disease caused by *Coccidioides immitis* or *Coccidioides posadasii*	폐를 침범하는 진균성질환(fungal disease). 신체의 다른 기관에도 발생할 수 있으며, 계곡열(valley fever)이라고도 함

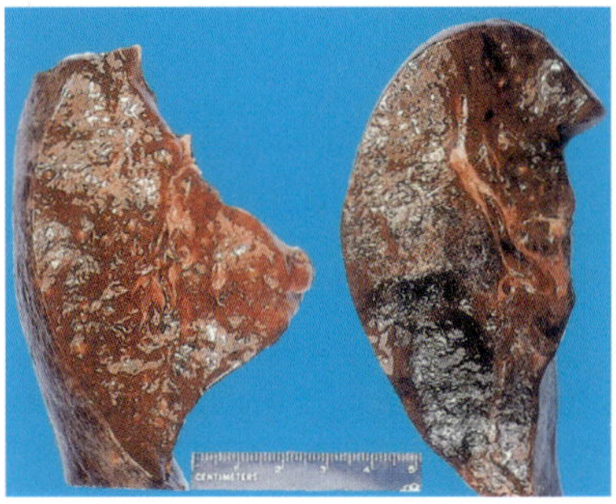

털곰팡이증, 허파(Mucormycosis, lung)

절단면 허파는 출혈폐렴의 소견을 보이는데 출혈이 일어나는 이유는 곰팡이가 혈관을 침범하여 내강이 막히기 때문이다.

common cold, cold	감기	viral infectious disease of the upper respiratory tract that primarily affects the nose	감기를 유발하는 대표적인 바이러스는 보카 바이러스(bocavirus), 파라인플루엔자(parainfluenza), 콕삭키 바이러스(coxsackie virus), 호흡기합포체성 바이러스(RSV), 아데노바이러스(adenovirus), 라이노 바이러스(rhinovirus), 코로나 바이러스(coronavirus) 등이 있다. 주로 콧물감기의 원인이 되는 라이노 바이러스로 인한 감염

coryza	코감기(비염)	irritation and inflammation of the mucous membrane inside the nose	과도한 콧물(비루, nasal discharge)을 동반하는 코안의 급성염증이며, cold라고도 함
crackle	거품소리(수포음)	abnormal lung sound heard in a person with respiratory disease	주로 숨을 들이마실 때 미세한 거품소리로서 허파꽈리(폐포, alveoli)에 물이 찼을 때 발생하며, rales이라고도 함
croup	크루프, 급성폐쇄성후두염	respiratory infection that is usually caused by a virus	소아와 영아에서 주로 발생하는 급성호흡기증후군(acute respiratory syndrome)으로서 후두의 폐쇄 및 연축(spasm)으로 인해 개 짖는 것 같은 소리를 내며, 그렁거림(stridor)이 특징적으로 나타남
cystic fibrosis	낭성섬유증	genetic disorder that affects mostly the lungs, but also the pancreas, liver, kidneys, and intestine	소아와 청소년의 만성폐질환(chronic lung disease) 중 가장 흔한 유형의 하나로서 허파와 소화관(digestive tract)에 점도가 높은 끈적한 점액을 과도하게 분비하는 유전질환(genetic disease)으로 생명에 치명적일 수 있음

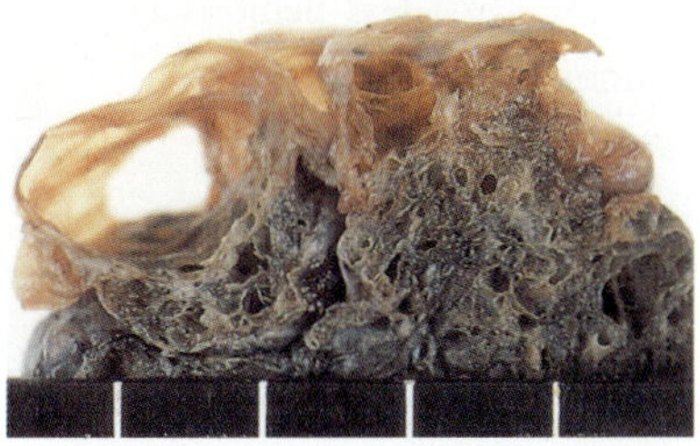

폐공기종(폐기종)과 낭포, 허파(Emphysema and bulla, lung)
낭포내에는 허파꽈리벽의 파괴가 현저함을 알 수있다.

deviated septum	중격만곡	physical disorder of the nose, involving a displacement of the nasal septum	코중격(비중격, nasal septum)의 기형이나 손상에 의해 코안(비강, nasal cavity)의 한쪽이 좁아진 상태
diaphragmatocele	가로막(횡격막)탈장	hernia of the diaphragm	배안(복강, abdominal cavity)의 장기가 가로막(diaphragm)의 약한 부위를 통해 가슴안(흉강, thoracic cavity) 내로 탈출된 것
diphtheria	디프테리아	infection caused by the bacterium *Corynebacterium diphtheriae*	*Corynebacterium* sp.(디프테리아 박테리아)로 인한 인두와 편도 주위 조직에 거짓막(pseudomembrane)을 형성하고 강력한 독소가 생산되어 쉰목소리(hoarseness), 호흡곤란(dyspnea), 삼킴곤란(dysphagia), 청색증(cyanosis) 등이 나타나며 진단은 Schick test로 함

dysphagia	삼킴곤란	difficulty in swallowing	삼키는 것이 어려운 상태
dysphonia	발성 장애	feeling of unease or scratchiness in the throat	발성에 문제가 있는 것
dyspnea	호흡곤란	feeling of not being able to breathe well enough	호흡이 어려운 상태
emphysema	폐공기증(폐기종)	abnormal presence of air or other gas within tissues	허파조직의 탄력이 감소하여 강제 흡기(forced exhalation) 때 기도가 붕괴되는 만성폐쇄성폐질환(chronic obstructive pulmonary disease, COPD)

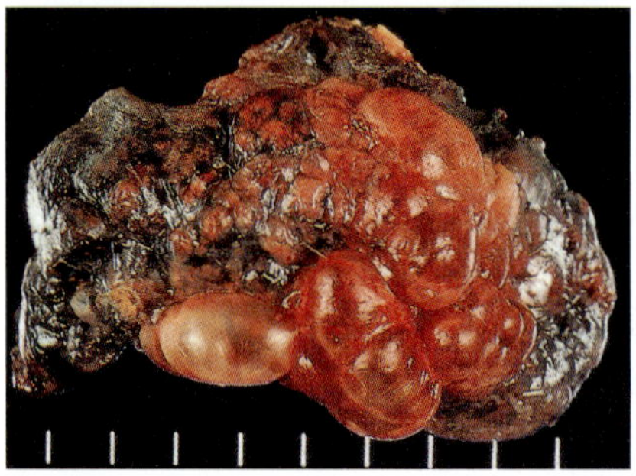

폐공기종과 낭포, 허파(Emphysema and bulla, lung)

앞쪽에 공기가 차있는 듯한 분홍색 주머니들이 기종에 흔히 동반되는 낭포이며 허파가 전반적으로 석탄가루가 침착되어 있어 흑색으로 보인다.

epiglottitis	후두덮개염(후두개염)	inflammation of the epiglottis	후두덮개(후두개, epiglottis)의 염증
epistaxis	코피	common occurrence of bleeding from the nose	코에서 나는 출혈(hemorrhage)이며 rhinorrhagia라고도 함
ethmoiditis	벌집굴염, 사골동염	inflammation of the mucous membranes that line the ethmoid sinus resulting in symptoms	벌집굴의 염증
eupnea	정상호흡	normal, good, unlabored breathing	정상적인 호흡
exudate	삼출	fluid emitted by an organism through pores or a wound	고름(pus)이나 혈청(serum)이 동반된 염증

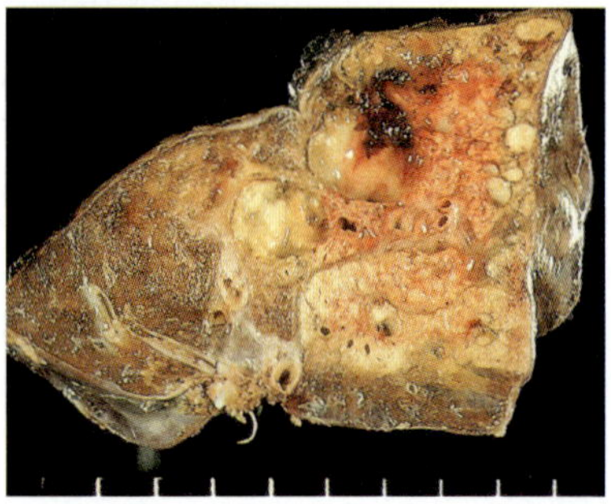

고름집, 허파(Abscess, lung)

허파의 절단면에서 크고 작은 고름집들이 실질조직내에서 광범위하게 관찰된다. 고름집은 얇은 벽을 가진 듯이 보이고 안에는 황색의 액화된 고름물질로 차 있다.

friction rub	마찰음	moving an object in contact with another object using pressure and friction	청진(auscultation, 몸 안의 소리를 듣는 것)을 할 때 건조하게 들리는 버걱버걱하는 소리

hemoptysis	객혈	coughing up of blood or blood-stained mucus from the bronchi, larynx, trachea, or lungs	호흡기계의 출혈이 원인이 되어 입으로 혈액을 토하는 상태
hemothorax	혈액가슴(혈흉)	blood in the chest cavity	가슴막안(pleural cavity) 내에 혈액이 고여 있는 상태

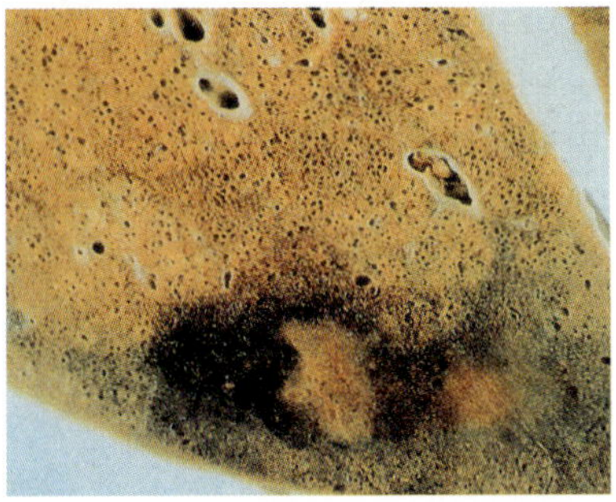

출혈성경색, 허파(Hemorrhagic infarction, lung)
허파의 절단면 소견으로 병터 중심부에 경계가 좋은 괴사부위가 연황색으로 나타나 있고 주변으로 출혈부위가 검은 색으로 보인다. 허파는 대부분 출혈성 경색으로 나타난다.

hiccough, hiccup	딸꾹질	involuntary contraction (myoclonic jerk) of the diaphragm that may repeat several times per minute	가로막(횡격막)의 반복되는 불수의적 경련과 성문의 갑작스런 닫힘으로 인하여 공기의 유입이 차단되어 소리가 나는 것임
hoarseness	쉰소리	known as dysphonia	목소리가 거친 상태
hyaline membrane disease	유리질막병, 폐초자막증	syndrome in premature infants caused by developmental insufficiency of pulmonary surfactant production and structural immaturity in the lungs	신생아 호흡곤란증후군으로 표면활성제(surfactant)의 부족이 가장 중요한 원인으로 허파꽈리(alveoli)가 작아 확장되기 힘들거나, 가슴우리(흉곽)가 약해서 발생되는 호흡 장애 증후군
hypercapnia, hypercarbia	고탄산혈증	condition of abnormally elevated carbon dioxide (CO_2) levels in the blood	혈액 속 이산화탄소 농도가 정상보다 높은 상태
hyperventilation, hyperaeration	과다환기, 과호흡	lung volume is abnormally increased, with increased filling of the alveoli	허파꽈리(폐포) 내에 유입되는 공기양이 증가되는 상태(허파꽈리 환기의 증가)로, 그 결과 탄산가스 분압($PaCO_2$)의 감소를 초래하여 최종적으로 알칼리증(alkalosis)에 이름
hypoxemia	저산소혈증	abnormally low level of oxygen in the blood	혈액 속 산소 농도가 낮은 상태로써 호흡장애의 징후
hypoxia	저산소증	pathological condition in which the body or a region of the body is deprived of an adequate oxygen supply	조직 속 산소 농도가 결핍된 상태로써 호흡장애의 징후

idiopathic pulmonary fibrosis (IPF)	특발성 허파섬유증(특발성 폐섬유증)	chronic scarring lung disease characterized by a progressive and irreversible decline in lung function	원인을 알 수 없는 만성 진행성 폐 질환으로 흉터형성(scarring)을 특징으로 하며, 흡연(smoking), 오염물질(pollutant), 유전(heredity) 등이 발병의 원인이 될 수 있으며, 운동성 호흡곤란(exertional dyspnea)과 마른기침(dry cough)이 증상으로 나타남
influenza	인플루엔자	infectious disease caused by an influenza virus	갑작스런 발열(fever), 오한(chill), 두통(headache), 근육통(muscle pain) 등이 나타나는 접촉전염성 급성호흡기감염(acute respiratory infection)
laryngalgia	후두통증	pain of the larynx	후두의 통증
laryngitis	후두염	inflammation of the larynx	후두에 생긴 염증
laryngotracheitis	후두기관염	inflammation of larynx and trachea	후두와 기관(trachea)의 염증
laryngotracheobronchitis, LTB	후두기관기관지염	inflammation of the larynx, trachea, and bronchi	후두, 기관, 기관지(bronchus)를 동시에 침범하는 염증

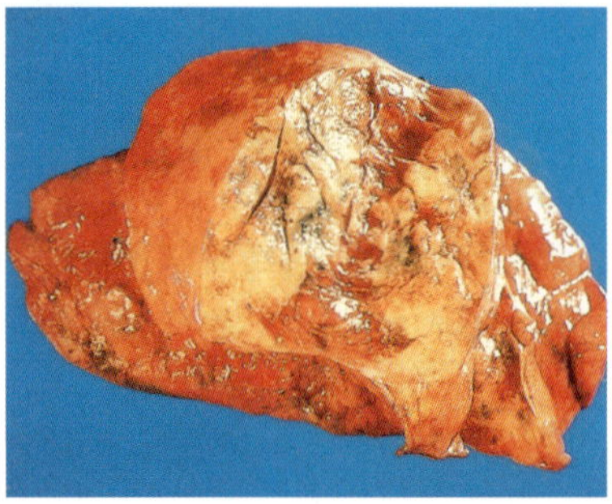

지질폐렴, 허파(Lipid pneumonia, lung)
절단면에서 허파의 상당부분이 경계가 좋은 황색결절로 보이고 있는데 황색은 폐렴을 일으킨 물질 대부분이 지질임을 시사한다.

lobar pneumonia	허파 대엽성폐렴(폐 대엽성폐렴)	pneumonia characterized by inflammatory exudate within the intra-alveolar space resulting in consolidation that affects a large and continuous area of the lobe of a lung	하나 이상의 폐엽(lobe of lung)을 침범하는 폐의 염증
nasal polyp	코폴립	noncancerous growths within the nose or sinuses	점막하 결합조직의 증식을 동반한 코점막(비점막) 내의 국소성 부종액의 축적으로 인하여 튀어나온 덩어리
nasopharyngitis	코인두염(비인두염)	inflammation of the nose and pharynx	코(nose), 인두(pharynx)를 동시에 침범하는 염증

obstructive sleep apnea, OSA	폐쇄수면무호흡	repeated episodes of complete or partial obstructions of the upper airway during sleep, despite the effort to breathe	기도가 일시적으로 막혀 수면 중에 호흡이 반복적으로 중지되는 것
orthopnea	앉아숨쉬기, 좌위호흡	shortness of breath (dyspnea) that occurs when lying flat	호흡곤란 때문에 앉은 자세를 취하지 않으면 호흡할 수 없는 상태
pansinusitis, sinusitis	코곁굴염(부비동염)	inflammation of the mucous membranes that line the sinuses resulting in symptoms	모든 코곁굴의 염증
paroxysmal nocturnal dyspnea, PND	야간 발작적 호흡곤란	attack of severe shortness of breath and coughing that generally occur at night	밤에 기대어 있는 자세에서 발작적으로 나타나는 호흡곤란의 한 형태
pertussis	백일해	highly contagious bacterial disease with a runny nose, fever, and mild cough	호흡기도(respiratory tract)에 전염성이 강한 세균감염으로, 빠르고 짧은 발작적 기침을 특징으로 함
pleural effusion	가슴막(흉막)삼출액	excess fluid that accumulates in the pleural cavity	질병과정이나 외상에 의해 가슴막강(흉막강, pleural cavity)에 축적되는 액체
pleuralgia, pleurodynia	가슴막통증	worse upper part of right chest, pain in the pleura	가슴막의 통증
pleurisy	가슴막염(흉막염)	inflammation of the membranes that surround the lungs and line the chest cavity (pleurae)	기침을 하거나 심호흡을 할 때 찌르는 듯한 통증이 동반되는 가슴막(흉막, pleural membrane)의 염증
pneumatocele	허파헤르니아(폐헤르니아)	hernia of the lung	가슴에 생긴 구멍을 통해 폐조직이 돌출한 것
pneumoconiosis	허파먼지증(진폐증)	abnormal condition of dust in the lungs interstitial lung diseases where inhalation of dust has caused interstitial fibrosis	오랜 기간에 걸쳐 폐에 지속적인 광물성 먼지(mineral dust)의 흡입에 따른 폐의 만성염증질환(chronic inflammatory disease)을 먼지의 종류에 따라 다음과 같이 명명함 • silicosis(규소허파증):silica(규소) or glass • anthracosis(석탄가루증, 탄분증):coal dust(탄분) • asbestosis(석면증):asbestos particles(석면) • byssinosis(면폐증):cotton, flax(면) • siderosis(철침착증, 철증):iron(철)

pneumonia	폐렴	inflammatory condition of the lung affecting primarily the small air sacs known as alveoli	폐(lung)에 생기는 염증. 세균(bacterium)이나 바이러스(virus), 진균(fungus) 감염에 의해 발생함

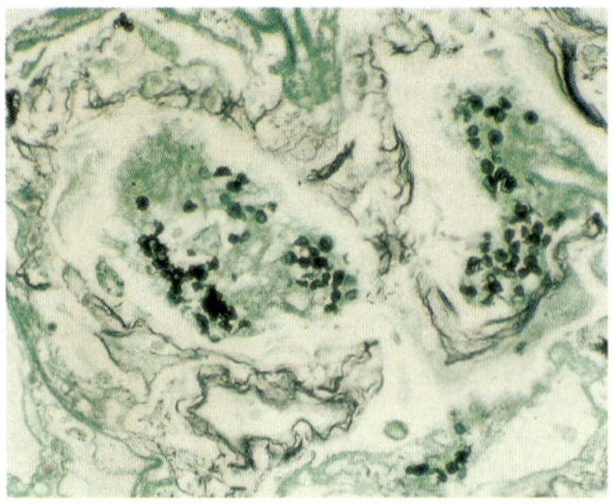

폐포자충감염, 허파(*Pneumocystis carinii* infection, lung)
허파꽈리내 거품같은 삼출물안에 작은 컵모양의 폐포자충이 모여 있다(은염색).

pneumothorax	공기가슴증 (기흉)	abnormal collection of air in the pleural space between the lung and the chest wall	가슴막안(흉막강, pleural cavity)에 공기나 가스가 들어차 폐의 팽창을 방해하고 폐의 허탈(collapse)을 일으키는 것
pulmonary edema	폐부종	fluid accumulation in the tissue and air spaces of the lungs	허파꽈리(alveolus)와 세기관지(bronchiole)에 액체가 축적되는 것으로 대부분 심부전(심장기능상실, heart failure)의 징후로 나타남

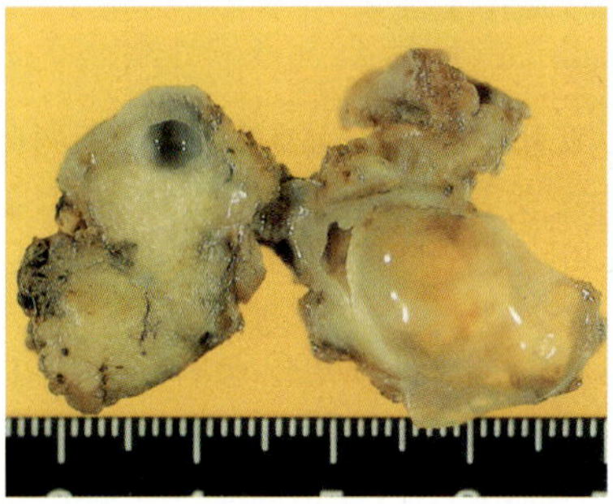

아가미틈새물혹(새열낭), 목(Branchial cleft cyst, neck)
낭종은 점액물질로 채워져있고 벽은 전반적으로 얇으나 사이질은 일부 두껍기도 하다. 대개는 목의 앞쪽 가쪽에 위치한다. 연황색의 충실조직은 림프조직이다.

pulmonary embolism, PE	폐색전증	blockage of an artery in the lungs by a substance that has moved from elsewhere in the body through the bloodstream	색전(embolus)이 폐동맥(pulmonary artery)을 막아 폐로 가는 혈액을 차단한 상태로 색전은 하지(lower extremity)의 심부정맥(deep vein)의 혈전(blood clot)에서 기원하는 경우가 가장 흔함
pulmonary neoplasm	폐종양	pertaining to the lung, new growth(tumor)	폐에 생긴 종양(tumor)

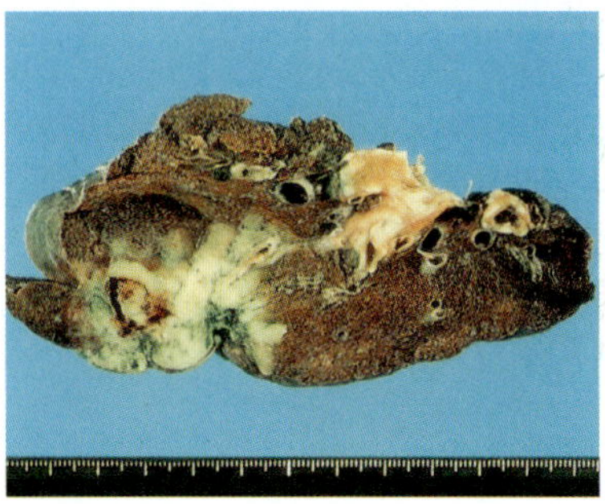

흉터암종, 샘암종, 허파(Scar cancer, adenocarcinoma, neck)
종괴는 흉막면 가까이 위치하고 있는 샘암종으로 침윤성을 잘하여 주변으로 불규칙한 경계를 가지며 성장하고 있다. 흉터와 관련성이 높아서 흔히 흉터종양이라고도 불리우는데 흉터가 종양보다 먼저 생긴 것인지 아니면 종양에 의한 결합조직형성 반응인지는 불분명하다.

pyothorax	고름가슴증 (농흉)	presence of pus in the pleural cavity, between the membrane lining the thoracic cage and the membrane covering the lung	가슴막안(흉막강, pleural cavity)에 고름(pus)이 고이는 병으로 고름집(empyema)이라고 함
rales	거품소리, 수포음	crackling noises that may be made by one or both lungs of a human with a respiratory disease during inhalation	호흡기에 병적상태나 분비물이 있을 때 청진으로 청취되는 이상한 호흡음
rhinitis	비염	inflammation of the nose	코안(비강, nasal cavity)의 점막(mucous membrane)에 생긴 염증
rhinodynia	코통증	pain of the nose	코의 통증
rhinolith	코돌, 비석	stone present in the nasal cavity	코안(비강)에 존재하는 결석
rhinomycosis	코진균염 (비진균증)	abnormal condition of fungus (infection) in the nose	코안(비강, nasal cavity)에 생긴 진균 감염(fungus infection)
rhinorrhagia	코피	rapid flow of blood from the nose	코로부터의 출혈
rhinorrhea	콧물, 비루	condition where the nasal cavity is filled with a significant amount of mucus fluid	묽은 콧물로 점액이 많이 섞여서 흘러 나오는 것임
rhonchus	뻑뻑거림, 건성수포음	coarse rattling respiratory sounds, usually caused by secretions in bronchial airways	후두 및 기관에 찐득한 분비물이 많을 때 들리는 음으로 dry rale이라고도 함
sinusitis	코곁굴염 (부비동염)	inflammation of the sinuses	코곁굴(부비동, paranasal sinus)의 염증
sputum	가래	mucus that is coughed up from the lower airways (the trachea and bronchi)	폐와 기관 사이에 생기는 끈끈한 분비물
stridor	그렁거림(협착음)	Wheeze-like sound by a blockage of airflow in the windpipe (trachea) or in the back of the throat	흡기 때 기관(trachea)이나 후두(larynx)가 막혀서 발생하는 고음조(high-pitched)의 음조의 호흡음(musical sound)

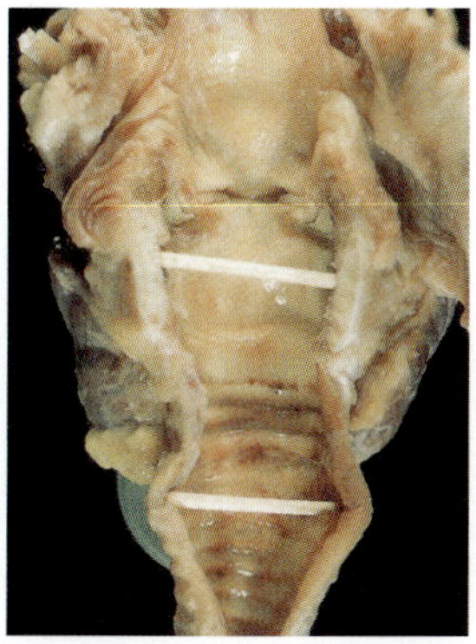

급성 기관염(Acute tracheitis)

부검 예에서 후두덮개, 성대가 열려 있으며 그 밑에 있는 기관점막이 부어있고 누런 삼출물로 덮여 있다.

sudden infant death syndrome, SIDS	영아급사증후군	sudden unexplained death of a child of less than one year of age	아무런 이유 없이 갑자기 사망하는 영아의 예기치 못한 죽음으로 crib death라고도 함
tachypnea	빠른호흡	rate greater than 20 breaths per minute	호흡이 빠른 상태
thoracalgia	가슴통증(흉통)	pain in the chest	가슴(chest)의 통증
tonsillitis	편도염	inflammation of the tonsils	편도(tonsil)에 생긴 염증
tracheitis	기관염	inflammation of the trachea	기관(trachea)에 생긴 염증
tracheostenosis	기관협착증	abnormal narrowing of the lumen of the trachea	기관(trachea)의 속 공간이 좁아진 것
tuberculosis, TB	결핵	infectious disease usually caused by *Mycobacterium tuberculosis*	감염성세균질환(infectious bacterial disease)으로 대부분 호흡을 통해 폐를 침범하지만 다른 기관에도 퍼질 수 있음

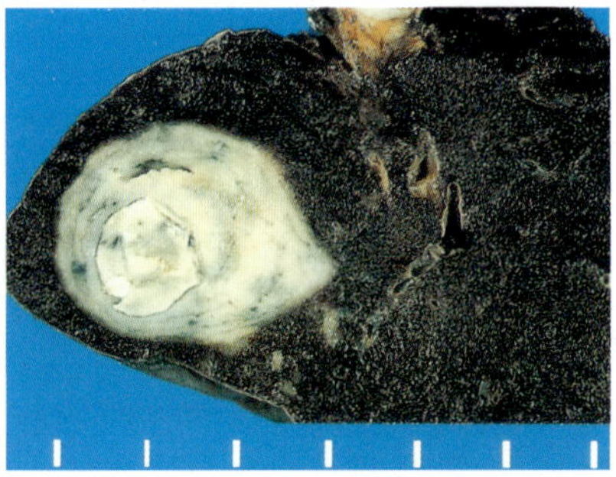

결핵종, 허파(Tuberculoma, lung)
절단면에서 병변의 경계가 아주 뚜렷한 둥근 종괴로 중심부에서는 치즈괴사가 보이고 주변을 둘러싸는 둥근 고리형태의 섬유화 및 석회화가 관찰된다.

upper respiratory infection, URI	상기도감염	illness caused by an acute infection, which involves the upper respiratory tract, including the nose, sinuses, pharynx, or larynx	코안(비강, nasal cavity), 인두(pharynx) 또는 후두(larynx)에 발생한 감염(infection)으로 흔히 감기(cold)라고 함
wheeze	쌕쌕거림(천명)	high-pitched sounds produced by narrowed airways	주로 숨을 내쉴 때 들리는 고음조의 휘파람소리(whistling sound)로서 기도가 좁아졌을 때 발생함

2) 진단

용어	국문의미	영문의미	용어해설
arterial blood gases, ABGs	동맥혈가스	measures the amounts of arterial gases, such as oxygen and carbon dioxide	동맥혈액으로 산소와 이산화탄소 농도를 측정하는 검사
auscultation	청진(聽診)	listening to the internal sounds of the body, usually using a stethoscope	환자의 몸 안에서 나는 소리를 청취하여 질병의 여부를 진단하는 방법
bronchoscopy	기관지경술, 기관지보개술	endoscopic technique of visualizing the inside of the airways for diagnostic and therapeutic purposes	기관지경을 이용하여 기관지내부를 검사하는 방법

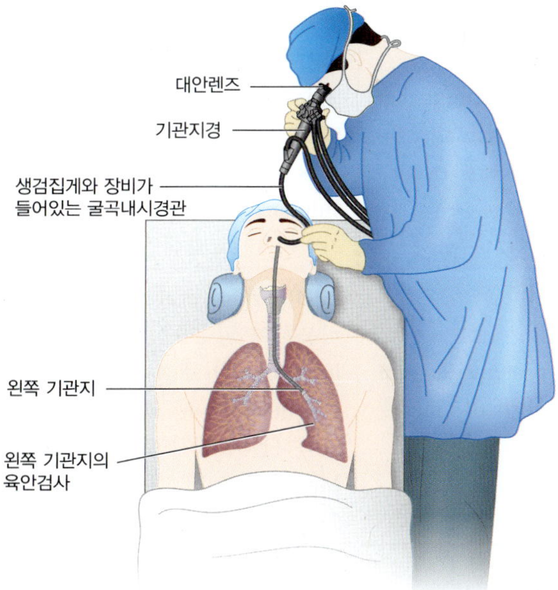

용어	국문의미	영문의미	용어해설
laryngoscopy	후두경검사(법)	endoscopy of the larynx, a part of the throat	후두경을 이용하여 병변을 검사하는 방법
lung biopsy	허파생검(폐생검)	interventional procedure performed to diagnose lung pathology by obtaining a small piece of lung which is examined under a microscope	기관지경을 이용하여 경피적으로 바늘로 흡인하는 폐쇄적 생검법과 개흉수술을 통해 조직을 떼어 검사하는 개방적 생검법이 있음
Mantoux test	망투검사	tool for screening for tuberculosis (TB) and for tuberculosis diagnosis	최근 또는 과거에 결핵(tuberculosis, TB)에 노출된 적이 있는지 알아보는 진피내검사(intradermal test)
percussion	타진(打診)	diagnostic method using instrument that is sounded by being struck	신체의 일부를 두드릴 때 나는 소리나 반응에 따라, 그 밑에 있는 상황을 진단하는 진찰법

polysomnography, PSG	수면다원검사	multi-parametric test used in the study of sleep and as a diagnostic tool in sleep medicine	환자가 자는 동안 실시하는 수면검사(sleep study test)로서 심장박동수(heart rate), 호흡(breathing), 눈과 근육의 운동, 코골이(snoring), 수면 중 발차기(kicking), 수면주기(sleep cycles)와 단계(stages) 등을 평가함
pulmonary function test, PFTs	허파기능검사 (폐기능검사)	complete evaluation of the respiratory system including patient history, physical examinations, and tests of pulmonary function	폐활량계, 가스확산, 혈량측정법(plethysmography), 흡입검사 등으로 측정하며 폐활량계(spirometer)를 이용한 폐활량측정법이 일반적인 방법
Schick test	쉬크시험	test to determine susceptibility to diphtheria	diphtheria를 진단하기 위한 검사 방법
spirometry	폐활량측정법	assessing breathing patterns that identify conditions such as asthma, pulmonary fibrosis, cystic fibrosis, and COPD	공기의 양과 횟수를 폐활량계(spirometer)를 이용하여 측정하며, 특히 천식(asthma)이나 만성폐쇄성폐질환(chronic obstructive pulmonary disease, COPD)을 평가하는 데 효과적임
tuberculin test	튜베르쿨린검사	combination of proteins that are used in the diagnosis of tuberculosis	PPD(purified protein derivates)를 사용하여 피내주사(intradermal injection) 한 뒤 48~72시간 후에 경화(induration) 크기를 기준으로 판독하는 결핵진단 방법으로 Mantoux test가 가장 많이 사용되고 있음

3) 치료

용어	국문의미	영문의미	용어해설
adenoidectomy	아데노이드절제술	excision of the adenoids	아데노이드(adenoid)를 제거하는 수술
adenotome	아데노이드절제칼	instrument used to cut the adenoids	아데노이드(adenoid)를 절제하는 칼
adenotonsillectomy	아데노이드편도적출술	surgical procedure in which both palatine tonsils are fully removed from the back of the throat	아데노이드와 편도를 제거하는 절제수술
bronchoplasty	기관지성형술	surgical repair of a bronchus	기관지(bronchus)에 생긴 샛길(fisula)을 외과적으로 폐쇄하는 것

bronchotomy	기관지절개술	medical procedure ensuring an open airway between a patient's lungs and the outside world	기관지를 절개하는 수술
Caldwell-Luc operation	위턱굴근치수술, 상악동근치술	operation to remove irreversibly damaged mucosa of the maxillary sinus	위턱굴염(상악동, maxillary sinusitis)의 치료를 위해 위턱굴 절개 후 위턱굴 내의 점막을 제거해 주는 수술
cardiopulmonary resuscitation, CPR	심폐소생술	emergency procedure that combines chest compressions often with artificial ventilation in an effort to manually preserve intact brain function until further measures are taken to restore spontaneous blood circulation and breathing in a person who is in cardiac arrest	인공호흡(artificial respiration)과 손으로 체외심장마사지(external cardiac massage)를 시행하는 기본적인 응급처치(emergency procedure)
endotracheal intubation	기관내삽관	placement of a flexible plastic tube into the trachea (windpipe) to maintain an open airway or to serve as a conduit through which to administer certain drugs	숨을 쉬지 못하는 환자에게 기도를 형성하기 위해 입, 인두, 후두를 통해 기관으로 관을 넣어주는 처치
laryngectomy	후두절제술	excision of the larynx	후두(larynx)를 절제하는 수술
laryngoplasty	후두성형술	surgical repair of the larynx	후두의 수복 또는 성형을 위한 수술
laryngostomy	후두개구술	creation of an artificial opening into the larynx	목에서 후두까지 영구적인 통로를 형성하는 수술
laryngotracheotomy	후두기관절개술	incision of the larynx and trachea	후두와 기관(trachea)을 절개하는 수술
lavage of sinus	코곁굴씻어냄, 동세척	surgical procedure in which a cannula is inserted into the opening of the maxillary sinus via the inferior meatus to allow irrigation and drainage of the sinus	코곁굴을 씻어내는 처치임
lobectomy	엽절제술	excision of a lobe(of the lung)	폐엽(lobe of lung)을 제거하는 수술
pleurectomy	가슴막절제술, 흉막절제술	surgical procedure in which part of the pleura is removed	가슴막의 절제수술
pleuropexy	가슴막고정술	surgical fixation of the pleura	가슴막(pleura)을 외과적으로 고정하는 수술

pneumonectomy	허파절제술, 폐절제술	excision of a lung	한쪽 폐 전체를 제거하는 수술 • total pneumonectomy 전체 폐절제술 • partial pneumonectomy 부분 폐절제술 • lobectomy 폐엽절제술
postural drainage	체위배액술	drainage used in bronchiectasis and lung abscess	중력으로 배농을 촉진하고 이환된 폐분절(segments)에서 분비물이 이동하도록 적절한 체위를 취하는 방법으로 기관지확장증 및 폐농양의 치료적 배액법임
rhinoplasty	코성형술	surgical repair of the nose	코(nose)를 미용적으로 성형하는 수술
septoplasty	코사이막절제술, 비중격성형술	surgical repair of the septum	코중격(비중격, nasal septum)을 외과적으로 재건하는 수술
septotomy	비중격절개술	incision of the septum	코중격을 절개하는 수술
sinusotomy	코곁굴절개술	incision into a sinus	코곁굴(부비동, paranasal sinus)을 절개하는 수술
thoracentesis	가슴천자(흉강천자) 가슴 외과적 천자	invasive procedure to remove fluid or air from the pleural space for diagnostic or therapeutic purposes	바늘을 이용하여 가슴막액(흉수, pleural fluid)을 채취하는 것 또는 가슴막안(흉막강, pleural space)에 과도하게 저류된 가슴막액이나 공기를 제거하는 것으로 thoracentesis라고도 함

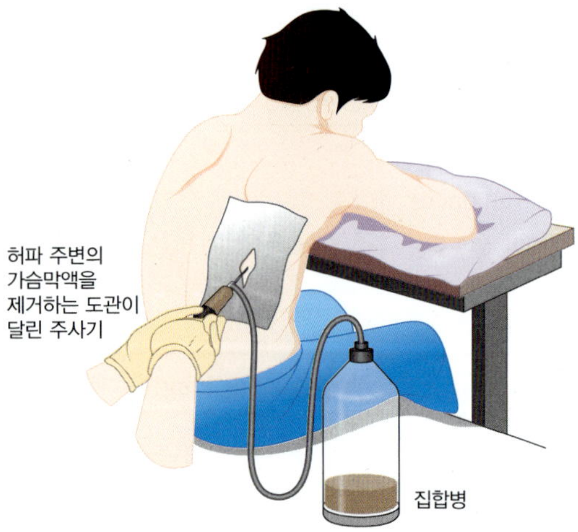

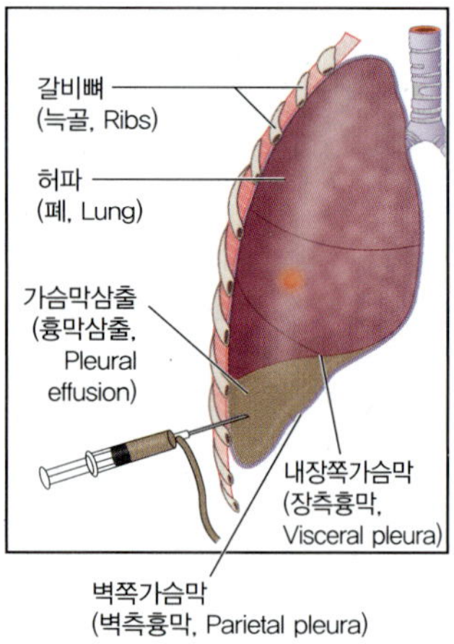

thoracotomy	가슴절개술(개흉술)	incision into the chest cavity	가슴안(흉강, thoracic cavity)을 외과적으로 절개하는 것으로 폐결핵 치료법의 하나임
tonsillectomy	편도절제술	excision of the tonsils	편도(tonsil)를 떼어내는 수술

tracheoplasty	기관성형술	surgical repair of the trachea	기관협착을 치료하기 위해 실시하는 수술
tracheostomy	기관절개술 기관 구멍 형성	surgical procedure which consists of making an incision (cut) on the anterior aspect (front) of the neck and opening a direct airway through an incision in the trachea (windpipe)	기관절개(tracheotomy)를 한 다음 관을 삽입하여 구멍을 영구적으로 개방시켜 놓은 상태

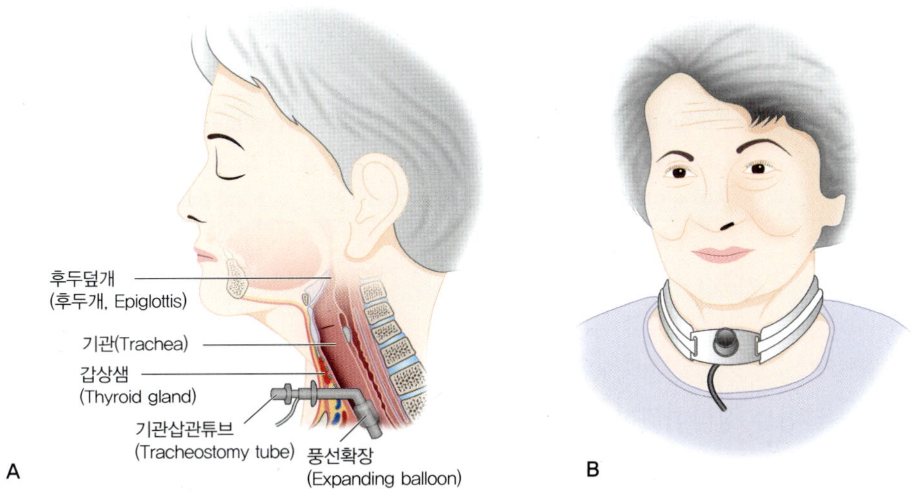

turbinectomy	코선반절제술, 비갑개절제술	procedure in which some or all of the turbinate bones in the nasal passage are removed, generally to relieve nasal obstruction	코선반의 절제수술임

4) 약리학

용어	국문의미	영문의미	단어해설
bronchodilator	기관지확장제	substance that dilates the bronchi and bronchioles, decreasing resistance in the respiratory airway and increasing airflow to the lungs	기관지의 근육을 확장시키는 약물로서 경구 투여하거나 계량흡입기(MDI)를 이용하여 투약함
corticosteroid	코르티코스테로이드	steroid hormones that are produced in the adrenal cortex of vertebrates, as well as the synthetic analogues of these hormones	기관지의 부종과 협착을 일으키는 염증반응을 억제시키는 약물

expectorant	거담제	chemical agents which aid in the clearance of mucus from the upper and lower airways, including the lungs, bronchi, and trachea	기도에 있는 점액을 배출하기 쉽도록 도와주는 약물
metered-dose inhaler, MDI	계량흡입기	device that delivers a specific amount of medication to the lungs, in the form of a short burst of aerosolized medicine that is usually self-administered by the patient via inhalation	환자 스스로 일정한 용량의 약물을 허파에 투약할 수 있도록 도와주는 의료기구
nebulized mist treatment, NMT	분무치료	drug delivery device used to administer medication in the form of a mist inhaled into the lungs	분무기(nebulizer)를 이용하여 약물을 직접 허파로 분사하는 방법으로 acrasal therapy라고도 함

5) 약어

호흡기계와 관련되어 자주 사용하는 약어를 정리하였다. 병원에서도 자주 사용하는 약어이므로 공부해 두도록 한다.

약어	영문의미	국문의미
ABG	arterial blood gas(es)	동맥혈가스
ABGA	arterial blood gas analysis	동맥혈가스분석
AFB	acid-fast bacillus	항산성간균
ARDS	adult respiratory distress syndrome	성인호흡곤란증후군
C&S	culture and sensitivity	배양 및 감수성 검사
CAP	community-acquired pneumonia	지역사회획득폐렴
CF	cystic fibrosis	낭성섬유증
CO_2	carbon dioxide	이산화탄소
CPI	dry powder inhaler	분말흡입기
CPR	cardiopulmonary resuscitation	심폐소생술
CT	computed tomography	컴퓨터단층촬영술
CXR	chest radiograph (chest x-ray)	흉부방사선사진 흉부 X-선 촬영

ENT	ear nose throat	귀 코 목
flu	influenza	인플루엔자
IPF	idiopathic pulmonary fibrosis	특발폐섬유증
LLL	left lower lobe	좌하엽(왼아래엽)
LTB	laryngotracheobronchitis	후두기관기관지염
LUL	left upper lobe	좌상엽(왼위엽)
MDI	metered-dose inhaler	계량흡입기
NMT	nebulized mist treatment	분무치료
O_2	oxygen	산소
OM	otitis media	중이염
OSA	obstructive sleep apnea	폐쇄수면무호흡
PE	pulmonary embolism	폐색전증
PFM	peak flow meter	최대호기속도계
PFT	pulmonary function test	폐기능검사
PSG	polysomnography	수면다원검사
RLL	right lower lobe	우하엽(오른아래엽)
RML	right middle lobe	우중엽(오른중간엽)
SIDS	sudden infant death syndrome	영아급사증후군
SOB	shortness of breath	숨참, 헐떡임
TB	tuberculosis	결핵
UPP	uvulopalatopharyngoplasty	목젖입천장인두성형술
URI	upper respiratory infection	상기도감염
VQ scan	lung ventilation/perfusion scan	폐환기/관류 스캔

4 관련 질병을 통한 의학용어 학습

의학용어에 대한 이해를 향상시키기 위해 호흡기계와 관련된 질환에 대해 자세히 살펴보고자 한다.

1) 무호흡

무호흡(apnea)이란 호흡이 잠깐 동안 멈추는 것을 말한다. 수면무호흡(sleep apnea)은 수면 중에 갑자기 호흡이 멈추어 저산소증(hypoxia)을 일으켜 인지기능장애(cognitive impairment), 고혈압(hypertension), 부정맥(arrhythmias) 등을 유발할 수 있다. 폐쇄수면무호흡(obstructive sleep apnea, OSA)은 상부기도(upper airways)가 물리적으로 막혔을 때 발생한다. 증상은 반복적으로 잠에서 깨거나 숨 막힘 또는 깰 때 헉 하며 소리를 낼 수 있다. 지속기도양압(continuous positive airway pressure, CPAP)과 같은 환기기(ventilator)를 쓰면 기도를 지속적으로 개방시켜주는데 도움이 된다. 폐쇄 수면무호흡을 치료하지 않을 경우 중추수면무호흡(central sleep apnea), 폐부진(pulmonary failure), 심장기능장애(cardiac abnormalities) 등이 발생할 수 있다.

2) 만성폐쇄성폐질환(COPD)

만성폐쇄성폐질환(chronic obstructive pulmonary disease, COPD)은 기관지와 허파를 막아 숨을 쉬기 어렵게 만드는 다양한 호흡기질환을 뜻한다. 만성폐쇄성폐질환에 해당하는 주요 3대 질환으로는 천식(asthma), 만성기관지염(chronic bronchitis), 폐공기증(폐기종, emphysema)이 있다. 만성폐쇄성 폐질환은 기도가 점액(mucus)으로 채워져 막히게 된다. 흡연(smoking), 오염된 공기에 장기간 노출, 호흡기감염(respiratory infections), 알레르기(allergies) 등이 유발요인이다. 기관지확장제(bronchodilators)와 코르티코스테로이드(corticosteroids)가 증상을 완화하는 데 주로 사용된다.

3) 기관지경술(Bronchoscopy)

빛을 내는 굴곡내시경(flexible fiberoptic instrument)을 이용하여 기관지의 안쪽면을 검사하는 내시경시술(endoscopic procedure)의 한 종류로 코(transnasally)나 입으로 관을 삽입하여 막힌 곳을 뚫고 생검(biopsy) 조직 채취 또는 특정 부위의 미생물 배양을 위한 시료 채취에 사용한다.

복습문제

의학용어 분석

01 호흡기계와 관련된 의학용어 중 결합형에 대해 정리한 표이다. 제시한 용어의 의미를 쓰도록 한다.

의학용어	용어분석			단어의미
	결합형	국문의미	영문의미	
adenoidectomy		아데노이드	adenoids	아데노이드절제
aerophagia	aero		air	공기삼킴증(식기증)
alveolar	alveolo	허파꽈리(폐포)	alveolus, air sac	
bronchoscopy	broncho	기관지		기관지경
bronchiectasis	bronchio		bronchus (plural, bronchi)	기관지확장증
bronchiolitis		세기관지	bronchiole	세기관지염
cyanosis	cyano		blue	청색증
epiglottitis	epiglotto	후두개		후두개염
laryngoscope	laryngo	후두	larynx, voice box	
mucoid	muco	점액		점액성
mycosis	myco		fungus	곰팡이병(진균증)
rhinorrhea		코(비)	nose	콧물(비루)
orthopnea	ortho		straight	앉아숨쉬기(좌위호흡), 기좌호흡
pharyngospasm	pharyngo	인두		인두연축
phrenodynia	phreno	가슴막(흉막)	peura	
phrenalgia	phreno	가로막(횡격막)		가로막통증(횡격막통)
pneumomelan/osis	pneumo		air lung	허파흑색증

pneumonia		공기 허파(폐)	air lung	폐렴
pulmonologist	pulmono		lung	호흡기전문의
pyothorax	pyo	고름(농)		고름가슴증(농흉)
sinusitis	sinuso	굴 · 동	sinus	
thoracopathy	thoraco	가슴(흉부)		가슴질환(흉부질환)
tonsillectomy	tonsillo		tonsils	편도절제술
tracheotomy		기관	trachea, windpipe	기관절개술

접미사와 접두사

02 호흡기계와 관련된 의학용어에서 자주 사용되는 접미사와 접두사에 대한 복습문제이다. 해당용어에 대한 의미를 해당칸에 쓰도록 한다.

(1) 접미사

의학용어	용어분석			단어의미
	접미사	영문의미	국문의미	
chondroma		tumor	종양	연골종
rhinoplasty	-plasty		수술재건	코성형술
laryngoplegia	-plegia	paralysis		후두마비

(2) 접두사

의학용어	용어분석			단어의미
	접두사	영문의미	국문의미	
apnea		without, not	없음	무호흡
bradypnea	brady-		느린	느린호흡(완서호흡)

dyspnea	dys-	bad, painful, difficult, faulty		호흡곤란
eupnea	eu-	good, normal	좋은	
tachypnea	tachy-	rapid		빠른호흡(빈호흡)

의학용어 만들기

03 지금까지 학습했던 용어를 결합하여 호흡기계통과 연관된 의학용어를 만들어 보시오.

(1) transporting oxygen and carbon dioxide between cells and the external environment ____________

(2) air sac in the lungs ____________

(3) thin sheet of muscle between the thorax and the abdomen ____________

(4) central compartment of the thoracic cavity surrounded by loose connective tissue ____________

(5) lymphoid organs facing into the aerodigestive tract ____________

(6) inflammation of the adenoids ____________

(7) total depletion in the level of oxygen ____________

(8) collapse or closure of a lung resulting in reduced or absent gas exchange ____________

(9) dilation of the bronchi ____________

(10) difficulty in swallowing ____________

(11) feeling of not being able to breathe well enough ____________

(12) coughing up of blood or blood-stained mucus from the bronchi, larynx, trachea, or lungs ____________

(13) involuntary contraction (myoclonic jerk) of the diaphragm that may repeat several times per minute

____

(14) inflammation of the nose ______________________

(15) rapid flow of blood from the nose ______________________

의학용어 복습

04 아래에 제시한 문장에 해당하는 의학용어(영문)를 쓰시오.

(1) 공기의 통로인 동시에 발성기관 역할을 하는 곳 ______________________

(2) 목(neck)과 가로막(횡격막, diaphragm) 사이에 갈비뼈(늑골, rib)로 둘러싸인 신체부위

____

(3) 기관지경을 이용하여 기관지내부를 검사하는 방법 ______________________

(4) 결핵(tuberculosis, TB)에 노출된 적이 있는지 알아보는 진피내검사법

____

(5) 기관지를 절개하는 수술 ______________________

(6) 인공호흡(artificial respiration)과 손으로 체외심장마사지(external cardiacmassage)를 시행하는 기본적인 응급처치 ______________________

(7) 코(nose)를 미용을 위해 성형하는 수술 ______________________

(8) 기관지의 근육을 확장시키는 약물 ______________________

(9) 기도에 있는 점액을 배출하기 쉽도록 도와주는 약물 ______________________

약어

05 아래에 제시한 약어의 full name과 국문 의미를 쓰시오.

1. ABG: ______________________________

2. ARDS: ______________________________

3. CPR: ______________________________

4. NMT: ______________________________

5. PSG: ______________________________

6. TB: ______________________________

Chapter 05

심장혈관계

학습목표

- 심혈관계 관련 의료처치에 관한 의학용어를 학습한다.
- 심장혈관계통의 구조 및 기능에 대해 이해한다.
- 심장혈관계와 관련된 의학용어의 구성요소(어근, 접미사, 접두사 등)를 분석할 수 있다.

1 심장혈관계 의학용어 맛보기

용어	국문의미	영문의미	단어해설
angioplasty, arterioplasty	혈관성형술, 동맥성형술	minimally invasive endovascular procedure used to widen narrowed or obstructed arteries or veins, typically to treat arterial atherosclerosis	도관(catheter)에 달린 풍선(balloon)을 이용하여 막힌 동맥을 뚫어 혈액의 흐름을 원활하게 해주는 수술
artery	동맥	blood vessel that takes blood away from the heart to all parts of the body (tissues, lungs, etc.).	심장에서 나오는 혈관으로 산소가 풍부한 혈액이 들어 있음
capillary	모세혈관	small blood vessel from 5 to 10 micrometres (μm) in diameter, and having a wall one endothelial cell thick	세동맥(arterioles)과 세정맥(venules) 사이에 있는 미세혈관
metabolism	대사	conversion of food to energy to run cellular processes	유기체(organism) 안에서 일어나는 모든 물리적 화학적 변화
vein	정맥	blood vessels that carry blood towards the heart	산소가 부족한 혈액을 심장으로 보내는 혈관

1) 심장혈관계의 특징 및 구성

심장은 인체의 중요한 장기이므로 심장만을 전문적으로 전공한 전문의가 심장의 질병진단, 치료, 수술을 담당하고 있다. 심장병전문의(cradiologist), 소아심장병전문의(pediatric cardiologist), 흉부외과의사(chest surgeon)로 구성되며, 심장병전문의는 성인 환자를 다루고, 소아심장병전문의는 영아(infant), 소아(children), 청소년(adolescent) 환자를 진료한다.

관상동맥우회술(coronary artery bypass), 동맥성형술(angioplasty), 심장박동기삽입술(pacemaker insertion), 판막치환술(valve replacemet) 심장이식술(heart transplantation), 선천심장병(congenital heart disease)의 수술 등은 흉부외과의사가 담당하지만 반드시 그렇지 않은 경우도 있다.

온몸에서 혈액과 림프가 순환하는 일련의 계통을 통틀어 순환기계통(circulatory system)이라 한다. 이 순환기계는 도관으로 구성된 폐쇄회로이므로 맥관계(vascular system)라고도 하며, 혈관계(blood vascular system)와 림프계(lymphatic system)로 나눈다.

혈액을 순환시키는 심혈관계에는 심장, 동맥, 모세혈관, 정맥이 있고, 림프계통에는 림프관 이외에 림프절, 가슴샘, 지라 등과 같은 림프기관(lymphatic organ)이 포함된다. 림프계통의 모든 기관은 몸안으로 침입된 병원체와 이물질에 대하여 몸을 방어하기 위한 면역반응에 관여하는 중요한 기관이다.

심장(heart)은 가슴안의 왼허파와 오른허파 사이에 있는 공간, 즉 중간세로칸(middle mediastinum)에 있으며 가로막의 위쪽에 위치하고 있다. 크기는 자기의 주먹 정도이고, 무게는 250~300 g이다.

심장은 혈관과 같이 속공간기관(hollow organ)이지만 심방(atrium)과 심실(ventricle)로 나누어져 있다. 심장의 바닥쪽에 있는 심방은 심방사이막(interatrial septum)에 의하여 오른쪽과 왼쪽으로, 심장의 끝쪽에 있는 심실은 심실사이막(interventricular septum)에 의하여 오른쪽과 왼쪽으로 분리되어 있으며, 같은 쪽의 심방과 심실 사이에는 방실판막(atrioventricular valve)이 있다. 심방은 온몸 각 부위로부터 혈액이 들어오지만 심실은 온몸 각 부위로 혈액을 보내는 펌프작용을 한다. 오른심실은 허파순환(폐순환, pulmonary circulation)의 시작인 허파동맥(pulmonary trunk)에, 왼심실은 온몸순환(systemic circulation)의 시작인 대동맥(aorta)으로 열려 있다.

심장의 앞면을 보면 그 대부분이 오른심실이다. 이 면에서 심장바닥쪽을 보면 오른심실에서 혈액이 나가는 허파동맥(pulmonary trunk)이 있고, 허파동맥의 오른쪽 뒤에는 왼심실에서 혈액이 나가는 오름대동맥(ascending aorta)의 시작부위가 보인다. 앞면에서 왼심실은 심장의 왼쪽모서리를 이루며 약간 볼록하지만, 그 대부분은 심장 뒷면에 위치하고 있다. 대동맥의 오른쪽에는 몸 윗부위에서 오는 정맥혈액을 오른심방으로 보내는 위대정맥(superior vena cava)이 있다.

오른쪽과 왼쪽 심방의 대부분은 심장바닥의 뒤쪽에 위치하고 있으며, 앞면에서는 심방의 일부인 심방귀(심인 auricle)가 보인다. 심장의 뒷면에서 오른심방을 보면 위대정맥의 아래쪽에 몸 아랫부위의 정맥혈액을 모아 오른심방으로 보내는 아래대정맥(inferior vena cava)이 보인다. 또 왼심방에서는 허파에서 오는 왼 및 오른허파정맥(left and right pulmonary vein)이 열리는 것을 볼 수 있다(그림 5-1).

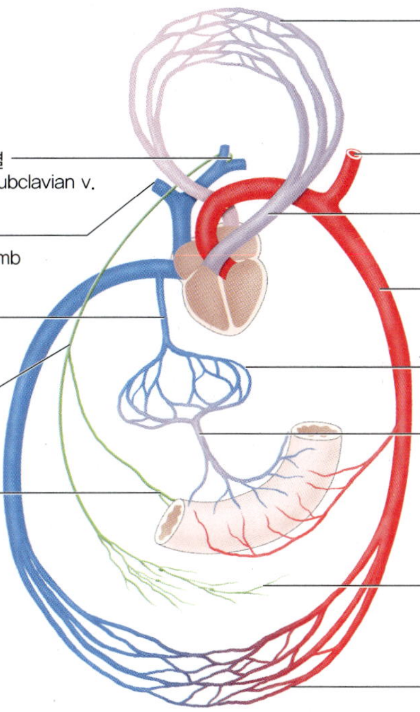

그림 5-1. 순환계통(혈관 및 림프관)의모형도

2) 심장혈관계의 주요 의학용어

용어	국문의미	영문의미	용어설명
aorta	대동맥	main and largest artery in the human body, originating from the left ventricle of the heart and extending down to the abdomen, where it splits into two smaller arteries (the common iliac arteries)	가장 큰 동맥으로, 좌심실에서 시작해 가슴(thorax)과 배(abdomen)로 내려감
arteriole	세동맥	small-diameter blood vessel in the microcirculation that extends and branches out from an artery and leads to capillaries	가장 작은 동맥
atrioventricular valve	방실판막	mitral and tricuspid valves, which are situated between the atria and the ventricles and prevent backflow from the ventricles into the atria during systole	방실판막(atrioventricular valve)은 우심방과 우심실 사이에 있는 삼첨판(tricuspid valve)과 좌심방과 좌심실 사이에 있는 이첨판(mitral valve)으로 구성됨
blood vessel	혈관	components of the circulatory system that transport blood throughout the human body	혈액을 우리 몸 전체로 운반하는 관 모양(tubelike)의 구조물

endocardium	심장속막(심내막)	innermost layer of tissue that lines the chambers of the heart	심장의 속 공간에 접하고 있는 심장벽의 가장 속층
epicardium	내장쪽 심장막(심외막)	double-walled sac containing the heart and the roots of the great vessels	심장의 표면을 덮고 있는 심장벽의 가장 바깥층
heart	심장	muscular organ in most animals, which pumps blood through the blood vessels of the circulatory system	심장은 위쪽의 우심방(right atrium)과 좌심방(left atrium), 아래쪽의 우심실(right ventricle)과 좌심실(left ventricle)로 나뉘어져 있으며 우심방은 정맥을 우심실로 보내고, 우심실은 폐로 보낸다. 폐에서 나온 혈액을 받아 좌심방으로 보내고, 좌심방의 혈액은 좌심실로 보내고 좌심실 혈액은 동맥을 통해 혈액을 신체 각 조직으로 내보냄
myocardium	심장근육층(심근층)	one of three types of vertebrate muscles, with the other two being skeletal and smooth muscles. It is an involuntary, striated muscle that constitutes the main tissue of the walls of the heart	심장벽의 가운데를 이루는 두꺼운 근육층
pericardium	벽쪽심장막(심낭)	double-walled sac containing the heart and the roots of the great vess	심장은 바깥쪽의 섬유층(fibrous layer)과 안쪽 장막층(serous layer)으로 구성되며 장막층은 심장이 박동하는 동안 마찰을 줄이는 기능을 하는 심낭액(pericardial fluid)이 분비됨
semilunar valve	반월판	one-way valve that normally allows blood to flow in only one direction through the heart	반월판(semilunar valve)은 우심실과 폐동맥(pulmonary artery) 사이에 위치한 폐동맥판막(pulmonary valve)과 좌심실과 대동맥(aorta) 사이에 위치한 대동맥판막(aortic valve)으로 구성됨
vena cava	대정맥	two large veins (venous trunks) that return deoxygenated blood from the body into the heart	가장 큰 정맥으로 아래대정맥(하대정맥, inferior vena cava)은 가로막(diaphragm) 아래 부분에서 온 혈액을 심장으로 운반하며, 위대정맥(상대정맥, superior vena cava)은 우리 몸의 위 부분에서 온 혈액을 심장으로 보냄
venule	세정맥	very small blood vessel in the microcirculation that allows blood to return from the capillary beds to drain into the larger blood vessels	가장 작은 정맥

2 심장혈관계 의학용어의 구성

심장혈관계와 관련된 어근과 연결된 결합형에 대해 살펴보고 접미사와 접두사가 연결되었을 경우의 의학용어에 대한 의미를 배우도록 한다.

1) 결합형

심장혈관계에 속하는 장기를 나타내는 결합형을 익히고 관련된 의학용어를 통하여 구성요소를 분석해 보도록 한다.

결합형	국문의미	영문의미	관련용어
aden/o	선(샘)	gland	lymphadenopathy
angi/o, vas/o	혈관	vessel (usually refers to blood vessel)	angioplasty
aort/o	대동맥	aorta	aortic stenosis
arteri/o	동맥	artery	arteriosclerosis
arteriol/o	세동맥	arteriole	arteriolosclerosis
ather/o	노르스름한, 지방플라크	yellowish, fatty plaque	atherosclerosis
atri/o	심방	atrium	atrial septal defect
cardi/o	심장	heart	cardiomyopathy
cyan/o	청색	blue	cyanosis
ech/o	소리	sound	echocardiography
electr/o	전기, 전기적 활동	electricity, electrical activity	electrocardiogram
erythr/o	적색	red	erythrocyte
granul/o	과립의	granules	granulocyte
hem/o	혈액	blood	hemolysis
hemangi/o	혈관	blood vessel	hemangiogram
isch/o	결핍, 막힘	deficiency, blockage	ischemia
lymph/o	림프, 림프조직	lymph, lymph tissue	lymphatic duct
lymphaden/o	림프절	lymph node	lymphadenopathy
myel/o	골수 (척수라는 뜻도 있음)	bone marrow (spinal cord)	myelofibrosis

ox/o	산소	oxygen	anoxia
phleb/o, ven/o	정맥	vein	phlebotomy
plasm/o	혈장	plasma	plasmodesma
spher/o	둥근	globe, round	spherocytosis
splen/o	지라(비장)	spleen	splenomegaly
therm/o	열	heat	thermostat
thromb/o	피떡(혈병)	clot	thrombectomy
thym/o	가슴샘(흉선)	thymus gland	thymopoietin
valv/o, valvul/o	판막	valve	valvotomy
ven/o	정맥	vein	venogram
ventricul/o	심실	ventricle	ventriculotomy
venul/o	세정맥	venule	venulitis

2) 접미사와 접두사

심장혈관계와 관련된 의학용어에서 자주 사용되는 접미사와 접두사를 나열하였으므로 꼭 기억해 두도록 한다.

(1) 접미사

접미사	영문의미	국문의미	관련용어
-apheresis	removal	제거	plasmapheresis
-penia	abnormal reduction in number	비정상적인 수적 감소	lymphocytopenia
-poiesis	formation	형성	hematopoiesis
-sclerosis	hardening	경화	artheriosclerosis

(2) 접두사

접두사	영문의미	국문의미	관련용어
brady-	slow	느린	bradycardia
pan-	all, total	전부, 전체	panleukopenia

3 심장혈관계의 진단을 위한 의학용어

심장혈관계와 관련한 질병과 진단에 대해 학습하기 위하여 의학용어를 제시하였다. 용어에 대한 의미를 익혀두도록 한다.

1) 증상과 질병

(1) 심장과 순환

용어	국문의미	영문의미	단어해설
acute coronary syndrome, ACS	급성심장동맥증후군	syndrome (set of signs and symptoms) due to decreased blood flow in the coronary arteries such that part of the heart muscle is unable to function properly or dies	심장의 혈액공급 부족으로 갑작스럽게 나타나는 증상으로 불안정협심증(unstable angina)이나 급성심근경색증(acute myocardial infarction)을 보인다. 심장에 가해지는 손상을 최소화 하기 위해 빠르게 증상을 진단하고 치료하는 것이 중요함

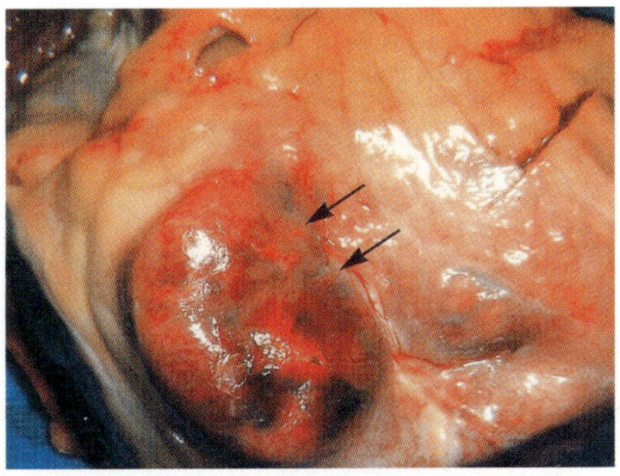

심실동맥류(ventricular aneurysm)를 동반한 심근경색(myocardial infarct), 심장(heart)
커다란 전층 경색에 의해 괴사된 부위가 섬유화되고 벽이 얇아지므로 심실내압을 견디지 못해 풍선같이 외부로 튀어 나와서 심실벽 일부가 자루(화살표)처럼 돌출하고 있다. 심하면 심장벽 파열이 일어날 수도 있다.

용어	국문의미	영문의미	단어해설
acute infective endocarditis	급성 감염성 심장속막염(심내막염)	infection of the inner surface of the heart, usually the valves	주로 용혈성 사슬알균 등의 감염에 의해 발생하며 심장속막(심내막)에 호중구 등 급성 염증소견을 보임

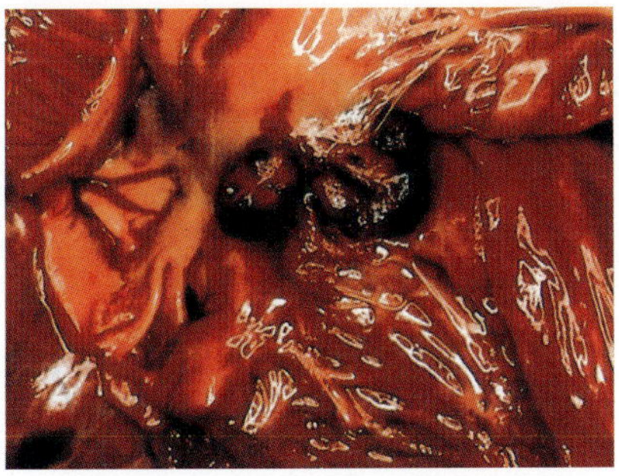

감염성심장속막염(심내막염 Infective endocarditis), 심장(heart)
삼첨판에 커다랗고 잘 부서지면서 세균을 포함하고 있는 증식이 보인다. 심장속막에 감염에 의한 이러한 증식은 잘 떨어져나가므로 전신패혈성 색전증을 일으키기도 한다.

용어	국문의미	영문의미	단어해설
angina pectoris	협심증	chest pain or pressure, usually due to not enough blood flow to the heart muscle	심장근육으로 혈액이 충분하게 공급되지 않아 발생하는 가슴통증(chest pain)
arrhythmia	부정맥	conditions in which the heartbeat is irregular, too fast, or too slow	심장의 조율기능 이상에 의해 나타나는 현상

atrial fibrillation, AFib	심방세동	abnormal heart rhythm (arrhythmia) characterized by rapid and irregular beating of the atrial chambers of the heart	심방(atrium)에서 빠르고 불규칙한 전기자극이 발생하는 부정맥(arrhythmia)의 하나로 심방과 심실에서 나가는 혈액의 양이 줄어들게 되며 심방에 남아있는 혈액은 피떡(blood clot)을 형성하여 뇌졸중(stroke)의 위험을 높일 수 있음
atrial septal defect, ASD	심방중격결손	congenital heart defect in which blood flows between the atria (upper chambers) of the heart. Some flow is a normal condition both pre-birth and immediately post-birth via the foramen ovale	좌심방과 우심방사이의 중격 결손을 말함

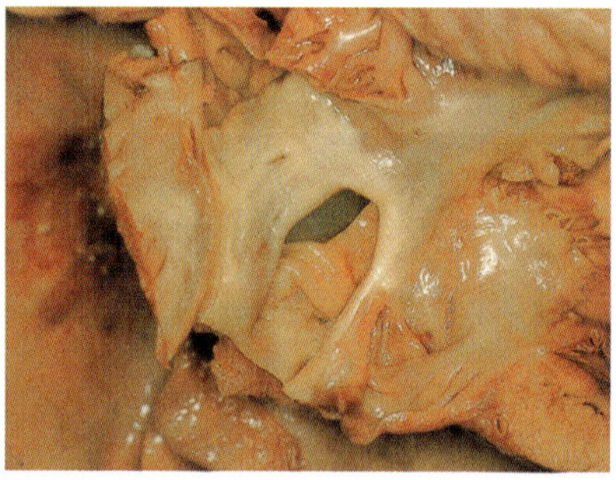

심방사이막결손, 타원오목형(Atrial septal defect, oval fossa type)

오른쪽심방과 심실을 통하여 연 심장에서 심실사이막벽을 오른쪽심방 측면에서 관찰한 소견으로 심방사이막벽에 큰 결손이 타원오목부위에서 관찰된다. 결손부의 경계는 위쪽가장자리와 아래쪽은 하연으로 경계지어지며, 나머지는 타원오목의 바닥이 경계가 된다.

atrioventricular septal defect, AVSD	방실중격결손	deficiency of the atrioventricular septum of the heart	심방중격 전하방의 결손과 함께 방실판막의 기형 및 심실중격 결손이 동반됨
bradycardia	서맥(느린맥)	condition of a slow heart (rate)	심장박동(heart rate)이 분당 60회 이하로 느려지는 것
bruit	쉿소리(잡음)	abnormal sound generated by turbulent flow of blood in an artery due to either an area of partial obstruction or a localized high rate of blood flow through an unobstructed artery	혈액의 흐름에 와류가 생기면서 청진 시 들리는 쉿소리
cardiac arrest	심장정지	sudden loss of blood flow resulting from the failure of the heart to pump effectively	심장박동의 정지로 심장이 혈액을 방출할 수 없게 된 상태로 심폐소생술(cardiopulmonary resuscitation, CPR)이 필요함
cardiac tamponade	심장압전	resulting in compression of the heart by fluid in the pericardium	심장막안(심막강, pericardial cavity) 내에 액체가 고여 발생하는 급성 심장압박(acute compression of the heart)

cardiodynia	심장통증	burning sensation in the central chest or upper central abdomen	심장부위의 통증으로 들문통 또는 가슴앓이를 뜻하기도 함
cardiomegaly	심장비대, 심비대	medical condition in which the heart is enlarged. It is more commonly referred to as an enlarged heart	심근이 두꺼워지고 심장이 커진 상태

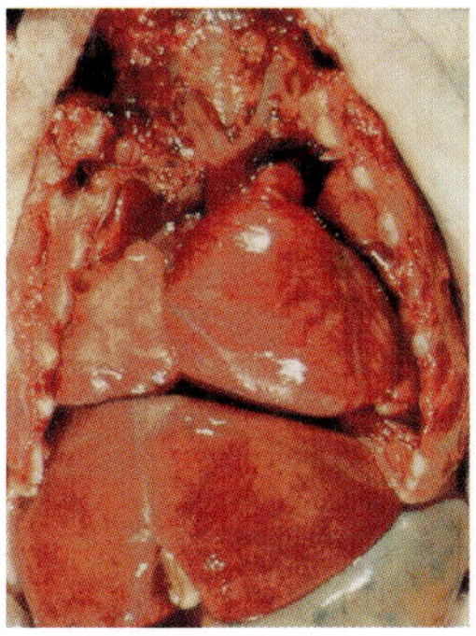

심장비대(cardiomegaly), 심실사이막결손(ventricular septal defect), 오른쪽심장기능상실(right heart failure)

심장비대로 인하여 심장흉강비는 60%이고, 약간 오른쪽으로 치우쳐 있으며 오른쪽심실이 매우 커져 있다. 간도 커져있으며 만성 울혈에 의하여 육두구(nutmeg) 모양을 보인다. 이 환자는 오랫동안 심실사이막결손증으로 앓다가 오른쪽심장기능상실로 사망하였다.

cardiomyopathy	심장근육병증, 심근병증	diseases that affect the heart muscle	심장근육의 질환으로 원인을 알 수 없는 원발성(primary)과 원인이 알려진 속발성(secondary)으로 나뉨

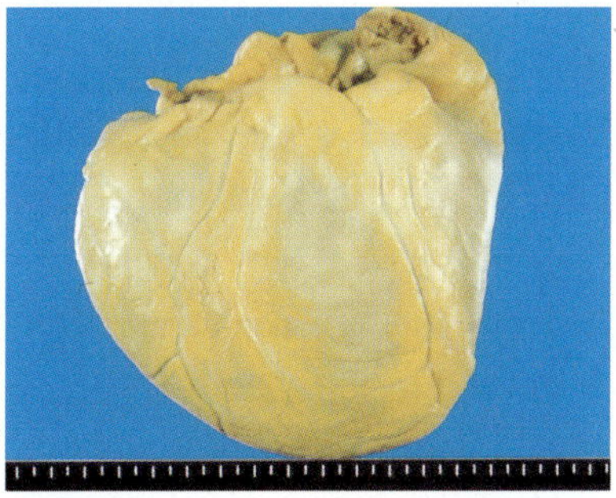

비대성심장근육병증, 심장(Hypertrophic cardiomyopathy, heart)

심장이 매우 비후되어 커져 있다.

chronic ischemic heart disease	만성 허혈성 심장 질환	reduction of blood flow to the heart muscle due to build-up of plaque in the arteries of the heart	서서히 진행되는 미만성 심근위축이나 심근세포의 소멸, 미만성 섬유조직 증식 등을 말하는 것으로 이 병은 심장기능상실의 큰 원인이 됨
congenital heart disease	선천심장병	defect in the structure of the heart or great vessels that is present at birth	선천적으로 심장 구조에 이상이 있는 질병
congenital mitral stenosis	선천성 승모판협착	valvular heart disease characterized by the narrowing of the orifice of the mitral valve of the heart	판막은 두껍고 판막륜이 작은 기형으로 좌심발육부전 기형과 함께 나타남

congestive heart failure, CHF	울혈성 심장부전	pathophysiological state in which cardiac output is insufficient to meet the needs of the body and lungs	몸의 신진대사에 충분한 혈액을 공급하지 못하여 나타난 병태생리학적 상태. 울혈성 심부전은 심근의 수축능력이 저하되었을 때나 심박출을 하기 위한 심방 압력이 증가되었을 때 나타남
cor pulmonale	폐심장증	enlargement and failure of the right ventricle of the heart as a response to increased vascular resistance (such as from pulmonic stenosis) or high blood pressure in the lungs	폐질환(pulmonary disease)으로 인한 우심실(right ventricle) 비대 등의 병적 변화가 일어남

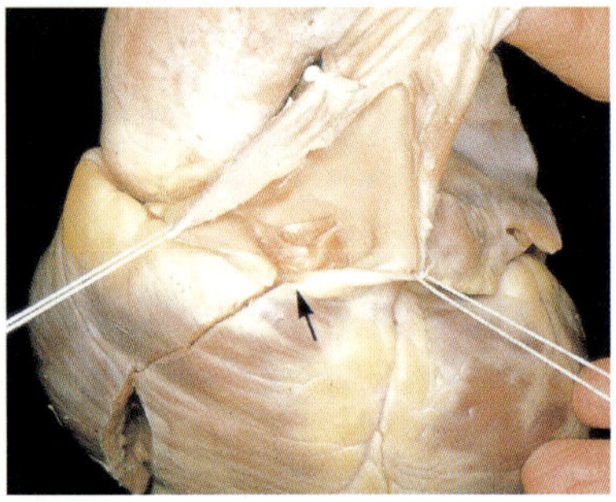

허파동맥 폐쇄, 심장(Pulmonary atresia, heart)
허파동맥의 입구부에 허파동맥 판막의 3개의 반월판소엽이 융합되어(화살표) 내강이 보이지 않을 정도로 좁아져 있다.

coronary artery disease, CAD	관상동맥질환 (심장동맥질환)	reduction of blood flow to the heart muscle due to build-up of plaque in the arteries of the heart	심장에 산소와 영양분의 충분한 공급이 이루어지지 않아 심장이 정상적인 기능을 하지 못하게 된다. 관상동맥죽상경화증(coronary atherosclerosis)이 가장 흔한 원인이며, 관상동맥질환은 심부전(heart failure)과 심근경색증(myocardial infarction)의 원인이 됨
cyanosis	청색증	bluish or purplish discolouration of the skin or mucous membranes due to the tissues near the skin surface having low oxygen saturation	혈액 내 혈색소 양이 감소되어 피부가 암자색 내지 청색을 띠게 되는 것임
double outlet right ventricle, DORV	양대혈관우심실기실증	congenital heart disease where both of the great arteries connect (in whole or in part) to the right ventricle (RV)	좌심실의 혈액이 심실중격결손을 통하여 들어와 큰 혈관으로 나가는 기형으로 양대혈관이 모두 우심실에서 기시하는 경우에는 진단이 쉬우나, 실제로는 여러 형태가 있기 때문에 Fallot의 4증후군이나 큰 혈관 위치 이상과 혼동될 염려가 있음
endocarditis	심장속막염 (심내막염)	inflammation of the inner (layer) of the heart	심장속막염(endocardium)의 염증

fibrillation	세동	irregular and uncoordinated contraction of the cardiac muscle of atria (atrial fibrillation) or irregular and uncoordinated contraction of the cardiac muscle of ventricles(ventricular fibrillation)	심장근육(myocardium)이 빠르고 불규칙하게 수축하면서 심방이나 심실이 떨리는 것으로 심방세동(atrial fibrillation)이나 심실세동(ventricular fibrillation)과 같이 부위를 함께 표현함
first-degree AV block	1도 방실차단	disease of the electrical conduction system of the heart in which electrical impulses conduct from the cardiac atria to the ventricles through the atrioventricular node (AV node) more slowly than normal	심실로 가는 심방의 전기자극이 지연되어 발생하는 방실차단(Atrioventricular (AV) block)
flutter	된떨림, 조동	rapid self-feeding motion, potentially destructive, that is excited by aerodynamic forces in aircraft and bridges	심방과 심실의 규칙적이고 급속한 수축(1분당 박동수 240~260회)임
heart block	심장차단	disorder in the heart's rhythm due to a fault in the natural pacemaker	심장근육의 수축을 조절하는 심장전도계통의 질환
heart failure, HF	심장기능상실 (심부전)	pathophysiological state in which cardiac output is insufficient to meet the needs of the body and lungs	심장이 충분한 혈액을 내보내지 못하여 호흡곤란(shortness of breath), 다리부종(leg swelling), 운동불내성(exercise intolerance) 등의 증상과 징후가 나타남

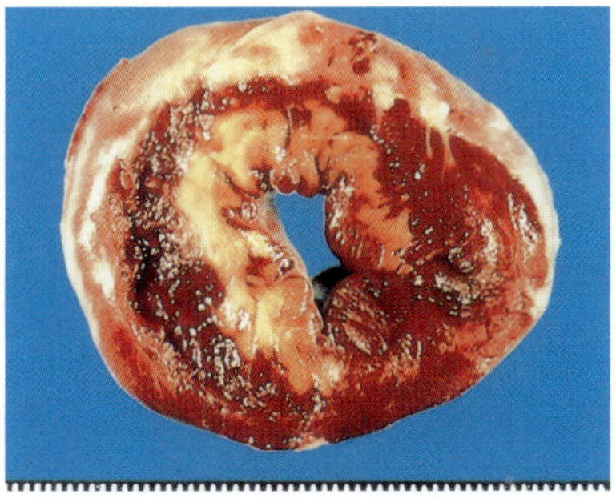

심장근육경색, 초기(Myocardial infarction, early)

검붉은 부위는 정상 심장근육층이고 왼쪽심실의 내막층 바로밑에서 심장근육 중간층까지 원형의 엷은 노란색을 띠는 부위가 경색 부위이다, Triphenyl tetrazolium chloride 염색에서 노란색으로 나타나는 부위는 혈관이 막혀서 염색소가 들어가지 못하기 때문이다. 이 색소의 정상 색깔은 붉은 색이다.

hypertension, HTN	고혈압	long-term medical condition in which the blood pressure in the arteries is persistently elevated	지속적으로 혈압이 상승된 상태로서 결국 혈관이나 심장에 문제를 일으킴

hypertensive heart disease, HHD	고혈압성 심장질환	complications of high blood pressure that affect the heart. While there are several definitions of hypertensive heart disease in the medical literature	고혈압(high blood pressure)에 의해 발생하는 심장병으로 심장에 혈류나 혈압의 과부하 시 이를 이기고 정상적인 기능을 유지하기 위해 심근(heart muscle)의 벽이 비대(hypertrophy)해짐. 높은 혈압으로 인해 동맥에 저항이 증가되어 심장에서 혈액을 펌프질 하는데 부담을 갖게 되며 혈관이 탄력성을 잃고 딱딱하게 변화됨
mitral valve prolapse, MVP	승모판탈출증	valvular heart disease characterized by the displacement of an abnormally thickened mitral valve leaflet into the left atrium during systole	승모판(이첨판, mitral (bicuspid) valve)이 완전하게 닫히지 못하여 심실이 수축할 때 왼심방으로 혈액이 역류함

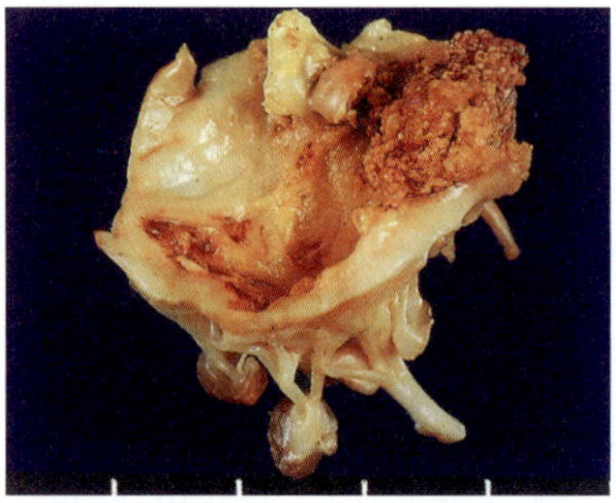

판막의 경화와 석회화, 승모판(Valvular sclerosis and calcification, mitral valve)

급성 류마티스열에 의해서 섬유소괴사가 있던 자리에 섬유화가 일어나고 석회화가 일어난다. 판막의 변형, 비후와 노란색의 석회화가 보인다. 오른쪽에 커다란 석회화 덩어리가 관찰된다. 맞교차는 융합되어 있고, 심장힘줄끈도 부분적 융합, 단축과 비후를 보인다. 임상적으로 승모판 협착증을 만든다.

mitral valve stenosis	승모판협착증	valvular heart disease characterized by the narrowing of the orifice of the mitral valve of the heart	류마티스열(rheumatic fever)에 의한 판막변형, 비후, 석회화 등으로 승모판(mitral valve)이 좁아져 발생하는 병적 상태
murmur	잡음	pathologic heart sound produced as a result of turbulent blood	심실이나 심방 및 판막의 문제로 인해 청진 시 들리는 비정상 심장 소리
myocardial infarction, MI	심근경색증	tissue death (infarction) of the heart muscle (myocardium) caused by ischaemia, that is lack of oxygen delivery to myocardial tissue when blood flow decreases or stops to a part of the heart, causing damage to the heart muscle	관상동맥(coronary arteries)이 부분적으로 또는 완전하게 막혀서 심장근육이 괴사(necrosis)되는 것으로 심장마비(heart attack)라고도 하고 혈액공급의 부족에 따른 산소결핍으로 심근층(myocardium)의 일부가 괴사(necrosis)에 빠짐

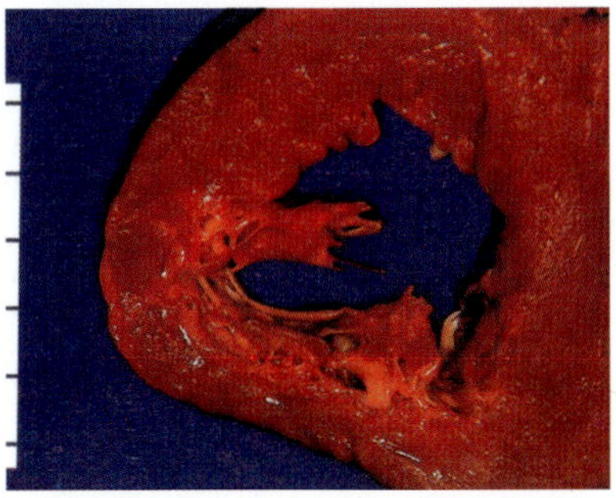

급성 심장근육경색증(Acute myocardial infarction)
심장의 절단면으로 근육이 유연하고 너덜너덜한 느낌을 주는 것으로 염증세포 침윤이 있기 이전의 급성괴사이다.

myocarditis	심근염	inflammation of the heart muscle	심근염은 어느 연령층에서나 발생할 수 있고, 때로는 심부전증이나 부정맥을 일으켜 사망까지 초래할 수 있는 질환
palpitation	두근거림	perceived abnormality of the heartbeat characterized by awareness of cardiac muscle contractions in the chest, which is further characterized by the hard, fast and/or irregular beatings of the heart	환자가 느낄 수 있는 심장박동으로 규칙적일 수도 있고 불규칙적일 수도 있음
pericardial effusion	심낭삼출	abnormal accumulation of fluid in the pericardial cavity	정상적인 심낭 내에는 30~50 ml의 묽고 투명한 담황색의 액체가 존재하는데, 이를 초과해서 비염증성 액체가 고이는 것을 말함
pericarditis	심장막염	inflammation of the pericardium (the fibrous sac surrounding the heart)	심장막의 염증은 주로 심장막 내부나 주위에 생긴 질환의 파급으로 발생함

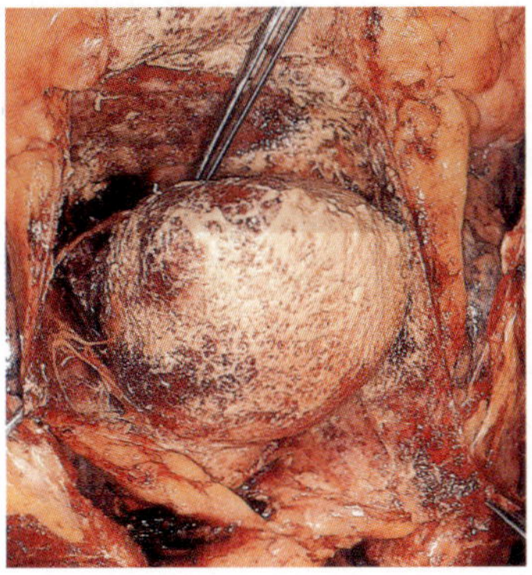

섬유소성 심장막염(Fibrinous pericarditis)
류마티스심장막염시 심장막에 다량의 섬유소삼출이 일어나는데 심장막을 억지로 분리하면 관찰되는 소견으로 일명 버터를 바른 빵에 비유하여 버터빵 심장막염이라고도 한다. 이 경우 삼출액중 많은 섬유소가 용해되면 재흡수되어 정상으로 돌아올 수도 있다.

rheumatic endocarditis	류마티스성 심장속막염(심내막염)	systemic disease affecting the connective tissue around arterioles, and can occur after an untreated strep throat infection, specifically due to group A streptococcus (GAS), Streptococcus pyogenes	류마티스성 감염은 먼저 판육부에서 시작되어 점점 판막염이 진행되면서 판막의 비후, 변형, 융합, 확대가 되어 판막협착이나 폐쇄기능부전(insufficiency)을 일으킴

rheumatic heart disease	류마티스심장병	inflammatory disease that can involve the heart, joints, skin, and brain	심장판막(heart valves)이나 심장근육(heart muscle)에 발생

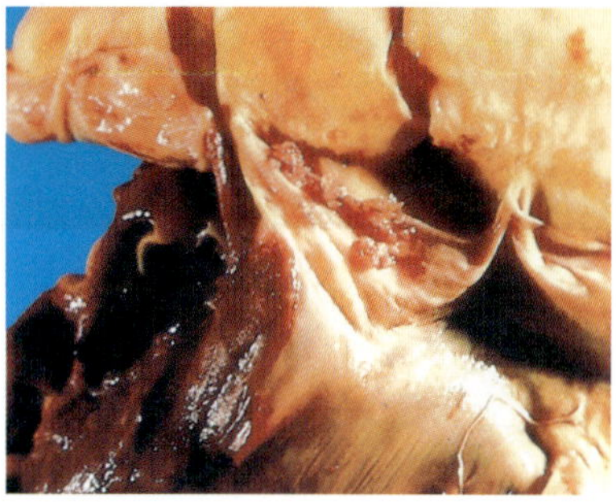

급성 류마티스판막염(Acute rheumatic valvulitis)

대동맥 반월판막의 폐쇄선에 연하여 구슬같은 혹은 작은 혹같은 모양의 선모양 증식이 관찰된다. 류마티스판막염에서는 이와 같은 육안소견이 진단에 크게 도움을 준다.

second-degree AV block	2도 방실차단	disease of the electrical conduction system of the heart	일부의 전기자극만 심실로 내려가는 방실차단
stroke	뇌졸중	medical condition in which poor blood flow to the brain results in cell death	뇌에 있는 동맥이 터지거나 막혀서 뇌조직에 혈액이 공급되지 못해 뇌의 일부가 손상되는 질환으로 cerebrovascular accident(CVA)라고도 함
subacute infective endocarditis	아급성 감염성 심내막염	endocarditis by a form of Viridans group streptococcus	녹색사슬알균, 포도알균 등에 의해 일어나며, 폴립성 궤양성 혈전성 심내막염(thromboendocanditis, ulcerosa et polyposa)이라는 긴 이름으로 불리기도 함
tachycardia	빠른맥, 빈맥	heart rate that exceeds the normal resting rate	성인에서 1분당 맥박수가 100회 이상으로 정상보다 많은 상태
tetralogy of Fallot, TOF	팔로4증후군	heart defect present at birth including ventricular septal defect, pulmonic stenosis, dextroposition of aorta and hypertrophy of the ventricle	청색증을 수반하는 선천성 심장 질환에서 심실중격결손(ventricular septal defect), 폐동맥협착(pulmonic stenosis), 대동맥우측전위(dextroposition of aorta), 우심실비대(hypertrophy of the ventricle) 등 4가지 증후가 있는 것을 말함
third-degree AV block	3도 방실차단	medical condition in which the nerve impulse generated in the sinoatrial node (SA node) in the atrium of the heart can not propagate to the ventricles	심실로 전기자극이 전혀 없는 방실차단으로 complete heart block (CHB)이라고도 함

transient ischemic attack, TIA	일과성 허혈성 발작	brief episode of neurological dysfunction caused by loss of blood flow (ischemia) in the brain, spinal cord, or retina, without tissue death (infarction)	뇌의 일부분에 대한 혈액공급이 일시적으로 막혔다가 풀린 상태로서 영구적인 뇌손상을 일으키지는 않으나 향후에 뇌졸중(stroke)이 발생할 수 있음을 알리는 경고의 징후이며, ministroke라고도 함
tricuspid atresia	삼첨판막폐쇄증	congenital heart disease whereby there is a complete absence of the tricuspid valve	삼첨판이 섬유성 가로막이나 근육성 막으로 완전 폐쇄된 기형이며 삼첨판의 중격첨 및 후첨이 처져서 심실벽에 붙게 되는 기형으로 심방화된 우심실이 형성됨

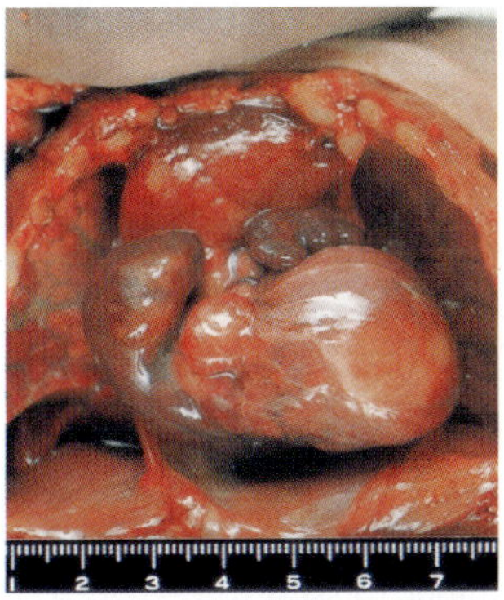

삼첨판 폐쇄, 심장(Tricuspid atresia, heart)
이 환자는 선천삼첨판 폐쇄로 인하여 심장이 커져 있는 상태로 태어났다. 오른쪽심방에서 오른쪽심실로 연결이 되지 않아 오른쪽심방이 대단히 커져 있다. 오른쪽심방과 심실을 통해 절개하였을 때 심방과 심실을 연결하고 있는 내강이 막힌 채 방실의 경계부 심장내막연을 따라서 심장벽면에 흔적만 남아있는 삼첨판을 보였다.

valvulitis	판막염	inflammation of the heart valves which is a common complication of Acute Rheumatic Fever	심장에 있는 판막(valve)의 염증
vegetation	증식증	assemblage of plant species and the ground cover they provide	세균성 심장속막염(심내막염), 류마티스성 심질환 같은 상태에서 심장속막에 혈소판, 응고된 단백질, 적혈구의 축적물이 부착되어 판막주위에 병적 조직증식이 발생함
ventricular septal defect, VSD	심실중격결손	defect in the ventricular septum, the wall dividing the left and right ventricles of the heart	가장 흔한 선천성 심장 질환으로 심실중격의 결손부위를 통하여 좌심실에서 우심실로 혈류단락이 일어나나, 폐동맥압이 높아지면 혈류단락이 역전됨

(2) 동맥, 정맥과 모세혈관

용어	국문의미	영문의미	단어해설
acrocyanosis	말단청색증	persistent blue or cyanotic discoloration of the extremities, most commonly occurring in the hands, although it also occurs in the feet and distal parts of face	팔, 다리의 대칭적인 청색증을 특징으로 하는 증상

aneurysm	동맥류	outward bulging, likened to a bubble or balloon, caused by a localized, abnormal, weak spot on a blood vessel wall	선천적으로 동맥의 벽 일부가 약해서 풍선처럼 부풀어 오른 것으로 커지면 커질수록 파열(rupture)되기 쉬움
angioma	혈관종	benign tumors derived from cells of the vascular or lymphatic vessel walls (endothelium) or derived from cells of the tissues surrounding these vessels	혈관(blood vessel)이 증식하여 발생하는 종양

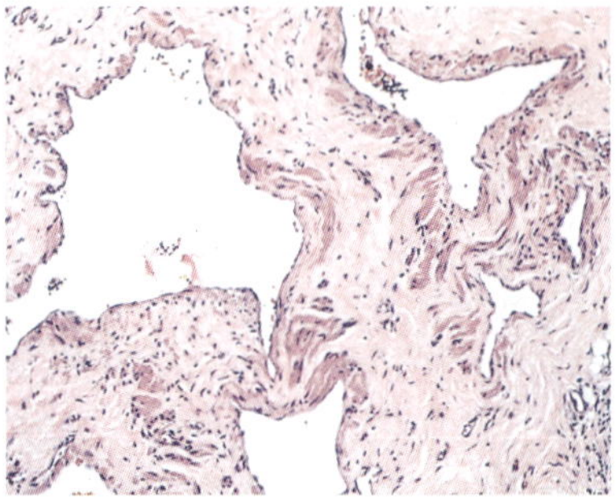

정맥혈관종(Venous hemangioma)
정상 정맥에 비해 불규칙한 근육 섬유 다발을 가진 두꺼운 혈관들이 주변 연부조직내에 불규칙하게 분포하고 있다. 정상혈관과 같이 혈관의 독자적인 혈관벽이 형성되지 않은 점이 동정맥기형과 구별된다.

angiospasm	혈관경련, 혈관연축	condition in which an arterial spasm leads to vasoconstriction	혈관의 경련성 수축임
angiostenosis	혈관협착증	narrowing of a blood vessel	혈관(blood vessel)이 좁아진 상태
anomalous pulmonary venous return	폐정맥환류이상	rare cyanotic congenital heart defect in which all four pulmonary veins are malpositioned and make anomalous connections to the systemic venous circulation	폐정맥이 좌심방으로 연결되지 않고 우심방으로 연결되는 기형을 말하고 우심방과 연결위치에 따라서 심장상부형, 심방형, 심장하부형으로 나뉘며 그중 심방형이 가장 흔한 유형으로 대부분의 경우 심장혈관동맥으로 연결됨

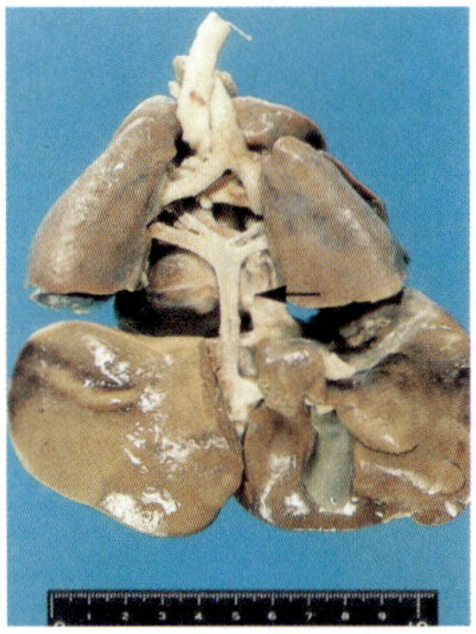

완전폐정맥환류이상, 심장(Total anomalous pulmonary venous teturn, heart)
네개의 왼쪽오른쪽허파동맥 모두가 하나의 폐정맥으로 합쳐져 왼쪽심방으로 들어가지 못하고 가로막밑 줄기정맥(화살표)으로 유입되는 환류이상이 보인다.

aortic regurgitation, AR	대동맥판역류	leaking of the aortic valve of the heart that causes blood to flow in the reverse direction during ventricular diastole, from the aorta into the left ventricle	대동맥판의 불완전 폐쇄로 대동맥으로 가야할 혈액이 좌심실로 역류함

aortic stenosis, AS	대동맥협착증	narrowing of the exit of the left ventricle of the heart (where the aorta begins), such that problems result	대동맥협착은 위치에 따라 판막하부, 판막성, 판막상부협착으로 나눌 수 있으며, 판막하부 협착은 섬유성이나 섬유탄력성 막이 있을 수 있고 섬유근육성관처럼 좁아질 수도 있음
aortitis	대동맥염	inflammation of the aortic wall	대동맥을 침범하는 염증
arterioectasis, arterio-ectasia	동맥확장(증)	enlargement of arterial lumen	동맥의 내강이 어떤 원인으로 넓어지는 상태
arteriolonecrosis	세동맥괴사	arteriolar necrosis	세동맥에서 괴사가 나타나는 것으로 위축신장증에서 볼 수 있음
arteriolosclerosis	세동맥경화증	cardiovascular disease involving hardening and loss of elasticity of arterioles or small arteries and is most often associated with hypertension and diabetes mellitus	세동맥벽이 두꺼워지고 딱딱하게 변해 탄력을 잃는 것으로 hardening of the arteries 라고도 함

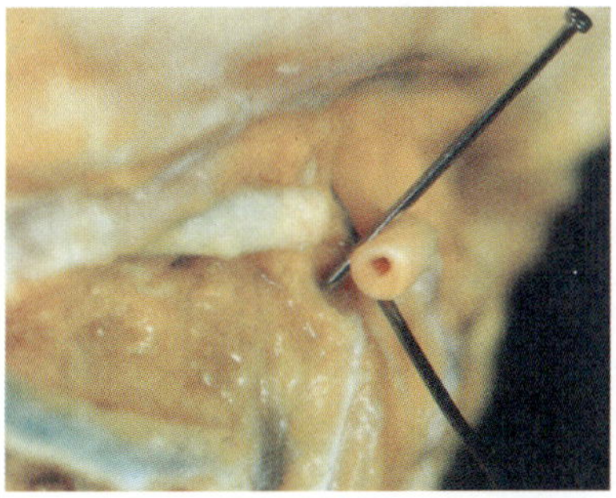

심장동맥의 죽상경화증, 심장(Coronary atherosclerosis, Heart)

심장동맥의 벽이 두꺼워져 있고 내강이 노란색 죽상반에 의해 좁아져 있다. 심장동맥은 근육동맥이지만 중막경화대신 죽상경화증이 일어나며 이것으로 내강이 좁아지거나 막히는 것이 심근경색의 가장 흔한 동반질환이다.

arteriosclerosis	동맥경화증, 죽상경화증	hardening of the arteries	동맥(artery)이 굳어서 딱딱해지는 병적 상태
arteriostenosis	동맥협착	narrowing artery	동맥 안쪽의 공간이 좁아지는 상태
coarctation of aorta, COA	대동맥축착	congenital condition whereby the aorta is narrow, usually in the area where the ductus arteriosus (ligamentum arteriosum after regression) inserts	대동맥 협부의 협착으로 동맥관 주변이 국소적으로 좁아지는 것으로 대동맥 축착은 좌심실의 발육부전을 초래해 좌심형성이상증을 일으키기도 함
deep vein thrombosis, DVT	깊은정맥혈전증	formation of a blood clot in a deep vein, most commonly in the legs or pelvis	우리 몸의 깊은 부분에 있는 정맥에 생긴 혈전성 장애로, 주로 다리 등의 깊은 정맥(deep vein)에 형성된 피떡(blood clot)이 떨어져 나와 폐로 이동하여 폐색전증(pulmonary embolism)을 유발할 수 있음

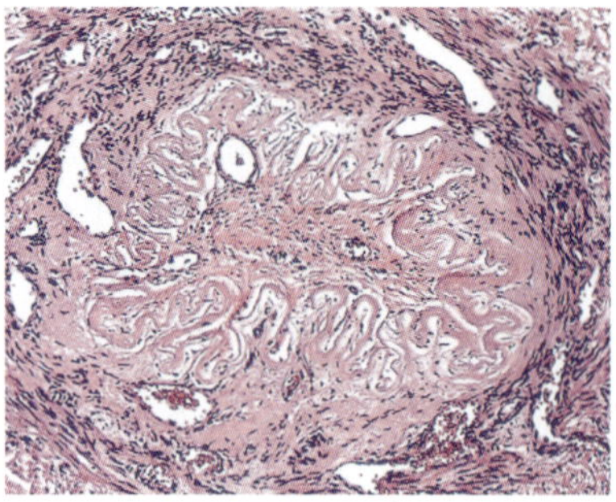

폐쇄혈전맥관염/버거병, 다리(Thromboangiitis obliterans/Buerger's disease, leg)

넙다리뼈동맥의 단면에서 기질화된 혈전과 내강 폐색 및 염증세포 침윤 등이 관찰된다. 구불구불하게 보이는 것은 동맥의 안쪽 탄력층으로 이 병이 동맥벽전체를 침범하고 있음을 알 수 있다.

embolus	색전	unattached mass that travels through the bloodstream	피떡(blood clot), 지방판(fatty plaque), 공기방울(air bubble) 등이 용해되지 않은 채 혈관내에 존재하는 혈구세포 이외의 이물질

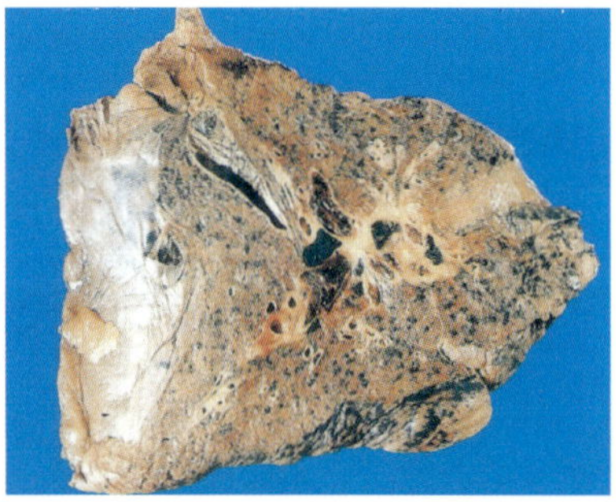

색전증, 허파(Embolism, lung)

검붉고 신선한 혈전색전증이 허파의 동맥들에서 관찰된다. 이러한 색전은 하지의 정맥혈전에서 기원하는 것이 가장 흔하다. 본 사진에서는 경색부위가 관찰되지 않는다. 폐는 이중으로 혈액을 공급받는 기관이므로 비록 허파동맥이 막혀도 경색이 잘 일어나지 않는다.

infarction	경색	tissue death (necrosis) due to inadequate blood supply to the affected area	혈관이 막혀 급격한 혈액 공급이 차단되어 죽은 조직이 생기는 상태

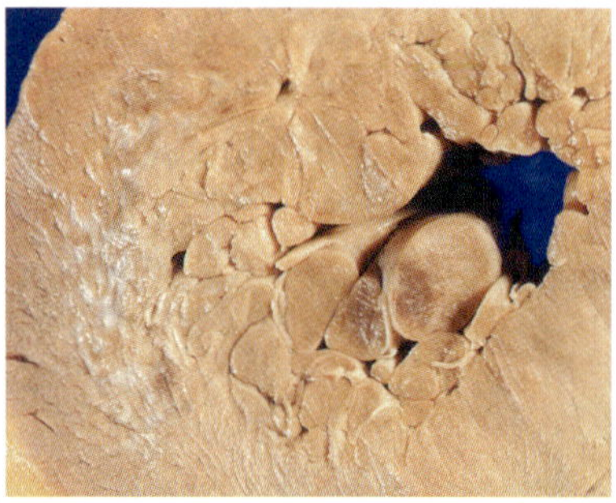

심장근육경색증과 비후(Myocardial infarction and thickening)

심실이 대단히 두터워 있으며 두터워진 근육사이에 흰줄이 여러개 보이는데 이것은 섬유증으로 오래된 경색을 나타낸다. 유두근도 절단면에서 섬유증을 보인다.

intermittent claudication	간헐적 파행 (간헐절뚝거림)	symptom that describes muscle pain on mild exertion (ache, cramp, numbness or sense of fatigue)	걸을 때 당기거나 아픈 증상이 쉬면 완화되는 것으로 말초동맥질환(peripheral arterial disease)에 동반하는 근허혈(muscle ischemia)에 의해 발생함
ischemia	허혈	restriction in blood supply to tissues, causing a shortage of oxygen that is needed for cellular metabolism (to keep tissue alive)	혈관이 막혀서 충분한 산소가 조직으로 공급되지 못하는 상태

patent ductus arteriosus, PDA	동맥관개존증	medical condition in which the ductus arteriosus fails to close after birth	허파동맥(pulmonary artery)과 대동맥활(aortic arch)을 연결하는 동맥관(ductus arteriosus)이 출생 후 막히지 않아 혈액순환에 문제가 생기는 것
peripheral arterial disease, PAD	말초동맥질환	abnormal narrowing of arteries other than those that supply the heart or brain	팔과 다리에 있는 동맥에 발생하는 병으로 가장 흔한 원인으로 죽상동맥경화증(artherosclerosis)을 들 수 있으며, 때에 따라 염증성질환(inflammatory disease)이나 색전(embolus) 또는 혈전(thrombus)에 의해 발생할 수 있음. 말초동맥질환의 가장 흔한 증상은 간헐파행(intermittent claudication)이며 말초혈관질환(peripheral vascular disease, PVD)이라고도 함
phlebitis	정맥염	inflammation of a vein	정맥벽에 염증세포 침윤이 있음
phlebolithiasis	정맥결석증	presence or development of phleboliths	정맥조직에 결석이 생기는 질환
polyarteritis	다발동맥염	inflammation of many (sites in the) arteries	동맥계의 여러 부위를 침범하는 염증성 및 괴사성 병변을 특징으로 하는 질환
Raynaud's disease	레이노병	medical condition in which spasm of arteries cause episodes of reduced blood flow	추위나 스트레스에 노출된 후 손가락이나 발가락에 청색증(cyanosis)과 함께 갑작스러운 혈관수축(vasoconstriction)과 연축(spasm)이 발생하는 것으로 Raynaud phenomenon이라고 함
thrombophlebitis	혈전정맥염	inflammation of a vein associated with a clot	혈전증이 정맥 내에 발생하여 정맥벽 내에 염증변화를 일으키는 정맥의 염증

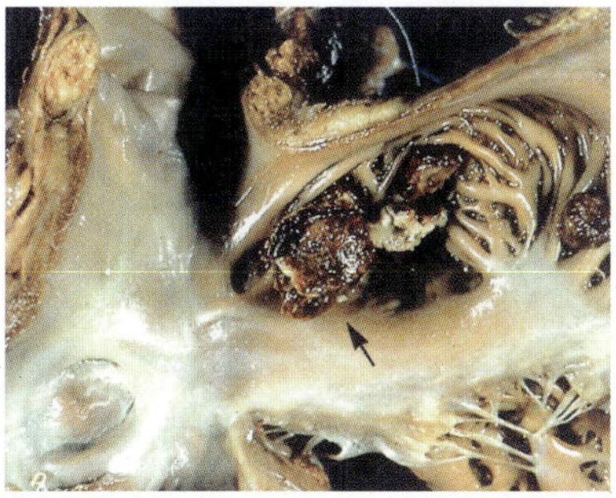

오른쪽심방과 왼쪽심실의 벽재혈전(Mural thrombus in right atrium and left ventricle)
환자는 오래 지속된 소모질환과 심방잔떨림이 있었다. 곰팡이 같은 종괴가 오른쪽심방 내벽에서 관찰된다(화살표). 이러한 벽재혈전은 심장속막염이나 경색후에 잘 생기며 전신 색전증의 원인이 되기도 함

thrombus	혈전	final product of the blood coagulation step in hemostasis	혈관이나 심장 안에 발생한 정지된 피떡(blood clot)으로서 흔히 혈관을 막게 됨

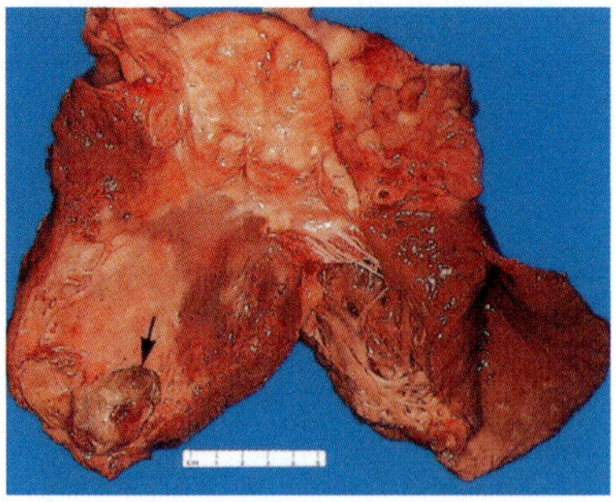

오래된 심장근육경색과 벽재혈전(Old myocardial infarct and mural thrombus)
오래된 심근경색에 의해서 심장근육층이 얇아져 있고 왼쪽 심실사이막 심장속막의 경화가 관찰된다. 왼쪽 심실 첨단부 내벽에 부착된 벽재 혈전(화살표)이 역시 보인다. 대동맥벽에도 심한 동맥경화증이 일어나 있다. 이러한 경우에는 심장동맥의 동맥경화도 심함

varicose veins	정맥류	superficial veins that have become enlarged and twisted	비정상적으로 확장된 정맥을 말하며 하지(lower extremities)에 주로 생기고 오래 서 있을 경우 생기기 쉬우며 정맥박리술(vein stripping)로 치료함
vasoconstriction	혈관수축	narrowing of the blood vessels resulting from contraction of the muscular wall of the vessels, in particular the large arteries and small arterioles	세동맥의 혈관지름이 감소하는 수축 상태
vasodilation, vasodilatation	혈관확장	widening of blood vessels	혈관의 지름이 커지는 상태
venosclerosis, phlebosclerosis	정맥경화증	sclerosis of the wall of a vein	정맥벽이 단단하게 굳어진 상태

2) 진단

용어	국문의미	영문의미	단어해설
bone marrow aspiration	골수흡인	method used in the diagnosis of a number of conditions, including leukemia, multiple myeloma, lymphoma, anemia, and pancytopenia	질병을 진단하고 추적관찰하며, 혈액세포의 상태를 확인하기 위해 골수(bone marrow)의 액체로 된 부분을 채취하는 것으로 주로 엉덩뼈(장골, ilium) 부위에서 실시함
bone marrow biopsy	골수생검	often called trephine biopsy used in the diagnosis of a number of conditions, including leukemia, multiple myeloma, lymphoma, anemia, and pancytopenia	질병을 진단하거나 혈액세포의 상태를 파악하는 등의 검사를 목적으로 주로 엉덩뼈 부위에서 골수(bone marrow)를 채취하는 것으로 백혈병(leukemia), 감염, 빈혈(anemia), 다른 혈액관련 질환 등의 진단에 이용되며, 골수흡인(bone marrow aspiration)과 동시에 실시할 수도 있음

bone marrow transplant	골수이식	transplantation of multipotent hematopoietic stem cells, usually derived from bone marrow, peripheral blood, or umbilical cord blood	환자에게 적합하고 건강한 골수를 이식하는 것으로 이식된 세포는 환자의 건강한 골수조직을 형성함
cardiac catheterization	심장카테터법	insertion of a catheter into a chamber or vessel of the heart	혈관을 통해 카테터(catheter)를 심장으로 넣어 심장과 심장 주위 혈관의 상태를 검사하는 방법으로 관상동맥질환(coronary artery disease)과 같은 심혈관질환을 진단하고 치료하는데 사용하며 관상동맥혈관조영술(coronary angiography)이라고도 함
cardiac enzyme studies	심장효소검사	method measured to evaluate heart function	심장의 손상을 알아보기 위해 실시하는 혈액검사
Doppler ultrasonography	도플러초음파촬영술	medical ultrasonography that employs the Doppler effect to generate imaging of the movement of tissues and body fluids (usually blood)	뇌졸중(stroke) 위험이 있는 환자를 대상으로 죽상경화판(atheroscleortic plaques)에 의한 폐쇄를 확인하기 위하여 팔, 다리와 머리, 목에 있는 큰 혈관의 혈액흐름 속도를 기록하는 초음파검사
echocardiography, ECHO	심장초음파검사	ultrasound of the heart	심장의 심방과 심실 및 판막(valve)이 어떻게 움직이는지 영상으로 보여주는 초음파검사
electrocardiography, ECG, EKG	심전도법	process of producing an electrocardiogram, a recording – a graph of voltage versus time – of the electrical activity of the heart	심장근육에서 발생하는 전기활동(electrical activity)을 기록하는 장치로서 cardiography라고도 함
exercise stress test	운동부하검사	cardiological test that measures the heart's ability to respond to external stress in a controlled clinical environment	자전거를 타거나 트레드밀(treadmill) 위를 걷는 것과 같은 육체적인 부하(stress)가 가해지는 동안에 심장기능의 변화를 평가하는 검사로 심전도검사(electrocardioprаphy), 심장초음파검사(echocardiography), 핵의학스캐닝(nuclear medicine scanning) 등이 운동하는 동안의 심장기능을 측정하는데 사용됨
Holter monitor	홀터감시검사법	type of ambulatory electrocardiography device, a portable device for cardiac monitoring (the monitoring of the electrical activity of the cardiovascular system) for at least 24 to 48 hours (often for two weeks at a time)	환자에 부착하여 24~48시간 동안의 심전도를 기록하는 감시장치로서 환자의 일상생활에서 심전도의 변화를 알 수 있음

nuclear cardiology	심장핵의학	medical specialty involving the application of radioactive substances in the diagnosis and treatment of disease	관상동맥의 혈류를 평가하기 위하여 방사성동위원소(radioisotope)를 이용한 심전도법
sestamibi scan	세스타미비 검사	medical imaging technique using gamma rays from the radioactive decay of the manmade compound Technetium (99mTc) sestamibi to penetrate muscle and other tissue to view their condition and function	관상동맥질환(coronary artery disease)을 확인하기 위한 핵의학(nuclear medicine) 검사이며 방사성 동위원소의 하나인 세스타미비(sestamibi)는 허혈(ischemia)이나 경색(infarction)이 나타나는 곳이 아닌 정상적인 심근세포(myocardial cell)에 흡수되는데, 세스타미비가 흡수된 부위가 영상으로 표시되어 나타남
single-photon emission computed tomography, SPECT	단일광자방출단층촬영술	nuclear medicine tomographic imaging technique using gamma rays	심장조직의 손상을 평가하기 위해 이용하는 방법으로, 심장을 다각도에서 시각화한 3차원영상을 제공하는 핵의학스캔(nuclear medicine scan)
stress test	스트레스검사	cardiological test that measures the heart's ability to respond to external stress in a controlled clinical environment	조절된 운동부하 조건에서 산소 소비량과 함께 측정하는 심전도법(electrocardiography, ECG)
tissue typing	조직형검사	procedure in which the tissues of a prospective donor and recipient are tested for compatibility prior to transplantation	조직적합성을 결정하는 데 이용되는 방법으로 수여자의 조직 및 세포에 이식할 때 사용하는 검사
troponin	트로포닌	a complex of three regulatory proteins (troponin C, troponin I, and troponin T) that is integral to muscle contraction in skeletal muscle and cardiac muscle, but not smooth muscle	트로포닌은 심장근육에 있는 효소(enzyme) 중의 하나로 심장근육에 괴사가 발생하고 약 3시간 뒤에 혈액으로 분비되어 7일에서 10일 가량 상승된 상태를 유지되며, 트로포닌검사는 심근경색(myocardial infarction)을 진단하는데 유용하게 이용됨
troponin I	트로포닌 I	cardiac and skeletal muscle protein family	손상된 심장근육에서 유리되는 혈액내 단백질을 측정하는 혈액검사로서 최근에 발생한 심근경색(myocardial infarction, MI)에 높은 민감도와 특이도를 나타냄

3) 치료

(1) 심장

용어	국문의미	영문의미	단어해설
artificial cardiac pacemaker	인공심장박동조율기	medical device that generates electrical impulses delivered by electrodes	인위적으로 심장박동을 발생시키는 장치로 피부 아래로 삽입하여 심장 또는 심방이나 심실에 연결된 선(lead)을 통해 심장조율이상(abnormal heart rhythm)을 치료함
automatic extemal defibrillator, AFD	외부형 자동제세동기	portable electronic device that automatically diagnoses the life-threatening cardiac arrhythmias of ventricular fibrillation (VF) and pulseless ventricular tachycardia	환자의 심장율동(heart rhythm)을 분석하고 심정지(cardiac arrest) 때 전기충격을 가하는 휴대용 전자 장치
automatic implantable cardioverter-defibrillator, AICD	체내삽입 자동제세동기	device implantable inside the body, able to perform cardioversion, defibrillation, and (in modern versions) pacing of the heart	지속적으로 낮은 전류를 흘려보내서 치명적인 부정맥(arrhythmias)을 감시하고 교정할 수 있도록 체내에 삽입한 제세동기로 implantable cardioverter defibrillator(ICD)라고도 함
cardiac catheterization	심장도관술	insertion of a catheter into a chamber or vessel of the heart	팔이나 다리에 있는 큰정맥(large vein)을 절개한 다음 작은 도관(카테터, catheter)을 넣어 심장까지 밀어 넣는 시술법
cardiocentesis	심장천자	surgical puncture of the heart	치료 또는 진단을 목적으로 심장막에 외과적 천자를 하고 체액을 흡인하는 것임
cardiopulmonary resuscitation, CPR	심폐소생술	emergency procedure that combines chest compressions often with artificial ventilation in an effort to manually preserve intact brain function until further measures are taken to restore spontaneous blood circulation and breathing in a person who is in cardiac arrest	심장 활동이나 호흡이 갑자기 정지된 경우 응급적인 처치로 우선순위는 기본적 소생법으로 ABC라고도 표현함(A : airway, B : breathing, C : circulation or cardiac compression)
cardioversion	심장율동전환	medical procedure by which an abnormally fast heart rate (tachycardia) or other cardiac arrhythmia is converted to a normal rhythm using electricity or drugs	가슴에 제세동기(defibrillator)를 대고 전기충격을 가하여 심장율동(heart rhythm)을 정상으로 되돌리는 것으로 defibrillation 라고도 함

cardioversion, defibrillation	심장잔떨림제거, 심장제세동	medical procedure by which an abnormally fast heart rate (tachycardia) or other cardiac arrhythmia is converted to a normal rhythm using electricity or drugs	전기적 충격에 의해 심장세동 등의 부정박동을 정상 심장박동으로 회복시키는 것임
catheter ablation	카테터절제술	procedure used to remove or terminate a faulty electrical pathway from sections of the hearts of those who are prone to developing cardiac arrhythmias such as atrial fibrillation, atrial flutter, supraventricular tachycardias (SVT) and Wolff-Parkinson-White syndrome (WPW syndrome)	부정맥(arrhythmia)을 유발하는 세포를 열 또는 냉동처리를 이용해 파괴하는 방법
coronary artery bypass graft, CABG	심장동맥우회술(관상동맥우회술)	surgical procedure to restore normal blood flow to an obstructed coronary artery	좁아진 심장동맥으로 혈류의 흐름이 감소될 때, 인체의 다른 부분에서 정맥을 떼어 심장동맥이 막힌 주변을 우회하도록 기존 심장동맥에 연결하면 심근이 산소를 공급받을 수 있음
coronary stent	관상동맥스텐트	tube-shaped device placed in the coronary arteries that supply blood to the heart, to keep the arteries open in the treatment of coronary heart disease	혈전에 의해 막힌 동맥을 치료하거나 혈관성형술(angioplasty) 또는 죽종절제술(atherectomy) 후 동맥의 폐쇄를 막기 위해 관상동맥(coronary artery) 내에 삽입하는 장치
defibrillator	제세동기	treatment for life-threatening cardiac dysrhythmias, specifically ventricular fibrillation (VF) and non-perfusing ventricular tachycardia (VT)	정상 심장율동(heart rhythm)으로 돌아올 수 있도록 전기충격을 발생시키는 장치
extracorporeal circulation	체외순환, 몸밖순환	medical procedure which is performed outside the body	심장수술을 하는 동안 인공심폐기(heart-lung machine)를 사용하게 되는데, 이때 심장에서 혈액이 인공심폐기로 가서 산소를 받아 전신순환을 위해 동맥으로 돌아오는 순환과정을 말함
heart transplantation	심장이식	surgical transplant procedure performed on patients with end-stage heart failure or severe coronary artery disease when other medical or surgical treatments have failed	심장이식 제공자의 심장을 환자에게 옮기는 것으로 수술은 질환이 있는 심장제거(후벽은 남김)와 심방, 대동맥, 폐동맥문합술을 시행함
mitral commissurotomy	승모판막경계절개술(이첨판막경계절개술)	surgical procedure used to treat stenosis (narrowing) or regurgitation (leakage) of the mitral valve	승모판협착으로 비후된 부분을 절개하는 시술임

percutaneous transluminal coronary angioplasty, PTCA	피부경유경관관상동맥혈관성형술	non-surgical procedure used to treat narrowing of the coronary arteries of the heart found in coronary artery disease	끝에 풍선이 달린 카테터(catheter)를 좁아진 혈관부위에 도달하면 풍선을 확장시켜 혈관의 내강(lumen)을 넓혀 혈액의 흐름을 원활하게 만드는 수술로 풍선혈관성형술(balloon angioplasty)이라고도 함
pericardiocentesis	심막천자	procedure where fluid is aspirated from the pericardium (the sac enveloping the heart)	심장막안(심막강, pericardial cavity)에 있는 물이나 기타 삼출물(exudate)을 빼내기 위해 심막강으로 바늘을 찔러 넣는 것으로 심막강의 액체나 공기를 제거하거나 심장압전(cardiac tamponade)을 완화하기 위한 방법으로 사용함
valve replacement	판막치환(교환)	replacement of one or more of the heart valves with either an artificial heart valve or a bioprosthesis (homograft from human tissue or xenograft e.g. from pig)	손상된 심장판막을 인공적인 것으로 교환하는 것임
valvuloplasty	판막성형술	surgical technique used to fix defects in heart valves in valvular heart diseases, and provides an alternative to valve replacement	변형된 판막(valve)을 외과적으로 재건하는 수술

Chapter 05

(2) 혈액 및 혈관

용어	국문의미	영문의미	단어해설
aneurysmectomy	동맥류절제술	surgical removal of aneurysm	동맥류(aneurysm)를 외과적으로 잘라내는 수술
angioplasty	혈관성형술	minimally invasive endovascular procedure used to widen narrowed or obstructed arteries or veins, typically to treat arterial atherosclerosis	혈액의 흐름을 원활하게 하기 위하여 도관에 달린 풍선(balloon)을 확장시켜서 막힌 동맥을 뚫는 수술
arteriotomy	동맥절개술	medical term for an opening or cut of an artery wall	동맥벽을 절개하는 수술임
atherectomy	죽종절제술	excision of fatty plaque	동맥 내로부터 죽종판(atheromatous plaque)을 절제하는 수술임
carotid endarterectomy	목동맥내막절제술	surgical procedure performed by vascular surgeons to reduce the risk of stroke by correcting stenosis (narrowing) in the internal carotid artery	뇌졸중(stroke)의 위험이 있는 막힌 목동맥(carotid artery)에서 죽상경화판과 혈전(thromboses)을 제거하는 수술

embolectomy	색전제거술	emergency surgical removal of emboli which are blocking blood circulation	풍선카테터(balloon catheter)를 색전(embolus)이 형성된 부위로 넣어, 풍선을 확장시켰다가 빼냄으로써 색전을 제거하는 수술
endarterectomy	동맥내막절제술	surgical procedure to remove the atheromatous plaque material, or blockage, in the lining of an artery constricted by the buildup of deposits	죽종과 혈전에 의해 동맥벽이 비후되어 있을 때 속막을 선택적으로 절제하는 수술임
endovenous laser therapy, EVLT	정맥내레이저치료	minimally invasive ultra-sound-guided technique used for treating varicose veins using laser energy	다리에 생긴 큰 정맥류(varicose veins)에 레이저 광섬유를 직접 삽입한 다음 열을 발생시켜 정맥을 막거나 위축시키는 치료법으로 endovenous laser ablation(EVLA)라고도 함
femoropopliteal bypass	넙다리오금동맥우회술	surgical procedure used to treat diseased leg arteries above or below the knee	막힌 부위를 우회하기 위해 넙다리동맥(femoral artery)에서 오금동맥(popliteal artery)으로 이어지는 우회로를 형성하는 수술
phlebectomy	정맥절제술	minisurgical treatment for superficial varicose veins and so-called side branches	정맥의 일부를 제거하는 것으로 정맥류(varicose vein) 치료에 사용됨
phleborrhaphy	정맥봉합술	vein suture	정맥을 꿰매는 수술임
sclerotherapy	경화요법	procedure used to treat blood vessels or blood vessel malformations (vascular malformations) and also those of the lymphatic system	정맥류(varicose vein)에 화학약물을 주사하여 염증을 통해 섬유조직이 형성되게 함으로써 정맥을 막음
thrombectomy	혈전절제술	interventional procedure of removing a blood clot (thrombus) from a blood vessel. It is commonly performed in the cerebral arteries (interventional neuroradiology)	동맥을 절개하여 혈전을 제거하는 수술임
thrombolytic therapy	혈전용해요법	breakdown (lysis) of blood clots formed in blood vessels, using medication	관상동맥 혈전증(thrombosis) 환자에게 혈액응고(clot)를 용해하는 약을 정맥주사하여 심장의 혈류를 회복하게 하고, 심근 손상을 줄이는 방법으로 심장발작(heart attack)이 시작된 후 12시간 이내에 수행되어야 함
venovenostomy	정맥이음술	connection between veins	두 정맥 사이를 연결하는 수술임

4) 검사 방법

(1) 심장

용어	국문의미	영문의미	단어해설
cardiac magnetic resonance imaging, CMRI	심장자기공명영상	medical imaging technology for non-invasive assessment of the function and structure of the cardiovascular system	자기파(magnetic wave)를 심장에 보내 영상을 만드는 것으로 수술 전 선천성 심장 질환, 심장종양(cardiac mass), 큰 혈관의 병리적 문제 등을 평가하는 데 이용
cardiac scan	심장스캔, 심장 영상	medical imaging of the heart	방사능 물질을 정맥에 넣어, 특수탐지기구, scanner로 심장영상을 얻는것으로 허혈증(ischemia)과 심근경색(myocardial infarction)이 있을 때는 심장 수축 시에 활동 감소를 보임
cardiac catheterization	심장도관술	insertion of a catheter into a chamber or vessel of the heart	도관을 혈관에 삽입하여 심장 각 부위의 압력과 심박출량 및 선천적 기형을 확인하고 구조적 손상의 범위와 진행상태에 관한 심장 기능을 평가하는 방법
holter ambulatory monitoring	홀터기동모니터검사, 24시간 생활심전도	type of ambulatory electrocardiography device, a portable device for cardiac monitoring (the monitoring of the electrical activity of the cardiovascular system) for at least 24 to 48 hours (often for two weeks at a time)	심전계(electrocardiograph, 심장의 전류를 측정하는 기구)로 24시간 동안 심장의 부정맥(arrhythmia)을 관찰하는 검사
transesophageal echocardiogram, TEE	경식도 심장초음파 검사	alternative way to perform an echocardiogram, a specialized probe containing an ultrasound transducer at its tip is passed into the patient's esophagus	내시경처럼 입을 통해 식도까지 관을 넣어 촬영하는 것으로 식도는 심장 바로 뒤에 위치하기 때문에 일반 심장초음파보다 더 선명한 심장의 영상을 얻을 수 있음
ventriculography	심실조영술	medical imaging test used to determine a person's heart function in the right, or left ventricle	조영제를 주입 후 찍는 심실의 X-선 촬영검사

(2) 혈액

용어	국문의미	영문의미	단어해설
angiography	혈관조영술	medical imaging technique used to visualize the inside, or lumen, of blood vessels and organs of the body, with particular interest in the arteries, veins, and the heart chambers	염료(dye)를 혈중 또는 심장 심실로 주입하고 심장과 가슴의 큰 혈관을 X-ray로 촬영하는 것으로 염료를 대동맥 또는 서혜부 동맥으로 주입하면 동맥조영술(arteriography)이라고 함
bleeding time, BT	출혈시간	medical test done on someone to assess their platelets function	출혈 후 혈액이 응고되는데 걸리는 시간으로 1~4분이 정상임
bone marrow aspiration	뼈속질천자(골수천자)	diagnosis of a number of conditions, including leukemia, multiple myeloma, lymphoma, anemia, and pancytopenia	뼈속질공간(골수강)에 바늘을 넣고 흡인하여 골수조직을 채취한 후 현미경으로 관찰하기 위한 생검법임
Carotid Sonography	경동맥 초음파검사	diagnostic imaging technique for carotid artery	경동맥내부에 동맥경화가 생겼는지 여부를 초음파를 통해 확인하는 검사법임
coagulation time, CT, clotting time	응고시간	blood test that characterizes coagulation of the blood	정맥혈액이 응고하는데 걸리는 시간으로 3~5분이 정상임
cross matching	교차적합시험	testing before a blood transfusion to determine if the donor's blood is compatible with the blood of an intended recipient	수혈하기 전에 수혈자의 혈액과 공혈자의 혈액이 적합한지 여부를 시험관 내에서 검사하는 방법
differential count, DC	감별계산	blood panel requested by a doctor or other medical professional that gives information about the cells in a person's blood	백혈구 종류에 따른 수를 측정하는 것으로 최소한 100개의 세포를 세어서 종류별 비율을 계산함
erythrocyte sedimentation rate, ESR	적혈구침강속도, 혈침속도	rate at which red blood cells in anticoagulated whole blood descend in a standardized tube over a period of one hour	적혈구의 침강 속도를 측정하는것으로 급성 염증 과정에서 상승하며 급성류마티스성 심장 질환과 심근경색이 있을 경우 상승함
hematocrit, Hct	적혈구용적률	volume percentage (vol%) of red blood cells (RBC) in blood, measured as part of a blood test	전체 혈액에 대한 적혈구의 용량비임
hemoglobin, Hb concentration measurement	혈색소 농도 측정	measurement of the iron-containing oxygen-transport metalloprotein, among the most commonly performed blood tests	적혈구 내 혈색소 함량을 측정하는 것임

intravenous digital subtraction angiography, DSA	경정맥 디지털 감산 혈관조영술	fluoroscopy technique used in interventional radiology to clearly visualize blood vessels in a bony or dense soft tissue environment	혈관조영할 부분을 단순촬영하고 다음에 혈관조영을 한 후, 두 가지 촬영정보를 컴퓨터에 입력시켜 두 번째 촬영정보에서 첫 번째 촬영정보를 빼도록 함. 혈관부분의 영상을 선명하게 얻기 위해 쓰는 방법
lipid tests	지질검사	panel of blood tests that serves as an initial screening tool for abnormalities in lipids, such as cholesterol and triglycerides	혈중에 중성지방(triglyceride)과 콜레스테롤(cholesterol) 수치를 검사하는데 수치가 높으면 죽상경화증에 걸릴 위험이 높음
lipoprotein electrophoresis	지질단백전기영동법	laboratory test for a biochemical assembly whose primary purpose is to transport hydrophobic lipid (also known as fat) molecules in water, as in blood plasma or other extracellular fluids	혈중에 지방과 단백질복합체, 즉 지질단백을 비중에 따라 VLDL(very low-densiiy lipoprotein), LDL(low-density lipoprotein), HDL(high-density lipoprotein)로 분리하는 분석법임. 특히 LDL과 HDL의 비는 죽상경화증의 발병을 예측하는 주요 지표임
partial thromboplastin time, PTT	부분 트롬보플라스틴 시간	blood test that characterizes coagulation of the blood tests	응고경로에서 초기에 작용하는 인자의 존재를 측정하는 검사
platelet count	혈액 내 혈소판계산	measurement using a hemocytometer or Coulter counter	혈액 1 mm^3 당 혈소판의 수를 세는 검사
prothrombin time, PT	프로트롬빈 시간	assays evaluating the extrinsic pathway and common pathway of coagulation	혈액의 응고능력을 측정하는 검사
red blood count, RBC	혈액 내 적혈구계산	blood panel requested by a doctor or other medical professional that gives information about the RBCs in a person's blood	혈액 1 mm^3 당 적혈구의 수를 세는 검사
serum enzyme tests	혈청효소검사	basic metabolic panel for serum enzymes	심근경색증 시 죽은 심근세포가 효소를 방출하기 때문에 증가하는데 이때 검사하는 혈청효소는 SGOT(Serum glutamic oxalacetic transaminase), CPK(creatine phosphokinase), LDH(lactic dehydrogenase) 등이 있음
white blood count (WBC)	혈액 내 백혈구계산	blood panel requested by a doctor or other medical professional that gives information about the WBCs in a person's blood	혈액 1 mm^3 당 백혈구의 수를 세는 검사

5) 약리학

용어	국문의미	영문의미	단어해설
anticoagulants	항응고제	chemical substances that prevent or reduce coagulation of blood, prolonging the clotting time	혈액이 응고되는 것을 막아 주는 약물
beta blockers	베타차단제	medications that are predominantly used to manage abnormal heart rhythms, and to protect the heart from a second heart attack (myocardial infarction) after a first heart attack (secondary prevention)	심장박동수(heart rate)를 느리게 하고 심장근육의 수축을 낮춰서 혈압을 떨어뜨리는 약물
statin	스타틴	lipid-lowering medications that reduce illness and mortality in those who are at high risk of cardiovascular disease	혈중 콜레스테롤 농도를 낮추고 콜레스테롤을 생성하는 간 효소의 생산을 막아 주는 약물
thrombolytics	혈전용해제	thrombolytic drugs that dissolve blood clots	피떡(blood clots)을 용해시키는 약물

6) 약어

심장혈관계와 관련되어 자주 사용하는 약어를 정리하였다. 병원에서도 자주 사용하는 약어이므로 공부해 두도록 한다.

약어	영문의미	국문의미
AAA	abdominal aortic aneurysm	배대동맥류
ACS	acute coronary syndrome	급성관상동맥증후군
AED	automatic external defibrillator	외부형자동제세동기
AFib	atrial fibrillation	심방세동
AICD	automatic implantable cardioverter-defibrillator	체내삽입자동제세동기
ASHD	arteriosclerotic heart disease	동맥경화심장병
aPTT	activated partial thromboplastin time	활성화 부분 트롬보플라스틴시간
AV	atrioventricular	방실의
BP	blood pressure	혈압
CABG	coronary artery bypass graft	관상동맥우회술

CAD	coronary artery disease	관상동맥질환
CAOD	coronary artery obstructive disease	심장동맥폐색 질환
CBC and Diff	complete blood count and differential	전혈구수와 감별혈구수
CLL	chronic lymphocytic leukemia	만성 림프성 백혈병
CML	chronic myelogenous leukemia	만성 골수성 백혈병
CCU	coronary care unit	관상동맥질환집중치료실
Cpk	creatine phosphokinase	크레아틴인산화효소
CRP	C-reactive protein	C-반응단백
CPR	cardiopulmonary resuscitation	심폐소생술
CT	computed tomography	전산화단층촬영
CV	cardiovascular	심장혈관의
CVA	cerebrovascular accident, costovertebral angle	뇌혈관사고, 갈비척추각
DSA	digital subtraction angiography	디지털감산혈관조영술
DVT	deep vein thrombosis	깊은 정맥혈전증
ECC	extracorporeal circulation	체외순환
ECG(EKG)	electrocardiography	심전도검사(법)
ESR	erythrocyte sedimentation rate	적혈구 침강속도
EVLT	endovenous laser therapy, endoluminal laser therapy	정맥내레이저 치료, 내경내레이저 치료
Hb	hemoglobin	혈색소, 헤모글로빈
ECHO	echocardiogram	심장초음파사진
HDL	high density lipoprotein	고밀도지질단백
Hct	hematocrit	적혈구용적률, 헤마토크리트
HF	heart failure	심부전
HHD	hypertensive heart disease	고혈압성심장질환
HTN	hypertension	고혈압
ICD	implantable cardioverter defibrillator	체내삽입자동제세동기
IV	intravenous	정맥내의
MI	myocardial infarction	심근경색증
MVP	mitral valve prolapse	승모판탈출증

PDA	patent ductus arteriosus	동맥관개존증
PT	prothrombin time	프로트롬빈시간
PTCA	percutaneous transluminal coronary angioplasty	피부경유경관관상동맥혈관조영술
RBC	red blood cell (erythrocyte)	적혈구
SPECT	single-photon emission computed tomography	단일광자방출단층촬영술
TEE	transesophageal echocardiogram	식도경유심장초음파사진
TG	triglyceride	중성지방
TIA	transient ischemic attacks	일과성허혈발작
US	ultrasound, ultrasonography	초음파, 초음파검사법
WBC	white blood cell (leukocyte)	백혈구

4 관련 질병을 통한 의학용어 학습

의학용어에 대한 이해를 향상시키기 위해 심장혈관계와 관련된 질환에 대해 자세히 살펴보고자 한다.

1) 관상동맥질환(Coronary Artery Disease)

심장의 문제로 인한 사망의 원인 중에는 허혈성 심질환이 80%를 차지하고 있기 때문에 심장질환 중에서도 아주 중요하다. 관상동맥의 내강이 좁아지거나 폐색되어 관상동맥의 혈류가 심근의 수요에 균형 잡을 만큼의 양을 유지할 수 없게 되면, 심근은 허혈성 변화를 일으킨다. 허혈성 심질환에는 협심증, 심근경색, 만성 허혈성 심질환, 급성심장사 등이 있다.

관상동맥 혈류공급과 심근의 산소 수요와의 상대적인 양적 불균형은 크게 3가지에 의해 좌우된다. 동맥경화증 또는 혈전증에 의한 관상동맥 혈류량의 감소, 심장운동량의 증가로 인한 심근내 산소요구량의 증가, 적혈구의 부족(빈혈)으로 인한 산소운반능의 감소이다.

관상동맥의 폐색을 초래하는 기질 변화로써는 동맥경화, 혈전, 색전, 혈관염 등이 있고, 그 중에서도 동맥경화가 가장 흔한 원인이다(95%). 관상동맥질환의 수술적 치료로는 혈관성형술(angioplasty)과 관상동맥우회술(coronary artery bypass graft, GABG)이 있다.

2) 배대동맥류(복부대동맥류, Abdominal Aortic Aneurysm (AAA))

동맥류(aneurysm)란 동맥 혈관이 주머니처럼 국소 확장된 것을 말한다. 임상적으로 동맥류가 파열되거나, 주변 조직에 압박을 가하거나, 혈액의 이동을 방해하거나 이차로 형성된 혈전에 의한 색전증 등을 일으킬 수 있다. 원인으로는 동맥경화증과 마르팡증후군을 동반하는 중막의 변성이나 괴사가 중요하고 그 외 진균성, 매독성, 외상성, 결절성 동맥염 등에 의해 발생할 수 있다. 가와사키병에서는 염증에 의한 관상동맥류와 파열이 동반되기도 한다.

주로 복부동맥에서 일어난다. 형태 분류에서 딸기 동맥류는 소형의 혹 같은 구형의 확장성 동맥류이며 대개는 직경 1.5 cm 이하이고 윌리스환(Willis circle)에서 호발하는데 선천성이 대부분이다. 낭성 동맥류는 딸기 동맥류보다는 큰 구형의 확장성 동맥류이며 대부분 혈전을 품고 있으며 동맥경화증에 의한 것이 대부분인데 상행대동맥에서 호발한다. 방추형동맥류는 시린더처럼 방추형모양으로 확장된 동맥류이며 복부 대동맥에서 호발하고 대부분은 동맥경화증에 의한다.

덜 침습적인 혈관내 시술로는 동맥류가 위치한 혈관에 나사처럼 끼워 넣는 스텐트이식(stent-graft)이 있다. 스프링처럼 펼쳐지면서 혈관벽을 단단히 지지하고 동맥류로 혈액이 공급되지 못하게 한다.

Chapter 05

3) 정맥류(Varicose Veins)

정맥류성 정맥의 원인은 심부정맥(deep vein)의 폐쇄나 정맥판막(vein valve)의 부전증으로 인하여 혈액이 정체되고 혈관내 압력이 높아지므로 정맥이 확장되고 꾸불꾸불한 혈관이 표면으로 나타난다. 다리에서는 표층복재정맥(superficial saphenous vein)이 주로 침범된다. 그외 직장 정맥의 확장으로 인한 치핵, 치질의 발생, 간경화로 문맥 고혈압에 의한 식도, 위 정맥류, 정삭(spermatic cord)을 둘러싸는 정삭정맥의 불규칙한 확장으로 인한 정계정맥류(varicocele)가 일어난다.

임상적으로 다리 정맥에서 호발하며 10~20%의 사람에서 발견되는 비교적 흔한 질병인데 여자에서 좀 더 호발한다. 만성 부종과 통증, 혈전성 정맥염의 재발, 정체성 피부염(stasis dermatitis), 피부 궤양 등을 초래할 수 있다.

정맥류의 치료로는 경화요법(sclerotherapy), 큰두렁정맥(대복재정맥, greater saphenous veins)의 정맥내레이저치료(endovenous laser ablation, EVLA), 작은두렁정맥(소복재정맥, lesser saphenous veins)의 미세정맥절제술(microphlebectomies) 등이 있다. 정맥류를 잘라내고 묶는 치료는 거의 시행되지 않는다.

복습문제

결합형 복습문제

01 심장혈관계와 관련된 의학용어 중 결합형에 대해 정리한 표이다. 제시한 용어의 의미를 쓰도록 한다.

의학용어	용어분석			단어의미
	결합형	영문의미	국문의미	
aneurysmectomy		widening, widened blood vessel	확장된 혈관	동맥류절제술
angiogram	angio		혈관	혈관조영상
aortostenosis	aorto	aorta		대동맥판막협착
arteritis	artero	artery	동맥	
arteriosclerosis	arterio	artery		동맥경화증
atheroma	athero		지방판	죽종
atirum		atrium	방	심방
cardiomegaly	cardio		심장	심장비대
coronary	corono	heart		관상
interventricular	ventriculo	ventricle	심실, 뇌실	
phlebitis	phlebo	vein	정맥	
thrombolysis	thrombo	blood clot		혈전용해
varicose	varico		확장된 정맥	정맥류
vasospasm		vessel vas deferens duct	혈관 정관 관	혈관경련수축
vascular	vasculo		혈관	혈관의
venous	veno	vein		정맥의

접미사와 접두사

02 심장혈관계와 관련된 의학용어에서 자주 사용되는 접미사와 접두사에 대한 복습문제이다. 해당용어에 대한 의미를 해당칸에 쓰도록 한다.

(1) 접미사

의학용어	용어분석			단어의미
	접미사	영문의미	국문의미	
angiography		process of recording	기록과정	혈관조영술
aortostenosis	-stenosis		협착	대동맥판막협착
electrocardiogram	-gram	record, writing		심전도
electrocardiograph	-graph	instrument for recording	기록장치	
tachycardia	-cardia	heart condition		빈맥

(2) 접두사

의학용어	용어분석			단어의미
	접두사	영문의미	국문의미	
bradycardiac		slow	느린	서맥의
endocardium	endo-		속	심장속막, 심장내막
epicardium	epi-	above, upon		심장바깥막, 심장외막
pericardium	peri-	around	주변	

의학용어 만들기

03 지금까지 학습했던 용어를 결합하여 심장혈관계통과 연관된 의학용어를 만들어 보시오.

(1) blood vessel that takes blood away from the heart to all parts of the body ______________________

(2) innermost layer of tissue that lines the chambers of the heart ______________________

(3) one-way valve that normally allows blood to flow in only one direction through the heart ______________________

(4) two large veins (venous trunks) that return deoxygenated blood from the body into the heart ______________________

(5) outward bulging, likened to a bubble or balloon, caused by a localized, abnormal, weak spot on a blood vessel wall ______________________

(6) narrowing of the exit of the left ventricle of the heart (where the aorta begins), such that problems result ______________________

(7) conditions in which the heartbeat is irregular, too fast, or too slow______________________

(8) cardiovascular disease involving hardening and loss of elasticity of arterioles or small arteries ______________________

(9) condition typically defined wherein an individual has a resting heart rate of under 60 beats per minute (BPM) in adults ______________________

(10) sudden loss of blood flow resulting from the failure of the heart to pump effectively ______________________

(11) bluish or purplish discolouration of the skin or mucous membranes due to the tissues near the skin surface having low oxygen saturation ______________________

(12) unattached mass that travels through the bloodstream ______________________

(13) inflammation of the heart muscle ______________________

(14) final product of the blood coagulation step in hemostasis ______________________

(15) benign tumors derived from cells of the vascular or lymphatic vessel walls (endothelium) or derived from cells of the tissues surrounding these vessels ______________________

의학용어 복습

04 아래에 제시한 문장에 해당하는 의학용어(영문)를 쓰시오.

(1) 온몸에서 혈액과 림프가 순환하는 일련의 기관계통 ______________________

(2) 가슴안의 왼허파와 오른허파의 사이에 있는 공간 ______________________

(3) 심장의 표면을 덮고 있는 심장벽의 가장 바깥층 ______________________

(4) 대동맥을 침범하는 염증 ______________________

(5) 혈관이 막혀 급격한 혈액 공급이 차단되어 죽은 조직이 생기는 상태______________________

(6) 혈액 중에 적혈구(erythrocyte) 수가 감소되어 있는 상태 ______________________

(7) 백혈구의 수가 정상치보다 지속적으로 많은 상태 ______________________

(8) 혈소판(platelet)의 수가 비정상적으로 감소한 상태 ______________________

(9) 림프절(lymph node)의 염증 ______________________

(10) 지라(비장)가 커지고 기능항진이 되어 혈구의 과잉파괴가 일어난 상태

____

(11) 혈액의 흐름을 원활하게 하기 위하여 도관에 달린 풍선(balloon)을 확장시켜서 막힌 동맥을 뚫는 수술

____

(12) 정상 심장율동(heart rhythm)으로 돌아올 수 있도록 전기충격을 발생시키는 장치

____

(13) 염료(dye)를 혈중 또는 심장 심실로 주입하고 심장과 가슴의 큰 혈관을 X-ray로 촬영하는 것

____

(14) 조영제를 주입 후 찍는 심실의 X-선 촬영 ______________________

(15) 혈액이 응고되는 것을 막아주는 약물 ______________________

약어

05 아래에 제시한 약어의 full name과 국문 의미를 쓰시오.

1. AED: ______________________________

2. BP: ______________________________

3. CAD: ______________________________

4. CBC: ______________________________

5. CT: ______________________________

6. ECHO: ______________________________

7. PT: ______________________________

8. TG: ______________________________

9. WBC: ______________________________

Chapter 06

혈액, 림프 및 면역계

학습목표

- 혈액, 림프 및 면역계통의 의학적 치료와 관련된 의학용어를 학습한다.
- 혈액의 구성과 기능을 설명할 수 있다.
- 림프계통의 다섯 구조와 기능에 대해 이해한다.
- 혈액, 림프, 면역계통과 연관된 의학용어의 구성요소(어근, 접미사 및 접두사)를 분석할 수 있다.

1 혈액, 림프 및 면역계 의학용어 맛보기

의학용어	국문의미	영문의미	단어해설
autoimmune	자가면역	immune responses of an organism against its own healthy cells and tissues	자기 몸의 세포들과 조직들에 대한 면역반응
hematopoiesis	조혈	formation of blood cellular components	혈액세포의 생산과 증가를 말하며, 일반적으로 뼈속질(골수)에서 일어남
immunodeficiency	면역결핍	state in which the immune system's ability to fight infectious disease and cancer is compromised or entirely absent	질병이나 암과 싸우는 능력의 감소나 저하
lymphocyte	림프구	white blood cell in a vertebrate's immune system	백혈구의 한 종류로 몸으로 침입한 외부물질(항원)에 대해 방어하는 면역기능에 관여하는 세포
monocyte	단핵구	type of leukocyte, or white blood cell	혈류를 순환하고 큰포식세포를 통해 항원(미생물 등)을 파괴하는 골수에서 생성된 백혈구

1) 혈액, 림프 및 면역계의 특징 및 구성

(1) 혈액(blood)

혈액의 양은 몸무게의 약 7%이며, 어른의 경우 혈액 용적의 45%가 세포성분인 혈구(blood cells)이고, 나머지 55%가 혈장(blood plasma)이라고 하는 액체성분으로 구성되어 있다.

혈액은 호흡성 가스(산소와 이산화탄소)를 운반하고, 소화관을 통해 들어온 영양분을 온몸에 공급하며, 세포의 노폐물을 콩팥으로 운반하고, 호르몬과 같은 세포의 분비물을 온몸으로 운반한다. 또한 혈액은 조직의 pH를 조절함으로써 항상성(homeostasis)을 유지시키고, 체온조절에 관여하며, 몸안으로 들어온 독성 이물질이나 미생물은 혈액내 포식세포에 의하여 처리하고, 혈액응고를 통한 체액의 과다한 손실을 막는 등 매우 다양하고 중요한 역할을 담당한다. 일정한 양의 혈액을 원심분리하였을 때, 모아진 적혈구의 용적을 적혈구용적률(hematocrit)이라 하며, 정상인의 적혈구용적률을 보면 어른 남자에서는 42~45%, 여자에서는 38~42%, 유아에서는 25~40%이다.

혈장 중에는 알부민(albumin), 글로부린(globulin) 등의 단백질 이외에 지질, 탄수화물, 무기 염류 등이 포함되어 있다. 혈액을 몸밖에 방치하게 되면 혈액응고인자로 인해 섬유소원(fibrinogen)이 변화되어 불용성의 섬유소(fibrin)로 되고, 이것이 유형성분과 더불어 혈액응고(blood coagulation)를 일으킨다. 혈장에서 섬유소를 제외한 나머지 액체가 혈청(serum)이며, 투명한 옅은 노란빛을 띤다.

(2) 면역(immune)

면역계(immune system)는 면역기능에 관여하는 세포나 조직이 모여서 이루어진 하나의 체계(system)로서 면역계의 세포들은 혈관과 림프관을 순환하며, 인체의 내 · 외부 자극에 의해 모든 조직에 산재되어 존재할 수 있다. 면역계는 체내의 이물질, 미생물 등 다양한 감염원으로부터 신체를 방어하며, 병원균에 대한 효과적인 보호기전을 일으키게 된다.

면역계는 사람에 존재하지 않는 이물질(foreign substance)을 인식하는 것이 중요한데, 인식된 이물질을 항원(antigen)이라고 한다. 항원은 세균, 바이러스, 원생동물, 기생충과 같은 외인성 물질(exogenous agents)과 종양세포, 바이러스 감염세포 등의 내인성 물질(endogenous agents)로 분류한다. 면역세포가 인체로 들어온 항원을 인식하게 되면 그 항원을 제거할 수 있도록 림프구가 활성화되어 림프구의 증식이 유도되어 그 수가 늘어나는 과정과 림프구의 분화로 인해 항원 제거에 필요한 새로운 기능을 얻게 되는 과정으로 나타난다. 또한 면역세포들은 계속해서 새롭게 만들어지고 사멸되는 순환과정을 거치게 되므로 일부의 면역조직은 면역세포 생성에 필요한 세포상호작용을 가능하게 하는 구조를 가지고 있고 일부의 면역세포들은 한 조직에 머물러 있지 않고 끊임없이 우리 몸을 순환하는 특성으로 인해 상대적으로 적은 수의 림프구를 가지고도 효과적인 면역반응이 가능해지는 이유가 된다.

면역계는 면역반응에 관여하는 기관(lymphoid organs)과 림프구, 과립구(granulocytes), 단핵포식계 등의 세포로 구성되어 있다.

면역계는 선천면역(innate immunity)과 후천면역(adaptive immunity, 적응면역 : acquired immunity)으로 구분된다. 선천면역은 개체가 태어나면서부터 지닌 유전적 소인이나 생리적 결과에 의해 감염증에 대한 저항성의 차이가 있지만, 이런 감염에 자연적으로 발생하는 면역기전이다. 이런 선천면역은 신속하게 반응하지만, 비특이적(nonspecific)인 초기 방어기전을 담당한다. 선천면역에 관여하는 세포는 호중구(neutrophil), 호산구(eosinophil), 호염기구(basophil), 큰포식세포(macrophage), 비만세포(mast cell), 가지돌기세포(dendritic cell), 자연살해세포(natural killer cell, NK cell) 등이 있다.

후천면역은 특정 미생물에 연속적인 노출에 의해 그 강도 및 방어능력이 증가되는 면역반응으로, 특이적(specific)이지만, 반응하는 데 시간이 다소 걸린다. 또한 특정 감염원(specific pathogen)을 구별할 수 있는 능력이 있으며, 이들 항원을 제거하는 것이 목적이다. 선천면역에 비해 더 전문화되고 면역현상이 오래 유지되는 강력한 면역체계이다. 후천면역과 관련된 세포는 B 세포와 T 세포이다. 후천면역반응은 체액성 면역(humoral immunity)과 세포매개성 면역(cell mediated immunity)의 두 가지 유형으로 분류된다. 체액성 면역은 B 세포가 만들어낸 단백질, 즉 항체(antibody)가 체내에 감염된 미생물에 반응하여 이물질을 중화시키거나 다양한 작동기전(effect mechanism)에 의해 표적미생물을 제거하는 방어기전이다.

세포매개성 면역은 T 세포에 의해 매개되며 큰포식세포와 상호작용에 의해 미생물, 외부세포(종양 또는 이식조직), 바이러스에 감염된 세포에 작용하여 제거하는 반응이다. 이때 T 세포의 역할은 세포 사멸을 유도하기도 하며 염증반응을 조절하거나 B 세포의 활성을 유도한다.

(3) 혈액형

중요한 4가지 혈액 그룹은 A, B, AB, O이며 적혈구에 A나 B 항원의 부재나 존재로 결정된다. 표지자(markers)라고 알려진 항원은 항체의 생산을 자극한다.

기증자로부터 수여자까지의 안전한 혈액의 수혈을 위해 혈액 유형과 교차시험을 필요로 한다. 부적절한 수혈은 죽음을 초래할 수도 있는 심각한 반응을 야기할 수 있다. 예를 들면 A혈액에 함유된 항체와 B혈액은 서로의 응집(aggulutinate)을 야기할 수 있다. O형은 A 또는 B 항원을 포함하고 있지 않기 때문에, 다른 혈액형의 모든 사람에게 수여할 수 있다. O형인 사람은 만능 기증자(universal donor)라고 불린다. 유사하게 AB형은 다른 혈액형에 대항하는 어떤 항체도 없기 때문에 보편적인 수혜자이다.

혈액은 ABO항원 이외의 Rh 인자라고 불리는 다른 항원을 가지고 있다. Rh 항원들이 적혈구에 존재할 때, 혈액형은 Rh+로 분류되며, 항원들이 존재하지 않을 때, 혈액형은 Rh-로 분류된다. Rh+ 혈액인 사람은 Rh+나 Rh- 혈액을 수혈 받을 수 있다. 그러나 Rh-인 사람은 오직 Rh- 혈액만 수혈 받을 수 있다.

표 6-1. 혈액형, 헌혈과 수혈(Blood Types, Donors, and Recipients)

혈액형 (Blood Type)	적혈구 속 항원 (Antigen on RBC)	혈장 속 항원 (Antigen on plasma)	수혈받을 때
A	A	항 B항체	A or O
B	B	항 A항체	B or O
AB(만능수혈자)	A and B	none	A, B, AB, O
O(만능헌혈자)	none	항 A와 항 B항체	O

2) 혈액, 림프 및 면역계의 주요 의학용어

(1) 혈액

의학용어	국문의미	영문의미	단어해설
blood	혈액	body fluid in humans and other animals that delivers necessary substances such as nutrients and oxygen to the cells and transports metabolic waste products away from those same cells	심장(heart), 동맥(artery), 모세혈관(capillary), 정맥(vein)을 순환하는 혈액인데 혈장(plasma)과 적혈구(erythrocyte), 백혈구(leukocyte), 혈소판(thrombocyte; platelets) 등의 유형성분(formed element)으로 구성됨
plasma	혈장	yellow-colored liquid component of blood, in which blood cells are suspended	혈액 중 맑은 액체 부분(liquid portion)으로 단백질을 포함한 여러 종류의 물질로 이루어져 있으며 약 90%가 물이고, 나머지 10%는 단백질(protein), 전해질(electrolyte), 비타민(vitamin) 등의 용질(solute)로 구성됨
serum	혈청	plasma from which the clotting proteins have been removed	피떡(혈병, blood clot)이 형성되고 난 후에 남아있는 맑은 액체성분
erythrocyte	적혈구	most common type of blood cell and the vertebrate's principal means of delivering oxygen (O_2) to the body tissues—via blood flow through the circulatory system	산소를 운반하는 역할을 하는 세포로 적혈구(red blood cell)는 뼈속질(골수, bone marrow)에서 생산됨
leukocyte	백혈구	cells of the immune system that are involved in protecting the body against both infectious disease and foreign invaders. All white blood cells are produced and derived from multipotent cells in the bone marrow known as hematopoietic stem cells	감염(infection)으로부터 우리 몸을 보호하고 염증반응을 일으키는 세포로 다섯 종류의 백혈구(white blood cell)가 있음

platelet, thrombocytes	혈소판	component of blood whose function (along with the coagulation factors) is to react to bleeding from blood vessel injury by clumping, thereby initiating a blood clot	혈액응고과정(clotting process)에 관여하는 유형성분

(2) 림프계와 지라

용어	국문의미	영문의미	단어해설
lymph	림프	fluid that flows through the lymphatic system, a system composed of lymph vessels (channels) and intervening lymph nodes whose function, like the venous system, is to return fluid from the tissues to the central circulation	무색투명한 조직액(tissue fluid)으로 심장을 향해 한 방향으로만 흐름
lymphatic vessels	림프관	thin-walled vessels (tubes) structured like blood vessels, that carry lymph	모세림프관(lymphatics capillary)이 합쳐지면서 림프관(lymphatics vessel)을 형성하고, 림프관은 최종적으로 가슴(chest)에 위치하는 관(duct)으로 모이며 림프관을 통해 림프는 정맥을 통해 순환계통(circulatory system)으로 들어옴
lymph nodes	림프절	ovoid or kidney-shaped organ of the lymphatic system and the adaptive immune system	림프절은 림프관을 따라 단독으로 있거나 또는 무리지어 있으며 림프를 걸러 세균(bacteria)과 외래항원(foreign agent) 등의 이물질이 혈액으로 들어오는 것을 막음
spleen	지라(비장)	important roles in regard to red blood cells (erythrocytes) and the immune system	배안(복강, abdominal cavity)의 왼쪽 가장자리인 위(stomach)와 가로막(횡경막, diaphragm) 사이에 위치하는 기관으로 성인기의 지라는 우리 몸에서 가장 큰 림프기관(lymphatic organ)이며, 다량의 혈액을 포함하고 혈액 속의 세균이나 이물질과 수명을 다한 적혈구 등을 파괴하는 역할을 함
thymus	가슴샘(흉선)	specialized primary lymphoid organ of the immune system	특히 유아기(infancy)에서 사춘기(puberty) 사이에 우리 몸의 면역계통(immune system)의 발달에 중요한 역할을 담당하는 장기로 사춘기 이후가 되면 그 크기가 작아지고 기관의 대부분이 결합조직(connective tissue)으로 대체됨

(3) 면역계

의학용어	국문의미	영문의미	단어해설
allergen	알레르기항원	type of antigen that produces an abnormally vigorous immune response in which the immune system fights off a perceived threat that would otherwise be harmless to the body	신체의 즉각적인 과민반응을 유발하는 물질로 먼지, 꽃가루, 동물비듬(animal dander) 또는 음식 등이 알레르기항원으로 작용할 수 있음
allergist	알레르기전문의	physician specializing in the diagnosis and treatment of allergies	알레르기반응을 진단하고 치료하는 전문의사
allergy	알레르기	conditions caused by hypersensitivity of the immune system to typically harmless substances in the environment	특정물질에 대한 과민성(hypersensitivity)을 보이고 염증성면역반응(inflammatory immune response)을 유발함
anaphylaxis	아나팔락시스	serious allergic reaction that is rapid in onset and may cause death	이전에 침입한 항원(antigen)이 재차 침입하여 생체에 나타나는 과민반응으로 두드러기나 재채기 등이 나타나고, 심할 경우 혈압저하나 기도폐쇄로 죽을 수 있으며 이를 아나필락시스쇼크(anaphylactic shock)라고도 함
antibody	항체	large, Y-shaped protein produced mainly by plasma cells that is used by the immune system to neutralize pathogens such as pathogenic bacteria and viruses	림프구(lymphocyte)에서 생산되는 물질로 항원(antigen)을 무력화시키거나 파괴하는 단백질이며 면역글로불린(immunoglobulin)이라고도 함
antigen	항원	molecule or molecular structure, such as may be present at the outside of a pathogen, that can be bound to by an antigen-specific antibody (Ab) or B cell antigen receptor (BCR)	체내에 들어와 면역반응(immune response)을 일으키는 물질로 이식조직(transplant tissue), 독소(toxin), 감염미생물(infectious organism) 등이 항원에 해당함
autoimmune disease	자가면역질환	condition arising from an abnormal immune response to a normal body part	항체(antibody)가 외래항원이 아닌 자신의 세포를 공격함으로써 발생하는 면역질환으로 류마티스관절염(rheumatoid arthritis), 전신홍반루푸스(systemic lupus erythematosus)가 자가면역질환의 대표적인 예임
immune	면역	balanced state of multicellular organisms having adequate biological defenses to fight infection, disease, or other unwanted biological invasion, while having adequate tolerance to avoid allergy, and autoimmune diseases	체내로 침입한 외부 인자인 항원에 대하여 방어하는 기전으로 선천면역과 획득면역으로 구분함

immunology	면역학	branch of biology that covers the study of immune systems in all organisms	면역계통질환을 다루는 의학의 한 분야
phagocytosis	탐식작용	process by which a cell uses its plasma membrane to engulf a large particle (≥ 0.5 μm), giving rise to an internal compartment called the phagosome	일부 백혈구(leukocyte)가 침입한 미생물이나 기능을 다한 오래된 세포를 파괴하는 것
vaccine	백신	biological preparation that provides active acquired immunity to a particular infectious disease	인체 내에 불활화 또는 약독화된 병원체를 주입하여 인체의 면역체계를 활성화시킴으로써 병원체에 의한 피해를 예방하거나 그 피해를 최소화하기 위해 사용하는 생물학적 제제

2 혈액, 림프 및 면역계 의학용어의 구성

혈액, 림프 및 면역계와 관련된 어근과 연결된 결합형에 대해 살펴보고 접미사와 접두사가 연결되었을 경우의 의학용어에 대한 의미를 배우도록 한다.

1) 결합형

혈액, 림프 및 면역계에 속하는 장기를 나타내는 결합형을 익히고 관련된 의학용어를 통하여 구성요소를 분석해 보도록 한다.

결합형	영문의미	국문의미	관련용어
angi/o	vessel (usually refers to blood vessel)	관(보통은 혈관을 의미함)	angiography
aort/o	aorta	대동맥	aortic arch
arteri/o	artery	동맥	arteriosclerosis
ather/o	yellowish, fatty plaque	노르스름한, 지방플라크	atheroma
isch/o	deficiency, blockage	결핍, 막힘	ischemia
lymph/o	lymph, lymph tissue	림프, 림프조직	lymphatics
lymphaden/o	lymph node	림프절	lymphadenitis
myel/o	bone marrow	골수	myelofibrosis
phleb/o, ven/o	vein	정맥	phlebotomy

plasm/o	plasma	혈장	plasmacytoma
splen/o	spleen	지라(비장)	splenomegaly
therm/o	heat	열	thermostat
thromb/o	clot	피떡(혈병)	thrombolysis
thym/o	thymus	가슴샘(흉선)	thymopoietin

2) 접미사와 접두사

혈액, 림프 및 면역계와 관련된 의학용어에서 자주 사용되는 접미사와 접두사를 나열하였으므로 꼭 기억해 두도록 한다.

(1) 접미사

접미사	영문의미	국문의미	관련용어
-penia	abnormal reduction in number	비정상적인 수적 감소	lymphopenia
-poiesis	formation	형성	erythropoiesis
-sclerosis	hardening	경화	arteriosclerosis

(2) 접두사

접두사	영문의미	국문의미	관련용어
brady-	slow	느린	bradykinesia
pan-	all, total	전부, 전체	panleukopenia

3 혈액, 림프 및 면역계의 진단을 위한 의학용어

혈액, 림프 및 면역계와 관련한 질병과 진단에 대해 학습하기 위하여 의학용어를 제시하였다. 용어에 대한 의미를 익혀두도록 한다.

1) 증상과 질병

(1) 혈액

의학용어	국문의미	영문의미	단어해설
anemia	빈혈	decrease in the total amount of red blood cells (RBCs) or hemoglobin in the blood	혈액 중에 적혈구(erythrocyte) 수가 감소되어 있는 상태로 원인은 실혈(blood loss)이나 적혈구 생산이 감소, 적혈구 파괴가 많이 일어날 경우 등임
anisocytosis	적혈구부동증, 부동세포증	medical term meaning that a patient's red blood cells are of unequal size	적혈구의 크기가 서로 다르고 차이가 많이 나는 상태
aplastic	형성부전의, 무형성의	birth defect where an organ or tissue is wholly or largely absent	질병, 암, 방사선 또는 화학약물에 의해 손상된 줄기세포를 생산할 뼈속질(골수)의 부전이며, 드물지만 빈혈의 심각한 형태
embolus (pl. emboli)	색전	unattached mass that travels through the bloodstream and is capable of clogging arterial capillary beds (create an arterial occlusion) at a site distant from its point of origin	피떡(blood clot) 또는 공기(air)나 지방(fat) 등이 혈류(blood stream)를 따라 순환하는 혈관내 이물질
erythrocytopenia	적혈구감소증	abnormal reduction of red (blood) cells	적혈구(red blood cell)의 수가 비정상적으로 감소한 상태로 빈혈(anemia)과 동의어로 쓰임
erythrocytosis, erythropenia	적혈구증가증	disease state in which the hematocrit (the volume percentage of red blood cells in the blood) is elevated	적혈구의 수가 정상보다 증가하는 현상임
hematoma	혈종	localized bleeding outside of blood vessels, due to either disease or trauma including injury or surgery	혈관 밖으로 나온 혈액이 기관이나 조직에서 국소적으로 굳은 혈액덩어리를 만든 것

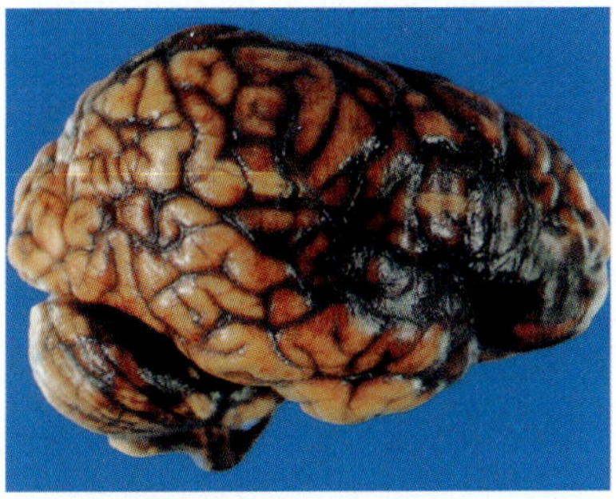

거미막밑출혈, 뇌(Subarachnoid hemorrhage, brain)

거미막밑 출혈은 뇌막중 거미막과 연질막 사이에 피가 고이는 것이며 외상에 의한 뇌의 연결정맥의 파열로 인하여 발생한다. 이마마루엽의 지주막하 출혈로 인한 넓은 검붉은 변색주위가 뇌이랑내의 혈관주변으로 나타나 있다.

hemolysis	용혈	rupturing (lysis) of red blood cells (erythrocytes) and the release of their contents (cytoplasm) into surrounding fluid	적혈구가 어떤 원인으로 파괴되고 혈색소가 분리되는 현상
hemophilia	혈우병	mostly inherited genetic disorder that impairs the body's ability to make blood clots, a process needed to stop bleeding	혈액응고인자(coagulation factor VIII)의 결핍으로 나타나는 혈액 질환으로 응고시간이 현저히 연장되는 질병으로 반성 열성유전으로 결핍된 응고인자에 따라 혈우병 A, B, C로 분류함
hypoprothrombinemia	저프로트롬빈혈증	rare blood disorder in which a deficiency in immunoreactive prothrombin (Factor II), produced in the liver, results in an impaired blood clotting reaction, leading to an increased physiological risk for spontaneous bleeding	응고과정에서 프로트롬빈은 트롬빈으로 바뀌고, 이것이 피브리노겐에서 다시 섬유소로 전환되면서 혈액응고가 이루어짐. 프로트롬빈이 감소되면 혈액응고에 지장을 가져옴
leukemia	백혈병	blood cancers that usually begin in the bone marrow and result in high numbers of abnormal blood cells	뼈속질(골수, bone marrow)에 비정상적인 백혈구(leukocyte)가 과도하게 증식하여 나타나는 악성 질환

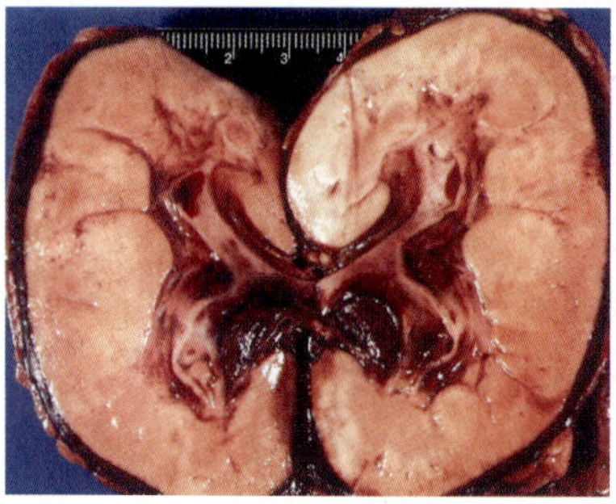

백혈병, 콩팥(Leukemia, kidney)

급성 골수백혈병이 장기의 실질을 침윤할 때는 국소성 종괴를 만들지 않고 종양세포가 침윤을 하므로 콩팥이 전체적으로 커지며 절단면이 창백하게 보인다.

leukocytopenia	백혈구감소증	decrease in the number of leukocytes	백혈구 총수(혈액 1 mm^3 중 5천~1만 개)가 정상치 이하로 감소된 상태
leukocytosis	백혈구증가증	white cells (the leukocyte count) above the normal range in the blood	백혈구의 수가 정상치보다 지속적으로 많은 상태이며, 바이러스를 제외한 감염증의 경우에는 일반적으로 백혈구증가증이 일어남
macrocytosis	큰적혈구증가증, 대적혈구증	enlargement of red blood cells with near-constant hemoglobin concentration, and is defined by a mean corpuscular volume (MCV) of greater than 100 femtolitres (the precise criterion varies between laboratories)	큰 적혈구가 말초에 증가된 상태

microcytosis	작은적혈구증, 소적혈구증	condition in which red blood cells are unusually small as measured by their mean corpuscular volume	작은 적혈구가 증가된 상태
multiple myeloma	다발골수종	cancer of plasma cells, a type of white blood cell that normally produces antibodies	뼈속질(골수, bone marrow)에 발생한 종양으로 다발골수종의 증상(symptom)은 뼈의 통증과 골절(fracture), 감염(infection), 체중감소(weight loss), 빈혈(anemia)과 피로(fatigue)가 나타날 수 있음
neutropenia	호중구감소증	abnormally low concentration of neutrophils (a type of white blood cell) in the blood	여러 가지 원인으로 호중구의 감소가 나타난 비정상적인 상태
neutrophilia	호중구증가증	high number of neutrophils in the blood	여러 가지 원인으로 호중구가 증가된 상태
pancytopenia	범혈구감소증	medical condition in which there is a reduction in the number of red and white blood cells, as well as platelets	혈액 내에 혈소판뿐만 아니라 적혈구와 백혈구가 감소된 상태
poikilocytosis	변형적혈구증가증	variation in cell shape of RBCs	악성빈혈(pernicious anemia)에서 말초 혈액 내에 변형적혈구가 많이 존재하는 상태
polycythemia	적혈구증가증	disease state in which the hematocrit (the volume percentage of red blood cells in the blood) is elevated	적혈구계의 종양성 증식이며 드문 질환으로 백혈병성 변화가 합병되어 적혈구증가증이 될 때가 많음
sepsis	패혈증	life-threatening condition that arises when the body's response to infection causes injury to its tissues and organs	병원성 미생물이 혈류로 침입한 후 증식해 조직 손상, 기관(organ)의 기능상실, 사망을 초래하는 전신성 염증반응(systemic inflammatory response)

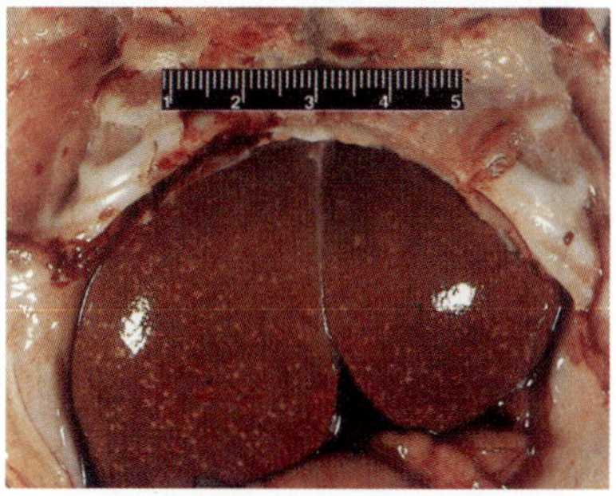

파종단순포진 바이러스 감염(Disseminated herpes simplex virus infection)
신생아의 부검소견으로 노출된 간이 우선 커져있고 둘째로 표면에 수많은 황백색 점들이 보이는데 이것은 조직의 괴사 때문이다.

spherocytosis	둥근적혈구증, 구상적혈구증	presence in the blood of spherocytes, i.e erythrocytes (red blood cells) that are sphere-shaped rather than bi-concave disk shaped as normal	세포 내에 나트륨과 물이 축적되어 적혈구가 둥글게 변형되는 현상임
thalassemia	지중해빈혈	inherited blood disorders characterized by decreased hemoglobin production	헤모글로빈을 생산하지 못하여 발생하는 빈혈로 보통 지중해 출신의 사람들에게서 나타남
thrombocytopenia	혈소판감소증	condition characterized by abnormally low levels of thrombocytes, also known as platelets, in the blood	혈소판(platelet)의 수가 비정상적으로 감소한 상태
thrombocytopenic purpura	혈소판감소자반	purpura associated with a reduction in circulating blood platelets which can result from a variety of causes	혈소판이 20만/mm^3 이하로 떨어지면서 피부점막, 내부공간 등에 자연발생적인 출혈과 외상에 의한 혈액삼출이 있는 것임
thrombosis	혈전증	formation of a blood clot, known as a thrombus, within a blood vessel	혈액이 국소적으로 응고하는 병적 상태
thrombus, blood clot	혈전	final product of the blood coagulation step in hemostasis	혈액의 일부가 혈관 속에서 굳어져 생긴 덩어리
vascular purpura	혈관자반	condition of red or purple discolored spots on the skin that do not blanch on applying pressure	아주 작은 압력에도 모세혈관이 쉽게 파괴되어 일어나는 조직 출혈임

(2) 림프계와 지라

용어	국문의미	영문의미	단어해설
acquired immunodeficiency syndrome, AIDS	후천성면역결핍증	conditions caused by infection with the human immunodeficiency virus	HIV(Human immunodeficiency viruses) 노출에 의하여 생긴 면역반응의 억제 또는 결핍 상태로 기회감염(opportunitic infection)이 발생함

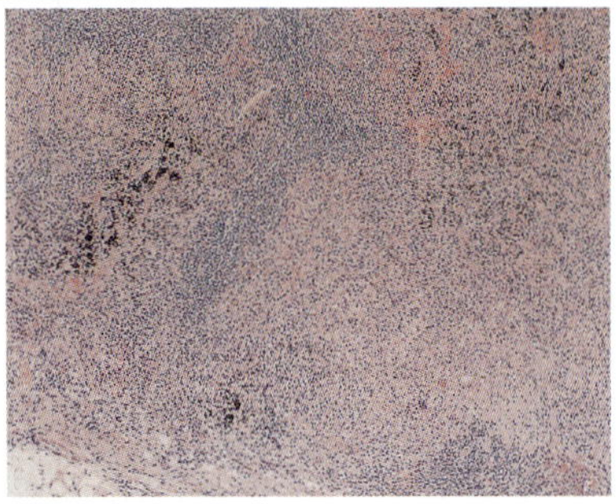

후천면역결핍증후군, 림프절(Acquired immune deficiency syndrome, lymph node)
후천면역결핍증후군 환자의 림프절로 정상림프소포구조가 모두 소실되어 있다.

Hodgkin's disease	호지킨병	type of lymphoma in which cancer originates from a specific type of white blood cells called lymphocytes	지라(비장, spleen)와 림프절 같은 림프조직에 발생하는 악성 종양으로 무통성 경부림프절 종대에 의해 발견될 때가 많으며 정상세포 대신 Reed-Sternberg 세포라고 불리는 조직구(histiocytes)가 비정상적으로 증식함

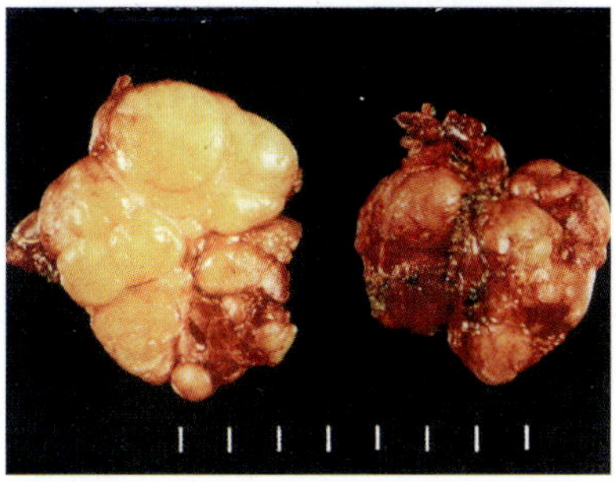

호지킨림프종, 림프절(Hodgkin lymphoma, lymph node)
종양은 다양한 크기로 종대된 여러개의 림프절이 합쳐져 다엽성인 큰 종괴로 관찰된다. 종괴의 절단면은 분홍을 띤 연황색을 보인다. 괴사를 일으킨 부위는 없다.

hypersplenism, splenomegaly	지라기능항진증, 지라 종대	enlargement of the spleen	지라의 기능이 항진되어 혈액세포(적혈구, 백혈구, 혈소판)를 지나치게 많이 파괴하는 것임
immunosuppression	면역억제	reduction of the activation or efficacy of the immune system	약품이나 방사선을 이용하여 면역반응을 억제하는 것임
infectious mononucleosis	감염성단핵구증	infection usually caused by the Epstein－Barr virus (EBV)	대부분 젊은 사람에서 나타나는 엡스타인-바 바이러스(Epstein-Barr virus)에 의한 급성감염병으로 림프절비대(swollen lymph node), 인후통(sore throat), 피로(fatigue), 발열(fever) 등이 특징으로 나타나며 보통 침(saliva)을 통해 전파됨
Kaposi sarcoma	카포시육종	cancer that can form masses in the skin, lymph nodes, or other organs	뼈, 지방, 근육 및 섬유조직을 포함한 결합조직의 악성종양으로 쉽게 여러 장기로 전이되며, 에이즈와 밀접한 관련이 있음

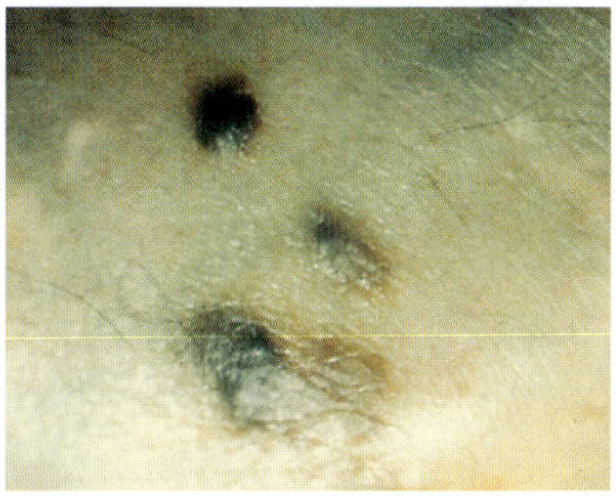

카포시육종, 피부(Kaposi sarcoma, skin)
혈관종양이므로 적자색 또는 갈색의 구진들이 뭉쳐서 다수 관찰된다. 초기병변은 점출혈과 유사하나, 진행된 병변일수록 수 센티미터에 이르는 판이나 결절을 형성한다. 임상양상에 따라 만성형, 림프절 비대형, 이식관련형 및 AIDS관련형 등으로 구분된다.

lymphadenitis	림프절염	inflammation of lymph nodes	보통 감염의 결과로 발생하며 림프절의 염증과 종대가 나타남

lymphadenopathy	림프절병증	disease of the lymph nodes, in which they are abnormal in size or consistency	림프절에 발생하는 모든 병적상태를 의미하고 보통은 림프절이 커진 것을 말함
lymphangitis	림프관염	inflammation or an infection of the lymphatic channels	림프관에 생기는 염증
lymphedema	림프부종	condition of localized swelling caused by a compromised lymphatic system	선천적 또는 후천적으로 림프관이 막혀 피하조직에 림프가 고여 단단해지고 부기가 있는 상태
lymphocytopenia	림프구감소증	condition of having an abnormally low level of lymphocytes in the blood	말초혈액에 림프구가 비정상적으로 감소하는 상태
lymphocytosis	림프구증가증	increase in the number or proportion of lymphocytes in the blood	말초혈액에 림프구가 비정상적으로 증가하는 상태
lymphoma	림프종	tumor of lymphatic tissue	림프조직(lymphatic tissue)에 생긴 악성종양

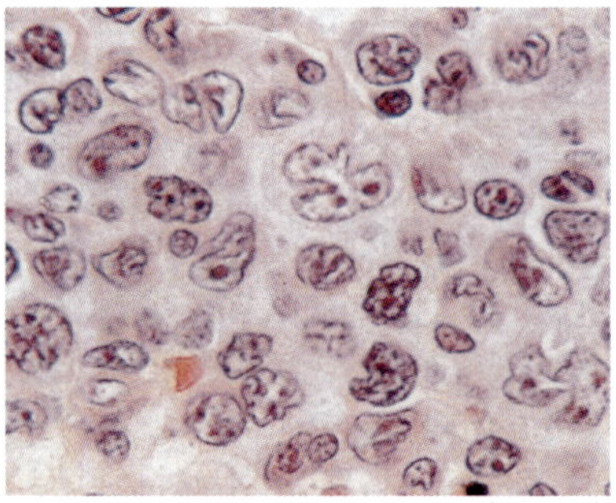

말초T-세포림프종, 림프절(Peripheral T-cell lymphoma, lymph node)
말초 T세포 림프종 세포는 대단히 크고 핵의 다형성과 엽형성이 현저하다. 핵소체는 붉게 염색되고 아주 뚜렷하다.

multiple myeloma	다발성골수종	cancer of plasma cells, a type of white blood cell that normally produces antibodies	뼈속질(골수)의 형질세포의 악성종양(항체 생산, B 림프구)
non-Hodgkin's lymphoma	비호지킨림프종	blood cancers that includes all types of lymphoma except Hodgkin lymphomas	호지킨병(Hodgkin's disease)과 아주 유사한 림프절의 악성 종양이며 림프육종(lymphosarcoma), 세망세포육종(reticulum cell sarcoma), Burkitt's lymphoma, stem cell lymphoma 등으로 불리는 악성 림프성 종양 전체를 칭한다.
opportunistic infection	기회감염	infection caused by pathogens (bacteria, viruses, fungi, or protozoa) that take advantage of an opportunity not normally available	병원균을 방어할 수 없는 결함을 가진 면역체계의 결과로 발생하는 모든 감염

Pel-Ebstein fever	펠-에브스타인 열	rarely seen condition noted in patients with Hodgkin's lymphoma in which the patient experiences fevers which cyclically increase then decrease over an average period of one or two weeks	호지킨병(Hodgkin's disease) 등에서 주기적인 발열 현상이 있는 것으로 드물게 나타남
perisplenitis	지라(비장)주위염	inflammation of peritoneum and tissues around spleen	지라를 덮는 복막과 그 주위조직의 염증
splenitis	지라염, 비장염	inflammation of the spleen	혈행성으로 기생충, 세균, 바이러스 또는 그들의 대사산물이 지라에 도달하여 감염을 일으킨 것임

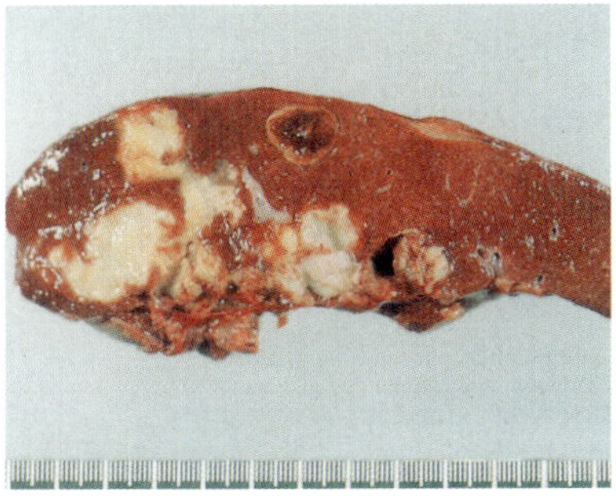

결핵, 지라(Tuberculosis, spleen)
결핵으로 인한 많은 고름집이 형성되어 있다. 단면에서 황색의 건락 괴사가 관찰된다.

splenomegaly	지라종대, 비장종대	enlargement of the spleen	지라(비장)가 커지고 기능항진이 되어 혈구의 과잉파괴가 일어나는 것으로 장티푸스, 패혈증 등 감염증, 간경화증, 백혈병 등 여러 가지 혈액 질환과 함께 동반됨
thymoma	가슴샘종(흉선종)	tumor originating from the epithelial cells of the thymus that may be benign or malignant	가슴샘(흉선, thymus)의 종양

2) 진단

의학용어	국문의미	영문의미	단어해설
activated coagulation time	혈액응고시간	test of coagulation	혈액이 피떡(혈병, clot)을 형성하는데 걸리는 시간을 검사하는 것
activated partial thromboplastin time, aPTT	활성화부분트롬보플라스틴시간	blood test that characterizes coagulation of the blood	항응고제인 헤파린(heparin)에 대한 항응고요법의 추적 관찰에 이용하는 혈액 검사

angiography	혈관조영술	medical imaging technique used to visualize the inside, or lumen, of blood vessels and organs of the body, with particular interest in the arteries, veins, and the heart chambers	조영제를 주입하고 혈관을 X선 촬영하는 것
angioscope	혈관내시경	instrument used for visual examination (of the lumen) of a blood vessel	혈관의 내강(lumen)을 관찰하는 기구
angioscopy	혈관내시경검사	visual examination (of the lumen) of a blood vessel	혈관의 내강(lumen)을 관찰하는 검사
aortogram	대동맥조영사진	placement of a catheter in the aorta and injection of contrast material while taking X-rays of the aorta	조영제(contrast medium)를 주입하여 찍은 대동맥(aorta)의 X선 사진
arteriogram	동맥조영사진	radiographic image of the artery (after an injection of contrast media)	조영제(contrast medium)를 주입하여 찍은 동맥(artery)의 X선 사진
blood pressure, BP	혈압	pressure of circulating blood on the walls of blood vessels	혈액이 혈관 속을 흐를 때 혈관벽에 가하는 압력으로 수축기혈압(systolic pressure)이 120, 이완기혈압(diastolic pressure)이 80인 경우를 정상혈압이라 하며 120/80으로 기록함
bone marrow biopsy	골수생검	pathologic analysis of samples of bone marrow obtained by bone marrow biopsy (often called trephine biopsy) and bone marrow aspiration	질병을 진단하거나 혈액세포의 상태를 파악하기 위한 검사 목적으로 골수(bone marrow)를 채취하는 것으로 백혈병(leukemia), 감염, 빈혈(anemia), 다른 혈액관련 질환 등의 진단에 이용되며, 골수흡인(bone marrow aspiration)과 동시에 실시할 수 있음
complete blood count, CBC	전체혈구계수	blood panel requested by a doctor or other medical professional that gives information about the cells in a person's blood	일반적 건강상태의 검사뿐만 아니라 감염, 빈혈 및 다른 질환을 검사하기 위한 혈액검사로 CBC라 불림
C-reactive protein, CRP	c-반응단백질	annular (ring-shaped), pentameric protein found in blood plasma, whose circulating concentrations rise in response to inflammation	혈액 내 C-반응단백질(C-reactive protein)의 양을 측정하는 검사로 이 수치가 올라가면 염증이 있음을 나타내며, 또한 심혈관질환(cardiovascular disease)의 위험성을 평가하는데도 사용됨

creatine phosphokinase, CPK	크레아틴인산화효소	enzyme expressed by various tissues and cell types	혈액 내 크레아티인산화효소(CPK)의 양을 측정하는 검사로 근육손상(muscle injury)이나 괴사(necrosis)가 발생하면 혈액으로 방출되며 급성심근경색증(acute myocardial infarction)이 있는 환자를 평가하는데 유용하게 사용됨
digital subtraction angiorgraphy, DSA	디지털감산혈관조영술	fluoroscopy technique used in interventional radiology to clearly visualize blood vessels in a bony or dense soft tissue environment	조영제 주입 전 · 후의 컴퓨터 영상을 비교하여 검사하지 않는 부분을 배제하는 방법의 혈관조영술
Doppler ultrasound	도플러초음파	medical ultrasonography that employs the Doppler effect to generate imaging of the movement of tissues and body fluids (usually blood)	고주파를 이용하여 혈관 속의 혈액 흐름을 검사하는 것으로 간헐적파행(간헐절뚝거림, intermittent claudication), 심부정맥혈전증(deep vein thrombosis) 또는 다른 혈액순환장애를 진단하는데 사용됨
echocardiogram, ECHO	심장초음파사진	record of the heart (structure and motion) using sound	초음파(ultrasound)를 이용하여 심장의 구조와 움직임을 기록한 것
electrocardiogram, ECG, EKG	심전도	record of the electrical activity of the heart	심장의 전기적 활동을 기록한 것
electrocardiograph	심전도기	instrument used to record the electrical activity of the heart	심장의 전기적 활동을 기록하는 기구
electrocardiography	심전도검사	recording of the electrical activity of the heart using electrodes placed on the skin	심장의 전기적 활동을 기록하는 검사법
enzyme-linked immunosorbent assay, ELISA	효소결합면역흡착법	detecting the presence of a ligand (commonly a protein) in a liquid sample using antibodies directed against the protein to be measured	다양한 원인항원(미생물, 단백질 등)에 대한 항체를 이용하여 원인물질의 존재를 검출하는 검사법
hematocrit, HCT	적혈구용적율, 헤마토크릿	volume percentage (vol%) of red blood cells (RBC) in blood, measured as part of a blood test	전체 혈액에 대한 적혈구(erythrocyte)의 부피를 측정하는 것으로 빈혈증상을 보이는 환자를 진단하고 평가하는데 사용됨
hemoglobin, Hb	혈색소, 헤모글로빈	iron-containing oxygen-transport metalloprotein in the red blood cells (erythrocytes) of almost all vertebrates	일정량의 적혈구(erythrocyte)에 들어있는 헤모글로빈(hemoglobin)의 농도를 측정하는 것

lymphangiography	림프관조영술	medical imaging technique in which a radiocontrast agent is injected, and then an X-ray picture is taken to visualize structures of the lymphatic system, including lymph nodes, lymph ducts, lymphatic tissues, lymph capillaries and lymph vessels	조영제의 주입 후에 가슴영역으로 움직이는 림프 흐름의 경로를 보기 위한 림프절과 림프관의 방사선투과검사
pulse	맥박	tactile arterial palpation of the heartbeat by trained fingertips	심장의 수축에 의해 심장에서 나오는 혈액이 동맥벽에 닿아서 생기는 주기적인 파동
sphygmomanometer	혈압계	device used to measure blood pressure, composed of an inflatable cuff to collapse and then release the artery under the cuff in a controlled manner	혈압(blood pressure) 측정에 사용되는 장치
venogram	정맥조영사진	procedure in which an x-ray of the veins, a venogram, is taken after a special dye is injected into the bone marrow or veins	조영제(contrast medium)를 주입하여 찍은 정맥(vein)의 X선 사진
western blot	웨스턴 블릿팅	analytical technique in molecular biology and immunogenetics to detect specific proteins in a sample of tissue homogenate or extract	특정 단백질을 전기영동하여 분획한 후 항체를 이용하여 원하는 분획을 찾아내는 방법

3) 치료

(1) 혈액

의학용어	국문의미	영문의미	단어해설
blood transfusion	수혈	process of transferring blood or blood products into one's circulation intravenously	혈액 손실을 대체하기 위해 전체 혈액이나 혈액 구성성분을 주입하는 것
bone marrow transplant	골수이식	transplantation of multipotent hematopoietic stem cells, usually derived from bone marrow, peripheral blood, or umbilical cord blood	환자에게 적합한 건강한 골수를 이식하는 것으로 이식된 세포가 환자의 골수조직을 대체하게 됨

embolectomy	색전제거술	emergency surgical removal of emboli which are blocking blood circulation	풍선카테터(balloon catheter)를 색전(embolus)이 형성된 부위로 넣어 풍선을 확장시켰다가 빼냄으로써 색전을 제거하는 수술
femoropopliteal bypass	넙다리오금동맥우회술	surgical procedure used to treat diseased leg arteries above or below the knee	막힌 부위를 우회하기 위해 넙다리동맥(femoral artery)에서 오금동맥(popliteal artery)으로 이어지는 우회로를 형성하는 수술
thrombolytic therapy	혈전용해요법	breakdown (lysis) of blood clots formed in blood vessels, using medication	피떡(혈전, blood clot)을 용해하는 약물을 주사하는 것으로 급성심근경색증(acute myocardial infarction) 환자에게 처방함

(2) 림프계와 지라

용어	국문의미	영문의미	단어해설
lymphadenectomy	림프절절제(술)	surgical removal of one or more groups of lymph nodes	림프절을 떼어내는 수술임
lymphadenography	림프절조영술	medical imaging technique in which a radiocontrast agent is injected, and then an X-ray picture is taken to visualize structures of the lymph nodes	림프관 내에 조영제를 주입하여 림프절을 x-ray 촬영하는 것임
lymphangiectomy	림프관절제술	surgical removal of lymphatic vessels	림프관을 떼어내는 수술임
lymphangiography	림프관조영술	medical imaging technique in which a radiocontrast agent is injected, and then an X-ray picture is taken to visualize structures of the lymphatics, including lymph ducts, lymphatic tissues, lymph capillaries and lymph vessels	발에 있는 림프관에 조영제를 주사한 뒤 흉부로 이동하는 림프흐름의 경로를 볼 수 있도록 X-ray 촬영하는 것으로 림프종의 단계 구별과 진단 시 실시함
splenectomy	지라절제술	excision of the spleen	지라기능항진증으로 혈구세포가 지나치게 파괴될 경우 지라를 제거하는 수술을 실시함
splenopexy	지라고정술	surgical fixation of the spleen	돌아다니는 지라(spleen)을 외과적으로 고정하는 수술
thymectomy	가슴샘절제술	excision of the thymus gland	가슴샘(thymus gland)을 외과적으로 제거하는 수술

4) 약리학

용어	국문의미	영문의미	단어해설
anticoagulant	항응고제	chemical substances that prevent or reduce coagulation of blood, prolonging the clotting time	혈액응고를 막거나 지연시키는 약물
immunization	면역접종	process by which an individual's immune system becomes fortified against an agent (known as the immunogen)	특정 감염성 질환에 대한 면역력을 키우기 위해 백신이나 면역글로불린을 주사하는 것
immunosuppressant	면역억제제	drugs that inhibit or prevent activity of the immune system	장기이식 후 거부반응을 방지하거나 자가면역질환의 진행을 느리게 하기 위한 면역반응 억제 약물
thrombolytics	혈전용해제	thrombolytic drugs that dissolve blood clots	혈전을 녹이기 위해 사용하는 약물
vaccination	예방접종	administration of a vaccine to help the immune system develop protection from a disease	면역반응을 일으키고 질병에 대해 보호하기 위해 신체 내로 변형된 항원(바이러스나 세균)을 주사하는 것

5) 약어

혈액, 림프 및 면역계와 관련되어 자주 사용하는 약어를 정리하였다. 병원에서도 자주 사용하는 약어이므로 공부해 두도록 한다.

약어	의미	의미
A, B, AB, O	blood types in ABO blood group	ABO식 혈액군의 혈액 유형
ACS	acute coronary syndrome	급성관상동맥증후군
AFib	atrial fibrillation	심방세동
AIDS	Acquired immune deficiency syndrome	후천성면역결핍증
AICD	automatic implantable cardiac defibrillator	삽입형 자동심실제동기
aPTT	activated partial thromboplastin time	활성화 부분 트롬플라스팀시간
BP	blood pressure	혈압
AV	atrioventricular	방실의
CA	cancer	암

CABG	coronary artery bypass graft	관상동맥우회술
CAD	coronary artery disease	관상동맥질환
CBC	complete blood count	전체혈구계산
CBC and D	complete blood count and differential	전혈구수와 감별혈구수
CCU	coronary care unit	관상동맥질환집중치료실
CPK	creatine phosphokinase	크레아틴인산화효소
CPR	cardiopulmonary resuscitation	심폐소생술
DNA	deoxyribonucleic acid	데옥시리보핵산
CRP	C-reactive protein	C-반응단백질
DVT	digital subtraction angiography	디지털감산혈관조영술
EBV	Epstein-Barr virus	엡스타인-바바이러스
DVT	deep vein thrombosis	심부정맥혈전증
ECG, EKG	electrocardiogram	심전도
ELISA	enzyme-linked immunosorbent assay	효소면역측정법
HCHO	echocardiogram	심장초음파사진
HCT	hematocrit	적혈구용적율, 헤마토크릿
HF	heart failure	심부전(심장기능상실)
Hgb	hemoglobin	혈색소, 헤모글로빈
HIV	human immunodeficiency virus	사람면역결핍바이러스
HHD	hypertensive heart disease	고혈압성심장질환
HTN	hypertension	고혈압
KS	kaposi sarcoma	카포시육종
IV	intravenous	정맥내의
MI	myocardial infarction	심근경색증
PCP	Pneumocystis carinii pneumonia	폐포자충폐렴(주폐포자충폐렴) 일차진료의사 펜시클리딘(환각제)
PT	prothrombin time	프로트롬빈시간
PTCA	percutaneous transluminal coronary angioplasty	피부경유경관관상동맥혈관조영술
RBC, rbc	red blood cell	적혈구

SLE	systemic lupus erythematosus	전신홍반루푸스
SPECT	single-photon emission computed tomography	단일광자방출단층촬영술
TEE	transesophageal echocardiogram	식도경유심장초음파사진
WBC	white blood cell (leukocyte)	백혈구

4 관련질병을 통한 의학용어 학습

의학용어에 대한 이해를 향상시키기 위해 혈액 림프 및 면역계와 관련된 질환에 대해 자세히 살펴보고자 한다.

1) 재생불량성 빈혈(aplastic anemia)

재생불량성 빈혈은 조혈 줄기세포에서 생기는 빈혈이므로 백혈구, 적혈구, 혈소판 등과 같은 모든 골수기원 세포의 골수내 생산이 감소한다. 원인으로는 약물에 의한 것이 가장 흔하며 골수에는 세포가 거의 없는 것이 특징이고 지방조직으로 대치되어 있는 경우가 대부분이다. 말초혈액은 정적혈구성 정색소성 빈혈(normocytic normochromic anemia)이 관찰되고 동시에 호중구의 혈중 감소로 인하여 감염이 잘 일어난다.

임상 증상은 빈혈, 출혈성 소인, 발열등이며 출혈성 소인은 거핵구와 전구의 생성 저하에 기인한다. 발열은 호중구의 저하에 따르는 감염증에 의하며 치료도 잘 되지 않는다. 말초혈액에서 모든 혈구들이 감소하는 범혈구감소증이 있다. 빈혈은 헤모글로빈 양은 감소하지 않으므로 정상내지 고색소성 빈혈 형태를 나타낸다. 망상적혈구도 현저하게 감소되거나 전혀 관찰되지 않는다. 혈청철은 정상이거나 적혈구 생산 감소로 인하여 사용되지 못하므로 골수내 저장만 되어 오히려 증가한다.

골수천자(bone marrow aspiration)는 조혈기능이 없으므로 채취 불능(dry tap)이 대부분이고, 채취된 경우에는 말초혈액과 마찬가지로 범세포감소증과 상대적 림프구 증가가 관찰된다. 골수는 저형성 내지 완전히 지방화하여 조혈계 줄기세포가 현저히 줄어들어 있거나 적혈구뿐만 아니라 모든 조혈계 세포가 없는 상태가 된다. 치료로서는 수혈, 부신피질 스테로이드 또는 안드로겐 호르몬의 투여, 최근에는 급성 백혈병에서와 마찬가지로, 골수이식이 시도되고 있고 성공률도 증가하고 있다.

2) 진행 전신성 경피증(progressive systemic sclerosis)

진행 전신성 경피증은 일명 경피종(scleroderma)이라고 한다.

(1) 원인과 발병기전

이 질환에서는 자가면역반응의 이상으로 고감마글로불린혈증, ANA, RF가 검출되고 특히 ANA의 일종으로 비히스톤 단백인 Scl-70에 대한 항체는 전신형 경피증 환자에서 가장 의의가 있다. 그 외에 최근 DNA topoisomerase I항원에 대한 항체도 알려졌다. 항 중심절(centromere) 항체는 CREST증후군 환자의 80~90%에서 양성이다. 이러한 혈청 내 여러 가지 항체가 이 질환이 자가면역 질환임을 말해주는 증거들이다.

CREST 증후군은 전신성 경화증의 한 유형이며, 피부석회화(Calcinosis cutis), 레이노드현상(Reynaud phenomenon), 식도의 기능장애(Esophageal dysfunction), 손발가락관절경화(Sclerodactyly) 혈관 확장(Telangiectasia) 등 5가지 증상을 특징적으로 나타내는 증후군을 말한다.

(2) 병리

피부, 소화기, 근골격계 신 · 폐 등 다양한 전신 부위에서 콜라겐 섬유의 미만성 증가로 인하여 진피나 점막하조직에 경화가 발생한다. 피부는 미만성으로 대칭성의 경화성 위축이 손가락에서 시작하여 상행성으로 팔, 어깨, 목, 얼굴 쪽으로 진행된다. 심하면 피부의 섬유화로 인하여 손가락 관절 운동이 제한된다. CREST증후군에서는 피하에 석회화가 일어난다.

소화기의 경우 위장관 근육층이 콜라겐섬유로 대치되며 특히 식도(50%)에서 심하여 고무호스처럼 단단하고 두터워져서 늘어나지 못하므로 음식물을 삼키기가 곤란하다. 위장관의 점막은 위축되어 얇아지고 음식물의 흡수가 잘 안되어 영양 장애를 일으킨다. 근골격계에서는 관절활막염 및 근조직의 간질에 섬유화로 근육의 위축과 파괴가 일어난다.

콩팥의 경우 2/3의 환자에서 주로 소엽간동맥의 내막에 당단백과 점액다당류의 축적과 동심원상의 내막증식이 보인다. 30%의 환자는 신성 고혈압이 생기고 그 중 10%는 악성 고혈압으로 진행한다. 경화증 환자의 50%는 콩팥부전증으로 사망한다. 폐에서는 간질과 폐포에 미만성으로 섬유화가 일어나고 소혈관의 비후도 볼 수 있다.

복습문제

결합형 복습문제

01 혈액, 림프 및 면역계와 관련된 의학용어 중 결합형에 대해 정리한 표이다. 제시한 용어의 의미를 쓰도록 한다.

의학용어	용어분석			단어의미
	결합형	영문의미	국문의미	
adenopathy		gland	샘, 선	샘증(병), 선병증
agglutination	agglutino		응고 붙이다	응집
embolectomy	embolo	embolus(plug)		색전증 제거
erythrocyte	erythro	red	붉은, 적색	
hemophobia	hemo	blood		공혈증
hematoma	hemato		혈액, 피	혈종
immunogen		immune immunity safe	면역 면역성 안전한	면역원
leukocyte	leuko		흰-, 백(색)	백혈구
lymphopoiesis	lympho	lymph		림프구생성
lymphadenitis	lymphadeno	lymph gland (node)	림프절	
lymphangioma	lymphangio	lymph vessel		림프관종
myelogenic	myelo		골수, 뼈속질, 척수	골수의
phagocyte		swallowing eating	삼키기, 연하 식사, 먹기	탐식세포
splenomegaly	spleno		지라(비장)	지라비대
thrombolysis	thrombo	blood clot		혈전 용해

thymoma	thymo	thymus gland	가슴샘(흉선)	
venous	veno		정맥	정맥의

접미사와 접두사

02 혈액, 림프 및 면역계와 관련된 의학용어에서 자주 사용되는 접미사와 접두사에 대한 복습문제이다. 해당용어에 대한 의미를 해당칸에 쓰도록 한다.

(1) 접미사

의학용어	용어분석			단어의미
	접미사	영문의미	국문의미	
anaphylaxis		protection	보호, 방어	아나팔락시스
erythropoiesis	-poiesis		형성, 생산	조혈, 혈구형성
hemostasis	-stasis	standing still		지혈
leukemia	-emia	blood condition	혈액상태	
macrophage	-phage	swallowing, eating		큰포식세포

(2) 접두사

의학용어	용어분석			단어의미
	접두사	영문의미	국문의미	
macrocyte		large	큰, (양이)많은	대적혈구
microcyte	micro-		작은, 소규모의	소적혈구
mononucleosis	mono-	one		단핵구증

의학용어 만들기

03 지금까지 학습했던 용어를 결합하여 혈액, 림프 및 면역계통과 연관된 의학용어를 만들어 보시오.

(1) immune responses of an organism against its own healthy cells and tissues ______________________

(2) conditions caused by hypersensitivity of the immune system to typically harmless substances in the environment ______________________

(3) structures (aka substances) specifically bound by antibodies (Ab) or a cell surface version of Ab ______________________

(4) process by which a cell uses its plasma membrane to engulf a large particle (≥ 0.5 μm), giving rise to an internal compartment ______________________

(5) biological preparation that provides active acquired immunity to a particular infectious disease ______________________

(6) yellow-colored liquid component of blood, in which blood cells are suspended ______________________

(7) most common type of blood cell associated with the vertebrate's principal means of delivering oxygen (O2) ______________________

(8) thin-walled vessels (tubes) structured like blood vessels, that carry lymph ______________________

(9) abnormal reduction of red (blood) cells ______________________

(10) blood cancers that usually begin in the bone marrow and result in high numbers of abnormal blood cells ______________________

(11) conditions caused by infection with the human immunodeficiency virus (HIV) ______________________

(12) pressure of circulating blood on the walls of blood vessels ______________________

의학용어 복습

04 아래에 제시한 문장에 해당하는 의학용어(영문)를 쓰시오.

(1) 일정한 양의 혈액을 원심분리하였을 때, 모아진 적혈구의 용적 ____________________

(2) 면역기능에 관여하는 세포나 조직이 모여서 이루어진 하나의 체계____________________

(3) 신속하게 반응하지만, 비특이적인 초기 방어기전을 담당하는 면역____________________

(4) B 세포가 만들어낸 단백질, 즉 항체(antibody)가 체액을 감염한 미생물에 반응하여 이물질을 중화시키거나 다양한 작동기전(effect mechanism)에 의해 표적미생물을 제거하는 방어기전

____

(5) 신체의 즉각적인 과민반응을 유발하는 물질인 먼지, 꽃가루, 동물비듬(animal dander) 또는 음식 등을 총칭하는 용어 ____________________

(6) 혈병(피떡, blood clot)이 형성되고 난 후에 남아있는 맑은 액체성분____________________

(7) 감염(infection)으로부터 우리 몸을 보호하고 염증반응을 일으키는 혈액내에 존재하는 세포

____

(8) 복강(배안, abdominal cavity)의 왼쪽 가장자리인 위(stomach)와 횡경막(diaphragm) 사이에 위치하는 장기

____

(9) 조혈 줄기세포에서 생기는 빈혈이므로 백혈구, 적혈구, 혈소판 등과 같은 모든 골수기원세포의 골수내 생산이 감소하는 질병 ____________________

(10) 혈관의 내강(lumen)을 관찰하는 기구 ____________________

(11) 혈액 손실을 대체하기 위해 전체 혈액이나 혈액 구성성분을 주입하는 것

____

(12) 질병을 진단하거나 혈액세포의 상태를 파악하기 위한 검사 목적으로 골수를 채취하는 것

____

(13) 조영제(contrast medium)를 주입하여 찍은 정맥(vein)의 X선 사진____________________

(14) 장기이식 후 거부반응을 방지하거나 자가면역질환의 진행을 느리게 하기 위한 면역반응 억제 약물

____

(15) 혈전을 녹이는 약물 ____________________

약어

05 아래에 제시한 약어의 full name과 국문 의미를 쓰시오.

1. AV : ____________________
2. CA : ____________________
3. CPK : ____________________
4. CRP : ____________________
5. ELISA : ____________________
6. Hgb : ____________________
7. IV : ____________________
8. RBC : ____________________

Chapter 07

소화기계

학습목표

- 소화기계의 의학적 치료와 관련된 의학용어를 익힌다.
- 소화기계의 구조와 기능에 대해 익힌다.
- 소화기계와 관련된 의학용어의 구성요소(어근, 접두사, 접미사)를 분석할 수 있다.

1 소화기계 의학용어 맛보기

의학용어	국문의미	영문의미	단어해설
anoplasty	항문성형술	surgical repair of the anus	항문을 만들어 주거나 항문역할을 하도록 외과적으로 처치하는 것
appendicitis	막창자꼬리염(충수염)	inflammation of the appendix	막창자 아래쪽 꼬리에 생기는 염증으로 감염 후에 막창자 꼬리의 폐쇄에 의한 급성 상태이며 외과적 수술로 제거함
glycosuria	당뇨	excretion of glucose into the urine	소변 내에 당이 검출되는 상태
hepatomegaly	간종대	condition of having an enlarged liver	간이 정상보다 커져 있는 상태
ulcerative colitis	궤양성잘록창자염(궤양성대장염)	long-term condition that results in inflammation and ulcers of the colon and rectum	궤양, 출혈과 통증을 동반, 지속적 설사가 특징인 만성염증성 큰창자 질환

1) 소화기계의 특징 및 구성

소화기는 음식물을 분해하여 필요한 영양소를 흡수하고, 불필요한 것은 배설하는 내장기관이다. 소화기는 입에서 항문까지의 위장관과 거기에 부속한 침샘, 간, 담도, 이자 등이 포함된다.

위장관은 길이도 길고 외부로부터 다양한 자극에 노출되고 있을 뿐만 아니라 전신에 영향도 쉽게 받으므로 질병의 종류도 많다.

소화관의 전체적인 구성은 식도에서 항문까지 약 9 m에 이르는 하나의 긴 관으로 되어 있다. 입구에 해당되는 구강, 인두 및 식도와 출구에 해당되는 항문의 점막은 중층편평상피이며, 위, 작은창자, 큰창자는 원주 상피로 덮여 있다. 또한 구강에는 귀밑샘, 턱밑샘, 혀밑샘 등의 침샘이 개구하고 있다(그림 7-1).

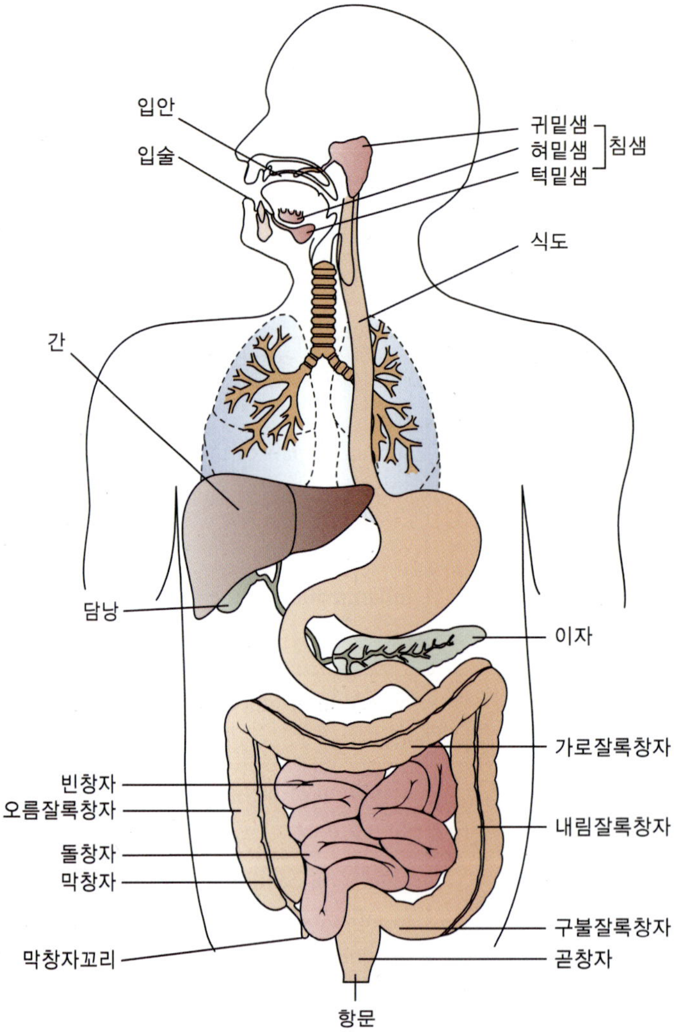

그림 7-1. 소화기계통의 개략(모식도)

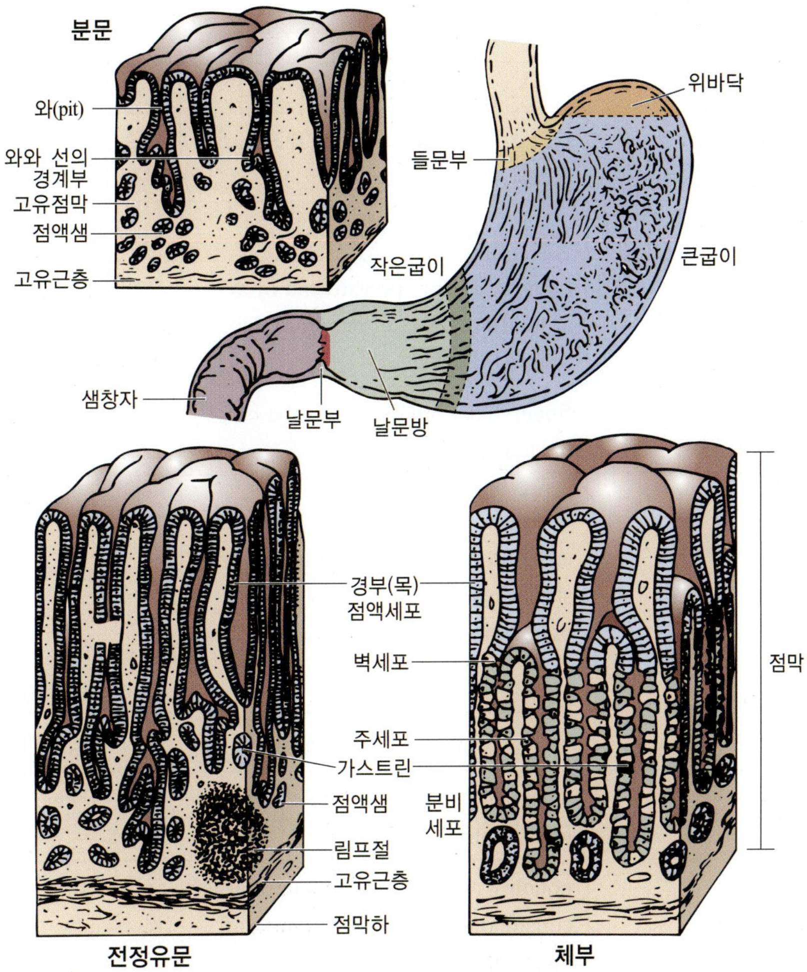

그림 7-2. 위의 부위별 조직 구조와 세포들의 고유기능

점액세포 : 중성당단백 분비, 목세포 : 재생능력을 갖고 있는 세포, 벽세포 : 산과 내인자 분비, 주세포 : 펩시노겐 분비
내분비세포 : 가스트린, 히스타민, 소마토스타틴

(1) 위장장애(gastrointestinal disturbance)

위장장애는 소화기계통과 부속기관 장애로 인해 발생하는 질환 중 하나이다. 소화기계 전문의는 간과 쓸개 및 이자 등의 부속기관을 포함한 소화계통 질환을 진단하여 치료하는 의사이다.

소화기계 전문의는 외과의사는 아니지만 수술을 하기도 하여 예를 들어 대장에서 폴립을 제거하는 내시경적 수술을 행하거나, 생검 샘플을 위해 조직을 떼어내는 시술을 한다. 다른 내시경적 시술로는 식도, 위(그림 7-2), 작은창자 및 큰창자 검사이다. 이를 통해 각종질환 특히 초기 암을 포함한 병리학적 상태를 진단하기도 한다. 또한, 다양한 검사, X선, 약물, 의학 및 외과적 시술을 통해 소화기계 질병을 진단하고 치료를 하게 된다.

2) 소화기계의 주요 의학용어

의학용어	국문의미	영문의미	단어해설
abdomen	복부(배)	part of the body between the thorax (chest) and pelvis	가슴(thorax)과 골반(pelvis) 사이의 부위
antrum	날문방(유문방, 전정부)	lower portion of the stomach	위(stomach)의 원위부(distal portion)
anus	항문	opening at the opposite end of an animal's digestive tract from the mouth	조임근(괄약근, spincter muscle)으로 구성되어 있으며 소화노폐물인 분변(feces)이 최종적으로 배출되는 통로
appendix	막창자꼬리(충수)	finger-like, blind-ended tube connected to the cecum	막창자(맹장, cecum)에 매달려있는 꼬리모양의 주머니
bile ducts	쓸개관(담관)	any of a number of long tube-like structures that carry bile, and is present in most vertebrates	담즙은 간관(hepatic duct)을 통해 간(liver)에서 나와 담낭관(cystic duct)을 통해 담낭(gallbladder)으로 들어가고 나오게 되며 저장된 담즙은 총담관(common bile duct)을 거쳐 샘창자(duodenum)로 운반함
body	몸통(체)	central region of the stomach	위의 중앙부분(central portion)
cardia	들문(분문)	where the contents of the esophagus empty into the stomach	식도(esophagus)에서 위(stomach)로 연결되는 부분
cecum	막창자(맹장)	pouch within the peritoneum that is considered to be the beginning of the large intestine	큰창자(대장, large intestine)의 첫 번째 부분을 이루는 U자 모양의 끝이 막힌 주머니
colon	잘록창자(결장)	largest portion of the large intestine, so many mentions of the large intestine and colon overlap in meaning whenever precision is not the focus	막창자(cecum)에 이어지는 큰창자(large intestine)부분으로, 오름잘록창자(ascending colon), 가로잘록창자(transverse colon), 내림잘록창자(descending colon), 구불잘록창자(sigmoid colon)의 네 부분으로 나눔
duodenum	샘창자(십이지장)	first section of the small intestine	작은창자(소장, small intestine)의 시작 부분
esophagus	식도	organ in vertebrates through which food passes, aided by peristaltic contractions, from the pharynx to the stomach	인두(pharynx)에서 위(stomach)까지 약 25 cm 길이의 관(tube)으로, 음식물을 아래로 내려 보내도록 근육의 율동적이고 연속적인 수축운동인 꿈틀운동(연동운동, peristalsis)이 시작되는 곳
fundus	위바닥(위저부)	portion of the stomach which bulges up past the point of entry of the esophagus	식도(esophagus)와 연결되는 지점의 위쪽으로 볼록한 부분

gallbladder	쓸개(담낭)	small hollow organ where bile is stored and concentrated before it is released into the small intestine	간(liver)에서 생성된 답즙(bile)을 저장하는 작은 주머니 모양의 구조물
hard palate	단단입천장(경구개)	thin horizontal bony plate made up of two bones of the facial skeleton, located in the roof of the mouth	입천장(palate)의 앞쪽으로 뼈에 의해 지지되는 부분
ileum	돌창자(회장)	final section of the small intestine	작은창자(small intestine)의 세 번째 부분으로 길이는 약 3.3 m에 달하며, 큰창자(large intestine)로 이어짐
jejunum	빈창자(공장)	second part of the small intestine	길이 약 2.4 m의 작은창자(small intestine)의 두 번째 부분
large intestine	큰창자(대장)	last part of the gastrointestinal tract and of the digestive system	돌창자(ileum) 말단에서 항문(anus)으로 이어지는 길이 1.5 m 가량의 관(tube)으로 수분을 흡수하여 고형의 분변(feces)을 만드는 기능을 담당함
liver	간	organ only found in vertebrates which detoxifies various metabolites, synthesizes proteins and produces biochemicals necessary for digestion and growth	지방(fat)의 소화에 필수적인 담즙(bile)을 생산하고 소화(digestion) 및 대사(metabolism)와 관련된 기능을 수행함
mouth	입	opening through which many animals take in food and issue vocal sounds	씹기(mastication, chewing)를 통해 음식물을 더 작은 입자로 분해하고 침(saliva)과 함께 섞는 역할을 함
palate	입천장(구개)	roof of the mouth	코안(비강, nasal cavity)과 입안(구강, oral cavity)을 분리하는 구조물
pancreas	이자(췌장)	organ of the digestive system and endocrine system	음식물의 소화를 돕는 이자액(pancreatic juice)과 탄수화물대사(carbohydrate metabolism)에 관여하는 인슐린(insulin), 글루카곤(glucagon) 등을 분비함
peritoneum	배막(복막)	serous membrane forming the lining of the abdominal cavity or coelom	배안(abdominal cavity)과 골반안(pelvic cavity)을 둘러싸는 주머니 모양의 장막(serous membrane)
pharynx, throat	인두	part of the throat behind the mouth and nasal cavity, and above the esophagus and larynx	삼키는 작용(swallowing action)을 통해 입을 통과한 음식물이 식도(esophagus)로 내려가도록 도움
pyloric sphincter	날문조임근(유문괄약근)	strong ring of smooth muscle at the end of the pyloric canal which lets food pass from the stomach to the duodenum	위(stomach)와 샘창자(duodenum) 사이에 위치한 고리모양의 근육
pylorus	날문(유문)	connecting the stomach to the duodenum	위(stomach)에서 작은창자(small intestine)로 이어지는 부분

rectum	곧창자(직장)	final straight portion of the large intestine	20 cm 가량의 길이로 구불잘록창자(sigmoid colon)에서 항문(anus) 사이에 위치하는 큰창자(large intestine) 부분
salivary glands	침샘(타액선)	exocrine glands that produce saliva through a system of ducts	침(saliva)을 생성하여 구강(oral cavity)으로 분비함
small intestine	작은창자(소장)	organ in the gastrointestinal tract where most of the end absorption of nutrients and minerals from food takes place	유문조임근(pyloric sphincter)에서 큰창자(large intestine)로 이어지는 약 6 m 길이의 관(tube)으로 대부분의 소화(digestion)가 일어나며, 작은창자의 벽으로부터 손가락모양으로 돌출한 구조인 융모(villus)를 통해 영양분을 흡수함
soft palate	물렁입천장(연구개)	soft tissue constituting the back of the roof of the mouth	입천장(palate)의 뒤쪽으로 뼈에 의해 지지되지 않는 부분
stomach	위	muscular, hollow organ in the gastrointestinal tract	여러 가지 소화효소를 분비하여 음식물을 분해하는 근육형의 빈 장기
tongue	혀	muscular organ in the mouth	음식물이 침과 잘 섞이도록 돕고 삼키는 작용을 통해 음식물은 인두(pharynx)로 보내며, 맛(taste)을 느끼고 말을 하는데 중요한 역할을 담당함
uvula	목젖(구개수)	conic projection from the back edge of the middle of the soft palate, composed of connective tissue containing a number of racemose glands, and some muscular fibers	연구개(soft palate)에서 연장된 V자 모양(V-shaped)의 구조물로 음식물이 목구멍(throat)으로 내려가도록 유도함

2 소화기계 의학용어의 구성

소화기계와 관련된 어근과 연결된 결합형에 대해 살펴보고 접미사와 접두사가 연결되었을 경우의 의학용어에 대한 의미를 배우도록 한다.

1) 결합형

소화기계에 속하는 장기를 나타내는 결합형을 익히고 관련된 의학용어를 통하여 구성요소를 분석해 보도록 한다.

결합형	국문의미	영문의미	의학용어
an/o	항문	anus	anal fistula
antr/o	날문방, 유문방, 전정부	antrum	antroscopy
append/o, appendic/o	막창자꼬리(충수)	appendix	appendectomy
bilirubin/o	빌리루빈	bilirubin	hyperbilirubinemia
bucc/o	볼	cheek	buccal region
cardi/o	들문(분문)	cardia	cardiac sphincter
cec/o	막창자(맹장)	cecum	cecectomy, cecorrhaphy
celi/o, lapar/o	복부	abdomen	celiopathy, laparotomy
cholangi/o	쓸개관	bile duct	cholangitis
chole, bil/i	쓸개즙	gall, bile	acholia
cholecyst/o	쓸개	gallbladder	cholecystitis
choledoch/o	온쓸개관	common bile duct	choledochoduodenostomy
col/o, colon/o	잘록창자(결장)	colon	colostomy
dent/o, odont/o	치아	tooth	dentalgia, odontitis
dips/o	갈증	thirst	polydipsia
duoden/o	샘창자(십이지장)	duodenum	duodenitis, deuodenal ulcer
enter/o	작은창자(소장)	intestine	enteritis
esophag/o	식도	esophagus	esophageal varix, esophago-scopy
gastr/o	위	stomach	gastralgia, gastroptosis
gingiv/o	잇몸	gum	gingivits
glyc/o	당분	glucose	glycosuria
hepat/o	간	liver	hepatoma
ile/o	돌창자(회장)	ileum	ileitis
jejun/o	빈창자(공장)	jejunum	duodenoiejunostomy
labi/o, cheil/o	입술	lip	cheiloplasty, labioplasty
lingu/o, gloss/o	혀	tongue	sublingual, glossectomy
lip/o, steat/o	지방	lipid	lipoma
or/o, stomat/o	입	mouth	oral, stomatitis

palat/o	입천장, 구개	palate	palatoplasty, palatoschisis
pancreat/o	이자(췌장)	pancreas	pancreatitis
peritone/o	복막	peritoneum	peritonitis
pharyng/o	인두	pharynx	pharyngitis
proct/o, rect/o	곧창자, 항문	rectum and anus	proctology, proctoscopy
pylor/o	날문(유문)	pylorus	pyloromyotomy
rect/o	곧창자(직장)	rectum	rectocele
sial/o, ptyal/o	침	saliva	sialolithotomy
sialaden/o	침샘(타액선)	salivary gland	sialadenitis, sialadenography
sigmoid/o	구불잘록창자(S상결장)	sigmoid colon	sigmoiditis
tonsill/o	편도	tonsil	tonsillectomy
umbilic/o, omphal/o	배꼽, 제대	umbilicus	omphalitis
uvul/o, staphyl/o	목젖	uvula	uvulitis, staphyloplasty

2) 접미사와 접두사

소화기계와 관련된 의학용어에서 자주 사용되는 접미사와 접두사를 나열하였으므로 꼭 기억해 두도록 한다.

(1) 접미사

접미사	영문의미	국문의미	의학용어
-emesis	vomiting	구토	hyperemesis
-orexia	appetite	식욕	anorexia
-pepsia	digestion	소화	dyspepsia
-phagia	eat, swallowing	먹다, 삼키다	dysphagia
-prandial	meal	식사	post prandial

(2) 접두사

접두사	영문의미	국문의미	의학용어
hemi-	half	반(q/w)	hemiplegia

3 소화기계 진단을 위한 의학용어

소화기계와 관련한 질병과 진단에 대해 학습하기 위하여 의학용어를 제시하였다. 용어에 대한 의미를 익혀두도록 한다.

1) 증상과 질병

용어	국문의미	영문의미	단어해설
achalasia	이완못함증, 이완불능증	failure of smooth muscle fibers to relax, which can cause the lower esophageal sphincter to remain closed	조임근(괄약근)과 같은 근육의 이완이 되지 않는 상태
achlorhydria	위산없음증, 무염산증	states where the production of hydrochloric acid in gastric secretions of the stomach and other digestive organs is absent	위에서 염산의 분비가 되지 않는 상태
acholia	쓸개즙없음증, 무담즙증	lack or absence of bile secretion	쓸개즙의 분비가 되지 않는 상태
adenoids	아데노이드	superior-most of the tonsils known as a pharyngeal tonsil or nasopharyngeal tonsil	인두편도 또는 코인두 편도의 림프소절이 증식하여 커진 상태
adhesion	유착	tendency of dissimilar particles or surfaces to cling to one another (cohesion refers to the tendency of similar or identical particles/surfaces to cling to one another	분리되어 있어야 할 두 복막(peritoneum)의 표면이 서로 연결되어 있는 상태로 복부수술(abdominal surgery) 후에 발생할 수 있으며 외과적 치료로 유착제거술(adhesiolysis) 또는 유착절제술(adhesiotomy)을 실시함
anal fistula	항문샛길, 항문루	chronic abnormal communication between the epithelialised surface of the anal canal and usually the perianal skin	항문주변에 생긴 관모양의 비정상적인 통로로 항문 농양이 형성되었던 부위에 항문루가 잘 생기며, 치료는 항문샛길절제술(fistulectomy)을 실시함
ankyloglossia, tongue tie	혀유착증	congenital oral anomaly that may decrease the mobility of the tongue tip and is caused by an unusually short, thick lingual frenulum, a membrane connecting the underside of the tongue to the floor of the mouth	혀주름띠가 선천적으로 짧은 증상으로 혀소대전단술(frenotomy)로 완화될 수 있음

anorexia	식욕부진	eating disorder, characterized by low weight, food restriction, fear of gaining weight, and a strong desire to be thin	음식물에 대한 욕구가 부족하거나 없는 상태
aphagia	못삼킴증, 연하 불능	inability or refusal to swallow	음식물을 삼키지 못하는 상태

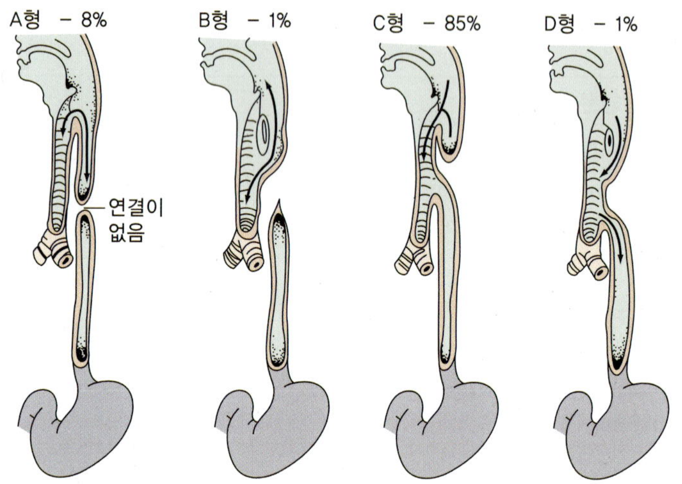

못삼킴증(aphagia)을 유발할 수 있는 식도의 선천기형

A형은 기관식도루를 동반하지 않는 식도무형성이고 B형은 식도의 무형성이 있고 식도 상층부에 기관과 누공을 형성한다. C형은 식도하부에 기관식도루를 동반하는 식도의 무형성이고 D형은 식도무형성과 상하식도의 양측기관과 누공을 형성한다.

aphthous stomatitis, canker sores	아프타성 입안염	common condition characterized by the repeated formation of benign and non-contagious mouth ulcers (aphthae) in otherwise healthy individuals	입안의 점막부에 발현하는 것으로 홍반이 있는 통증성 궤양이 수반되는 질병
ascites	뱃물(복수)	abnormal buildup of fluid in the abdomen	간질환, 암, 심장기능상실(심부전) 또는 콩팥기능상실(신부전)로 배안에 액체가 차는 상태
Barrett's esophagus	바렛식도	condition in which there is an abnormal (metaplastic) change in the mucosal cells lining the lower portion of the esophagus, from normal stratified squamous epithelium to simple columnar epithelium with interspersed goblet cells that are normally present only in the small intestine, and large intestine	식도 끝부분의 점막이 지속적인 위산의 역류에 의해 오랜 시간 위산에 노출되면서 식도의 상피조직이 위의 상피조직으로 변한 상태로 식도의 정상적인 중층 편평상피가 단층원주상피세포로 바뀐 상태
Behcet's disease	베체트병	inflammatory disorder which affects multiple parts of the body	눈, 구강, 성기 등에 염증이 생기거나 상처가 오래 지속되는 염증성 질환

borborygmus	창자가스소리 (복명)	rumbling, growling or gurgling noise produced by movement of the contents of the gastro-intestinal tract as they are propelled through the small intestine by a series of muscle contractions called peristalsis	창자꿈틀운동에 의한 가스와 액체 등의 내용물이 장내를 이동하면서 '꾸루룩'하며 나는 소리
bruxism, teeth grinding	이갈이	excessive teeth grinding or jaw clenching	저작운동과는 상관없이 치아를 율동적 또는 경련적으로 가는 것임
Budd-chiari syndrome	버드-키아리증후군	very rare condition, affecting one in a million adults caused by occlusion of the hepatic veins that drain the liver	뚜렷한 이유없는 간정맥의 폐색으로 일반적으로 원인불명이나 신생물, 협착, 간 질환, 외상, 혈액 장애 등 여러 요인에 의해 생김
candidiasis, thrush moniliasis	아구창, 구강칸디다증	fungal infection due to any type of *Candida albicans*	*Candida albicans*에 의한 구강 점막이나 혀에 크림 같은 하얀색 반점을 형성함
celiac disease	셀리악병	long-term immune disorder that primarily affects the small intestine	복부팽만(abdominal bloating)과 복부통증, 만성설사(chronic diarrhea) 또는 만성변비(chronic constipation), 지방변증(steatorrhea), 구토(vomiting), 체중감소(weight loss), 피로(fatigue), 철결핍빈혈(iron deficiency anemia) 등의 다양한 증상이 나타나며 가려움을 동반한 피부발진이 나타나는 포진피부염(dermatitis herpeiformis)도 셀리악병(celiac disease)과 관련이 있음
cheilitis	입술염	inflammation of the lips	입술의 염증
cholangioma	담관종	benign tumor that forms in the bile ducts	담관(bile duct)의 상피세포에서 발생한 양성종양(tumor)

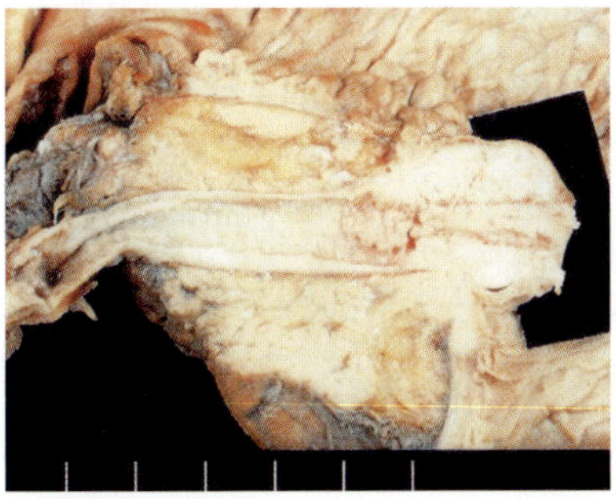

샘암종, 팽대부(Adenocarcinoma, ampulla of Vater)
온쓸개관쪽까지 파급된 팽태부의 폴립모양 회색 종괴가 관찰된다. 침윤성장을 하고 있어 악성 종양이며 온쓸개관이 팽대부의 암에 의한 폐색으로 인하여 확장되어 있다.

cholangitis	쓸개관염, 담관염	inflammation of the bile duct (cholangitis), usually caused by bacteria ascending from its junction with the duodenum (first part of the small intestine)	쓸개관의 염증

cholecystitis	쓸개염, 담낭염	inflammation of the gallbladder	쓸개(담낭, gallbladder)의 염증
choledocholithiasis	온쓸개관돌증, 총담관결석증	condition of stones in the common bile duct	온쓸개관(총담관, common bile duct)에 결석이 생긴 것
cholelithiasis, gall-stone	쓸개돌증 담석증	stone formed within the gallbladder out of bile components	쓸개와 쓸개관에 돌처럼 단단한 물질이 생겨 열이 나고 황달과 구토 증상을 보이며, 쓸개에 압력이 상승되면서 통증이 동반되고 염증이 생김

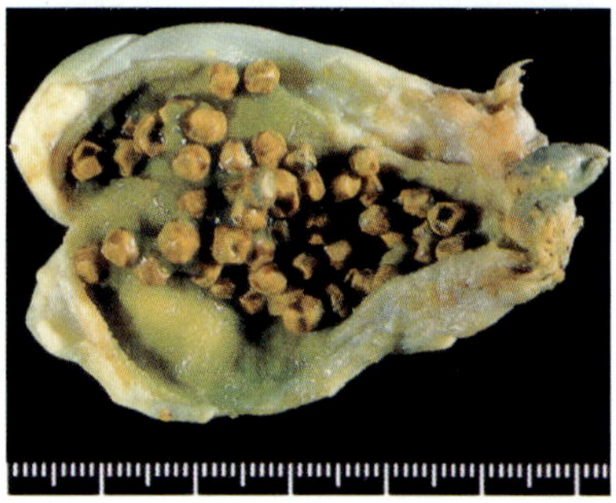

쓸개돌증, 혼합돌(Cholelithiasis, mixed stones)
오목하게 생긴 여러개의 연황색 쓸개돌이 만성 염증소견을 보이는 쓸개주머니안에서 관찰된다. 쓸개돌이 많아도 염증은 심하지 않다.

cholestasis	쓸개즙정체, 담즙분비정지	condition where bile cannot flow from the liver to the duodenum	담즙 흐름의 정지 또는 억제로 담즙의 흐름이 손상되어 나타나며 원인으로는 간염, 독성약물, 알코올성 간질환 등이 있음
cirrhosis	간경화증	condition in which the liver does not function properly due to long-term damage	간세포가 점진적으로 파괴되고 반흔조직(scar tissue)이 나타나는 간의 만성질환으로 흔히 알코올중독(alcoholism)과 바이러스간염(viral hepatitis)에 의해 발생함
cleft lip, harelip	입술갈림증	conditions that includes cleft lip, cleft palate, and both together	입술이 선천적으로 나누어져 있는 상태로 치료는 입술성형술(cheilo-plasty)을 통해 이루어짐
cleft palate	입천장 갈림증	condition in which the two plates of the skull that form the hard palate (roof of the mouth) are not completely joined	입천장이 선천적으로 나누어져 있는 상태로 치료는 입천정성형술(palatoplasty)을 시행함
colitis	잘록창자염(결장염)	inflammation of the colon	잘록창자의 염증
constipation	변비	bowel movements that are infre-quent or hard to pass	정상적으로 배변이 되지 않는 상태
Crohn disease	크론병	inflammatory bowel disease (IBD) that may affect any segment of the gastrointestinal tract from the mouth to the anus	국소돌창자염(regional ileitis) 또는 국소창자염(regional enteritis)이라고도 하며 돌창자(ileum)와 큰창자의 만성염증. 장폐색(intestinal obstruction)을 일으키는 조약돌모양의 궤양형성(cobblestone ulcer-ation)과 반흔조직(scar tissue)이 특징으로 나타남

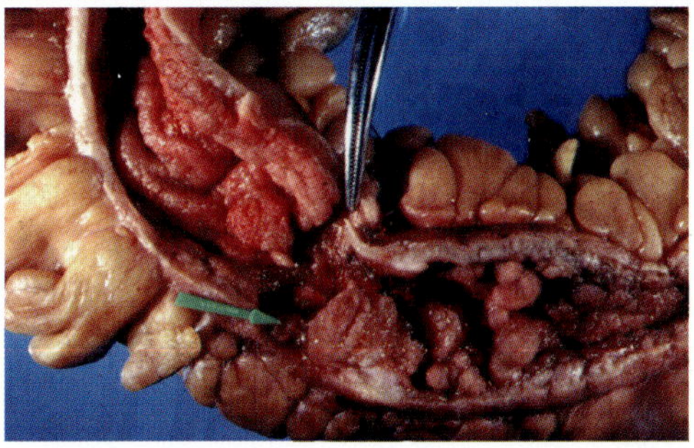

크론병(Crohn disease)
돌창자(회장, ileum)말단부위가 만성 염증 반응으로 장벽이 두꺼워져 있고 화살표부위에 깊은 궤양이 보인다.

dental calculus	치석	hardened dental plaque	유기물질을 포함한 인산칼슘과 탄산칼슘이 치아 표면에 침착되는 현상임
dental caries, dental decay, caries means decay	충치, 치아우식증	breakdown of teeth due to acids made by bacteria	상아질의 우식 진행 과정이 빠르면 치수까지 우식 작용이 진행되며 궤양, 농양이 형성되어 치통은 물론 잇몸, 얼굴이 붓게 됨
diverticulitis	곁주머니염 (게실염)	inflammation of a diverticulum	곁주머니(게실, diverticulum)의 염증
diverticulosis	곁주머니증 (게실증)	condition of having multiple pouches (diverticula) in the colon that are not inflamed	곁주머니가 두 개 이상, 즉 다발성으로 나타나는 것

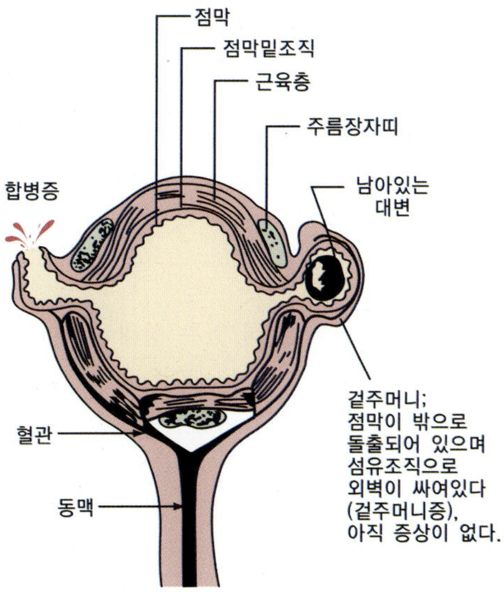

dumping syndrome, postgasterectomy symptom	위절제술후증후군, 덤핑증후군	rapid gastric emptying mostly associated with conditions following gastric or esophageal surgery	위절제술 후 오심, 허약, 발한, 심계항진 등의 증상이 보이는 상태
dysentery	이질	gastroenteritis that results in diarrhea with blood	작은창자, 특히 큰창자의 감염으로 화학적 자극, 세균 또는 기생충에 의한 설사, 큰창자염과 복부경련을 동반함

dyspepsia	소화불량	condition of impaired digestion	소화가 되지 않는 상태로 특별한 기질적 병변이 없는데도 계속 소화불량 증상을 나타내는 것은 기능성 소화불량(functional dyspepsia)이라 함
dysphagia	삼킴곤란, 연하곤란	difficulty in swallowing	음식물을 삼키지 못하는 상태로 통증을 동반함
edentia	무치(증)	congenital defects of teeth development	치아가 선천적으로 없는 상태
enteritis	장염	inflammation of the intestines	창자(intestine)의 염증. 좁은 의미로는 작은창자의 염증

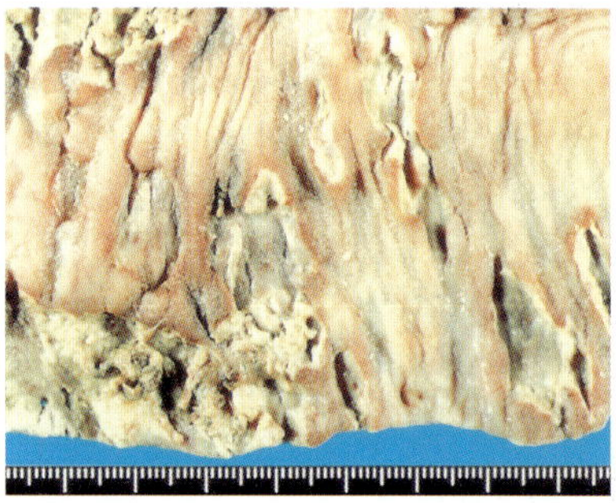

장티푸스, 작은창자(Typhoid fever, small intestine)

작은창자에 발생한 궤양은 여러개이고 아주 경계가 명확하며 가끔 융합하는 모양을 보이기도 한다. 궤양이 있는 곳은 대개 페이어반이 있는 부분과 일치하는데 그 이유는 페이어반에 있는 림프조직의 형성과다가 심하게 일어나며 그 상부의 점막에 궤양이 발생하기 때문이다.

Enterohemorrhagic Escherichia coli infection, EHEC	장출혈성대장균감염증	infection by the bacterial species Escherichia coli and is one of the Shiga toxin – producing types of E. coli	장출혈성대장균(Enterohemorrhagic Escherichia coli)에 감염되어 출혈성 장염을 일으키는 질환으로 주요 원인균에는 O157:H7이 있음
eructation, belching	트림	release of gas from the upper digestive tract (esophagus and stomach) through the mouth	위로부터 가스나 위산이 올라오는 상태
esophageal atresia	식도폐쇄증	congenital medical condition (birth defect) that affects the alimentary tract	식도가 닫혀 있는 상태
esophageal varices	식도정맥류(출혈)	extremely dilated sub-mucosal veins in the lower third of the esophagus	문맥순환이 저해되면 문맥압이 상승하므로 압력이 낮은 식도정맥 쪽으로 혈액이 흘러 정맥이 확장되면서 꼬여 부어 있고 좁아진 상태
esophagitis	식도염	inflammation of the esophagus	식도(esophagus)의 염증

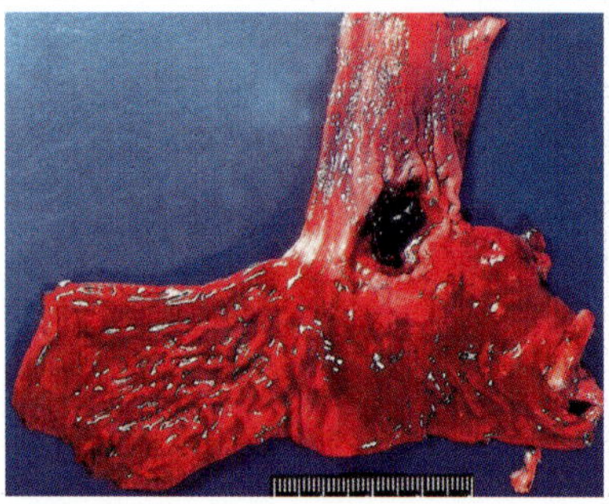

식도궤양(Esophageal ulcer)

식도아래 위와의 연결부에 출혈을 동반한 큰 궤양이 보인다. 궤양은 주변과 경계가 비교적 명확하며 바닥은 출혈로 인하여 혈종이 관찰되고 주변으로는 점막이 융기되어 있다.

fatty liver	지방간	condition where excess fat builds up in the liver	비만이나 당뇨병, 알코올의 과다섭취로 인해 간에 triglyceride가 축적된 상태
fecalith	대변돌, 분석	stone made of feces	변이 딱딱하게 굳은 상태로 주로 막창자꼬리(appendix)에 생김
fistula	루(누공)	abnormal connection between two hollow spaces (technically, two epithelialized surfaces), such as blood vessels, intestines, or other hollow organs	손상, 감염 및 염증으로 두 체강을 연결하는 비정상적 통로, 곧창자(직장)와 질이 연결되는(곧창자질누공), 또는 신체 외부에서 곧창자로의 연결 등이 있음
flatus	방귀	gas generated in the stomach or bowels	기체 또는 공기가 항문으로 나오는 것
gastritis	위염	inflammation of the stomach	위(stomach)의 염증
gastroenteritis	위창자염(위장염)	inflammation of the stomach and intestines	위(stomach)와 창자(intestine)에 염증이 동시에 생기는 것

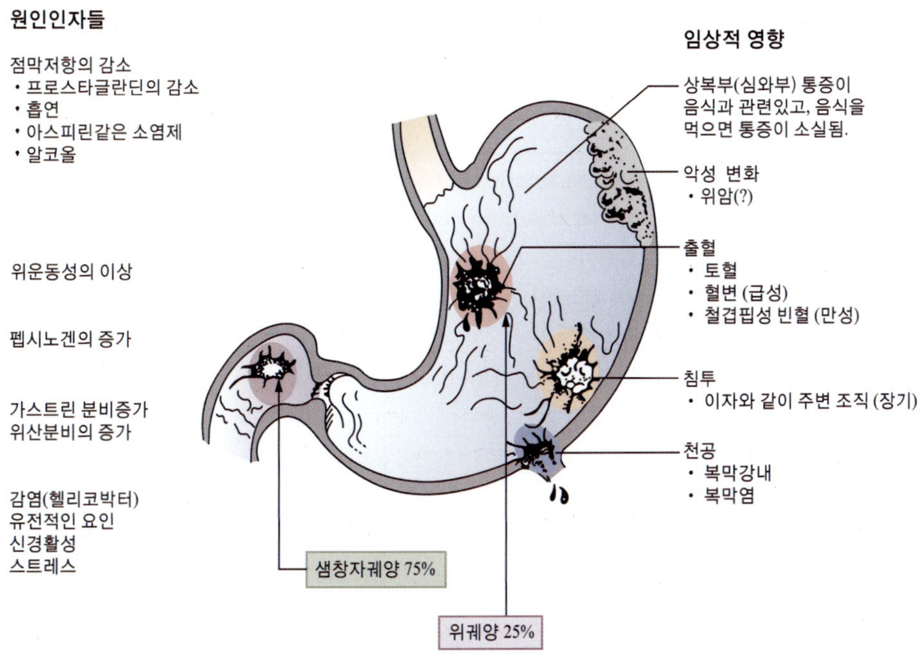

gastroesophageal reflux disease, GERD	위식도역류병	long-term condition in which stomach contents rise up into the esophagus, resulting in either symptoms or complications	위(stomach)의 내용물이 식도(esophagus)로 역류하여 가슴쓰림(heartburn)과 식도 점막에 궤양(ulcer)을 유발하는 것
gastroptosis	위처짐, 위하수증	abnormal downward displacement of the stomach	위(stomach)가 정상위치보다 아래로 처져 있는 상태
gingivitis	잇몸염(치은염)	inflammation of the gums	잇몸(gum)의 염증
glossitis	혀염(설염)	inflammation of the tongue	혀(tongue)의 염증

glossodynia	혀통, 혀통증	burning sensation in the mouth with no underlying known dental or medical cause	염증성 질환의 진행으로 인해 생기는 혀의 통증

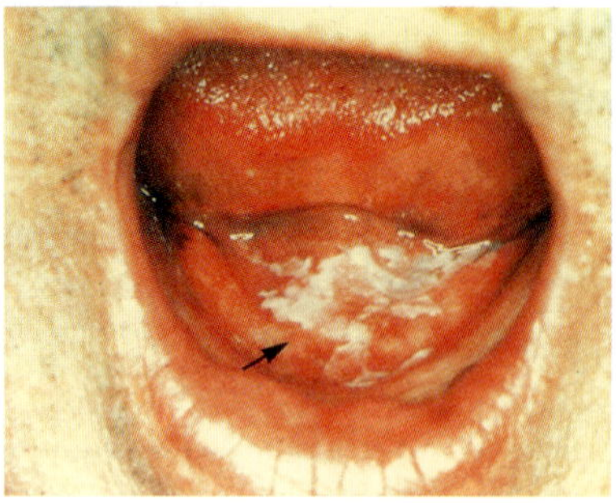

편평세포상피내 암종, 입(Squamous cell carcinoma in situ, mouth)
화살표로 표시된 불규칙한 하얀 백반이 병변으로 흰색으로 변한 것은 상피의 두께가 증가하고 각질화가 증가할 때 보이는 공통소견이다. 만져보면 경도가 증가한 것을 알 수 있다.

halitosis	입냄새	symptom in which a noticeably unpleasant breath odour is present	입안에서 나는 냄새
heart burn, pyrosis	가슴쓰림, 작열감	burning sensation in the central chest or upper central abdomen	식도, 위(stomach)에서 산성의 트림을 동반한 타는 듯한 느낌
hematemesis	혈액구토, 토혈	vomiting of blood	위로부터 혈액을 뱉어내는 상태
hematochezia	혈변배술	passage of fresh blood through the anus, usually in or with stools (contrast with melena)	선홍색의 혈변은 일반적으로 곁주머니염(게실염)이나 치질에 의해 발생하지만, 암의 증상일 수 있음
hemochromatosis	혈색소증	genetic disorder characterized by excessive intestinal absorption of dietary iron, resulting in a pathological increase in total body iron stores	음식물로부터 과량의 철분이 흡수되어 발생하는 철분대사 장애(iron metabolism disorder)로 조직에 다량의 철분이 축적됨
hemoperitoneum	배안(복강)내 출혈, 혈액복막	presence of blood in the peritoneal cavity	배안 내에 혈액이 고여 있거나 출혈이 된 상태
hemorrhoid	치핵, 치질	vascular structures in the anal canal	곧창자(내부) 또는 단지 외부 점막에서 정맥류가 발생하거나 확대된 상태로 내치질(internal hemorrhoid)과 외치질(external hemorrhoid)이 있음
hepatic coma, hepatic encephalopathy, HE	간성혼수, 간성 뇌증	altered level of consciousness as a result of liver failure	혈액과 뇌척수액(cerebrospinal fluid) 내에 단백질 분해산물인 ammonia의 상승이 원인이며 간부전에 의한 중추신경계의 장애로 발생되는 것으로 손이 떨리거나(flapping tremor), 지남력상실(disorientation), 혼돈(confusion), 혼수(coma) 등의 증상이 나타남

hepatitis	간염	inflammation of the liver tissue	바이러스나 혹은 독성물질로 인한 간의 염증으로 바이러스성 간염의 원인으로는 hepatitis A(HAV), hepatitis B(HBV), hepatitis C(HCV), hepatitis D(HDV), hepatitis E(HEV) 등이 있음

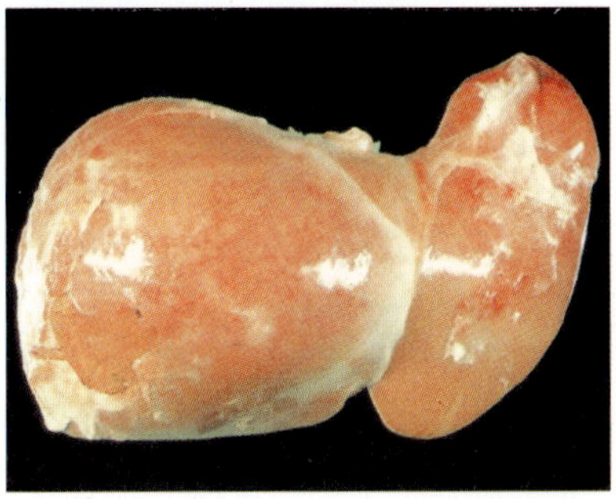

알코올간염, 간(Alcoholic hepatitis, liver)

알코올에 의한 간염과 지방변화로 인하여 간이 커져있다. 표면은 아직은 평활하여 섬유화는 진행되지 않았다. 적갈색의 정상 간의 색깔은 퇴색하고 지방의 과도한 축적으로 황색으로 변해 있다.

hepatoma, hepatocellular carcinoma, HCC	간암, 간세포암	most common type of primary liver cancer in adults	간(liver)에 생기는 종양(tumor)으로 원발성 간암인 간세포암(hepatocellular Ca, HCC)이 85% 이상을 차지함

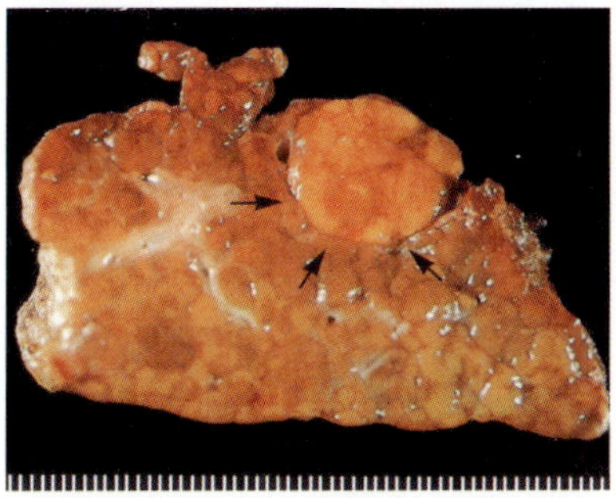

작은간세포암종, 간(Small hepatocellular carcinoma, liver)

주변과는 비교적 경계가 뚜렷하며 작고 노란색의 결절(화살표)이 큰결절 간경변증의 배경에서 관찰된다.

hepatomegaly	간종대	condition of having an enlarged liver	간이 정상보다 커져 있는 상태로 간염, 지방간, 간경화, 간암 등에서 보임
hepatorenal syndrome	간콩팥증후군	life-threatening medical condition that consists of rapid deterioration in kidney function in individuals with cirrhosis or fulminant liver failure	심한 간기능 장애와 문맥압 항진증이 있는 환자에서, 콩팥 질환을 유발하는 다른 원인이 없이 콩팥기능 저하가 초래되는 상태를 일컬음
hernia	탈장, 허니아(헤르니아)	abnormal exit of tissue or an organ, such as the bowel, through the wall of the cavity in which it normally resides	인체장기가 비정상적인 구멍 또는 약해진 부분을 통해서 그 본래의 위치에서 이탈된 상태로 inguinal hernia(샅굴탈장, 서혜부탈장), femoral hernia(넙다리탈장, 대퇴탈장), umbilical hernia(제대탈장, 배꼽탈장), incisional hernia(절개탈장, 복벽의 절개부위), hiatal hernia, hiatus hernia(틈새반상, 식도열공탈장) 등이 존재함

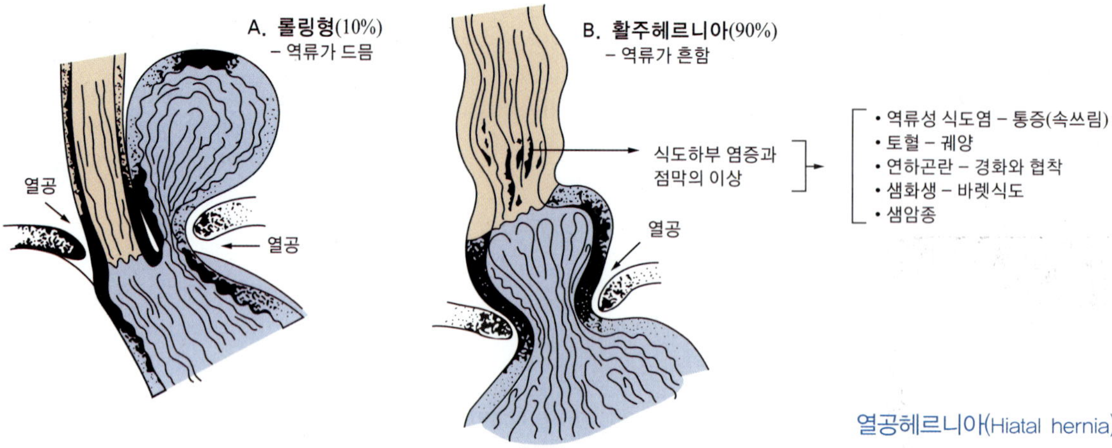

열공헤르니아(Hiatal hernia)

herpetic gingivostomatitis cold sores, fever blister	헤르페스성(잇몸) 입안염	inflammation of the oral mucosa and gingiva by herpes virus infection	헤르페스 바이러스 감염으로 인한 입안과 잇몸의 염증
hirschsprung's disease	히르슈스프룽병, 선천성 거대 결장증	birth defect in which nerves are missing from parts of the intestine	잘록창자 말단부의 근육층 신경세포의 선천적 결여로 인해 잘록창자가 선천적으로 확대되어 있는 상태
hyperbilirubinemia	고빌리루빈혈증	higher-than-normal level of bilirubin in the blood	혈액 속에 빌리루빈의 농도가 정상보다 높은 상태
hyperchlorhydria	위산과다증	state in the stomach where gastric acid levels are higher than the reference range	위에서 염산이 과도하게 분비되는 상태
hypercholesterolemia	고콜레스테롤혈증	presence of high levels of cholesterol in the blood	혈액 속에 콜레스테롤 농도가 정상보다 높은 상태
hyperdontia, supernumerary tooth	과잉치	teeth that appear in addition to the regular number of teeth	구강 내에 정상적으로 존재하는 치아의 수보다 많은 상태
hyperglycemia	고혈당증	condition in which an excessive amount of glucose circulates in the blood plasma	혈액 속에 당의 농도가 높은 상태
hypobilirubinemia	저빌리루빈혈증	lower-than-normal level of bilirubin in the blood	혈액 속에 빌리루빈 농도가 정상보다 낮은 상태
hypocholesterolemia	저콜레스테롤혈증	presence of abnormally low (hypo-) levels of cholesterol in the blood (-emia)	혈액 속에 콜레스테롤 농도가 정상보다 낮은 상태
hypoglycemia	저혈당증	fall in blood sugar to levels below normal	혈액 속에 당 농도가 낮은 상태
icterus, jaundice	황달	yellowish or greenish pigmentation of the skin and whites of the eyes due to high bilirubin levels	혈액 중의 빌리루빈 양이 증가하여 피부조직이 황색으로 보이는 상태

ileitis	돌창자염	inflammation of the ileum, a portion of the small intestine	돌창자의 염증
ileus	창자막힘증(장폐색증)	disruption of the normal propulsive ability of the intestine due to the malfunction of peristalsis	연동운동(peristalsis)이 원활하지 않아 창자, 특히 작은창자(소장, small intestine)이 막히는 것
impacted tooth	매복치아	one that fails to erupt into the dental arch within the expected developmental window	맹출불능 또는 교합에서 정상위치에 도달하지 못하고 턱 안에 남아 있는 치아임
incontinence	찔끔증, 실금	involuntary excretion of bowel contents and urine	대변이나 소변이 무의식 또는 불수의적으로 배출되는 상태이며 urinary incontinence(소변찔끔증), fecal incontinence(대변찔끔증) 등이 있음
inflammatory bowel disease, IBD	염증성 장질환	inflammatory conditions of the colon and small intestine	잘록창자와 작은창자의 염증으로 인한 장애

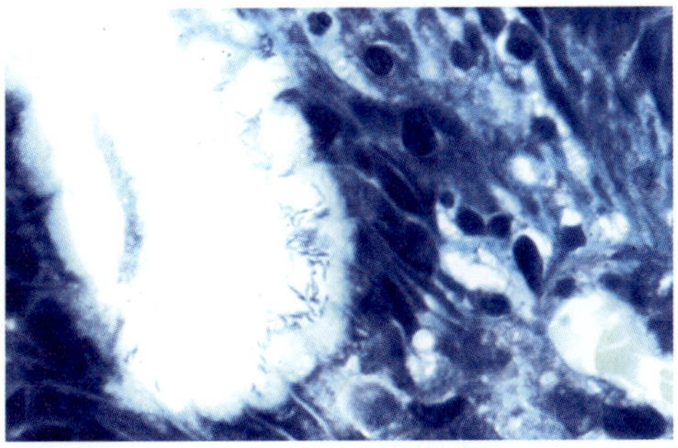

만성 위염조직의 헬리코박터
위 선상피 표면에 세균이 많이 붙어 있다(Giemsa 염색).

intussusception	창자겹침증, 장중첩증, 장겹침증	medical condition in which a part of the intestine folds into the section immediately ahead of it	창자의 일부가 인접한 부분으로 탈출하여 중첩되는 것이며 바륨관장(Barium enema)으로 창자겹침증의 교정(reduction)에 실패하면 중첩된 부분을 절제(resection)하고 문합(anastomosis)함
irritable bowel syndrome, IBS	과민대장증후군	symptoms—including abdominal pain and changes in the pattern of bowel movements without any evidence of underlying damage	복통(abdominal pain)을 동반한 설사(diarrhea)나 변비(constipation)와 같은 큰창자기능의 장애가 주기적으로 나타나는 것
macrodontia	거대치	localized gigantism in which teeth are larger than normal for the particular type(s) of teeth involved	과도하게 큰 치아임
melena	흑색변	dark black, tarry feces that are associated with upper gastrointestinal bleeding	혈색소 또는 변성된 혈액에 의해서 흑색의 찐득찐득하고 점성이 있는 대변임
microdontia	왜소치	condition in which one or more teeth appear smaller than normal	치아가 비정상적으로 작은 상태

mumps	볼거리	viral disease caused by the mumps virus	유행성 귀밑샘염(epidemic parotitis)이라고도 하는 질병으로 Paramyxovirus가 원인이며, 감염된 타액 비말에 의해 전파됨
nausea	구역(嘔逆), 욕지기, 오심	unpleasant, diffuse sensation of unease and discomfort, often perceived as an urge to vomit	구토가 일어나기 전에 목이나 앞가슴에서 메스꺼운 느낌이 남
neonatal teeth	신생치	teeth that emerge through the gingiva during the first month of life (the neonatal period)	생후 1개월 이내에 신생아에서 맹출된 유치임
obesity	비만	medical condition in which excess body fat has accumulated to an extent that it may have a negative effect on health	체지방(body fat)이 과잉으로 축적되어 체중이 증가한 상태로 비만(obesity)은 체질량지수(body mass index, BMI)로 30을 초과하는 상태이며 과체중(over-weight)은 체질량지수 25에서 29.9 사이, 병적비만(morbid obestiy)은 체질량지수가 40을 넘는 상태
obstipation	심한 변비	symptom, not a disease as infrequent bowel movements, usually less than 3 stools per week	변비가 심한 상태
oral leukoplakia	입백반증	firmly attached white patch on a mucous membrane of oral cavity which is associated with an increased risk of cancer	혀와 구강점막조직의 일부분이 떨어져 나오는 증상

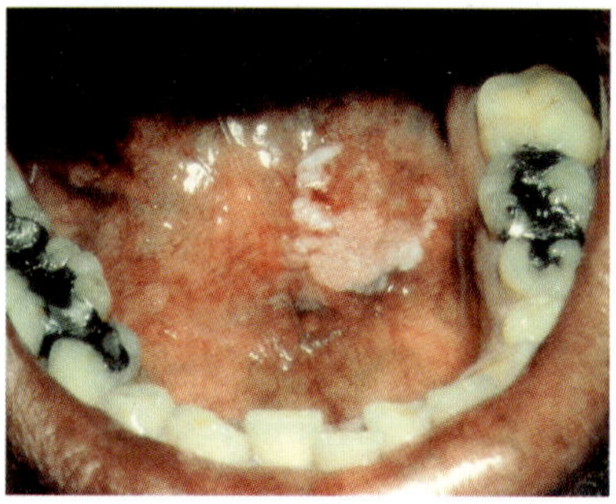

백반, 입안점막(Leukoplakia, oral mucosa)
혀밑 입의 바닥에서 하얀반점 즉 백반이 관찰된다. 변연부가 불규칙하지만 병변은 주변조직과 경계가 잘 지워진다.

palatitis	입천장염(구개염)	inflammation of the palate	입천장(palate)의 염증
pancreatitis	이자염, 췌장염	inflammation of the pancreas	이자(췌장)의 염증
peptic ulcer	소화성궤양	break in the inner lining of the stomach, the first part of the small intestine, or sometimes the lower esophagus	위산과다, 세균감염(bacterial infection), 또는 비스테로이드항염증제(nonsteroidal anti-inflammatory drug)의 사용에 따른 위(stomach) 또는 샘창자(duodenum) 점막이 파괴되어 결손부가 생기는 것

periodontal disease	치주 질환	inflammatory conditions affecting the tissues surrounding the teeth	농루(pyorrhea)를 동반하는 잇몸과 치아주변 골조직의 염증성 질환
peritonitis	배막염(복막염)	inflammation of the peritoneum	배막(복막, peritoneum)의 염증
peritonsillar abscess, quinsy	편도 주위 고름집	pus due to an infection behind the tonsil	편도 주변에 농이 생긴 상태
polyposis	폴립(증), 용종	abnormal growth of tissue projecting from a mucous membrane	종양과 유사한 혹(growth)으로, 보통 양성(benign)이며, 코(nose), 인두(pharynx), 창자(장, intestine)에 흔히 발생함

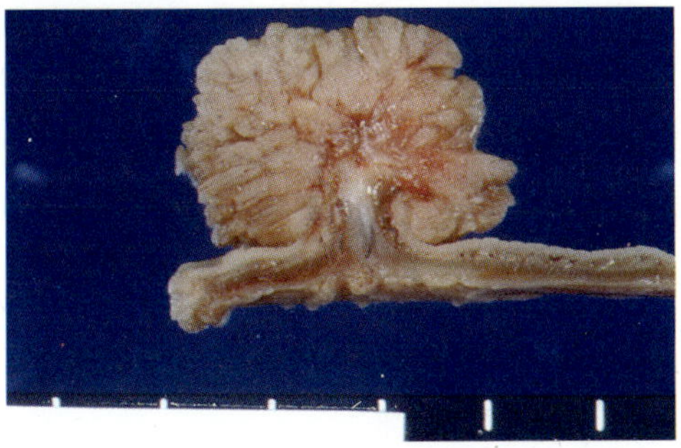

관-융모 폴립(polyp, 관융모선(샘)종)
잘 형성된 경(목부위)을 갖고 있으며 표면은 매끄럽지 않고 약간 유두모양의 형태를 하고 있어 혼합형이다.

proctitis	직장염	inflammation of the anus and the lining of the rectum	직장(rectum)의 점막에 생기는 염증
pruritus ani	항문가려움증	irritation of the skin at the exit of the rectum, known as the anus, causing the desire to scratch	항문주변이 가려운 상태
ptyalism, hypersalivation	침과다증	excessive production of saliva	침이 많이 분비되는 증상
pulpitis	치수염	inflammation of dental pulp tissue	치수의 염증
pyloric stenosis	날문협착증	narrowing of the opening from the stomach to the first part of the small intestine (the pylorus)	위날문부의 내강이 좁아져 협착되어 위의 내용물이 잘 지나가지 못하게 된 상태로 선천성으로는 비후성 날문 협착으로 인해, 후천성으로는 위궤양과 날문전부의 암에 의해 생김
pylorospasm	날문경련(연축)	sudden involuntary contraction of the pylorus having two parts, the pyloric antrum (opening to the body of the stomach) and the pyloric canal (opening to the duodenum).	어떠한 기질적 변화없이 날문조임근의 경련성 연축으로 X-선 검사상 날문의 불완전 폐쇄와 위 내용물의 정체소견이 나타남
rectocele	곧창자(직장)탈출	protrusion of the rectum by the weakening of the pelvic floor also called pelvic organ prolapse	곧창자(rectum)의 일부가 질(vagina) 또는 회음부(perineum)를 통해 몸 밖으로 튀어나온 것

regurgitation	역류	expulsion of material from the pharynx, or esophagus, usually characterized by the presence of undigested food or blood	위-식도 역류(Gastro- Esophageal Reflux Disease, GERD)는 위산이나 펩신과 같은 위액이 식도로 역류되어 나타나는 질환으로 위산에 의해 식도점막에 궤양이 생기는 역류성 식도염이 옴
Reye's syndrome	라이에 증후군	rapidly worsening brain disease including vomiting, personality changes, confusion, seizures, and loss of consciousness	inflenza, 수두 등의 바이러스성 질환의 합병증으로 나타나며 소아에서 발생하는 질환으로 간기능 상실(hepatic failure), 뇌 질환(encephalopathy) 등이 급격히 나타나며 사망률이 30% 정도됨
shigellosis	세균성이질	infection of the intestines caused by Shigella bacteria	이질균에 의한 급성 염증성 장염으로 주요 증상은 고열, 구토, 복통, 설사 등임
sialadenitis	침샘염, 타액선염	inflammation of salivary glands, usually the major ones, the most common being the parotid gland, followed by submandibular and sublingual glands	침샘의 염증
sialolithiasis	침돌증, 타석증	condition where a calcified mass or sialolith forms within a salivary gland, usually in the duct of the submandibular gland	타석에 의해 타석관이 폐색될 경우에 타액 분비가 방해되어 동통과 2차적 세균감염증이 나타남
steatohepatitis	지방간염	type of fatty liver disease, characterized by inflammation of the liver with concurrent fat accumulation in liver	간세포에서 지방 변성이 특징인 간의 염증으로 알코올 남용(alcohol abuse)과 비만(obesity)에 의해 발생할 수 있으며, 간경화증(cirrhosis)으로 진행될 수 있음

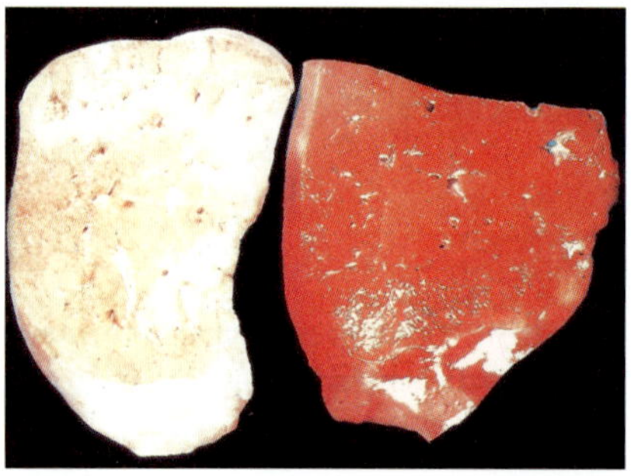

지방간, 간(Fatty liver, liver)
오른쪽의 정상간에 비하여 왼쪽간은 비대해 있고 절단면이 황색으로 미끈거린다. 그 이유는 간세포내에 지방의 과도한 축적 때문이다.

steatorrhea	지방변증	presence of excess fat in feces	대변 중에 지방이 과다하게 많이 존재하는 상태

stomach cramp	위경련	sudden, involuntary muscle contraction or overshortening; while generally temporary and non-damaging, they can cause significant pain and a paralysis-like immobility of the affected muscle	위장 부위의 명치 쪽이 쥐어짜듯 아픈 증상이 반복되는 것으로 기저질환이 동반된 경우에 통증을 느낄 수 있음
tenesmus	뒤무직, 이급후중	clinical symptom, where there is a feeling of constantly needing to pass stools, despite an empty colon	대변을 보고 나서도 또 대변을 보고 싶은 느낌
toothache	치통	pain in the teeth or their supporting structures, caused by dental diseases or pain referred to the teeth by non-dental diseases	우식, 감염, 외상의 결과로 치수 또는 치근막이 침범되어 생기는 치아의 동통임

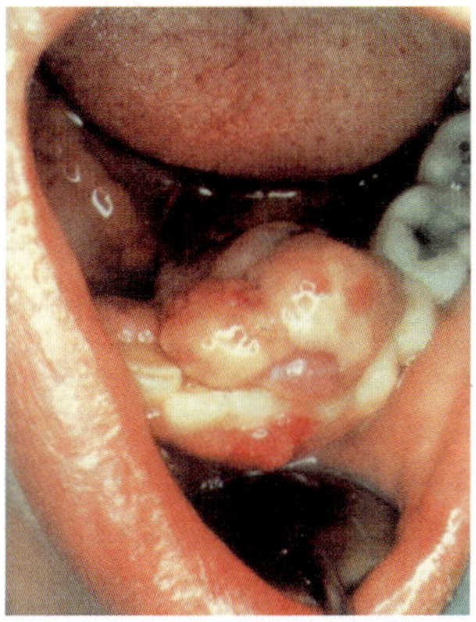

고름육아종, 입안(Granuloma pyogenicum, oral cavity)
아래쪽 잇몸에 입안으로 튀어 나온 폴립모양 종괴가 병변으로 표면에서는 궤양을 동반하고 있다. 이는 모세혈관의 증식에 의해 형성된다.

ulcerative colitis	궤양성잘록창자염 (궤양성결장염)	long-term condition that results in inflammation and ulcers of the colon and rectum	혈액을 포함한 설사(diarrhea)가 특징인 궤양(ulcer)을 동반한 잘록창자(결장, colon)의 염증
uvulitis	목젖염(구개수염)	inflammation of the mucous membrane around the uvula	목젖(구개수, uvula)의 염증
Vincent's angina necrotizing ulcerative gingivitis	뱅상앙기나	common, non-contagious infection of the gums with sudden onset	구강 인두에 통증, 출혈, 종창, 악취를 가져오는 염증성 질환으로 bacillus fusiformis, spirochete of syphilis가 원인균으로 알려져 있음
viral enteritis	바이러스성 장염	inflammation of the small intestine by viral infection	장에 염증이 일어난 것으로 바이러스성과 세균성이 있으며, 대개는 어린아이들이 잘 걸리고 그 중 가장 흔한 것이 로타바이러스(rotavirus)에 의한 장염임
volvulus	창자꼬임(장염전)	when a loop of intestine twists around itself and the mesentery that supports it, resulting in a bowel obstruction	창자(장, intestine)가 서로 꼬이거나 뒤틀리는 것으로 장폐색(intestinal obstruction)을 유발함

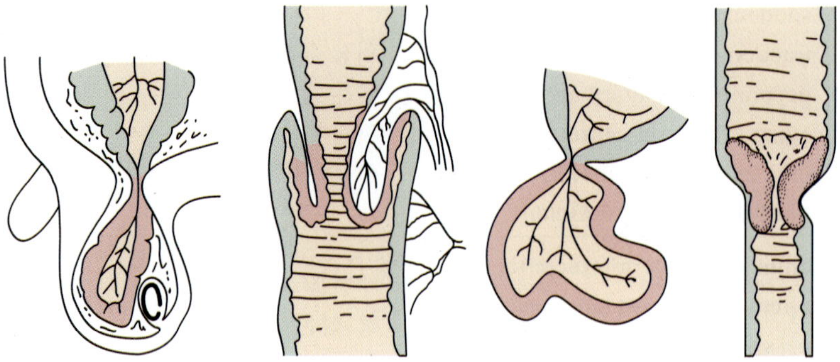

여러 가지 기계적 창자폐색
(육안소견의 모식도)

Wilson's disease	윌슨병	genetic disorder in which excess copper builds up in the body	간이나 뇌조직에 구리(copper)가 비정상적으로 축적되어 일어나는 유전성 대사 질환으로 간경화증이나 신경증상이 따르며 보통 염색체 열성으로 유전됨
xerostomia	구내건조증	dryness in the mouth, which may be associated with a change in the composition of saliva, or reduced salivary flow, or have no identifiable cause	침분비량의 감소로 인해 입안이 건조해지는 증상
Zollinger-Ellison syndrome	졸링거-엘리슨증후근	disease in which tumors cause the stomach to produce too much acid, resulting in peptic ulcers	과다한 gastrin을 분비하여 과다한 양의 위액분비로 인한 소화성 궤양과 이자샘의 비베타성 세포종양을 말함

2) 진단

용어	국문의미	영문의미	단어해설
abdominal sonography	복부초음파촬영술	form of medical ultrasonography (medical application of ultrasound technology) to visualise abdominal anatomical structures	배안(복강, abdominal cavity)에 위치한 대동맥(aorta), 간(liver), 담낭(gall bladder), 담관(biliary duct), 이자(pancreas) 등의 내부 장기의 크기나 구조를 초음파(ultrasound)를 통해 시각화하는 검사
barium enema, BE	바륨관장	medical procedure used to examine and diagnose problems with the human colon (large intestine)	곧창자(직장)로 바륨을 밀어 넣으면서 촬영하는 검사법으로 큰창자 폐색, 암, 궤양성 잘록창자염 같은 질환 진단에 흔히 사용됨
barium swallow, barium meal	바륨섭취촬영	series of radiographs used to examine the gastrointestinal tract for abnormalities	조영제인 바륨을 마신 후 식도와 위, 작은 창자를 촬영하여 진단하는 방법으로 upper GI series라고도 함

cholangiogram	쓸개관조영사진, 담관조영사진	radiographic image of bile ducts	쓸개관(담관, bile ducts)의 X선 사진
cholangiography	쓸개관조영술 (담관조영술)	imaging of the bile duct (also known as the biliary tree) by x-rays and an injection of contrast medium	쓸개관에 쓸개돌이나 다른 폐쇄물을 가려내기 위해 조영제를 투여하는 쓸개관의 방사선 투과 검사법
cholangiography, IVC	정맥내 쓸개관조영술	radiologic (x-ray) procedure that is used primarily to look at the larger bile ducts within the liver and the bile ducts outside the liver	정맥을 통해서 조영제를 주입한 후 쓸개관을 검사하는 방법
CT colonography, virtual colonoscopy	컴퓨터단층촬영	medical imaging procedure which uses x-rays and computers to produce two- and three-dimensional images of the colon (large intestine) from the lowest part, the rectum, all the way to the lower end of the small intestine and display them on a screen	컴퓨터단층촬영(CT)을 이용한 잘록창자(colon) 촬영법
endoscopic retrograde cholangiopancreatography, ERCP	내시경적역행이자 쓸개관촬영술	technique that combines the use of endoscopy and fluoroscopy to diagnose and treat certain problems of the biliary or pancreatic ductal systems	조영제(contrast medium)를 투여하여 쓸개관(biliary duct)과 이자관(pancreatic duct)을 X선 촬영하는 방법
esophagogastroduodenoscopy	식도위샘창자내시경술	diagnostic endoscopic procedure that visualizes the upper part of the gastrointestinal tract down to the duodenum	내시경을 이용하여 식도(식도경), 위(내시경), 샘창자(십이지장)의 외관 검사로 상부 위장관 내시경검사라고 함
esophagogram	식도조영사진	radiographs used to examine the esophagus for abnormalities	식도(esophagus) 내에 조영제(contrast medium)로 바륨(barium)을 투여하여 내부가 잘 보이도록 찍은 X선 사진
nasogastric intubation	코위삽관 (비위삽관)	medical process involving the insertion of a plastic tube (nasogastric tube or NG tube) through the nose, past the throat, and down into the stomach	콧구멍을 통해 인두를 지나 식도를 거쳐 위 안쪽으로, 부드러운 플라스틱 비위관을 삽입하여 음식, 액체 및 약물 투약 또는 위 내용물 검사를 함
percutaneous transhepatic cholangiography, PTC	피부간경유 쓸개관 조영술	radiological technique used to visualize the anatomy of the biliary tract	복벽을 통해서 간(liver)으로 바늘을 넣어 조영제를 주입하여 촬영하는 방법

stool guaiac, guaiac fecal occult blood test	대변잠혈	one of several methods that detects the presence of fecal occult blood	육안으로 보이지 않는 대변 속의 혈액을 찾아내기 위한 검사법으로 잠혈검사라고도 함
upper GI (gastrointestinal) series, barium meal	상부위장관조영술	series of radiographs used to examine the gastrointestinal tract for abnormalities	바륨(barium)을 경구적으로 투여하여 인두(pharynx), 식도(esophagus), 위(stomach), 샘창자(duodenum)을 X선 촬영하는 검사

3) 치료

의학용어	국문의미	영문의미	단어설명
abdominocentesis, laparocentesis, abdominal paracentesis	복강천자술	body fluid sampling procedure, generally referring to peritoneocentesis in which the peritoneal cavity is punctured by a needle to sample peritoneal fluid	배안(복강, abdominal cavity)에 외과적으로 구멍을 내는 것
abdominoperineal resection, A&P resection	복부회음절제술	surgery for rectal cancer or anal cancer	복부(abdomen) 또는 회음부(perineum)를 통해 큰창자(large intestine)의 아래쪽 부분과 곧창자(rectum)을 제거하는 방법
abdominoplasty	복부성형술	surgical repair of the abdomen	배의 주름을 없애기 위해 피부와 피하조직을 제거하는 미용성형수술
alveoloplasty	치조뼈성형술	dental pre-prosthetic procedure performed to facilitate removal of teeth, and smoothen or reshape the jawbone after extractions to allow dentures to sit well	의치제작을 위한 준비로서 치조돌기의 형상을 외과적으로 개조하는 것임
anastomosis, pl. anastomoses	연결(문합)	connection or opening between two things (especially cavities or passages) that are normally diverging or branching, such as between blood vessels, leaf veins, or streams	창자(intestine)나 혈관(blood vessel) 등에 내용물이 통과할 수 있도록 외과적으로 연결하는 수술
antrectomy	날문방제술	excision of the antrum of the stomach	위(stomach)의 날문방(pyloric antrum)을 떼어내는 것
appendectomy	막창자꼬리절제술	excision of the appendix	막창자꼬리절제술(충수, appendix)를 외과적으로 떼어내는 것

bariatric surgery	비만대사수술	variety of procedures performed on people who are obese	여러 질병을 유발할 수 있는 병적비만(morbid obesity)을 치료하기 위해 외과적인 방법으로 위용량(gastric capacity)을 줄이는 것으로 식도 부근 상부 위장에 수직 스테이플 처리를 하는 비만수술로 위의 용적을 작게 하고 포만감을 느끼게 함으로써 음식물을 제한하거나 지연시킴
Billroth's II operation gastrojejunostomy	빌로트 II 수술법	operation in which the greater curvature of the stomach is connected to the first part of the jejunum in end-to-side anastomosis	위의 부분절제술로 위의 절제 부분과 빈창자를 연결하는 방법
cecectomy	막창자절제술, 맹장절제술	surgical procedure in which the cecum is removed partially or totally	막창자의 절제수술임
cheiloplasty	입술성형술	surgery of the lip usually performed by a plastic surgeon or oral and maxillofacial surgeon	입술(lip)의 결함을 외과적으로 수복하는 것
cholecystectomy	쓸개(담낭)절제술	surgical removal of the gallbladder	쓸개(담낭, gallbladder)을 외과적으로 제거하는 것
choledocholithotomy	온쓸개관결석제거술	incision into the common bile duct for eliminating the recurrence of cholelithiasis	온쓸개관(common bile duct)을 절개하여 결석을 꺼내는 수술
colectomy	잘록창자(결장)절제술	bowel resection of the large bowel (colon)	잘록창자(colon)의 일부 또는 전부를 절제하는 것
colostomy	잘록창자(결장)개구술	opening (stoma) in the large intestine (colon), or the surgical procedure that creates one	일부 질환이 있는 큰창자를 절제하여 남아 있는 건강한 큰창자를 배벽쪽으로 꺼내어 인공항문 주머니로 배설물 흐름을 전환시키는 수술
diverticulectomy	곁주머니(게실)절제술	excision of a diverticulum	곁주머니(게실, diverticulum)을 잘라내는 것
Duhamel's operation	듀아멜수술	definitive operation for Hirschsprung disease, involving the removal of the abnormal segment of bowel that has no nerves, pulling through the normal bowel and connecting it to the anus	선천성 거대잘록창자(Hirschsprung's disease)의 수술로, 잘록창자와 곧창자를 새로이 연결하는 수술임
enterorrhaphy	창자봉합술	suturing of the intestine	창자(장, intestine)의 상처를 꿰매는 것

esophagogastroplasty	식도위성형술	surgical repair of the esophagus and the stomach	식도(esophagus)와 위(stomach)를 성형하는 것
gastrectomy	위절제술	partial or total surgical removal of the stomach	위(stomach)의 일부 또는 전체를 잘라내는 수술
gastric lavage	위세척, 위세정	process of cleaning out the contents of the stomach	코위관을 삽관하여 위(stomach)를 세척하는 것임
gastroenterostomy, gastrojejunostomy	위작은창자연결술, 위장문합술	surgical creation of a connection between the stomach and the jejunum	위(stomach)와 작은창자 사이에 새로이 길을 내어주는 수술임
gastrojejunostomy	위빈창자연결술	surgical creation of a connection between the stomach and the jejunum	위(stomach)와 빈창자(jejunum) 사이의 연결을 외과적으로 만드는 것
gastroplasty	위성형술	surgical repair of the stomach	위(stomach)에 문제가 생겼을 때 위가 정상기능을 할 수 있도록 만드는 수술
gastrostomy	위개술	creation of an artificial external opening into the stomach for nutritional support or gastric decompression	위벽에 구멍을 뚫고 복벽과 봉합하여 교통구멍을 만드는 수술로 음식물을 삼키는 것이 불가능할 때 시행함
gastrostomy	위창냄술, 위조루술	creation of an artificial external opening into the stomach for nutritional support or gastric decompression	위(stomach)와 복벽 사이에 새로이 길을 내어주는 수술임
gavage, feeding tube	영양보급관	medical device used to provide nutrition to people who cannot obtain nutrition by mouth, are unable to swallow safely, or need nutritional supplementation	코로부터 위(stomach)에 이르는 코위관(nasogastric tube)을 통해 영양을 공급하는 것으로 이때 코위관을 삽입하는 것을 코위관삽관(nasogastric intubation)이라 함
gingivectomy	잇몸절제술	dental procedure in which a dentist or oral surgeon cuts away part of the gums in the mouth (the gingiva)	잇몸(gum) 부착부위에서 외과적으로 잇몸을 절제하는 것
glossorrhaphy	혀봉합술	suturing of the tongue	혀(tongue)에 난 상처를 꿰매는 수술
hemicolectomy	잘록창자반절제술	excision of half of the colon	잘록창자(colon)의 절반을 절제하는 것
hemorrhoidectomy	치핵절제술	removal of much of the abnormally enlarged hemorrhoidal tissue, followed by a repositioning of the remaining hemorrhoidal tissue back to its normal anatomical position	치핵(hemorrhoid)을 외과적으로 절제하는 것

hepatorrhaphy	간봉합술	suture of ruptured liver	찢어진 간을 봉합하는 수술임
herniorrhaphy	탈장봉합술	surgical operation for the correction of a hernia	탈장(hernia)의 외과적 수복
ileostomy	돌창자개구술	stoma (surgical opening) constructed by bringing the end or loop of small intestine (the ileum) out onto the surface of the skin, or the surgical procedure which creates this opening	외과적으로 복벽에 창을 만들어 그곳에 돌창자(ileum)로 연결되는 입구를 만드는 것
laparotomy	개복술	surgical procedure involving a large incision through the abdominal wall to gain access into the abdominal cavity	배안(복강, abdominal cavity)을 갈라서 열고 안에 있는 장기를 치료하거나 혹 따위를 제거하는 수술
lithotripsy	돌깸술(쇄석술)	medical procedure involving the physical destruction of hardened masses like kidney stones, bezoars or gallstones	외과적으로 부수거나 비침습적 방법을 사용하여 쓸개나 비뇨계통 안의 돌을 제거하는 것
mesopexy	창자사이막고정술	fixation surgery of damaged mesentery	찢어진 창자사이막을 고정시켜주는 수술임
palatoplasty	입천장성형술	surgical procedure used to correct or reconstruct the palate in a person with a cleft palate	구개열의 수술을 포함한 입천장의 성형수술
polypectomy	폴립절제술	removal of a polyp	용종(폴립, polyp)을 외과적으로 절제하는 것
proctosigmoidectomy, Hartmann's operation	곧창자구불창자절제술	surgical resection of the rectosigmoid colon with closure of the anorectal stump and formation of an end colostomy	구불잘록창자 하부암 및 곧창자 암에서 복회음식수술로서 영구적 잘록창자 창냄술을 만들고 골반부 잘록창자, 잘록창자사이막 및 인접 림프절(lymph node)을 제거하고, 곧창자(rectum)와 항문(anus) 등 광범위한 절제를 행하는 수술임
pyloromyotomy	날문근육절개술	surgical procedure in which an incision is made in the longitudinal and circular muscles of the pylorus	날문협착증(pyloric stenosis) 치료를 위해 날문근육(pyloric muscle)을 절개하는 것
pyloroplasty	날문성형술	surgery performed to widen the opening at the lower part of the stomach, also known as the pylorus	날문협착증(pyloric stenosis)을 치료하거나 위 내용물의 이동을 촉진하기 위한 성형수술
Roux-en-Y gastric bypass, RGB	루와이 위우회술	one of the most difficult procedures to perform by limited access techniques	위를 작게 만들기 위해 스테이플러 처리를 하고 빈창자를 짧게 만들어 위에 연결함

scaling	치석제거(법)	removal of plaque and calculus	노출된 치아표면 및 변연잇몸을 덮은 치석을 제거하는 것임
tenotomy	주름띠절단술	surgical act which involves the division of a tendon	혀유착증(ankyloglossia)을 치료하기 위해 주름띠를 절단하는 것임
uvulectomy	목젖절제술	surgical procedure in which all or part of the uvula is removed	목젖(구개수, uvula)의 외과적 제거
uvulopalato pharyngo-plasty, UPPP	목젖 입천장인두 성형술	surgical repair of the uvula, palate, and pharynx	폐쇄수면무호흡(obstructive sleep apnea) 치료를 위해 불필요한 입천장 인두조직을 외과적으로 절개하는 것
vagotomy	미주신경절단술	surgical procedure that involves removing part of the vagus nerve	위산(gastric acid)의 분비량을 줄여 궤양의 재발을 막기 위해 미주신경(vagus nerve)의 가지를 절단하는 것
Whipple's operation, pancreaticoduodenec-tomy, pancreatoduo-denectomy	휘플수술	major surgical operation most often performed to remove can-cerous tumours off the head of the pancreas	이자암 발생 시 시행하는 수술로 이자머리(head), 샘창자와 위의 말단부위, 온쓸개관 하단부를 절제한 후 남아 있는 이자, 위, 온쓸개관을 빈창자에 문합해 주는 이자 · 위 · 온쓸개관 · 빈창자 문합술임

4) 내시경검사

용어	국문의미	영문의미	단어해설
capsule endoscopy	캡슐내시경	procedure used to record internal images of the gastrointestinal tract for use in medical diagnosis	소형 무선 카메라를 이용해 위장관(gastrointestinal tract), 특히 작은창자(small intestine)를 시각화하는 방법으로 적용이 수월하고 영상을 더 잘 시각화한다는 점에서 광섬유내시경검사(fiberoptic endoscopy)를 대체하는 방법
colonoscope	큰창자내시경	instrument used for visual exam-ination of the colon	잘록창자(colon)을 보기 위해 사용하는 길고 구부릴 수 있는 광섬유내시경의 일종
colonoscopy	큰창자내시경검사	visual examination of the colon	내시경을 통하여 항문과 곧창자(직장) 및 큰창자(대장)의 내부를 관찰하는 검사
esophagogastroduode-noscopy	식도, 위, 샘창자 내시경검사	visual examination of the esopha-gus, stomach, and duodenum	식도(esophagus), 위(stomach), 샘창자(duodenum)에 대한 내시경검사
esophagoscopy	식도경검사	visual examination of the esoph-agus	내시경을 이용하여 식도(esophagus)를 검사하는 것

laparoscope	복강경	instrument used for visual examination of the abdominal cavity	배안(복강, abdominal cavity)과 배안의 장기를 검사하기 위한 내시경
laparoscopy	복강경검사	visual examination of the abdominal cavity	복강경(laparoscope)을 이용해 복강(abdominal cavity) 내부를 검사하는 것
proctoscope	곧창자보개(직장경)	instrument used for visual exmination of the rectum	곧창자(rectum)을 검사하는 기구
protoscopy	곧창자보개검사	visual examination of the rectum	곧창자보개(proctoscope)을 사용하여 곧창자(rectum)을 검사하는 것
sigmoidoscopy	구불잘록창자내시경검사	minimally invasive medical examination of the large intestine from the rectum through the nearest part of the colon, the sigmoid colon. There are two types of sigmoidoscopy: flexible sigmoidoscopy, which uses a flexible endoscope, and rigid sigmoidoscopy, which uses	내시경을 이용한 구불잘록창자(sigmoid colon)의 검사

5) 약리학

용어	국문의미	영문의미	단어해설
antacid	제산제	substance which neutralizes stomach acidity and is used to relieve heartburn, indigestion or an upset stomach	위산을 중화시켜 주는 약물
antidiarrheal drugs	지사제	medication which provides symptomatic relief for diarrhoea	묽은 변을 제어하고 창자에서 여분의 물을 흡수 또는 장관의 연동운동 둔화에 의해 설사를 완화시키는 약물
antiemetic	항구토제	drug that is effective against vomiting and nausea	뇌의 구토 중추 신경자극을 차단하여 오심과 구투를 제어하는 약물
laxative, purgatives, aperients	완하제	substances that loosen stools	변비를 완화하고 하부 위장관을 통해 대변의 통과를 촉진시키는 약물

6) 약어

소화기계와 관련되어 자주 사용하는 약어를 정리하였다. 병원에서도 자주 사용하는 약어이므로 공부해 두도록 한다.

약어	영문의미	국문의미
ALP	alkline phosphatase	알칼리성 인산분해효소(간기능효소검사)
ALT (SGPT)	alanine-aminotransferase	알라닌 아미노전이효소(간기능효소검사)
APR	abdominoperineal resection	복부회음절제술
AST (SGOT)	aspartate-aminotransferase	아스파라긴산 아미노전이효소(간기능효소검시)
BE	barium enema	바륨관장
CBD	common bile duct	온쓸개관, 총담관
CT scan	computer tomography	컴퓨터단층촬영
Dx	diagnosis	진단
EGD	esophagogastroduodenoscopy	식도위십이지장내시경술
ERCP	endoscopic retrograde cholangiopancreatography	내시경적 역행췌담관촬영술
ESWL	extracorporeal shock-wave lithotripsy	체외 충격파 쇄석술
EUS	endoscopic ultrasound	내시경초음파검사
FAP	familial adenomatous polyposis	가족성 선종양폴립증, 가족성 샘종폴립증
FBS	fasting blood sugar	공복혈당
FOBT	fecal occult blood test	분변잠혈검사
GB	gallbladder	쓸개
GERD	gastroesophageal reflux disease	위식도 역류병
GI	gastrointestinal	위창자(위장)의
H. pylori	Helicobacter pylori	헬리코박터파일로리
HAV	hepatitis A virus	A형 간염바이러스
HBV	hepatitis B virus	B형 간염바이러스
HCV	hepatitis C virus	C형 간염바이러스
IBD	inflammatory bowel disease	염증성 장질환
IBS	irritable bowel syndrome	과민성 대장증후군

IVC	intravenous cholangiography	정맥내 담관조영술
LFT	liver function test	간기능검사
N&V	nausea and vomiting	구역 및 구토
NG	nasogastric tube	코위관
NPO	nothing per Os	금식
PCNA	percutaneous needle aspiration biopsy	경피적 침 생검
PEG	percutaneous endoscopic gastrostomy	피부경유내시경위절개술
PTBD	percutaneous transhepatic biliary drainage	경피경간 쓸개즙배액법
PTC	percutaneous transhepatic cholangiography	경피경간 쓸개관조영술
RGB	Roux-en-Y gastric bypass	루와이 비만 수술
TCAE	transcatheter arterial embolizalion	간동맥색전요법
TPN	total parenteral nutrition	전 비경구적 영양
UC	ulcerative colitis	궤양성 대장염
UGI	upper gastrointestinal	상부위장관
UPPP	uvulopalatopharyngoplasty	구개수구개인두성형술

4 관련 질병을 통한 의학용어 학습

의학용어에 대한 이해를 향상시키기 위해 소화기계와 관련된 질환에 대해 자세히 살펴보고자 한다.

1) 황달(jaundice)

(1) 빌리루빈 대사

수명이 다한 적혈구가 지라에서 파괴되면, 혈중에 방출된 헤모글로빈은 전신에 산재하는 단핵구탐식세포계(MPS)의 세포에 탐식된다. 헤모글로빈은 분해되어 헴(Heme)과 글로빈으로 되고, 다시 헴은 빌리루빈이 되고, 이것이 재차 혈액으로 이행하는데, 이 단계의 빌리루빈은 간접(반응)형이라고 말하는 것으로 간접형 빌리루빈은 간에서 흡수되며, 세포 내에서 글루크론산과 연결(conjugation)을 받아서 직접(반응)형 빌리루빈이 되어 모세쓸개관으로 분비된다. 직접형이 높아지면 폐쇄성 황달이고 간접형이 높아지면 용혈성이나 간세포성 황달로 생각할 수 있다. 쓸개관으로 분비된 쓸개즙(bile) 속의 빌리루빈은 장내세균에 의해 재흡수되어 유로빌리노겐(urobilinogen)이 콩팥으로 배설된다. 또 대변으로는 스테르코빌리노겐(stercobilinogen)으로 배설된다. 이때 장내 쓸개즙이 재흡수되는 것은 쓸개즙의 장간순환(enterohepatic circulation)이라고 한다.

(2) 황달의 분류

황달은 혈중내 빌리루빈이 정상범위 최고치인 0.8 mg/dl를 넘는 것을 말한다. 황달에는 여러 가지 원인이 있고 크게 3가지로 분류하여 용혈성 황달(hemolytic jaundice), 간세포성 황달(hepatocellular jaundice), 폐색성 황달(obstructive jaundice) 등이다.

① 용혈성 황달: 적혈구 용혈에 의해서 생성된 빌리루빈의 과잉 생산에서 기인하는 황달이다.

② 간세포성 황달: 간세포의 빌리루빈 관련 대사장애와 관련이 있는 황달이다.

③ 폐색성 황달: 간세포로부터 모세쓸개관으로 분비된 쓸개즙은 쓸개관을 지나서 십이지장으로 배설되는데, 이 경로(쓸개도)가 어딘가에서 폐색되었을 때 발생하는 황달이다. 폐색부에서부터 상류는 모세쓸개도의 폐쇄로 쓸개즙이 정체하면 쓸개관이 확장된다. 따라서, 쓸개관의 내압이 전반으로 높아지며, 특히 쓸개관계의 약한 부위인 가는 가지인 모세쓸개관으로부터 쓸개즙이 글리슨 피막을 뚫고 스며 나온다. 쓸개즙은 림프관으로 흘러 들어가고, 결국은 가슴관으로부터 혈액으로 들어가서 황달이 발생하는 것이다. 따라서, 이 경우에는 당연히 혈청 속에는 간세포 중에서 글루크론산 연결을 받은 직접형 빌리루빈이 증가하게 된다. 또한, 쓸개즙의 다양한 성분 중 하나인 특히 알카린 포스파타제 혈중치의 상승도 특징이다. 그 때문에, 직접형 빌리루빈치의 측정이나 알카린 포스파타제 활성의 검사가 중요하다.

④ 기타 선천성 폐색성 황달을 일으키는 질환

2) 내시경검사법(endoscopy)

내시경검사법은 육안으로 위장관을 검사하기 위해서나 또는 세포학적 및 조직학적 샘플을 채취하는 데 이용된다. 그리고 위궤양이나 샘창자궤양의 치유 과정을 추적조사하기 위해 사용된다. 소화계통에서 내시경은 상부위장관 내시경과 하부위장관 내시경으로 나뉘는데, 상부위장관 내시경은 코나 입을 통해 내시경을 넣는다.

상부위장관 내시경검사는 암, 식도염, 위식도정맥류, 소화성 궤양, 상부위장관 출혈의 원인을 밝히는 데 도움을 준다. 내시경검사법은 또한 간질환 환자의 하부 식도와 위 출혈의 위치와 크기를 밝히는 데에도 쓰인다(그림 7-3).

하부 위장관 내시경검사법은 곧창자큰창자암과 같은 병리학적 상태를 밝히는 데 도움을 준다. 하부 위장관 내시경과 동시에 용종절제술이 시행되는데 큰창자 폴립의 검출을 통해 암에 대한 치료와 검사를 할 수 있다. 다음 그림은 큰창자내시경과 구불창자경의 위치를 보여준다(그림 7-4).

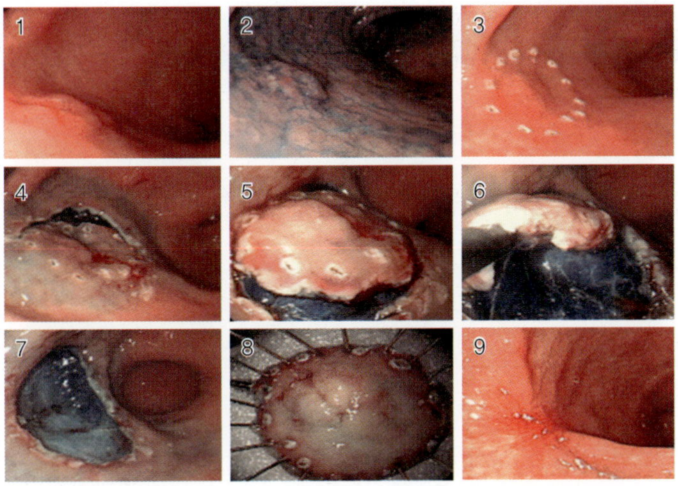

그림 7-3. 내시경 점막밑 절제술(endoscopic submucosal dissection, ESD). 절제술 과정의 확대사진

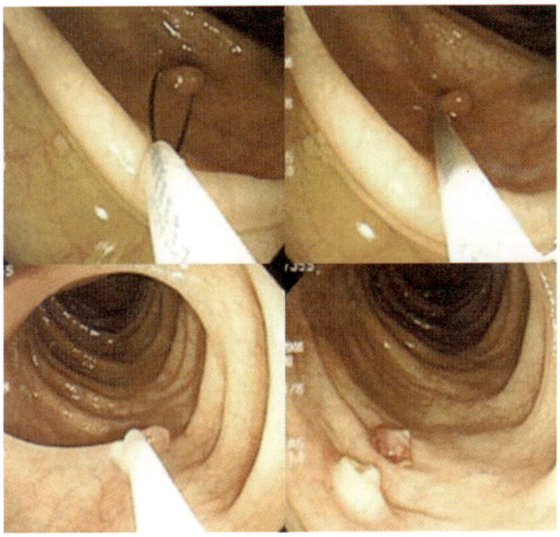

그림 7-4. 용종절제술. 올가미를 사용한 용종절제술

복습문제

결합형 복습문제

01 소화기계와 관련된 의학용어 중 결합형에 대해 정리한 표이다. 제시한 용어의 의미를 쓰도록 한다.

의학용어	용어분석			단어의미
	결합형	영문의미	국문의미	
appendectomy		appendix	막창자꼬리(충수돌기)	막창자꼬리절제술(충수절제술)
appendic/ectomy	appendico		막창자꼬리(충수돌기)	막창자꼬리염(충수염)
cholangiole	cholangio	bile vessel, bile duct		쓸개세관(담세관)
cholecystitis	cholecysto	gallbladder	쓸개주머니(담낭)	
choledochotomy	choledocho	common bile duct		온쓸개관절개술(총담관절개술)
cholelith	chole		쓸개즙(담즙)	쓸개돌(담석)
colonoscopy		colon	잘록창자(결장)	잘록창자보개검사(대장내시경검사)
colostomy	colo		잘록창자(결장)	잘록창자창냄술
dentist	dento	teeth		치과의사
duodenoscopy	duodeno	duodenum	샘창자(십이지장)	
enteropathy	entero	intestine		창자병(장병증)
esophagoscope	esophago		식도	식도경
gastroscopy		stomach	위	위보개검사법(위내시경검사법)
gingivitis	gingivo		잇몸	잇몸염, 치은염
hepatitis	hepato	liver		간염
hypoglossal	glosso	tongue	혀(설)	
ileostomy	ileo	ileum		돌창자창냄술(회장조루술)

jejunorrhaphy	jejuno		빈창자(공장)	빈창자봉합
oral		mouth	입	입
orthodontist	odonto		치아	치과교정전문의
pancreatolysis	pancreato	pancreas		이자용해(췌장용해)
perianal	ano	anus	항문	
pharyngotonsillits	pharyngo	pharynx		인두편도염
proctologist	procto		항문 곧창자(직장)	직장(항문) 병 전문의
ptyalism		saliva salivary gland	침(타액) 침샘(타액선)	침과다증
pylorotomy	pyloro		날문(유문)	날문절개술 (유문절개술)
rectocele	recto	rectum		곧창자탈출
sialorrhea	sialo	saliva salivary gland	침(타액) 침샘(타액선)	
sigmoidotomy	sigmoido	sigmoid colon		구불잘록창자절개술 (S자결장절개술)
stomatopathy	stomato		입	입안병증(구내병증)
sublingual		tongue	혀(설)	혀밑(설하)
uvulectomy	urulo		목젖, 구개수	목젖절개술

접미사와 접두사

02 소화기계와 관련된 의학용어에서 자주 사용되는 접미사와 접두사에 대한 복습문제이다. 해당용어에 대한 의미를 해당칸에 쓰도록 한다.

(1) 접미사(Suffixes)

의학용어	용어분석			단어의미
	접미사	영문의미	국문의미	
gastralgia		pain	통증	위통, 복통
gastrodynia	-dynia		통증	위통
hyperemesis	-emesis	vomiting		과다구토
cholelithiasis	-iasis	abnormal condition	비정상 상태: 특이 한 어떤 것에 의해 만 들어진	
hepatomegaly	-megaly	enlargement		간비대
anorexia	-orexia		식욕	식욕부진
cirrhosis		abnormal condition	비정상상태	경화증, 경변증
dyspepsia	-pepsia		소화	소화불량
dysphagia	-phagia	swallowing, eating		연하곤란, 삼킴곤란
postprandial	-prandial	meal	식사	
diarrhea	-rrhea	discharge flow		설사

(2) 접두사(prefixes)

의학용어	의학용어	영문의미	국문의미	단어의미
endoscopy		in, within	안	내시경검사, 내시경술
hematemesis	hemat-		혈액	토혈
hypogastric	hypo-	under below 밑에 deficient		아랫배(하복부)의

의학용어 만들기

03 지금까지 학습했던 용어를 결합하여 소화기계통과 연관된 의학용어를 만들어 보시오.

(1) part of the body between the thorax (chest) and pelvis ________________

(2) long tube-like structures that carry bile, and is present in most vertebrates ________________

(3) first section of the small intestine ________________

(4) last part of the gastrointestinal tract and of the digestive system ________________

(5) organ of the digestive system and endocrine system ________________

(6) exocrine glands that produce saliva through a system of ducts ________________

(7) muscular organ in the mouth ________________

(8) eating disorder, characterized by low weight, food restriction, fear of gaining weight, and a strong desire to be thin ________________

(9) abnormal buildup of fluid in the abdomen ________________

(10) inflammation of the gallbladder ________________

(11) bowel movements that are infrequent or hard to pass ________________

(12) gastroenteritis that results in diarrhea with blood ________________

의학용어 복습

04 아래에 제시한 문장에 해당하는 의학용어(영문)를 쓰시오.

(1) 인체상기가 비정상적인 구멍 또는 약해진 부분을 통해서 그 본래의 위치에서 이탈된 상태 ________________

(2) 작은창자가 막혀서 나타나는 증상을 이르는 용어 ________________

(3) 치아가 비정상적으로 작은 상태 ______________________

(4) 침샘에 나타나는 염증 ______________________

(5) 혈중내 빌리루빈이 정상범위 최고치인 0.8 mg/dl를 넘는 것 ______________________

(6) 육안으로 보이지 않는 대변 속의 혈액을 찾아내기 위한 검사법 ______________________

(7) 창자(intestine)나 혈관(blood vessel) 등에 내용물이 통과할 수 있도록 외과적으로 연결하는 수술 ______________________

(8) 충수돌기를 외과적으로 떼어내는 것 ______________________

(9) 여러 질병을 유발할 수 있는 병적비만(morbid obesity)을 치료하기 위해 외과적인 방법으로 위용량(gastric capacity)을 줄이는 것 ______________________

(10) 잘록창자(결장)의 일부 또는 전부를 절제하는 것 ______________________

(11) 창자(장)의 상처를 꿰매는 것 ______________________

(12) 치핵을 외과적으로 절제하는 것 ______________________

(13) 배안(복강)을 갈라서 열고 안에 있는 질환을 치료하거나 종양 등을 제거하는 수술 ______________________

(14) 위산을 중화시켜 주는 약물 ______________________

(15) 묽은 변을 제어하고 장에서 여분의 물을 흡수 또는 장관의 연동운동 둔화에 의해 설사를 완화시키는 약 ______________________

(16) 변비를 완화하고 하부 위장관을 통해 대변의 통과를 촉진시키는 약 ______________________

약어

05 아래에 제시한 약어의 full name과 국문 의미를 쓰시오.

1. ALT : ______________________________

2. AST : ______________________________

3. Dx : ______________________________

4. FBS : ______________________________

5. GI : ______________________________

6. HBV : ______________________________

7. IBS : ______________________________

8. NPO : ______________________________

Chapter 08

비뇨기계

학습목표

- 비뇨기계 관련 의학용어를 익힌다.
- 비뇨기계를 구성하는 구조와 기능에 대해 이해한다.
- 비뇨기계와 관련된 의학용어의 구성요소(어근, 접두사, 접미사 등)를 분석한다.

1 비뇨기계 의학용어 맛보기

의학용어	국문의미	영문의미	단어해설
dialysis	투석	process of removing excess water, solutes, and toxins from the blood in people whose kidneys can no longer perform these functions naturally	콩팥(신장, kidney)의 기능이 상실되었을 때 인공적으로 혈액의 대사노폐물, 과도한 체액 제거, 화학물질 등을 조절하는 과정
electrolyte	전해질	substance that produces an electrically conducting solution when dissolved in a polar solvent, such as water	산, 염기, 염(나트륨과 칼륨)과 같은 전기를 전도하는 용액
metabolism	대사	set of life-sustaining chemical reactions in organisms	생물체 내에서 생명 유지를 위해 일어나는 동화작용과 이화작용 등의 모든 과정
interstitial nephritis	사이질콩팥염 (간질성 콩팥염)	inflammation of the area of the kidney known as the interstitium, which consists of a collection of cells, extracellular matrix, and fluid surrounding the renal tubules	콩팥염의 한 형태로 콩팥 사이질의 병적 변화로 콩팥단위가 파괴되어 콩팥기능에 심각한 장애가 있는 상태

1) 비뇨기계의 특징 및 구성

비뇨기계통은 한 쌍의 콩팥(신장, kidney)과 요관(ureter), 한 개의 방광(bladder)과 요도(urethra)로 구성되며, 각종 노폐물들을 제거시켜 몸의 항상성을 유지시킨다. 콩팥에서 만들어진 요는 요관을 지나 방광으로 가며, 방광에서 잠시 저장되었다가 요도를 지나 외부로 배출된다. 콩팥의 이런 배설과 보존기능은 혈압, 혈액의 흐름 및 산-염기평형의 조절을 돕는다. 이외에 콩팥은 혈압의 조절에 관여하는 레닌(renin)과 적혈구의 생성을 자극하는 적혈구생성소(erythropoietin) 및 프로스타글란딘(prostaglandin)을 생산한다.

(1) 콩팥(신장)

콩팥은 강낭콩 모양이며 오른쪽 콩팥은 왼쪽 것보다 약 1~2 cm 아래에 위치해 있다. 콩팥문(hilum)을 통해 콩팥동맥과 정맥, 림프관, 요관이 콩팥 내부로 들어간다. 요관은 콩팥문 부위에서 확장하여 콩팥깔때기(신우, renal pelvis)를 형성한다. 콩팥 내부로 깊이 들어가면 지방으로 채워진 콩팥문 부위가 있는데, 이를 콩팥굴(renal sinus)이라 한다.

콩팥의 단면을 보면 겉질(피질, cortex)과 속질(수질, medulla)로 구분한다. 겉질을 저배율 현미경으로 관찰하면 세 종류의 성분, 즉 붉은 점 모양의 과립인 콩팥소체(신소체, renal corpuscle), 곱슬세관, 세로줄무늬의 속질부챗살(medullary ray)이 있다.

사람의 콩팥 속질은 6~12개의 콩팥피라미드로 구성되고 콩팥피라미드의 꼭지는 컵같이 생긴 작은콩팥잔(minor calyx)에 의해서 둘러싸여 있는데, 인접한 2~3개의 작은콩팥잔이 모여서 큰콩팥잔(major calyx)이 된다. 이어 3~4개의 큰콩팥잔은 더 크게 팽창된 요관의 시작 부위인 콩팥깔때기로 들어간다.

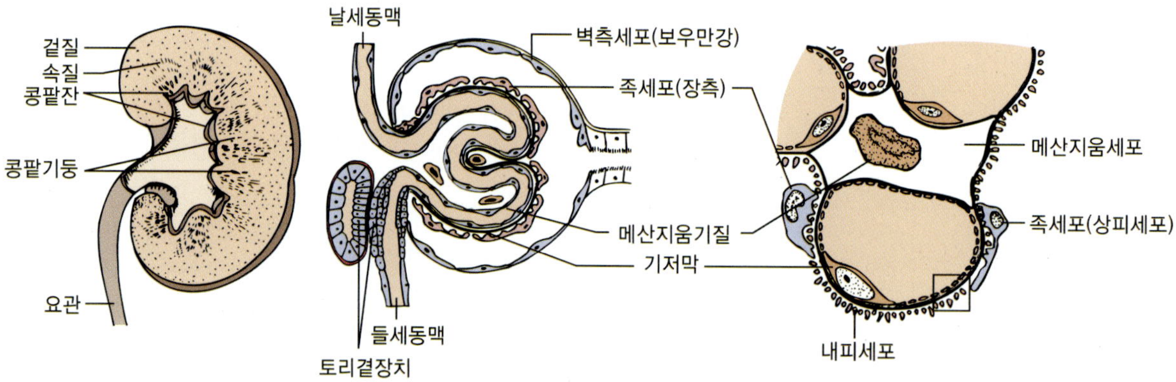

그림 8-1. 콩팥, 토리(사구체), 토리체 모세혈관의 구조

(2) 콩팥단위(신원, nephron)

콩팥에는 1~4백만 개의 콩팥단위가 있다. 콩팥단위는 콩팥소체와 토리쪽세관(근위세뇨관, proximal tubule), 콩팥세관고리(Henle's loop)의 굵은다리(thick limb)와 가는다리(thin limb) 및 먼쪽세관(원위세뇨관, distal tubule)으로 구성되어 있다. 집합관(collecting duct)은 콩팥단위에서 생성된 소변을 모아서 콩팥깔때기로 전달하는 역할을 한다. 콩팥단위와 집합세관을 포함한 요세관(uriniferous tubule)을 콩팥의 기능적 단위라고 한다.

콩팥소체는 난원형으로 직경이 약 200 μm이며 토리(사구체, glomerulus)와 토리주머니(사구체주머니, glomerular capsule, Bowmann's capsule)로 구성되어 있다.

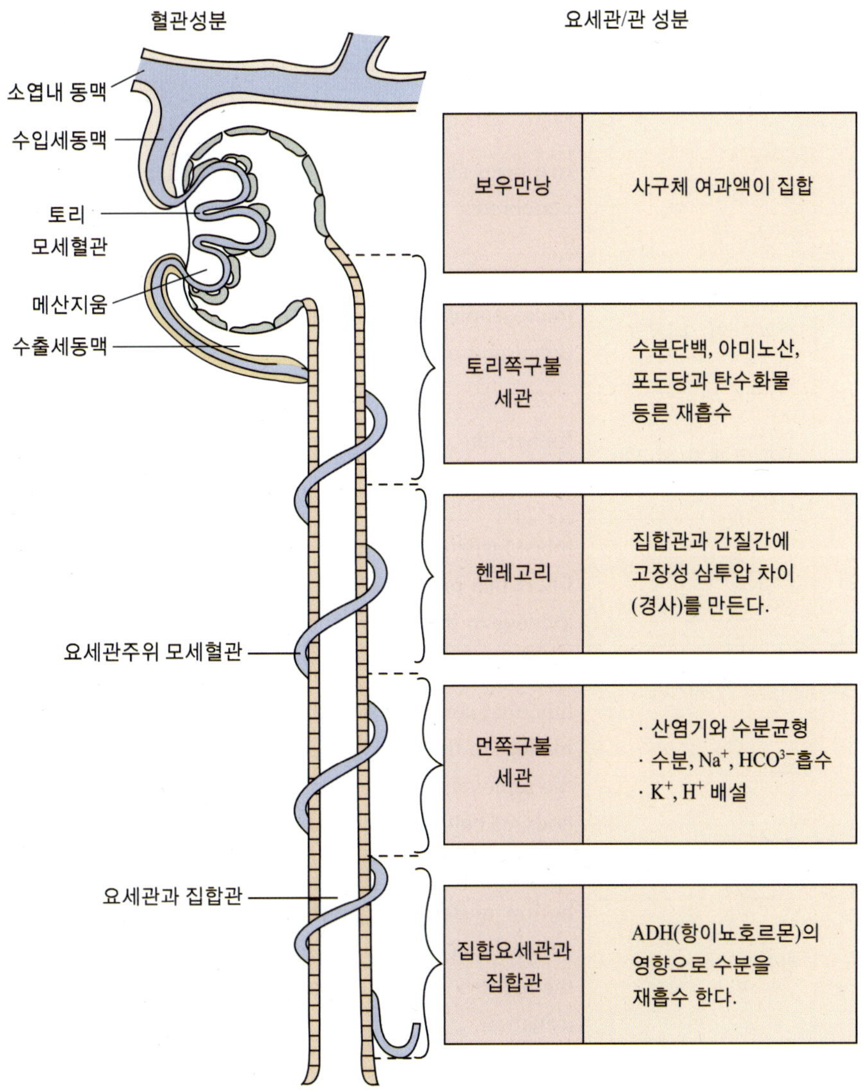

그림 8-2. 콩팥의 주된 기능 단위인 네프론(nephron)의 구조

2) 비뇨기계의 주요 의학용어

의학용어	국문의미	영문의미	단어해설
glomerulus (pl. glomeruli)	토리(사구체)	globular structures of entwined vessels, fibers, or neurons	모세혈관(capillary) 덩어리로 소변을 만들기 위해 혈액이 여과(filtration)되는 장소임
hilum	콩팥문(신문)	recessed central fissure where its vessels, nerves and ureter pass	콩팥의 안쪽에 움푹 들어간 부위로, 신동맥(renal artery), 신정맥(renal vein), 요관(ureter)이 드나듦
kidney	콩팥	two bean-shaped organs found in vertebrates	한 쌍으로 이루어진 콩모양(bean-shaped)의 기관으로 혈액 속의 물과 전해질(electrolyte)의 양을 일정하게 유지하는 역할을 함
nephron	콩팥단위, 네프론	microscopic structural and functional unit of the kidney	소변을 만드는 콩팥의 기능적 구조로 한쪽 콩팥에 약 100만 개의 네프론(nephron)이 존재함
renal pelvis	콩팥깔때기(신우)	funnel-like dilated part of the ureter in the kidney	깔때기모양(funnel-shaped)으로 소변이 모여 요관(ureter)으로 열리는 부분
ureter	요관	tubes made of smooth muscle fibers that propel urine from the kidneys to the urinary bladder	약 30 cm 길이의 두 개의 가느다란 관(tube)으로 콩팥에서 생성된 소변을 방광으로 운반함
urethra	요도	tube that connects the urinary bladder to the urinary meatus for the removal of urine from the body of both females and males	여성은 약 4 cm, 남성은 약 20 cm로 성별에 따라 요도의 길이에 차이가 있으며 남성의 경우 사정(ejaculation) 시 요도를 통해 정액(semen)을 배출하기 때문에 생식계통(reproductive system)에도 포함됨
urinary bladder	방광	hollow muscular organ that collects and stores urine from the kidneys before disposal by urination	속이 비어있는 근육성기관(muscular organ)으로 소변을 일시적으로 저장하는 역할을 함
urinary meatus	요도구	opening of the urethra	소변이 몸 밖으로 배출되는 구멍(opening)

2 비뇨기계 의학용어의 구성

비뇨기계와 관련된 어근과 연결된 결합형에 대해 살펴보고 접미사와 접두사가 연결되었을 경우의 의학용어에 대한 의미를 배우도록 한다.

1) 결합형

비뇨기계에 속하는 장기를 나타내는 결합형을 익히고 관련된 의학용어를 통하여 구성요소를 분석해 보도록 한다.

결합형	국문의미	영문의미	관련용어
albumin/o	알부민	albumin	albuminuria
azot/o	요소, 질소	urea, nitrogen	azotorrhea
bacteri/o	세균	bacteria	bacteriuria
blast/o	종자세포	developing cell, germ cell	nephroblastoma
cali/o	콩팥잔	calyx	caliectasis
cortic/o	겉질	cortex	corticosteroid
cyst/o, vesic/o	방광, 주머니	urinary bladder, sac	cystocele
glomerul/o	토리(사구체)	glomerulus	glomerulonephritis
glyc/o, glycos/o	당	sugar	glycolysis
hydr/o	물	water	hydronephrosis
lith/o	돌, 결석	stone, calculus	lithography
meat/o	도관(구멍)	meatus (opening)	meatotomy
medulla/o	속질	medulla	adrenal medulla
nephr/o, ren/o	콩팥, 신장	kidney	nephrolithiasis
noct/o	밤	night	noctouria
olig/o	부족한, 불충분한, 소량	scanty, few	oligouria
pyel/o	신우(콩팥깔때기)	renal pelvis	pyelography
ur/o, urin/o	소변, 요로	urine	uremia
ureter/o	요관	ureter	ureteritis
urethr/o	요도	urethra	urethral stricture

2) 접미사와 접두사

비뇨기계와 관련된 의학용어에서 자주 사용되는 접미사와 접두사를 나열하였으므로 꼭 기억해 두도록 한다.

(1) 접미사

접미사	국문의미	영문의미	관련용어
-iasis, -esis	상태	condition	nephrolithiasis, enuresis
-lysis	느슨해짐, 용해, 분해, 분리	loosening, dissolution, separating	nephrolysis
-ptosis	떨어짐, 처짐, 탈출	drooping, sagging, prolapse	nephroptosis
-rrhaphy	봉합, 재건, 복원	suturing, repairing,	urethrorrhaphy
-tripsy	외과적 분쇄	surgical crushing	lithotripsy
-uria	소변, 배뇨	urine, urination	hematuria

(2) 접두사

접두사	영문의미	국문의미	관련용어
an-	without, not	없음	anuria
oligo-	few	적은, 부족한	oligouria
poly-	many, much	많은	polyuria
supra-	above, superior excessive	위 과도한	suprarenal

3 비뇨기계의 진단을 위한 의학용어

비뇨기계와 관련한 질병과 진단에 대해 학습하기 위하여 의학용어를 제시하였다. 용어에 대한 의미를 익혀두도록 한다.

1) 증상과 질병

용어	국문의미	영문의미	단어해설
acute tubular necrosis	급성요세관괴사	medical condition involving the death of tubular epithelial cells that form the renal tubules of the kidneys	콩팥 기능이 급격히 악하되어 혈중 질소대사물이 증가하는 상태로 일반적인 원인으로 알려진 콩팥의 국소빈혈은 출혈 또는 심박출량 감소로 인한 저혈압 등으로 초래되며, 이때 콩팥혈류가 감소되어 콩팥이 손상됨
anuria	무뇨(증)	nonpassage of urine, in practice is defined as passage of less than 100 milliliters of urine in a day	소변 형성 장애로 소변량이 100~250 ml/day로 저하된 상태
azoturia	질소뇨증	increased nitrogen substance including urea	소변 내 질소 물질, 특히 요소가 증가된 상태
cystocele	방광탈출증	medical condition in which a woman's bladder bulges into her vagina	방광과 질 사이 지지조직이 약해져 질벽을 통해 방광이 부풀어 오른 상태로 방광탈출(prolapsed bladder)이라고도 함
diuresis	이뇨	increased urination and the physiologic process that produces such an increase	소변의 생성과 분비(소변의 총배설량)가 과도하게 증가된 상태
dysuria	배뇨곤란, 배뇨장애	difficult urination	방광염(cystitis)과 같은 원인으로 배뇨 시 통증이 있거나 배뇨가 힘든 상태
edema	부종	buildup of fluid in the body's tissue by renal failure and other diseases	콩팥기능상실(신부전, renal failure)이나 다른 질환으로 인한 증상으로 우리 몸의 세포, 조직, 그 외 부분에 체액이 비정상적으로 축적된 상태

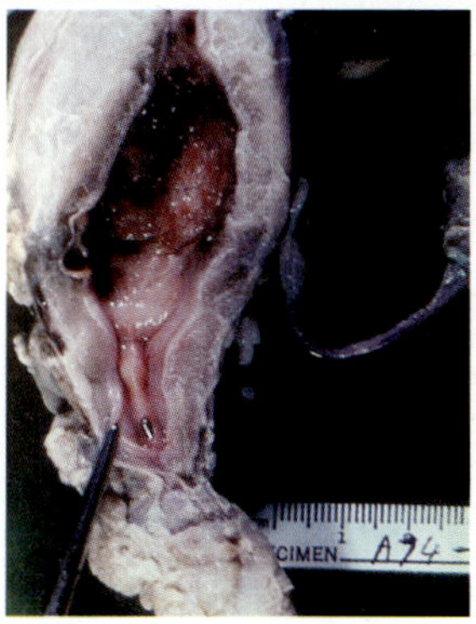

만성방광염, 방광(Chronic cystitis, urinary bladder)

방광의 만성 염증은 요도 협착이 동반되는 경우가 많고 만성염증으로 인하여 비후된 방광 벽이 관찰된다.

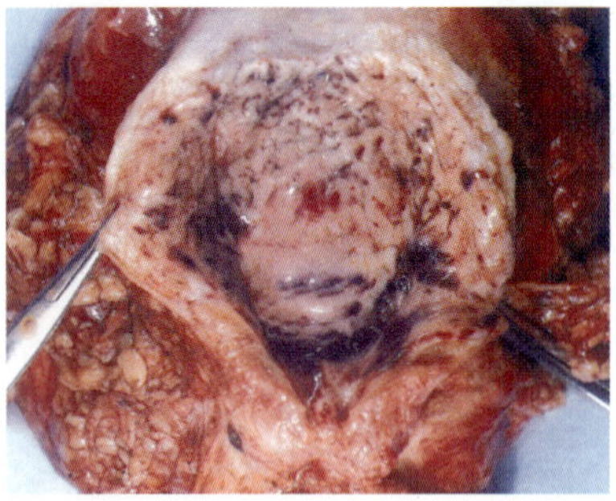

급성 방광염, 방광(Acute cystitis, urinary bladder)

방광의 점막은 급성 염증 반응으로 인하여 출혈과 얕은 궤양을 동반하며 전반적으로 심한 부종으로 인하여 전체 점막이 부어있다.

end-stage renal disease	말기콩팥질환(말기신질환)	kidney disease in which there is gradual loss of kidney function over a period of months to years	콩팥질환으로 콩팥이 더는 적절하게 혈액을 거르지 못하여 결국 생존을 위해 투석이나 콩팥이식이 요구되는 상태로 만성콩팥기능상실(만성신부전, chronic renal failure, CRF)이라고도 함

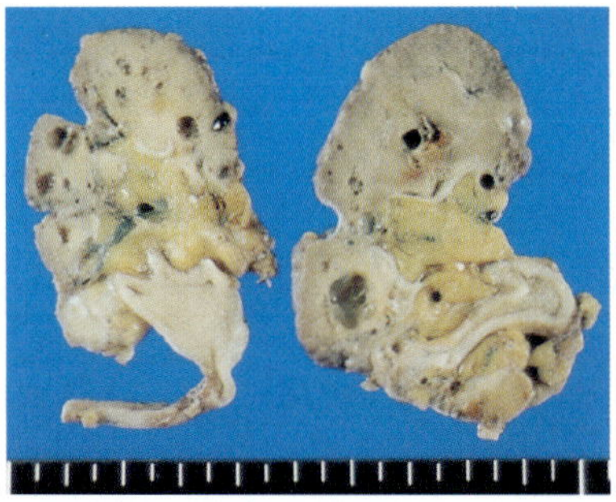

만성 콩팥기능상실, 콩팥(Chronic renal failure, kidney)

콩팥의 정상겉질과 속질을 구분할 수 없으며 만성콩팥깔대기염에 의한 흉터로 심하게 일그러져 있고 낭변화를 동반하고 있다.

enuresis	유뇨증	repeated inability to control urination	방광조절이 이뤄지지 않아 불수의적으로 배뇨되는 상태이며 야간유뇨증(야뇨증, nocturnal enuresis)이라고도 함
frequent urination	빈뇨	need to urinate more often than usual	방광의 용적이 감소되어 소변을 자주 보는 상태
glycosuria	당뇨	excretion of glucose into the urine	소변 내에 당 성분이 존재해 있는 것으로 탄수화물의 과다섭취나 당뇨병(DM)에서 나타남
hematuria, erythrocyturia	혈뇨	presence of blood or red blood cells in the urine	소변에 적혈구가 섞여 배출되는 상태
hypospadias	요도밑열림증(요도하열증)	common variation in fetal development of the penis in which the urethra does not open from its usual location in the head of the penis	음경에서 요도에 선천적으로 비정상적인 구멍이 있는 상태

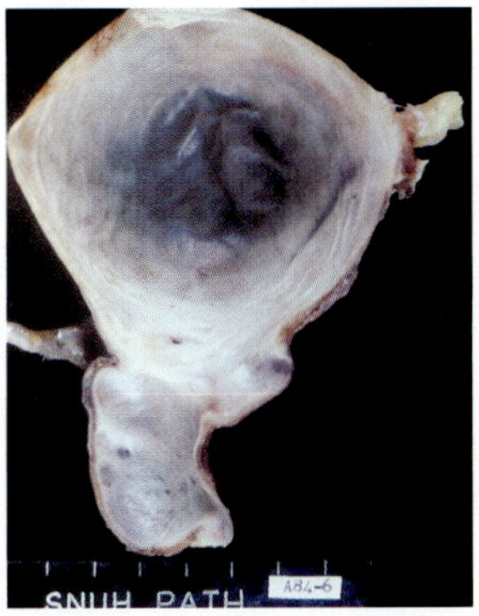

요도 협착, 방광(Urethral stenosis, urinary bladder)

방광(BL)과 후두요도(P)가 현저하게 늘어나 있다. 신생아시기의 요도 협착은 방광과 요막관을 현저하게 확장시키므로 신생아의 복부 팽창을 초래한다.

ketonuria	케톤뇨증	medical condition in which ketone bodies are present in the urine	소변 중에 케톤성분이 존재해 있는 것으로 중증의 당뇨병, 절식, 기아 등에서 나타남
nephrolithiasis	콩팥돌증(신결석증)	solid piece of material (kidney stone) develops in the urinary tract	소변 내 용해되어 있는 물질이 단단해져 돌을 형성하는 상태

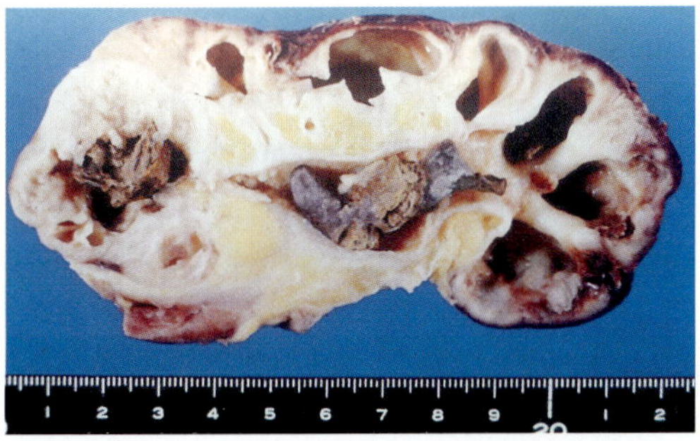

콩팥돌증, 사슴뿔돌, 콩팥(Nephrolithiasis, staghorn stone, kidney)

콩팥돌과 꽉찬 사슴뿔 동이 확장된 콩팥깔대기와 콩팥잔에 보인다. 콩팥잔의 벽은 불규칙적으로 두꺼워져 있고 노란 변색을 보인다. 노란색은 콩팥깔대기주변의 지방조직이 콩팥실질의 감소로 위축된 부분을 채운 것이다. 물콩팥증이 심하여 겉질이 아주 얇아져 있는 것이 보인다.

nocturia	야뇨증, 야간뇨	complaint that the individual has to wake at night one or more times for voiding	배뇨 버릇으로 어린이가 밤에 잠을 자다가 무의식적으로 오줌을 많이 누는 것
oliguria, hypouresis	핍뇨증, 소변감소증	low output of urine specifically more than 80 ml/day but less than 400ml/day	수분 섭취량에 비해 소변 분비량이 감소된 것으로 소변 배설량이 500 ml/day로 저하된 상태
polyuria	다뇨증	excessive or an abnormally large production or passage of urine (greater than 2.5 L or 3 L over 24 hours in adults)	소변량이 과다하게 많아진 상태로 요붕증(diabetes insipidus), 당뇨병(DM), 이뇨제(diuretics)의 사용 등에서 나타남
proteinuria	단백뇨증	presence of excess proteins in the urine	다량의 단백이 소변으로 배설되는 것
pyuria	고름뇨, 농뇨	condition of urine containing white blood cells or pus	소변에 고름이 섞여 배출되는 상태

renal hypertension	콩팥고혈압 (신장성고혈압)	condition in which high blood pressure is caused by the kidneys' hormonal response to narrowing of the arteries supplying the kidneys	콩팥의 질환으로 혈압이 높아진 상태
strangury	유통성 배뇨곤란	symptom characterized by painful, frequent urination of small volumes that are expelled slowly only by straining and despite a severe sense of urgency, usually with the residual feeling of incomplete emptying	요도 및 방광의 경련에 의한 느리고(drop by drop) 동통이 있는 배뇨
uremia	요독증	condition of having high levels of urea in the blood	콩팥배설 기능 장애로 혈액 중에 요소나 크레아티닌, 질소노폐물, 단백질 대사산물의 수치가 증가된 상태로 질소뇨증(azotemia)이라고도 함
urinary tract infection, UTI	요로감염	infection that affects part of the urinary tract	콩팥(신장, kidney), 요관(ureter), 방광(urinary bladder)이 요도로부터 올라간 미생물에 의해 감염되거나 혈액으로부터 콩팥으로 진행되어 감염된 상태

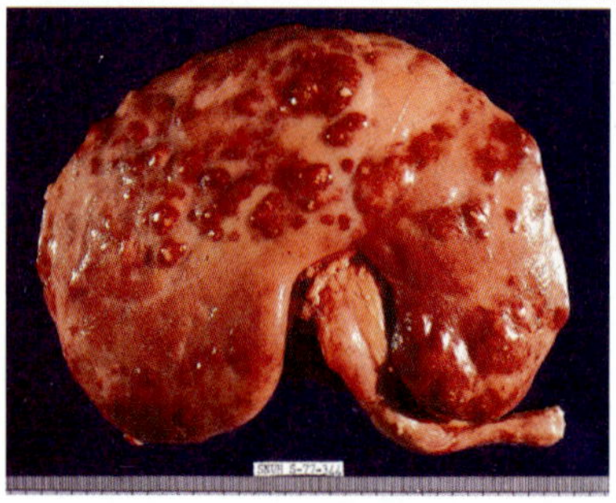

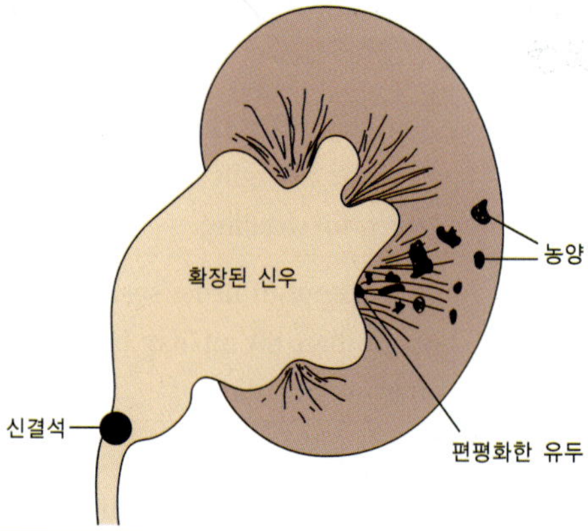

급성신우신염

vesical tenesmus	방광뒤무직	feeling of incomplete emptying of the bladder following urination	소변배설이 시원스럽게 이루어지지 않고 꺼림칙하며 동통이 뒤따르는 것
Wilms tumor, nephroblastoma	윌름스종양	cancer of the kidneys that typically occurs in children, rarely in adults	소아에게 발생하는 악성종양으로 주로 5살 이하에서 발생하며 고혈압, 만져지는 덩어리, 통증, 혈뇨 등이 일반적인 증상으로 나타남

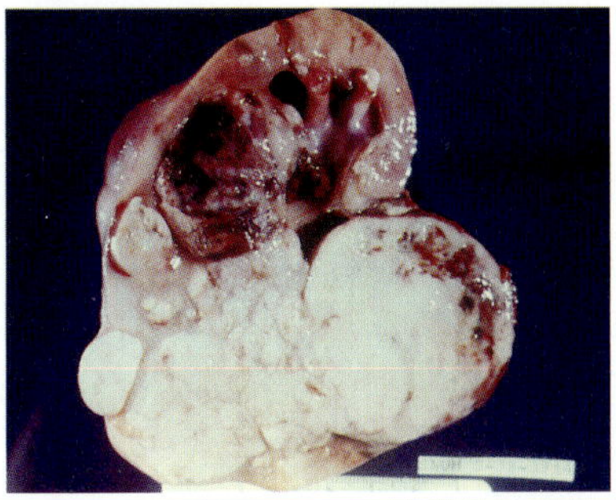

콩팥모세포종, 윌름즈종양; 콩팥(Nephroblastoma, Wilms's tumor, kidney)
콩팥 종양의 절단면은 회백색육질의 표면을 가진 큰 다결절의 고형종양을 보인다. 국소로는 출혈괴사도 있으며 주변조직으로 침윤성장도 하고 있다. 콩팥의 크기가 작아 어린이에서 발생한 것을 알 수 있다.

2) 진단

용어	국문의미	영문의미	단어해설
blood urea nitrogen, BUN	혈액요소질소	medical test that measures the amount of urea nitrogen found in blood	혈액 내 단백질 대사산물인 요소의 양을 측정한 것으로 콩팥 질환이나 콩팥기능상실이 있을 때 혈액 내에 축적되며, 심하면 무의식에 빠져 사망에 이름
creatinine	크레아티닌	breakdown product of creatine phosphate from muscle and protein metabolism	혈액 속의 크레아티닌(creatinine)의 양을 측정하는 혈액검사(blood test)
creatinine clearance test, Ccr	크레아티닌청소율검사	volume of blood plasma that is cleared of creatinine per unit time and is a useful measure for approximating the glomerular filtration rate	혈액으로부터 크레아티닌을 제거하는 콩팥의 능력을 측정하는 방법으로 혈액을 채혈하여 크레아티닌치를 측정한 후, 24시간 동안 모은 소변 내의 크레아티닌치를 측정하여 서로 비교하는 방법
cystogram	방광조영사진	radiographic image of the bladder	방광(bladder)에 조영제(contrast medium)를 주입하여 찍은 X선 사진
cystography	방광조영술	radiographic imaging of the bladder	방광에 조영제(contrast medium)를 주입하여 검사하는 X선 촬영법
intravenous pyelography, IVP intravenous urogram, IVU	정맥콩팥깔때기조영술	radiological procedure used to visualize abnormalities of the urinary system, including the kidneys, ureters, and bladder	정맥(veins) 내로 조영제 주사 후 콩팥 및 요관의 X선 촬영법
nephrography	콩팥조영술	radiographic imaging of the kidney	콩팥(kidney)의 X선 사진
nephrosonography	콩팥초음파촬영술	process of recording the kidney using sound	초음파를 이용하여 콩팥의 모습을 영상으로 만드는 검사법

radioisotope renography	방사선동위원소 검사	medical imaging of the kidneys that uses radiolabelling	소량의 동위원소를 혈액 내에 주사하여 콩팥에서 흡수되게 한 상태에서 renal scan을 통해서 콩팥의 크기나 모양을 알아내고, renogram을 통해서 콩팥기능을 파악함
renal angiography	콩팥혈관조영술	imaging test used to study the blood vessels in your kidneys	혈액 내에 조영제를 주사하고 X-ray로 혈관을 촬영하는 방법으로 혈관협착, 혈액응괴(blood clot), 낭종, 종양을 진단함
renogram	콩팥기능도, 콩팥동위원소조영사진	record of the kidney	콩팥의 기능을 평가하는 핵의학검사(nuclear medicine test)로 콩팥스캔(renal scan) 또는 콩팥조영사진(nephrogram)이라고도 함
retrograde pyelography (RP, RGP)	역행콩팥깔때기조영술	form of x-ray used to get detailed pictures of the ureters and kidneys	요관을 통하여 콩팥깔때기에 조영제를 주입하여 행하는 콩팥깔때기 촬영법
specific gravity (SG)	비중	ratio of the density (mass of a unit volume) of a substance to the density of a given reference material	소변의 농축 또는 희석정도를 측정하는 검사
ultrasonography	초음파촬영술	technique using echoes of ultrasound pulses to delineate objects or areas of different density in the body	음파(sound waves)를 이용하여 콩팥의 크기나 콩팥종양, 물콩팥, 다낭성콩팥병(polycystic kidney), 요도와 방광 폐색을 진단함
urinalysis, UA	소변검사	one of the most common methods of medical diagnosis	소변(urine) 속에 혈액(blood), 포도당(glucose), 단백질(protein), 또는 다른 물질이 들어있는지를 파악함
urogram	요로조영사진	radiographic image of the urinary tract	요로(urinary tract)의 X선 사진
voiding cystourethrography (VCU)	배뇨방광요도 조영술	frequently performed technique for visualizing a person's urethra and urinary bladder while the person urinates (voids), used diagnosis of vesicoureteral reflux (kidney reflux) among other disorders	역행성 콩팥깔때기조영술처럼 조영제로 방광을 채우고 환자가 소변을 배설할 때 방광과 요도를 촬영함
voiding cystourethrography, VCUG	배뇨중방광요도 조영술	examine the bladder and urethra while the bladder fills and empties	배뇨 전과 배뇨 동안의 과정을 검사하는 X선 촬영법

3) 치료

의학용어	국문의미	영문의미	단어해설
catheterization	도관삽입	placement of a catheter into a particular part of the body	장기에 삽입하여 물질을 주입하거나 체액을 제거하는 것으로 가장 일반적인 것은 방광으로 관을 넣어 소변을 제거하는 것임
cystectomy	방광절제술	excision of the bladder	방광(bladder)을 외과적으로 제거하는 수술
cystolithotomy	방광결석제거술	incision into the bladder to remove stone(s)	방광(bladder) 내에 있는 돌을 제거하는 수술
cystorrhaphy	방광봉합술	suturing the bladder	외과적으로 방광(bladder)을 꿰매는 수술
cystostomy	방광개구술	creation of an artificial opening into the bladder	방광(bladder)에 샛길이나 창을 만들어 주는 수술
cystotomy, vesicotomy	방광절개술	incision of the bladder	요로(urinary tract)를 통해 수술할 수 없는 방광종양(bladder tumor)이나 방광결석(bladder stone) 등을 제거하기 위해 방광벽을 절개하는 수술
extracorporeal shock wave lithotripsy, ESWL	몸밖 충격파 돌깸술(체외충격파쇄석술)	treatment mostly used to treat kidney stones and in physical therapy and orthopedics	충격파로 요로결석을 부수어 작은 조각을 만들어 소변과 함께 빠져 나갈 수 있게 함
fulguration	방전요법	medical procedure in which part of the electrical conduction system of the heart, tumor or other dysfunctional tissue is ablated using the heat generated from medium frequency alternating current (in the range of 350 – 500 kHz)	흔히 방광에 생긴 종양을 파괴하기 위해 전기불꽃(electric spark)을 이용하는 방법
kidney(renal) transplantation	콩팥이식	organ transplant of a kidney into a patient with end-stage kidney disease	회복이 불가능한 콩팥기능상실 환자에게 실시하는 것으로 동인자간이식(isograft, 동계이식)은 일란성 쌍둥이(identical twin)로부터 이식받는 것이며, 동종이식(allograft, homograft)은 형제간이나 다른 사람으로부터 이식받는 경우임
meatotomy	요도구절개술	incision of the meatus	요도구(meatus)를 확대하기 위해 요도구를 절개하는 수술

nephrectomy	콩팥절제(술)	surgical removal of a kidney, performed to treat a number of kidney diseases including kidney cancer	어느 한쪽의 콩팥을 떼어내는 수술
nephrolysis	콩팥박리술	application of physical or chemical agents to a nerve in order to cause a temporary degeneration of targeted nerve fibers	콩팥(kidney)에서 염증성 유착물을 떼어내는 수술
nephropexy	콩팥고정술	surgical fixation of a floating or mobile kidney (nephroptosis)	콩팥처짐증(nephroptosis) 시 콩팥을 고정하는 수술
nephrostomy	콩팥개구술	creation of an artificial opening into the kidney	콩팥깔때기(신우, renal pelvis)에 직접 연결되는 창을 만드는 수술
pyelolithotomy	신우결석제거술	incision into the renal pelvis to remove stone(s)	절개를 통해 콩팥깔때기(신우, renal pelvis)의 결석을 제거하는 수술
pyelolithotomy	깔때기돌제거술, 신우결석제거술	surgical incision of the renal pelvis of a kidney for removal of a kidney stone	콩팥깔때기로부터 돌(stone)을 제거하는 수술
pyeloplasty	신우성형술	performed to treat an uretero-pelvic junction obstruction if residual renal function is adequate	콩팥깔때기에서 요관(ureter)으로 이어지는 부위의 폐쇄를 교정하기 위해 콩팥깔때기와 요관을 외과적으로 재건하는 수술
ureteral stent	요관스탠트	thin tube inserted into the ureter to prevent or treat obstruction of the urine flow from the kidney	얇은 관을 요관에 삽입하여 콩팥으로부터 소변이 나오는 통로의 폐쇄된 곳을 치료하거나 예방하는 방법
ureterectomy	요관절제술	surgical excision of all or part of a ureter	요관(ureter)의 일부 또는 전체를 잘라내는 수술
ureterostomy	요관개구술	creation of an artificial opening into the ureter	요관(ureter)에 소변을 배설하는 영구적인 샛길을 만드는 수술
urethroplasty	요도성형술	surgical repair of the urethra	요도(urethra)의 상처부위를 수복하고 결손부위를 재건하는 수술
urethrorrhaphy	요도봉합술	suture of the urethra for an injury or fistula	봉합(suture)에 의한 요도누공(urethral fistula)을 폐쇄하는 수술
vesicourethral suspension	방광요도현수	suspension pertaining to the bladder and urethra	방광을 고정하여 요실금 치료에 사용하는 방법

4) 내시경검사

용어	국문의미	영문의미	단어해설
cystoscope	방광경	instrument used for visual examination of the bladder	방광(bladder)의 내부를 관찰하는 기구
cystoscopy	방광경검사	visual examination of the bladder	방광(bladder) 내부를 관찰하는 검사
nephroscopy	콩팥경검사	visual examination of the kidney	콩팥(kidney)의 내부를 관찰하는 검사
ureteroscopy	요관경검사	visual examination of the ureter	요관(ureter)의 내부를 관찰하는 검사

5) 약리학

용어	국문의미	영문의미	단어해설
antibiotic	항생제	antimicrobial substance active against bacteria and is the most important type of antibacterial agent for fighting bacterial infections	박테리아 감염을 치료하는 약물로 박테리아의 막이나 대사작용에 영향을 줌
antispasmodics	진경제, 항경련제	pharmaceutical drug or other agent that suppresses muscle spasms	방광과 요도벽에 있는 민무늬근육을 이완시켜 요도감염으로 인한 방광과 요도의 경련을 줄여주어 방광이 정상적으로 배뇨할 수 있도록 함
diuretic	이뇨제	substance that promotes diuresis, the increased production of urine	콩팥이 나트륨을 재흡수하는 것을 방지하고 소변으로 물과 나트륨이 배설되는 것을 증가시킴

6) 약어

비뇨기계와 관련되어 자주 사용하는 약어를 정리하였다. 병원에서도 자주 사용하는 약어이므로 공부해 두도록 한다.

약어	영문의미	국문의미
ADH	antidiuretic hormone	항이뇨호르몬
ARF	acute renal failure	급성신부전, 급성콩팥기능상실
BUN	blood urea nitrogen	혈액요소질소
C&S	culture and sensitivity	배양과 감수성

CAPD	continuous ambulatory peritoneal dialysis	지속휴대복막투석
cath	catheterization catheter	도관술 카테터
CKD	chronic kidney disease	만성콩팥질환
CRF	chronic renal failure	만성콩팥기능상실
DIP	drip infusion pyelography	방울주입콩팥깔때기조영술
ESRD	end-stage renal disease	말기콩팥 질환
ESWL	extracorporeal shock wave lithotripsy	몸밖 충격파 돌깸술
HD	hemodalysis	혈액투석
IVP	intravenous pyelography	정맥콩팥깔대기조영술
KUB	kidney, ureter and bladder	콩팥, 요관 및 방광
OAB	overactive bladder	과민성방광
PD	peritoneal dialysis	복막투석
pH	hydrogen ion concentration exponent	수소이온농도지수
PKD	polycystic kidney disease	다낭콩팥병
PKU	phenylketonuria	페닐케톤 뇨증
PNL	percutaneous nephrolithotripsy	경피콩팥돌깸술
RGP	retrograde pyelography	역행콩팥깔때기조영술
RP	retrograde pyelography	역방향깔때기조영술
SG	specific gravity	비중
U/A	urinalysis	소변분석
UPJ	Ureteral Pelvic Junction	요관콩팥깔때기이음부
UTI	urinary tract infection	요로감염
UVJ	ureterovesical junction	요관방광이음부

4 관련 질병을 통한 의학용어 학습

의학용어에 대한 이해를 향상시키기 위해 비뇨기계와 관련된 질환에 대해 자세히 살펴보고자 한다.

1) 물콩팥증(수신증, Hydronephrosis)

물콩팥증은 콩팥깔때기(신우, renal pelvis) 안에 소변이 과도하게 축적되어 요관을 폐쇄해 발생된다. 소변이 방광으로 가는 흐름을 막기 때문에 소변이 역류하여 콩팥깔때기(신우)나 콩팥잔(신배, calyx)으로 유입된다. 이러한 역류는 물콩팥증을 유발하고 한쪽이나 양쪽 콩팥의 콩팥깔때기와 콩팥잔을 비정상적으로 확장시킨다. 물콩팥증을 초래하는 비뇨관 폐쇄의 주된 원인은 돌이나 협착(stricture)이다. 다른 원인으로는 종양의 성장, 방광벽이 두꺼워지고, 전립샘비대(전립선비대, prostatomegly)가 있다.

2) 투석(Dialysis)

투석은 콩팥이 기능을 하지 못할 때 혈액으로부터 인공적으로 노폐물을 제거하는 과정이다. 투석에는 혈액투석(hemodialysis)과 복막투석(peritoneal dialysis) 2가지 종류가 있다.

혈액투석은 혈액을 인공 콩팥기라고 하는 기계에 혈액을 통과시켜 불순물을 걸러내게 하는 것이며, 복막투석은 투석액을 배 안으로 넣어 오랜 시간 동안 남겨 둔다. 그 동안 투석액은 혈액으로부터 배 안으로 노폐물을 끌어당기며 관을 통해 배 안에 있는 용액을 제거한다.

복습문제

결합형 복습문제

01 비뇨기계와 관련된 의학용어 중 결합형에 대해 정리한 표이다. 제시한 용어의 의미를 쓰도록 한다.

의학용어	용어분석			단어의미
	결합형	영문의미	국문의미	
cystoscopy		urinary bladder sac	방광, 낭	방광경검사(방광보개검사)
vesicocele	vesico		방광, 낭	방광탈출
glomerulopathy	glomerulo	glomerulus		토리병증(사구체병증)
meatus	meato	opening, meatus	구멍	
hydronephrosis	nephro	kidney		물콩팥증(수신증)
renal	reno		콩팥(신장)	콩팥의
pyeloplasty		renal pelvis	콩팥깔때기(신우)	콩팥깔때기성형술(신우성형술)
uremia	uro		소변, 비뇨관(요도)	요독증
urinary	urino	urine, urinary tract		소변
ureterostenosis	uretero	ureter	요관	
urethrocele	urethro	urethra		요도탈출증

접미사와 접두사

02 비뇨기계와 관련된 의학용어에서 자주 사용되는 접미사와 접두사에 대한 복습문제이다. 해당용어에 대한 의미를 해당칸에 쓰도록 한다.

(1) 접미사

의학용어	용어분석			단어의미
	접미사	영문의미	국문의미	
azotemia		blood condition	혈액상태	질소혈증
lithiasis	-iasis		비정상적인 상태	돌증(결석증)
dialysis	-lysis	separation destruction loosening		투석
nephropathy	-pathy	disease	질환	
nephropexy	-pexy	fixation		콩팥고정술
nephroptosis	-ptosis		탈출 아래로 처짐	콩팥처짐증(신하수)
lithotripsy		crushing	파쇄	돌깸술(쇄석술)
oliguria	-uria		소변	소변감소(핍뇨)

(2) 접두사

의학용어	용어분석			단어의미
	접두사	영문의미	국문의미	
an/uria		without, not	없음	무뇨
poly/uria	poly-		많은	다뇨
supra/ren/al	supra-	above, superior excessive		콩팥위(신장위, 부신)

의학용어 만들기

03 지금까지 학습했던 용어를 결합하여 비뇨기계통과 연관된 의학용어를 만들어 보시오.

(1) process of removing excess water, solutes, and toxins from the blood in people whose kidneys can no longer perform these functions naturally ______________________

(2) globular structures of entwined vessels in the kidney ______________________

(3) two bean-shaped organs found in vertebrates ______________________

(4) funnel-like dilated part of the ureter in the kidney ______________________

(5) tube that connects the urinary bladder to the urinary meatus for the removal of urine from the body of both females and males ______________________

(6) medical condition in which a woman's bladder bulges into her vagina

____

(7) excretion of glucose into the urine ______________________

(8) complaint that the individual has to wake at night one or more times for voiding

____

(9) urine containing white blood cells or pus ______________________

(10) condition of having high levels of urea in the blood ______________________

(11) feeling of incomplete emptying of the bladder following urination

____

의학용어 복습

04 아래에 제시한 문장에 해당하는 의학용어(영문)를 쓰시오.

(1) 콩팥소체와 토리쪽세관(근위세뇨관, proximal tubule), 콩팥세관고리(Henle's loop)의 굵은다리(thick limb)와 가는다리(thin limb) 및 먼쪽세관(원위세뇨관, distal tubule)으로 구성되어 있는 것

____

(2) 약 30 cm 길이의 두 개의 가느다란 관(tube)으로, 콩팥에서 생성된 소변을 방광으로 운반하는 관

____

(3) 콩팥질환으로 콩팥이 더는 적절하게 혈액을 거르지 못하여 결국 생존을 위해 투석이나 콩팥이식이 요구되는 상태 ____________________

(4) 충격파로 요로결석을 부수어 작은 조각을 만들어 소변과 함께 빠져 나갈 수 있도록 하는 시술

____

(5) 기능상실이나 이식 등을 위해 어느 한쪽의 콩팥을 떼어내는 수술 ____________________

(6) 얇은 관을 요관에 삽입하여 콩팥으로부터 소변이 나오는 통로의 폐쇄된 곳을 치료하거나 예방하는 방법

____

(7) 혈액 내 단백질 대사산물인 요소의 양을 측정하는 지표 ____________________

(8) 방광을 외과적으로 제거하는 수술 ____________________

(9) 콩팥깔때기(신우)에서 요관으로 이어지는 부위의 폐쇄를 교정하기 위해 신우와 요관을 외과적으로 재건하는 수술 ____________________

(10) 초음파를 이용하여 콩팥의 모습을 영상으로 관찰하는 검사법 ____________________

(11) 세균 감염을 치료하는 약물 ____________________

(12) 콩팥에서 나트륨을 재흡수하는 것을 방지하고, 소변으로 물과 나트륨이 배설되는 것을 증가시키는 약물

____

약어

05 아래에 제시한 약어의 full name과 국문 의미를 쓰시오.

1. ADH: ______________________________

2. CAPD: ______________________________

3. HD: ______________________________

4. KUB: ______________________________

5. PD: ______________________________

6. SG: ______________________________

7. U/A: ______________________________

8. UTI: ______________________________

Chapter 09

여성생식기계

학습목표

- 여성생식기계에 관한 의학용어를 학습한다.
- 여성생식기계의 구조와 기능에 대해 이해한다.
- 여성생식기계와 관련된 의학용어의 구성요소(어근, 접미사, 접두사)를 분석할 수 있다.

1 여성생식기계 의학용어 맛보기

의학용어	국문의미	영문의미	단어해설
fertilization	수정	fusion of gametes to initiate the development of a new individual organism or offspring	새로운 생명을 만들기 위한 남성과 여성 생식세포의 결합
gamete	생식세포	haploid cell that fuses with another haploid cell during fertilization in organisms that sexually reproduce	생식을 통해 유전물질을 다음 세대로 전달하는 세포
infertility	불임	inability of a person, animal or plant to reproduce by natural means	자연적인 방법으로 수정할 수 없는 상태
neonate	신생아	more formal or specialised synonym for "baby", the very young offspring of a human	출생 후 28일까지의 아기
postpartum	산후	occurring in or being the period following childbirth	출산 이후

1) 여성생식기계의 특징 및 구성

여성생식기(female genital tract)는 생식 및 내분비 기능을 관장하며, 속생식기에는 난소(ovary), 자궁관(uterine tube; 난관, oviduct), 자궁(uterus), 질(vagina)로 나뉜다. 바깥생식기에는 음핵(clitoris), 대음순(labia majora), 소음순(labia minora), 대전정샘 입구(orofoce of Bartholin's gland) 등으로 구성되어 있다. 초경에서 폐경까지 이 계통은 구조와 기능에서 주기적인 변화를 하게 된다. 이러한 변화는 신경호르몬 기전에 의해 조절된다. 폐경 이후 시기에는 생식계통이 서서히 퇴화하게 된다. 젖샘(mammary gland)은 여성생식기계통에 속하는 장기는 아니지만 생식계통의 기능적 상태와 직접 연결되어 변화한다.

자궁경부암, 자궁체부암, 난소암과 융모막암종 등이 중요한 질환 이다. 유방도 여성 특유의 장기라고 할 수 있으며 유방암도 증가하고 있다. 그 외 여성성기를 침범하는 여러가지 성행위로 매개되는 감염증도 불임 및 암의 발병과도 관련이 있기 때문에 중요하다(그림 9-1).

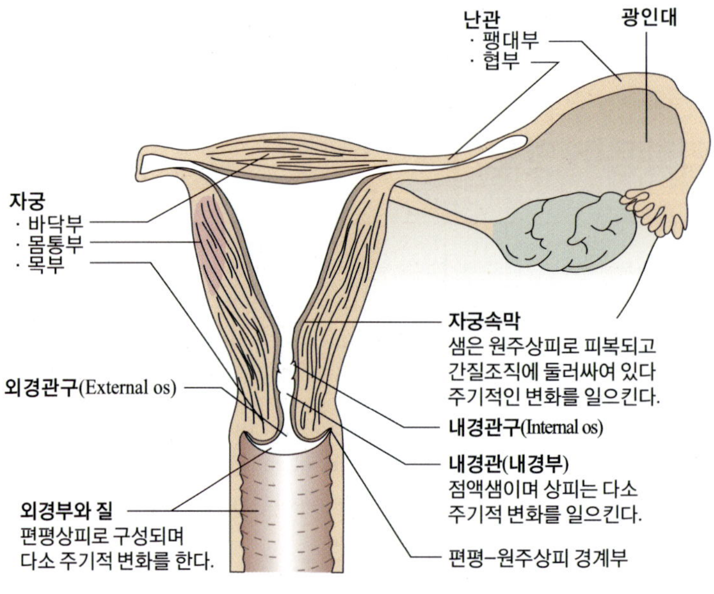

그림 9-1. 여성생식계의 해부학 구조와 명칭

2) 여성생식기계의 주요 의학용어

의학용어	국문의미	영문의미	단어해설
areola	젖꽃판(유륜)	pigmented area on the breast around the nipple	젖꼭지 주변 원형의 색소 부위
Bartholin glands	바르톨린샘	two pea sized compound alveolar glands[2] located slightly posterior and to the left and right of the opening of the vagina	질(vagina)의 양 가쪽, 질구멍(vaginal orifice)의 바로 위에 위치하는 점액(mucus)을 생산하는 샘(gland)

cervix, Cx cervix uteri	자궁목(경부)	lower part of the uterus in the human female reproductive system	자궁(uterine) 아래쪽의 좁은 부분
corpus	자궁몸통(체)	main body of uterus	자궁(uterine)의 가운데 큰 부분
endometrium	자궁속막	inner epithelial layer, along with its mucous membrane, of the mammalian uterus	자궁(uterine)의 속면을 둘러싸는 층
fimbria (pl. fimbriae)	난관채(자궁관술)	fringe of tissue around the ostium of the Fallopian tube, in the direction of the ovary	난소(ovary) 가까이 자궁관(uterine tube)의 끝 부분에 있는 손가락모양의 돌기(finger-like projection)
fundus	자궁바닥	top portion, opposite from the cervix	자궁(uterine) 위쪽의 둥근 부분
graafian follicles	그라프난포	fluid-filled structure in the mammalian ovary within which an ovum develops before ovulation	정상적으로 사춘기(puberty)와 폐경(menopause) 사이에 매달 한 개씩의 그라프난포가 발달하여 성숙하며 성숙한 난포는 난소의 표면으로 이동하여 난자를 배출하고 배출된 난자는 자궁관(uterine tube)으로 들어감
hymen	처녀막	thin piece of mucosal tissue that surrounds or partially covers the external vaginal opening	질구(vaginal orifice) 가까이에 위치하는 막 모양의 주름(fold)
mammary glands, breasts	젖샘(유샘), 유방	exocrine gland in humans and other mammals that produces milk to feed young offspring	젖을 생산하는 한 쌍의 샘(milk-producing gland)으로 한쪽의 유방(젖, breast)은 15개에서 20개의 엽(lobe)으로 구성됨
mammary papilla	젖꼭지(유두)	raised region of tissue on the surface of the breast from which, in females, milk leaves the breast through the lactiferous ducts to feed an infant	가슴부위 피부 표면에 꼭지 모양으로 돌출한 부분
myometrium	자궁근층	middle layer of the uterine wall	근육으로 된 자궁(uterine)의 중간층
ovaries	난소	organ found in the female reproductive system that produces an ovum	골반안(골반강, pelvic cavity)에 위치하는 한 쌍의 아몬드모양(almond-shaped)의 기관으로 난자(egg cell; ovum)를 만들고 저장하며, 에스트로겐(estrogen)과 프로게스테론(progesterone)을 생산함
ovum (pl. ova)	난자	female reproductive cell, or gamete, in most anisogamous organisms (organisms that reproduce sexually with a larger, “female” gamete and a smaller, “male” one)	여성의 생식세포

perimetrium	자궁바깥막	outer serosa layer of the uterus	자궁(uterine)의 표면을 덮는 자궁 바깥의 얇은 층으로 마찰을 줄이는 역할을 하는 장액(serous fluid)을 분비함
perineum	회음(샅)	space between the anus and scrotum in the male and between the anus and the vulva in the female	남성과 여성의 넓적다리 사이에 위치한 몸통(trunk)의 가장 아래 부분으로 여성에서는 질구멍(vaginal orifice)과 항문(anus) 사이의 부위를 가리킴
uterine tubes, fallopian tubes, salpinges	자궁관(팔로피오관)	hair-like Fallopian cilia which carry the fertilized egg from the ovaries of female mammals to the uterus, via the uterotubal junction	자궁(uterine)에 연결된 한 쌍의 관으로 난소(ovary)에서 자궁으로 난자(ovum)가 이동하는 통로
uterus	자궁	major female hormone-responsive secondary sex organ of the reproductive system	골반강(골반안, pelvic cavity)에 위치하는 서양 배모양(pearshaped)의 근육성기관(muscularorgan)으로 월경(menstruation), 임신(pregnancy), 분만(labor)을 담당함
vagina	질	elastic, muscular part of the female genital tract	약 8cm 길이로 자궁의 몸 바깥을 연결하는 관
vulva, external genitalia	외음부(바깥생식기관)	external female sex organs	여성의 외부 생식기를 총칭하여 부르는 단어로 치구(불구덩, mons pubis), 대음순(labia majora), 소음순(labia minora), 음핵(clitoris), 요도구(urinary meatus), 질구(vaginal orifice) 등을 포함함

2 여성생식기계 의학용어의 구성

여성생식기계와 관련된 어근과 연결된 결합형에 대해 살펴보고 접미사와 접두사가 연결되었을 경우의 의학용어에 대한 의미를 배우도록 한다.

1) 결합형

여성생식기계에 속하는 장기를 나타내는 결합형을 익히고 관련된 의학용어를 통하여 구성요소를 분석해 보도록 한다.

결합형	영문의미	국문의미	의학용어
arche/o	first, beginning	처음, 시작	archeology
cervic/o, trachel/o	cervix, neck	자궁목, 자궁경부	endocervicitis

colp/o, vagin/o	vagina	질	vaginitis
endometri/o	endometrium	자궁속막	endometritis
episi/o, vulv/o	vulva	외음부	episiotomy
gynec/o, gyn/o	wowan	여성	gynecomastia
hymen/o	hymen	처녀막	hymenorrhaphy
hyster/o, metr/o, metr/i	uterine	자궁	hysterectomy, metrorrhagia
kraur/o	dry	건조	kraurosis
mamm/o, mast/o	breast	유방	mammography
men/o	menstruation	월경	menorrhagia
oo/o, ov/o	egg	난자	ovarian cyst
ovari/o, oophor/o	ovary	난소	oophorectomy
pelv/i	pelvis, pelvic bones, pelvic cavity	골반, 관골, 골반강	pelviotomy
perine/o	perineum	샅, 회음	perineorrhaphy
salping/o	fallopian tubes	난관, 자궁관	salpingectomy

2) 접미사와 접두사

여성생식기계와 관련된 의학용어에서 자주 사용되는 접미사와 접두사를 나열하였으므로 꼭 기억해 두도록 한다.

(1) 접미사

접미사	영문의미	국문의미	의학용어
-arche	beginning	처음, 발생	menarche
-cyesis	pregnancy	임신	pseudocyesis
-gravida	pregnant woman	임산부	primigravida
-para	to bear(offspring)	출산(자식)	multipara
-salpinx	tube(usually fallopian or eustachian [auditory] tubes)	자궁관(보통 난관 또는 유스타키오[청각]관)	hematosalpinx
-tocia	childbirth, labor	출산, 분만	dystocia

(2) 접두사

접두사	영문의미	국문의미	의학용어
peri-	surrounding(outer)	주위(바깥)	perimetrium
retro-	backward, behind	뒤로, 뒤에	retroversion

3 여성생식기계의 진단을 위한 의학용어

여성생식기계와 관련된 질병과 진단에 대해 학습하기 위하여 의학용어를 제시하였다. 용어에 대한 의미를 익혀 두도록 한다.

1) 증상과 질병

용어	국문의미	영문의미	단어해설
adenomyosis	샘근육증(선근증)	gynecologic medical condition characterized by the abnormal presence of endometrial tissue (the inner lining of the uterus) within the myometrium	자궁속막(endometrim)이 자궁의 근육조직 내로 들어가 성장하는 것
amenorrhea	무월경	absence of menstrual flow	월경(menstruation)이 없거나 비정상적으로 중단된 상태
anovulation	배란없음(증), 무배란(증)	when the ovaries do not release an oocyte during a menstrual cycle	난소의 미성숙, 임신, 수유 등의 원인으로 난소에서 난자가 방출되지 못하는 현상
Bartholin adenitis, bartholinitis	바르톨린샘염	inflammation of a (Bartholin) gland	바르톨린샘(Bartholin gland)의 염증
breast cancer	유방암	cancer that develops from breast tissue	유방(breast)의 악성종양(malignant tumor)

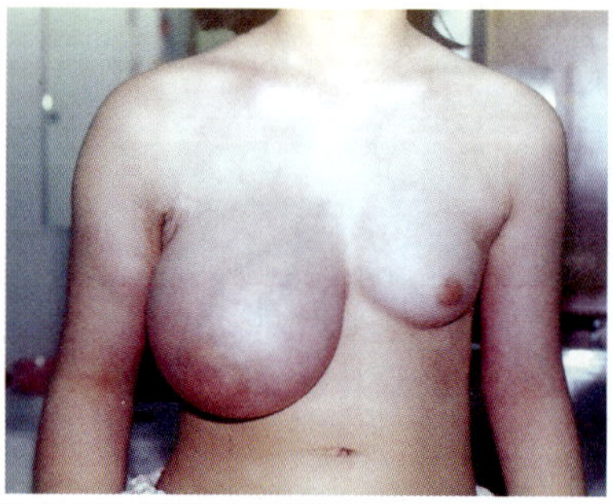

섬유샘종, 유방(Fibroadenoma, breast)
유방안의 큰 종괴로 인하여 오른쪽 유방이 대단히 커져있으며 이로 인해 양측 유방은 매우 비대칭적으로 보인다.

Brenner tumor of ovary	브렌너종양	uncommon subtype of the surface epithelial-stromal tumor group of ovarian neoplasms	섬유성결합조직 사이에 상피세포가 줄지어 있는 조직형태의 난소종양

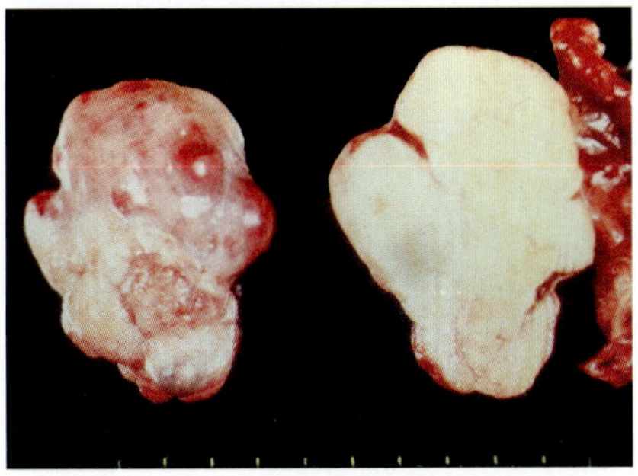

브레너 종양, 난소(Brenner tumor, ovary)

왼쪽은 표면으로 단단하고 결절모양이며 오른쪽은 절단면으로 연황색의 단단한 고형종괴이다. 피막형성이 잘 되어 있다.

candidiasis	칸디다증	fungal infection due to any type of Candida (a type of yeast)	칸디다 알비칸스(*Candida albicans*)에 의한 치즈와 같은 덩어리진 질 분비물이나 극심한 가려움증 등의 증상이 나타남
carcinoma of cervix	자궁목암, 자궁경부암	cancer arising from the cervix	자궁목에 생긴 악성 상피세포성 종양으로 인유두종바이러스(human papilloma virus, HPV)가 가장 중요한 발생인자임
cervical cancer	자궁목암	cancer arising from the cervix	자궁목형성이상(cervical dysplasia)으로 시작하여 암종(carcinoma)으로 진행되며 원인은 사람유두종바이러스(human papillomavirus, HPV) 감염과 관련이 있음

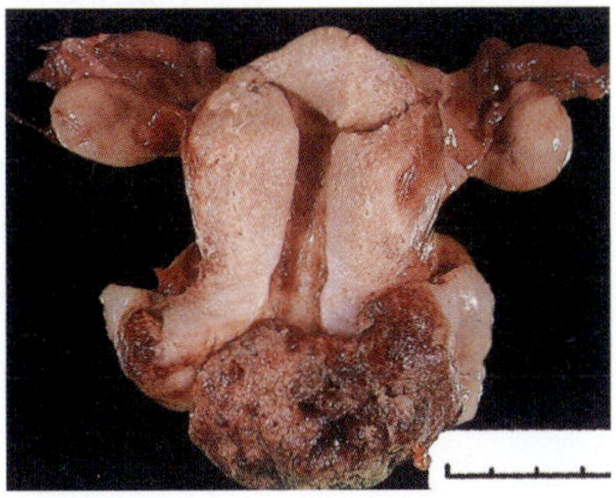

편평세포암종, 자궁목(Squamous cell carcinoma, uterine cervix)

자궁목 주위에 커다란 심한 융기형의 종괴가 보이며 궤양도 보인다. 자궁목을 뚫고 자궁외막은 물론 질굴내로 침윤하며 돌출되어 있다. 꽃양배추와 유사한 소견을 나타내고 있다.

cervicitis	자궁목염 (자궁경부염)	inflammation of the uterine cervix	자궁목의 염증으로 일반적인 감염이나 성병 감염에 의해 발생할 수 있음
condyloma acuminatum	뾰족콘딜로마	sexually transmitted infection caused by certain types of human papillomavirus	일종의 성병성 사마귀(venereal wart)로 성교에 의해 전파되며 외음과 회음, 항문주위에 다양한 크기의 유두종(papilloma)을 형성

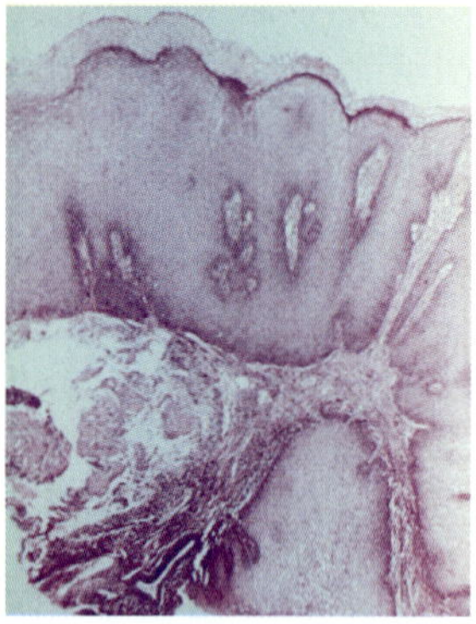

뾰족콘딜로마, 외음(Condyloma acuminatum, vulva)

인간 유두종바이러스의 감염에 의해서 발생하는 유두종이다. 사진에서 편평상피의 유두모양 성장과 과각화 및 심한 가시세포증을 보인다. 표층에는 인체유두종 바이러스감염의 특징인 핵주위의 공포화 즉 투명세포가 많이 보인다.

displacement of uterus uterine prolapse	자궁전위	when the uterus descends toward or into the vagina	자궁이 질로 내려온 상태로 anteflexion(자궁앞굽음, 자궁전굴), retroflexion(자궁뒤굽음, 자궁후굴), anteversion(자궁앞방향경사, 자궁전경), retroversion(자궁뒤방향경사, 자궁후경) 등이 있음
dysfunctional uterine bleeding, DUB	기능 장애 자궁 출혈	vaginal bleeding from the uterus that is abnormally frequent, lasts excessively long, is heavier than normal, or is irregular	estrogen과 progesterone이 불규칙하게 분비되어 비정상적이며 불규칙한 자궁출혈을 보이는 상태로 사춘기나 폐경기에 자주 나타남
dysmenorrhea	월경통	painful menstrual flow	월경(menstruation) 중에 복부나 자궁 등에 생기는 통증
dyspareunia	성교통증	painful sexual intercourse due to medical or psychological causes	성교 시에 느끼는 통증과 불쾌감
eclampsia	자간	onset of seizures (convulsions) in a woman with pre-eclampsia	임신성 고혈압의 경련성 형태는 의학적 응급이며, 산모나 아기 또는 둘 다 생명을 위협할 수 있음
ectopic pregnancy	자궁외 임신	complication of pregnancy in which the embryo attaches outside the uterus	자궁이외의 장소에 수정란이 존재하는 것으로 일반적으로 난관에서 증식이 일어남(난관임신)

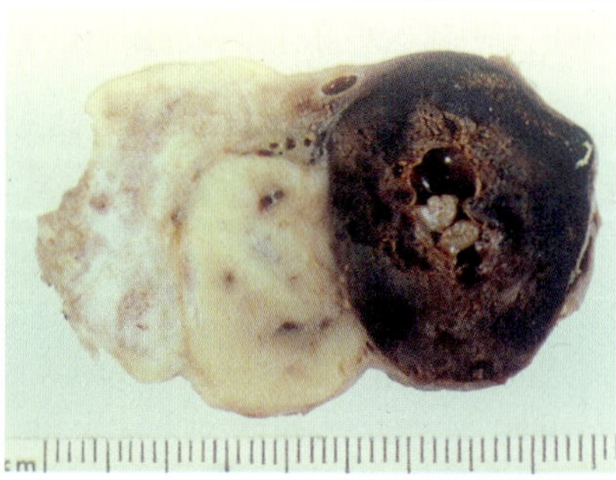

난소 임신, 난소(Ovarian pregnancy, ovary)

난소의 내부에 변성된 작은 배아를 포함하고 있는 출혈성 종괴가 보인다. 출혈성 종괴에 붙어 있는 노란종괴가 임신황체이다.

endometrial cancer	자궁속막암	cancer that arises from the endometrium (the lining of the uterus or womb)	자궁속막(자궁내막, endometrim)의 악성종양(malignant tumor)으로 자궁암(uterine cancer)이라고도 함

endometriosis	자궁속막증	condition where tissue similar to the lining of the womb starts to grow in other places, such as the ovaries and fallopian tubes	난소(ovary), 난관(자궁관, uterine tube), 창자(intestine), 자궁(uterine) 등 자궁 밖의 여러 부위에 자궁속막의 특징을 갖는 조직이 증식하는 상태
endometritis	자궁속막염	inflammation of the inner lining of the uterus (endometrium)	자궁속막(endometrim)의 염증
fibrocystic breast changes, FCC	섬유낭종성 유방 변화	condition of the breasts where there may be pain, breast cysts, and breast masses	한쪽 또는 양쪽 유방에 섬유증(fibrosis), 양성낭종(benign cyst), 통증(pain) 또는 압통(tenderness) 등이 나타나며 호르몬 변화에 의해 발생하는 것

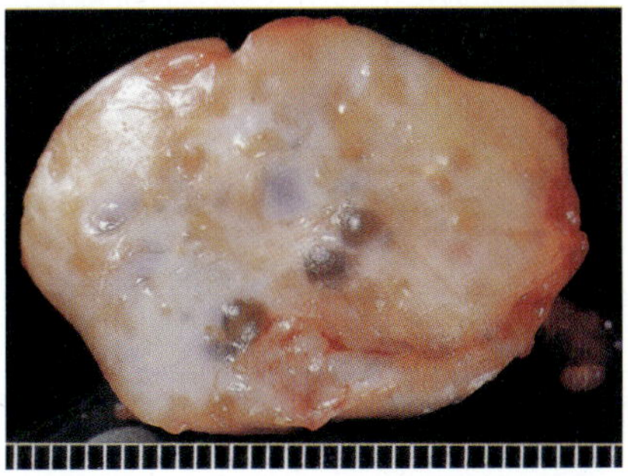

섬유낭병, 유방(Fibrocystic disease, breast)
유방의 가장 흔한 양성 병이다. 경계가 불규칙하면서 섬유증과 낭성구조가 교차하는 병이다.

fistula	샛길(루 또는 누공)	abnormal connection between two hollow spaces (technically, two epithelialized surfaces), such as blood vessels, intestines, or other hollow organs	손상이나 감염, 염증에 의해 2개의 곧창자와 질 사이, 곧창자와 체외부 사이에 비정상적인 연결 발생
gestational hypertension	임신성 고혈압	development of new hypertension in a pregnant woman after 20 weeks' gestation without the presence of protein in the urine or other signs of pre-eclampsia	생명을 위협하는 고혈압으로 임신 20주 이후에 발생하고 부종과 단백뇨가 특징임
hematosalpinx	난관혈종	medical condition involving bleeding into the fallopian tubes	난관(uterine tube)에 출혈이 있거나 혈액이 고여있는 상태
hydrosalpinx	난관수종 (물자궁관증)	fallopian tube that's blocked with a watery fluid	난관(uterine tube)에 장액성 액체가 축적되는 상태

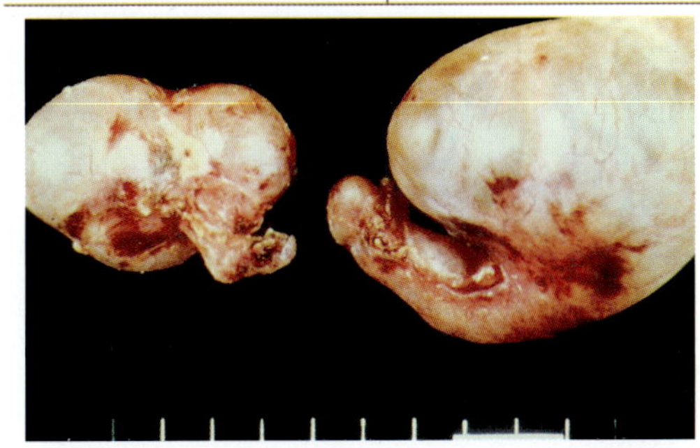

물난관증, 난관(Hydrosalpinx, salpinx)
양쪽 자궁관은 모두 낭으로 늘어나 있으며, 내부에는 맑은 액체가 들어있다. 자궁관의 만성적으로 염증으로 인하여 내강에 폐색이 일어나서 형성된다.

hypomenorrhea	과소월경, 월경과소증	extremely light menstrual blood flow. It is the opposite of hypermenorrhea which is more properly called menorrhagia	월경주기는 규칙적이나 양이 적으며, 월경기간은 정상인과 같거나 짧음
kraurosis vulvae	음문위축증, 외음위측증	cutaneous condition characterized by atrophy and shrinkage of the skin of the vagina and vulva often accompanied by a chronic inflammatory reaction in the deeper tissues	여성의 외음부에 일어나는 위축성 질환으로 노인에게 다발하며 외음부의 건조와 위축, 점막의 백반증, 심한 소양감이 특징임
leukoplakia of vulva	음문백(색)판증, 외음백(색)판증	firmly attached white patch on a mucous membrane of vulva which is associated with an increased risk of cancer	외음점막에 회백색의 침윤성 · 비대성 반점이 생긴 상태로 미란, 궤양, 균열이 생기며, 심한 가려움증이 나타남
leukorrhea	백색질분비물, 백대하	thick, whitish or yellowish vaginal discharge	질이나 자궁목에서 분비되는 백색의 점액성 질분비물로 흔히 냉대하라 함
mastitis	유방염	inflammation of the breast	유방(breast)의 염증

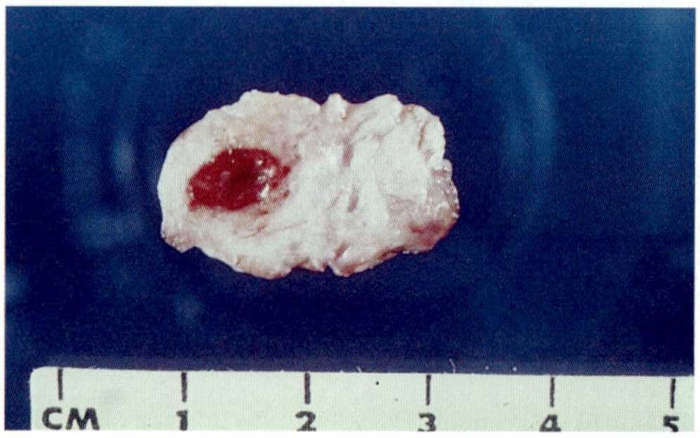

고름집(농양), 유방(Abscess, breast)

화농성 세균감염에 의한 고름집이 형성되고 있는데 사진에서는 출혈이 동반되어 붉은 색의 작은 낭포로 관찰되고 있다. 감염은 수유기에 잘 발생한다.

menometrorrhagia	불규칙과다월경	rapid flow of blood from the uterus at menstruation	월경기나 월경기 사이에 불규칙적이고 과다한 출혈을 보이는 상태
menopause	폐경	time in most women's lives when menstrual periods stop permanently, and they are no longer able to bear children	여성의 생식기능이 소실되는 징후로 월경이 끝나는 상태
menorrhagia hypermenorrhea	월경과다증	menstrual period with excessively heavy flow	월경(menstruation) 중에 과다한 출혈(80~100 ml 이상)을 보이는 상태
metrorrhagia	자궁출혈	uterine bleeding at irregular intervals, particularly between the expected menstrual periods	월경기간이나 출산 때가 아닌데 자궁에서 나타나는 불규칙적인 자궁의 출혈

myoma of uterus	자궁근종	benign, monoclonal tumors of the smooth muscle cells of the myometrium	자궁에 생긴 근종은 민무늬근종(leiomyoma)으로, 공모양의 단단한 혹이 생겨 주위장기를 압박하며, 월경과다(menorrhagia), 부정자궁출혈(metrorrhagia), 월경통(dysmenorrhea), 백대하(leukorrhea), 빈혈(anemia), 불임(infertility) 등의 증상을 보임

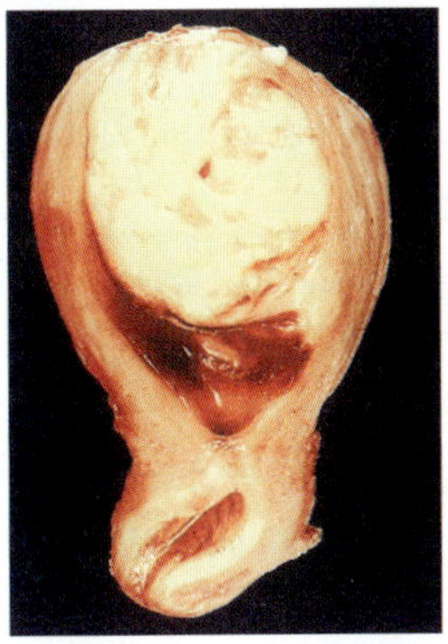

평활근종, 자궁(Leiomyoma, uterus)

자궁의 뒷벽에 연황색의 고형종괴가 보인다. 비교적 경계가 명확하고, 부분으로는 자궁내강으로 돌출되어 있다. 이차 변성으로 색조가 연황색으로 변하였다.

myometritis	자궁근염	inflammation of the uterine muscle	자궁근층(myometrium)의 염증
oligomenorrhea	희발월경 (사이뜬월경)	scanty menstrual flow(less often)	월경(menstruation)이 정상보다 드물게 나타나는 상태(35일~6개월 간격)
oophoritis	난소염	inflammation of the ovary	난소(ovary)의 염증
oophorosalpingitis	자궁관난소염, 난관난소염	inflammation of an ovary and oviduct	난관과 난소의 염증
ovarian cancer	난소암	cancer that forms in or on an ovary	난소(ovary)의 악성종양(malignant tumor)

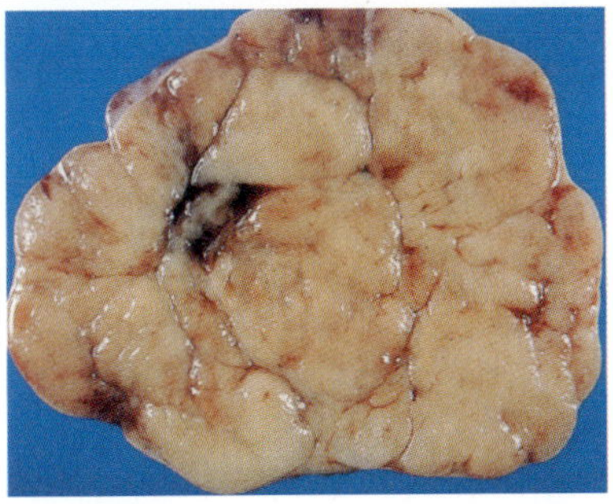

난소배세포종, 난소(Dysgerminoma, ovary)

종괴는 크고, 부분적으로 작은엽상이며 단면은 균일한 회백색을 띈다. 배세포 기원의 암종이다. 양쪽 난소에 동시에 잘 생긴다.

ovarian cyst	난소낭, 난소물혹, 난소낭종	fluid-filled sac within the ovary	장액성 저류낭(serous retension cyst)이나 난포가 확장된 난포낭(follicular cyst)이 가장 많음
ovarian tumor	난소 종양	tumors arising from the ovary	낭성 난소종양(cystic ovarian tumor)이 많으며 대부분이 양성으로 낭샘종(cystadenoma)이 이에 속함

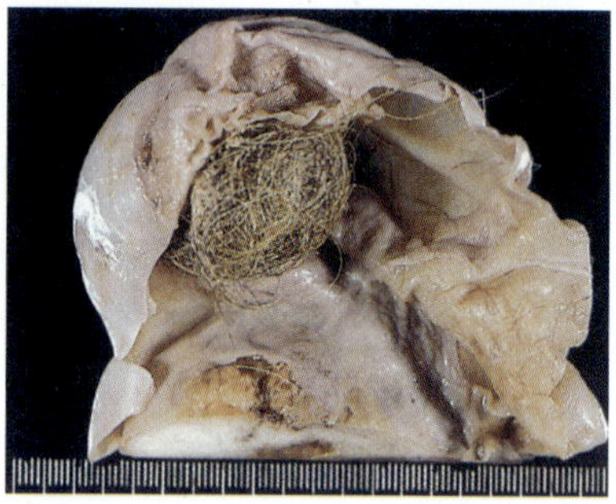

성숙기형종, 난소(Mature teratoma, ovary)
기형종은 낭종괴를 이루고 있으며 낭종안에는 부분적으로 머리카락들이 엉켜 덩어리를 이루고 있다. 낭종안면은 비교적 매끈하다.

parametritis pelvic cellulitis	자궁주위조직염	inflammation of the parametrium (connective tissue adjacent to the uterus	자궁주위에 세균감염이 되어 생긴 염증으로 주로 화농균이나 임균에 의해 생김
pelvic inflammatory disease, PID	골반내감염병	part of the female reproductive system, namely the uterus, fallopian tubes, and ovaries, and inside of the pelvis	감염에 의해 질(vagina)로부터 자궁(uterine), 난관(uterine tube), 난소(ovary), 또는 다른 골반기관으로 퍼질 수 있으며, 불임(infertility)이나 패혈증(septicemia)을 초래할 수 있음
perimetritis	자궁바깥막염	inflammation of the peritoneum, the lining of the inner wall of the abdomen and cover of the abdominal organs	자궁바깥막(perimetrium)이 고름으로 팽대된 상태
polycystic ovary syndrome, PCOS	다낭성난소증후군	symptoms due to elevated androgens (male hormones) in females	호르몬 불균형, 배란장애, 다낭성을 보이며 무월경 또는 희소월경, 여드름, 다모증, 불임 등의 증상을 보임

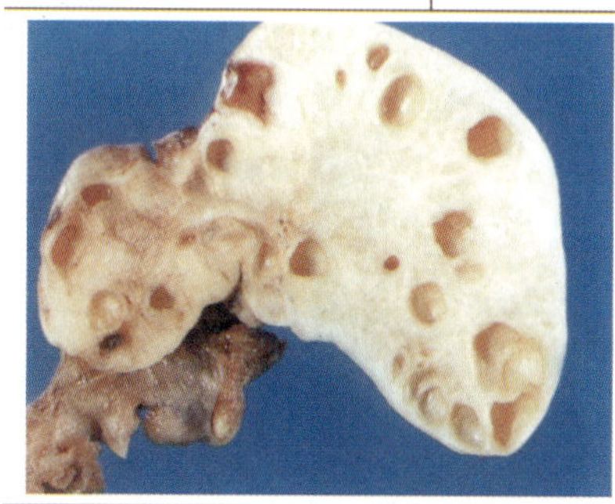

다낭 난소(Polycystic ovary, ovary)
특징적인 육안 소견은 다수의 낭포, 낭포주변의 두꺼운 버팀질겉막 및 풍부한 회색의 버팀질이다. 낭포는 낭성변화를 나타내고 있는 낭성난포이다. 남성화를 동반하는 경우가 흔하다.

polymenorrhea	잦은월경, 다발월경	vaginal bleeding from the uterus that is abnormally frequent, lasts excessively long, is heavier than normal, or is irregular	월경주기는 규칙적 또는 불규칙적이며 월경의 주기가 비정상적으로 빨라 빈번함
polyps of the cervix	자궁목폴립	mass in the inner lining of the cervix	자궁목 점막에 발생하는 녹용모양의 신생물

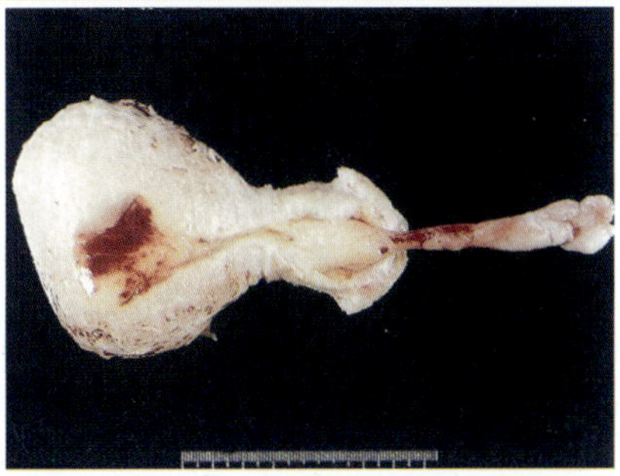

속자궁목 폴립, 자궁(Endocervical Polyp, uterus)

자궁을 잘라 열어논 상태에서 오른쪽에 있는 속자궁목으로부터 돌출된 긴 종양같은 폴립이 관찰된다.

preeclampsia	자간전증	disorder of pregnancy characterized by the onset of high blood pressure and often a significant amount of protein in the urine	임신성 고혈압의 비경련성 형태이며 만일 치료하지 않는다면 경련을 일으킬 수 있음
pruritus vulva	외음부가려움(증)	itchiness of the vulva	외음부의 심한 가려운 증상이 있는 것으로 외음부위축증 등이 원인이 됨
pyocolpos	고름질, 질축농	cystic dilatation of the vagina due to accumulation of pus due to genital tract obstruction.	화농성세균에 의한 감염으로 질 내부에 고름이 찬 상태
pyosalpinx	고름난관	condition in which the fallopian tube fills up and swells with pus	난관(uterine tube)이 고름으로 팽대된 상태
salpingitis	난관염	inflammation of the uterine tube	난관(uterine tube)의 염증

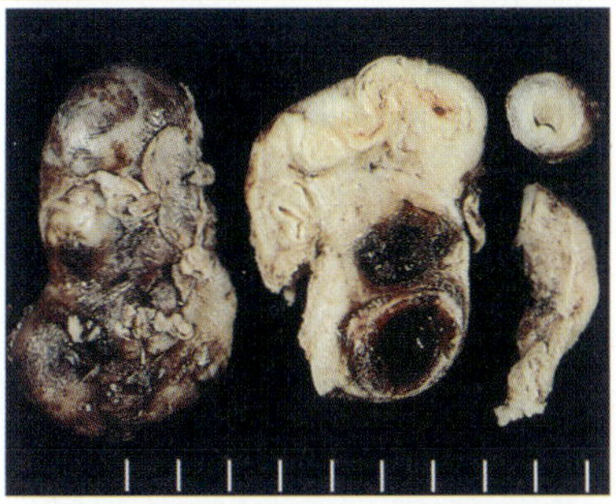

결핵 난관염, 난관(Tuberculous salpingitis, salpinx)

결핵에 의한 염증으로 연황색의 결절을 보이며 융합된 치즈괴사가 관찰되고 두 개의 둥근 출혈병소가 보인다. 난관의 외형도 결절종괴의 모습으로 관찰된다.

salpingocele	난관탈출증	hernia of the uterine tube	난관(uterine tube)이 탈출된 상태
toxic shock syndrome	독성 쇼크 증후군	condition caused by bacterial toxins	일반적으로 질 탐폰(tampon)을 사용하는 월경 중인 여성에서 흔히 일어나며, 포도상 알균의 감염으로 드물게 죽음을 초래하거나 패혈증이 나타남
uterine fibroid uterine leiomyoma	자궁근종	benign smooth muscle tumors of the uterus	자궁근육(uterine muscle)의 양성종양(benign tumor)

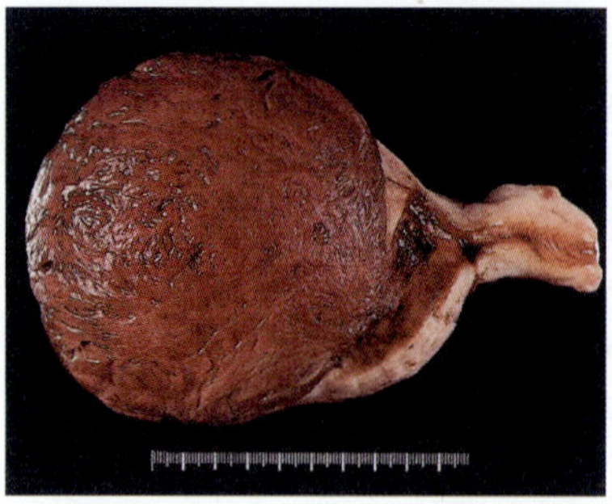

민무늬근종, 자궁(Leiomyoma, uterus)

비교적 경계가 좋은 커다란 종괴가 자궁바닥 근육층에서 관찰되고 있다. 응고괴사가 심하여 붉게 변하였는데 이현상을 적색변성이라고 한다. 이차변성중의 하나이다. 근육종의 절단면에서 육주의 불규칙한 배열을 볼 수 있다.

uterine prolapse	자궁탈출증	when the uterus descends towards or through the opening of the vagina	자궁이 질 쪽으로 내려가 있는 상태
vaginal atresia	질폐쇄(증)	condition in which the vagina is abnormally closed or absent	질이 막혀 있는 상태
vaginal fistula	질루(질샛길)	abnormal tract that exists between the urinary tract and bladder, ureters, or urethra	질(vagina)과 방광(urinary bladder), 잘록창자(colon), 곧창자(rectum) 등의 다른 기관 사이에 비정상적으로 생긴 통로
vaginitis	질염	inflammation of the vagina	질(vagina) 점막의 세균감염에 의한 염증
vaginosis	질증	abnormal condition of the vagina	질내에 서식하는 세균간의 불균형에 따른 질의 병적 상태
vesicovaginal fistula	방광질샛길	subtype of female urogenital fistula	방광과 질 사이에 통로가 생긴 상태
vulvitis	음문염, 외음부염	inflammation of the vulva	여성의 외음부에 생기는 염증으로 저항성이 약한 유아, 임산부, 노인에게 빈발함
vulvovaginitis	외음부질염	inflammation of the vulva and vagina	외음부(vulva) 및 질(vagina)의 염증

2) 진단

의학용어	국문의미	영문의미	단어설명
colposcope	질확대경	instrument used for visual examination of the vagina	질(vagina)이나 자궁목(자궁경부, cervix)의 조직검사를 위해 질 내에 삽입하는 기구
colposcopy	질확대경검사	medical diagnostic procedure to examine an illuminated, magnified view of the cervix as well as the vagina and vulva	질확대경(colposcope)을 통해 자궁목과 질(vagina)을 검사하는 것

culdocentesis	곧창자자궁오목천자, 더글라스와천자(술), 맹낭천자(술)	medical procedure involving the extraction of fluid from the pouch of Douglas (a rectouterine pouch posterior to the vagina) through a needle	복강의 가장 아랫 부분에 있는 더글라스와를 천자하여 검사물을 채취하는 것
culdoscopy	골반강경(검사)법, 더글라스와검경법	endoscopic procedure performed to examine the rectouterine pouch and pelvic viscera by the introduction of a culdoscope through the posterior vaginal wall	내시경을 질천장 후방에서 골반강 내로 넣어 여성의 골반장기를 시각적으로 검사하는 것
hysterosalpingogram	자궁난관조영사진	radiographic image of the uterus and uterine tubes	조영제(contrast agent)를 주입하여 자궁(uterine)과 난관(uterine tube)을 시각화하는 X선 사진
hysterosalpingography	자궁난관조영술	radiologic procedure to investigate the shape of the uterine cavity and the shape and patency of the fallopian tubes	조영제 주입 후 자궁과 난관의 방사선 촬영
hysteroscopy	자궁경검사	visual examination of the uterus	자궁경(hysteroscope)을 이용하여 자궁강(자궁안, uterine cavity) 내를 직접 관찰하는 검사
laparoscopy	복강경검사	operation performed in the abdomen or pelvis using small incisions (usually 0.5–1.5 cm) with the aid of a camera	복벽(대개 배꼽)에 하나 또는 그 이상 작게 절개하여, 복강경검사 기구를 삽입하고 복부 내 장기를 육안으로 관찰하는 검사
mammogram	유방촬영사진	radiographic image of the breast	유방조직을 방사선으로 촬영한 사진
mammography	유방촬영술	process of using low-energy X-rays (usually around 30 kVp) to examine the human breast for diagnosis and screening	유방의 방사선 촬영으로 양성과 악성 종양을 진단하기 위해 사용함
Papanicolaou test, Pap smear	자궁목질세포검사(파파니콜로검사)	method of cervical screening used to detect potentially precancerous and cancerous processes in the cervix (opening of the uterus or womb) or colon (in both women and men)	암종을 구분하기 위해 자궁목과 질로부터 작은 조직 또는 세포를 채취하여 염색 후 현미경으로 검사
pelviscopy	골반경검사	visual examination of the pelvic cavity (female reproductive organs)	여성의 골반강(pelvic cavity) 또는 골반장기를 시각적으로 검사하는 것

sentinel lymph node biopsy	감시림프절생검	hypothetical first lymph node or group of nodes draining a cancer	감시림프절은 유방암(breast cancer)에서 처음으로 전이(metastasis)가 일어나는 림프절로 이 림프절에 전이가 없으면 더 먼쪽의 림프절에도 전이가 되지 않았음을 의미
sonohysterography, SHG	자궁초음파촬영술	process of recording the uterus with sound	폴립(polyp), 근종(myoma), 유착(adhesion) 등을 확인하기 위해 자궁강 내로 식염수용액(saline solution)을 주입하고 질경유초음파촬영술(transvaginal sonography)을 실시
stereotactic breast biopsy	정위유방생검	biopsy procedure that uses a computer and imaging performed in at least two planes to localize a target lesion (such as a tumor or microcalcifications in the breast) in three-dimensional space and guide the removal of tissue for examination by a pathologist under a microscope	유방(breast)의 병변으로부터 조직을 채취하는 방법으로 유방촬영술(mammography)과 컴퓨터보조생검(computer-assisted biopsy)을 함께 실시하는 것

3) 치료

용어	국문의미	영문의미	단어해설
adnexectomy, salpingoophorectomy	자궁부속기절제(술)	removal of an ovary and its Fallopian tube	자궁부속기인 난소와 난관을 제거하는 수술
anterior and posterior colporrhaphy, A&P repair	전후질봉합술	surgical procedure in humans that repairs a defect in the wall of the vagina	방광(bladder)이 질의 앞벽을 통해 질 쪽으로 돌출한 방광탈출증과 직장이 질의 뒤벽을 통해 질 쪽으로 돌출한 직장탈출증을 교정하기 위해 약해진 질벽을 외과적으로 수복하는 수술
cauterization	지짐술, 소작술	medical practice or technique of burning a part of a body to remove or close off a part of it	염증조직을 열이나 전기 또는 화학물질로 파괴시켜 육아조직이 자라나게 하는 처치술로 자궁목 염증이나 치질 등의 치료에 적용

cerclage	원형묶음 (원형결찰)	treatment for cervical weakness, when the cervix starts to shorten and open too early during a pregnancy causing either a late miscarriage or preterm birth	비흡수성 봉합선은 자궁목무력증이 있는 여성의 자연유산을 방지하고자 자궁목을 봉합하여 유지하기 위해 사용하는 산과적 절차
colpectomy vaginectomy	질절제(술)	surgery to remove all or part of the vagina	질을 절제하는 수술
colpocleisis	질폐쇄술	surgical closure of the vagina	질(vagina)을 외과적으로 폐쇄하는 것
colpoperineorrhaphy	질회음봉합술	suturing of the vagina and perineum	파열된 질과 회음(perineum)을 꿰매는 수술
colpoplasty	질성형술	surgical repair of the vagina	질(vagina)에 대한 성형수술
conizaion	원뿔절제(술), 원추절제술	excision of a cone-shaped sample of tissue from the mucous membrane of the cervix	자궁목의 부위를 절제하는 수술로 진행이 경미한 자궁목암(cervical cancer)의 치료로 사용
cryosurgery cryocauterization	냉동수술	use of extreme cold in surgery to destroy abnormal or diseased tissue	차가운 온도를 이용하여 조직을 제거하거나 파괴하는 외과적 처치법
dilation and curettage, D&C	확장술과 긁어냄술(확장과 소파술)	dilation (widening/opening) of the cervix and surgical removal of part of the lining of the uterus and/or contents of the uterus by scraping and scooping (curettage)	현미경 검사를 위한 조직을 얻고자 할 때나 장기간 또는 많은 자궁출혈을 멈추게 하거나 자궁이상을 진단하고자 자궁속막을 긁어내기 위해(긁어냄술, 소파술) 자궁목(경부)을 넓히는 수술적 절차(확장술)
endometrial ablation	자궁속막절제	surgical procedure that is used to remove (ablate) or destroy the endometrial lining of the uterus in women who have heavy menstrual bleeding	월경 중 지속되는 자궁내출혈을 치료하기 위해 레이저, 전기, 열에너지를 이용하여 자궁속막(endometrim)을 제거하는 것
episioperineoplasty	외음회음성형술	surgical repair of the vulva and perineum	절개되거나 파열된 외음부(vulva)와 회음(perineum)을 수복하는 수술
episiorrhaphy	외음봉합술	suturing of the vulva	찢어진 외음부(vulva)를 꿰매는 수술
episiotomy	외음부절개(술)	surgical incision of the perineum and the posterior vaginal wall generally done by a midwife or obstetrician	분만 시 태아머리에 가해지는 압박을 줄이고 분만시간을 단축시키거나 회음부의 상처를 예방하기 위해 회음부의 일부를 절개하는 수술
hymenectomy	처녀막절제술	excision of the bymen	처녀막(hymen)을 잘라내는 수술

hysterectomy	자궁절제(술), 자궁적출(술)	excision of the uterus	자궁을 외과적으로 제거하는 수술로 복부를 열고 제거하는 방법과 복강경을 이용한 방법이 있음
hysteropexy	자궁고정술	surgical fixation of the uterus	정상위치에서 벗어난 자궁(uterine)을 고정하는 수술
hysterosalpingo-oophorectomy	자궁난관난소절제술	removal of the uterus, fallopian tubes, and ovaries	자궁, 난관 및 난소를 제거하는 수술
lumpectomy	덩이절제술 (종괴절제술)	surgical removal of a discrete portion or "lump" of breast tissue	작은 주요 유방종양(덩어리)과 그 주변을 둘러싸는 정상 조직의 일부도 같이 제거
mammoplasty	유방성형술	surgical repair of the breast	유방(breast)의 크기를 늘리거나 줄이기 위해 또는 종양을 제거하고 난 후에 시행하는 유방의 성형수술
mastectomy	유방절제술	surgical removal of a breast	한쪽 또는 양쪽 유방의 전체 또는 부분 절제술은 악성 종양을 제거하기 위해 수행함
mastopexy	유방고정술	surgical fixation of the breast	처진 유방(breast)을 고정하거나 양쪽 유방의 대칭을 맞추기 위해 시행하는 수술
myomectomy fibroidectomy	근종적출술	surgical removal of uterine leiomyomas, also known as fibroids	자궁으로부터 자궁근종(myoma)을 제거하는 수술
oophorectomy	난소절제술	excision of an ovary	종양이나 기타 병변이 있는 난소(ovary)를 떼어내는 수술
oophoropexy	난소고정(술)	surgical procedure in which one ovary or both ovaries are either suspended (disconnected from the uterus) or undergo fixation, a procedure in which the ovary is elevated and fixed to the abdominal wall	위치를 이탈한 난소를 자궁에 외과적으로 고정하는 수술
perineorrhaphy Perineoplasty	회음봉합(술)	plastic surgery procedures used to correct clinical conditions (damage, defect, deformity) of the vagina and the anus	회음부를 폐쇄시키는 외과적 수술
reconstructive breast surgery	유방재건수술	surgical procedure that restores shape to your breast after a mastectomy	암이나 다른 질환으로 인해 제거되었던 유방을 재건하는 수술
salpingectomy	자궁관절제술, (난관절제술)	excision of a uterine tube	난관(uterine tube)을 외과적으로 제거하는 수술

salpingoplasty tuboplasty	난관성형(술)	plastic surgery of a fallopian tube	난관 협착이나 막힘으로 불임이 된 경우 난관을 재건해 주는 외과적 수술
salpingostomy	난관개구술	creation of an arificial opening in a uterine tube	액체를 배출할 목적으로 난관내로 개구부를 형성하는 수술
trachelectomy cervicectomy	자궁목절제(술), 자궁경부절제(술)	surgical removal of the uterine cervix	자궁목을 제거하는 외과적 처치
tracheloplasty Cervical cerclage cervical stitch	자궁목성형(술)	treatment for cervical weakness, when the cervix starts to shorten and open too early during a pregnancy causing either a late miscarriage or preterm birth	손상된 자궁목을 복구시켜주는 수술
trachelorrhaphy	자궁목봉합술	suturing of the cervix	자궁목의 찢긴 상처를 봉합하는 것
transverse rectus abdominis muscle (TRAM) flap surgery	가로배곧은근플랩술	surgery used to rebuild the shape of the breast after a mastectomy	자연스러운 가슴모양으로 만들기 위해 하복부에 있는 지방과 피부를 이용하여 유방을 재건하는 수술
tubal ligation	난관결찰술	surgical procedure for female sterilization in which the fallopian tubes are permanently blocked or removed	여성의 대표적인 불임법(sterilization)으로 난관을 비단실 등으로 묶는 수술
uterine artery embolization, UAE	자궁동맥색전술	procedure in which an interventional radiologist uses a catheter to deliver small particles that block the blood supply to the uterine body	자궁근종(fibroid)에 영양을 공급하는 동맥을 막아 자궁근종을 치료하는 방법

4) 약리학

의학용어	국문의미	영문의미	단어해설
estrogen	에스트로겐	primary female sex hormone	호르몬 대체 요법을 통해 폐경의 증상(안면 홍조, 질 건조)을 치료할 때 사용하는 호르몬
hormone replacement therapy, HRT	호르몬 대치치료	hormone therapy used to treat symptoms associated with female menopause	에스트로겐과 프로게스테론, 테스토스테론 호르몬의 결핍을 해결하기 위해 사용되는 합성 호르몬 치료
oral contraceptives, OCPs	경구피임약	medications taken by mouth for the purpose of birth control	임신을 피하기 위해 배란을 방지하는 약물로 피임약(birth control pills)이라고도 부름

5) 약어

여성생식기계와 관련되어 자주 사용하는 약어를 정리하였다. 병원에서도 자주 사용하는 약어이므로 공부해 두도록 한다.

약어	영문의미	국문의미
A&P repair	anteror and posterior colporrhaphy	전후질봉합술
AFP	alpha-fetoprotein	알파태아단백질
BC	birth control	산아제한
BSO	bilateral salpingo-oopherectomy	양측자궁관-난소절제술
BTL	bilateral tubal-ligation	양측자궁관결찰
CIS	carcinoma in situ	제자리암종, 정상소재암
CS, C-section	cesarean section	제왕절개
Cx	cervix	자궁목
D&C	dilation and curettage	확장술과 긁어냄술(확장과 소파술)
DUB	dysfunctional uterine bleeding	기능 장애 자궁출혈
EDC	estimated day of confinement	출산예정일
FCC	fibrocystic breast condition	유방섬유낭성질환
FHT	fetal heart tones	태아심장박동
GYN	gynecology	부인과학
HCG	human chorionic gonadotropin	융모성샘자극호르몬
HRT	hormone replacement therapy	호르몬대체요법
HSG	hysterosalpingogram	난관조영
IUD	intrauterine device	자궁내장치
IUFD	intrauterine fetal death	자궁내태아사망
IUGR	intrauterine growth retardation	자궁내성장지연
IUS	intrauterine system	자궁내시스템
IVF	in vitro fertilization	시험관 아기
LAVH	laparoscopically assisted vaginal hysterectomy	복강경보조질식자궁절제술
LMP	last menstrual period	마지막 생리기간
OB	obstetrics	산과

OB-GYN	obstetrics and gynecology	산부인과
Pap	Papanicolaou test	자궁목질세포검사(파파니콜로검사)
para 1,2,3	unipara, bipara, tripara(number of viable births)	일회경산부, 이회경산부, 삼회경산부(생존 출생 수)
PCOS	polycystic ovary syndrome	다낭성난소증후군
PID	pelvic inflammatory disease	골반염증성 질환
PMS	premenstrual syndrome	월경전증후군
SHG	sonohysterography	자궁초음파촬영술
TAH	total abdominal hysterectomy	배전체자궁절제술
TLH	total laparoscopic hysterectomy	복강경하 전자궁절제술
TRAM	transverse rectus abdominis muscle	가로배곧은근
TSS	toxic shock syndrome	독성쇼크증후근
TVH	total vaginal hysterectomy	질전체자궁절제술
TVS	transvaginal sonography	질경유초음파촬영술
UAE	uterine artery embolization	자궁동맥색전술
UC	uterine contractions	자궁수축
US	ultrasound, ultrasonography	초음파

4 관련 질병을 통한 의학용어 학습

의학용어에 대한 이해를 향상시키기 위해 여성생식기계와 관련된 질환에 대해 자세히 살펴보고자 한다.

1) 양수천자(amniocentesis)

양수천자는 양수검사(amniotic fluid test)라고도 하며, 태아의 산전 진단에 이용된다. 양수에서 태아세포를 배양하여 고정시켜 염색한 후 현미경을 이용하여 유전자의 이상에 대해 검사한다. 가장 흔한 이상이 다운증후군과 에드워드증후군(삼염색체 18번), 터너증후군(X염색체가 1개)이다.

양수천자는 일반적인 절차이지만, 바늘로부터 양막낭의 감염이나 천자 후 구멍이 제대로 치유되지 않아 양수가 누출되는 합병증이 발생할 수 있다. 심각한 합병증은 유산을 초래할 수 있다. 그렇지 않으면, 구멍을 빨리 치료하거나 24~48시간 정도 지난 다음 양막낭에 액체를 보충해야 한다.

2) 민무늬근종(평활근종, leiomyoma)

민무늬근종은 여성에서 가장 흔한 양성 종양으로 일반적으로는 자궁근종(uterine myoma)이라고 불리고 있다. 자궁 체부의 민무늬근에서 발생하는 양성 종양이지만 자궁목 및 자궁 방부(옆, parametrium)에서도 볼 수 있다. 자궁 체부에서 발생하는 경우, 발생 부위에 따라, 점막하 근종(폴립모양으로 나타남), 근층내(간질내) 근종과 장막하 근종, 경부근종 등으로 나눈다(그림 9-2, 3).

육안상 단발성 혹은 다발성의 팽창성 결절을 형성하며 절단면에서 소용돌이 모양의 근섬유 배열을 볼 수 있다. 현미경으로 시가(cigar) 모양의 핵을 가진 방추형의 민무늬근 세포의 증식을 볼 수 있고 2차 퇴행성 변화 즉 적색변성, 낭성변성, 유리질 변성, 석회화 등을 흔히 보인다.

민무늬근종은 여성의 종양 중에서도 가장 빈도가 높은 것으로, 부검례에서는 성숙한 여성의 20~30%에서 발견되고 있다. 임상에서 문제가 되는 예는 30~40대가 많고, 20세 이전 및 55세 이후에는 드물다.

양성의 민무늬근종이 악성으로 전환되는 것은 매우 드물다. 심한 자궁출혈을 동반할 수도 있으며 불임을 초래하기도 한다. 샘근증이 민무늬근종이라고 진단되어 자궁이 적출되는 경우도 많으며 근종과 샘근증이 동시에 존재하는 경우도 적지 않다.

자궁근층에 다수의 민무늬근종이 관찰되며 자궁저부의 큰 근층내 근종은 변성도 동반되고 자궁내강의 구도의 변형도 일어나고 있다. 우측에는 장막하근종(↓)이 관찰된다(그림 9-3).

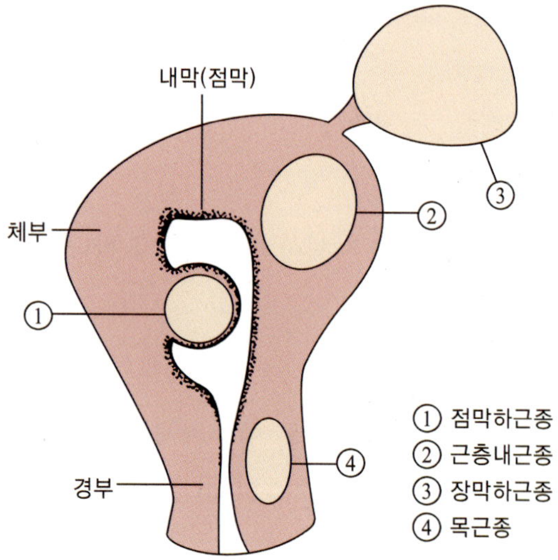

그림 9-2. 자궁근종(육안상의 모식도)

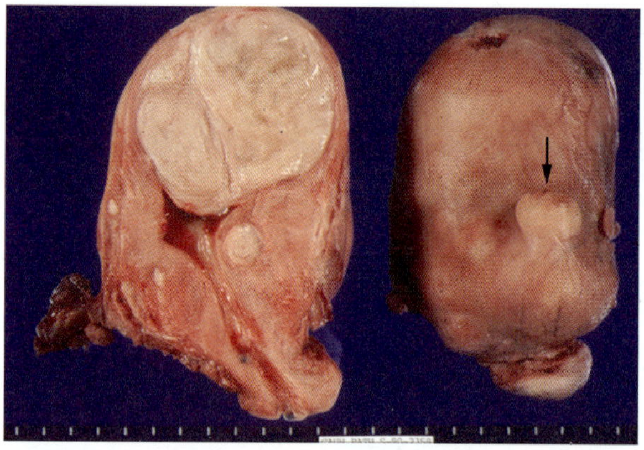

그림 9-3. 자궁근종(평활근종)
자궁근층에 다수의 평활근종이 관찰되며 자궁저부의 큰 근층내 근종은 변성도 동반되고 자궁내강의 구도의 변형도 일어나고 있다. 우측에는 장막하근종(↓)이 관찰된다.

3) 불임증

불임증(infertility)은 선천성과 후천성의 다양한 원인에 의하여 발생하지만 하수체나 시상하부의 병적상태로 인한 호르몬의 부족, 난소의 여러 가지 질병, 자궁내막의 병변, 난관의 염증, 그리고 정자에 대한 면역 반응 등 그 종류가 대단히 다양하다. 정상 상태에서도 임신이 되지 않는 경우도 많다(그림 9-4).

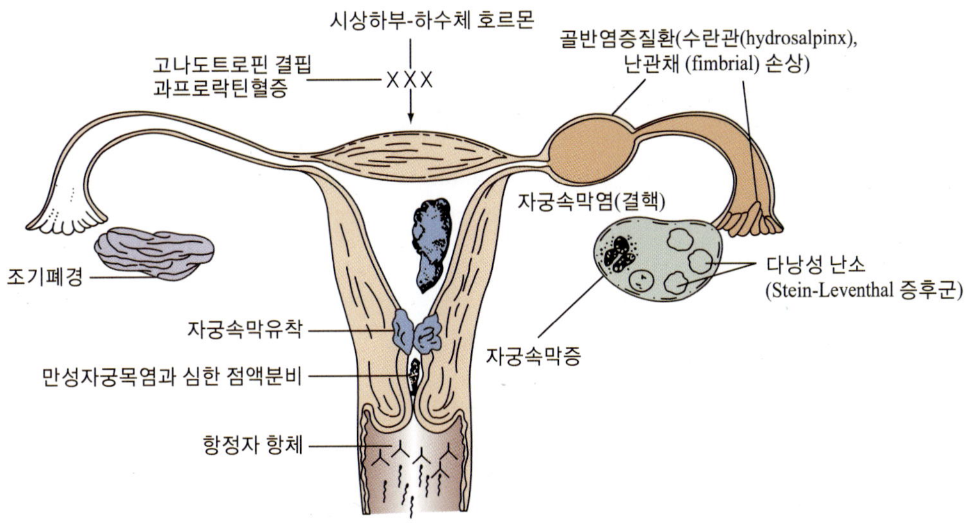

그림 9-4. 후천성 불임증의 주요 원인들

복습문제

결합형 복습문제

01 여성생식기계와 관련된 의학용어 중 결합형에 대해 정리한 표이다. 제시한 용어의 의미를 쓰도록 한다.

의학용어	용어분석			단어의미
	결합형	영문의미	국문의미	
amni/o/centesis		amnion(amniotic sac)	양막(양막낭)	양수천자
cervicitis	cervico		목, 자궁경부 (자궁의 목)	자궁목염(자궁경부염)
colposcopy	colpo	vagina		질확대경검사
endometritis		uterus(womb), measure	자궁	자궁내막염
episiotomy	episio		외음부	외음절개술
galactorrhea	galacto	milk		유즙분비증
gynecologist		woman, female	여성	부인과 전문의
lactogen	lacto		우유, 젖	젖분비호르몬(락토겐)
hysterectomy	hystero		자궁	자궁절제술
mammogram	mammo	breast	가슴(유방)	
mastopexy	masto	breast		유방고정술
menorrhagia	meno		월경	월경과다증
oophoroma	oophoro	ovary		난소종양
ovariotomy	ovario	ovary	난소	
prenatal	nato		출생	출생전의
perineorrhaphy	perineo	perineum		회음봉합술
salpingectomy	salpingo		관(보통 난관 또는 유스타키오[청각]관)	나팔관절제술

uterovaginal	utero	uterus(womb)		자궁질의
vaginocele	vagino	vagina	질	
vulvopathy		vulva	외음부	외음부 병증

접미사와 접두사

02 여성생식기계와 관련된 의학용어에서 자주 사용되는 접미사와 접두사에 대한 복습문제이다. 해당 용어에 대한 의미를 해당칸에 쓰도록 한다.

(1) 접미사

의학용어	용어분석			단어의미
	접미사	영문의미	국문의미	
menarche		beginning	처음, 발생	첫월경(초경)
colpocleisis	-cleisis		외과적 폐쇄	질폐쇄술, 질도의 외과적 폐쇄
pseudocyesis	-cyesis	pregnancy		거짓임신, 상상임신(가임신)
primigravida	-gravida	pregnant woman	임산부	
multipara	-para	to bear(offspring)		다분만부(다산부)
hematosalpinx	-salpinx		관(보통 난관 또는 유스타키오[청각]관)	난관혈종(자궁관혈종)
dystocia		childbirth, labor	출산, 분만	난산

(2) 접두사

의학용어	용어분석			단어의미
	접두사	영문의미	국문의미	
perimetrium		surrounding(outer)	주위(바깥)	자궁바깥막, 자궁외막
retro/version	retro-		뒤로, 뒤에	뒤굽음(후경)

의학용어 만들기

03 지금까지 학습했던 용어를 결합하여 여성생식기계통과 연관된 의학용어를 만들어 보시오.

(1) fusion of gametes to initiate the development of a new individual organism or offspring ____________________

(2) lower part of the uterus in the human female reproductive system ____________________

(3) fluid-filled structure in the mammalian ovary within which an ovum develops before ovulation ____________________

(4) thin piece of mucosal tissue that surrounds or partially covers the external vaginal opening ____________________

(5) organ found in the female reproductive system that produces an ovum ____________________

(6) absence of menstrual flow ____________________

(7) inflammation of the uterine cervix ____________________

(8) painful menstrual flow ____________________

(9) complication of pregnancy in which the embryo attaches outside the uterus ____________________

(10) inflammation of the inner lining of the uterus ____________________

(11) extremely light menstrual blood flow ____________________

(12) inflammation of the breast ____________________

(13) rapid flow of blood from the uterus ____________________

의학용어 복습

04 아래에 제시한 문장에 해당하는 의학용어(영문)를 쓰시오.

(1) 월경주기는 규칙적 또는 불규칙적이며, 월경의 주기가 비정상적으로 빨라 빈번한 경우를 이르는 용어 ________

(2) 자궁관(uterine tube)의 염증 ________

(3) 자궁근육(uterine muscle)의 양성 종양 ________

(4) 질 점막의 세균감염에 의한 염증 ________

(5) 광확대기구로 질과 자궁목부의 검사하는 것 ________

(6) 조영제 주입 후 자궁과 난관을 방사선으로 촬영하는 기법 ________

(7) 복벽(대개 배꼽)에 하나 또는 그 이상 작은 절개를 통하여 기구를 삽입하고 복부내장기를 육안으로 관찰하는 검사 ________

(8) 난소의 염증 ________

(9) 질이 막혀 있는 상태 ________

(10) 질(vagina)을 외과적으로 폐쇄하는 것 ________

(11) 찢어진 외음부(vulva)를 꿰매는 수술 ________

(12) 정상위치에서 벗어난 자궁(uterine)을 고정하는 수술 ________

(13) 임신을 피하기 위해 먹는 약물 ________

약어

05 아래에 제시한 약어의 full name과 국문 의미를 쓰시오.

1. AFP : ______________________
2. CAPD : ______________________
3. CIS : ______________________
4. CS : ______________________
5. Cx : ______________________
6. EDC : ______________________
7. GYN : ______________________
8. IUD : ______________________
9. US : ______________________

Chapter 10

남성생식기계

학습목표

- 남성생식기계에 관한 의학용어를 학습한다.
- 남성생식기계의 구조와 기능에 대해 이해한다.
- 남성 생식기계와 관련된 의학용어의 구성요소(어근, 접미사, 접두사)를 분석할 수 있다.

1 남성생식기계 의학용어 맛보기

용어	국문의미	영문의미	단어해설
prostatism	전립샘증	syndrome associated with outlet obstruction at the bladder neck and the commonest cause is benign prostatic hypertrophy	전립샘의 질환 때문에 생긴 신체의 병적상태, 특히 전립샘비대증으로 인해 배뇨 장애가 유발되는 상태를 말함
sperm	정자	male reproductive cell, or gamete, in anisogamous forms of sexual reproduction	남성의 생식세포
testosterone	테스토스테론	primary male sex hormone and anabolic steroid	주요 남성호르몬(male sex hormone)으로 남성생식기관(male reproductive organ)과 남성의 이차성징(secondary sex characteristics)의 발달을 자극함
varicocele	정계정맥류	abnormal enlargement of the pampiniform venous plexus in the scrotum	정삭(spermatic cord)에 있는 정맥(vein)이 비정상적으로 부풀어 오른 것

1) 남성생식기계의 특징 및 구성

남성생식기계통은 고환(testis), 생식관(genital ducts), 부속생식샘(accessory genital gland), 음경(penis)으로 이루어져 있다.

고환은 정자(spermatozoa)와 호르몬을 생산하는 두 가지 기능을 수행하며, 백색막(tunica albuginea)이라고 하는 두꺼운 아교섬유성 결합조직인 피막(capsule)에 싸여 있다. 백색막은 고환의 뒷면에서 두꺼워져 고환세로칸(mediastinum testis)을 형성하고, 섬유성 중격(fibrous septa)이 나와 샘을 약 250개의 고환소엽(lobuli testis)으로 눈다. 이들 중격은 완전하지 않으므로 인접한 소엽들은 서로 교통할 수 있다. 각 소엽에는 1~4개의 정세관(seminiferous tubule)이 혈관, 림프관, 신경 및 사이질세포(interstitial cell, Leydig cell)가 풍부한 성긴결합조직 그물 속에 들어 있다. 정세관은 남성생식세포인 정자를 생성하며, 사이질세포는 남성호르몬을 분비한다.

생식관과 부속샘에서 분비되는 분비물은 민무늬근 수축의 도움을 받아 정자를 요도쪽으로 이동시킨다. 분비물은 정자가 남성생식관에 머무를 동안 영양분을 공급한다. 생식관과 부속샘의 분비물, 정자를 모두 합해 정액이라고 하며, 음경은 여성생식관으로 정액을 이동시켜주는 기관이다.

배아발생 동안에 고환은 복상의 배막 뒤에서 성장한다. 이들은 태아의 발달 단계에서 음낭으로 내려가게 되는데 배막의 일부와 함께 내려가 정삭(spermatic cord) 끝 음낭(scrotum) 내에 위치하게 되며, 복막에서 기원한 장막 주머니(serous sac)인 고환집막(tunica vaginalis)에 의해 싸여진다. 고환집막은 바깥쪽의 벽측면(parietal layer)과 안쪽의 장측면(visceral layer)으로 구성되어 고환의 앞면과 옆면에서 백색막을 싸고 있다. 음낭(scrotum)은 고환을 복강 내 체온보다 낮은 온도로 유지시켜 주는 중요한 기능을 한다.

고환(testis) 조직으로는 정원세포(spermatogonia) 및 지지세포인 세르톨리 세포(Sertoli cell)로 구성되는 정세관과 그 사이에 남성호르몬인 안드로겐을 분비하는 간질세포인 라이디그 세포로 이루어진다. 정모세포의 분화과정은 정원세포-일차정모세포-이차정모세포-정자세포-정자 순으로 성숙한다(그림 10-1).

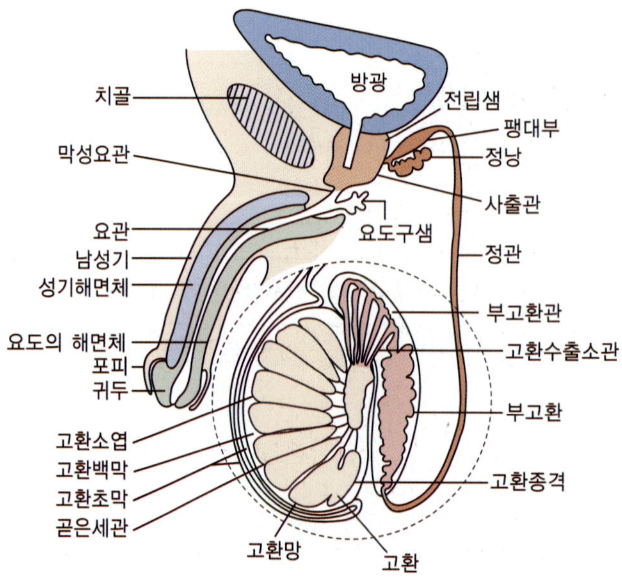

그림 10-1. 남성생식기의 해부학 구조의 모식도

(1) 정상구조

전립샘(prostate)은 15 g 전후의 둥근 모양의 외부 분비샘으로, 안드로겐의 표적기관이다.

(2) 전립선염(prostatitis)

전립선염은 임균과 대장균 감염에 의한 급성 화농성 염증으로 나타나기도 하고 원인은 불명확하나 림프구, 형질세포, 큰포식세포 침윤을 수반하는 만성 염증으로 나타나기도 한다. 급성 염증시 화농과 농양이 관찰되며 배뇨 시 또는 사정 시 동통을 호소한다.

음경 및 요도의 선천성 기형으로는 요도의 개구가 음경의 아랫쪽(ventral)에 있는 경우를 말하고 이 경우를 요도하열(hypospadia)이라고 한다. 반면에 요도의 개구가 음경의 윗쪽(dorsal)에 있으면 요도상열(epispadia)이라고 한다.

(3) 요도염, 귀두염, 포피염

요도나 음경에는 요도염(urethritis), 귀두염(balanitis), 또는 포피염(posthitis) 등의 급성 또는 만성 염증을 일으킨다. 임질 요도염은 임균에 의한 화농성 요도염을 말하는데 합병증으로 불임이 잘되는 성병으로 중요하며 최근에는 약제에 내성이 강한 균이 출현하여 잘 낫지 않는 경우도 많다. 진단은 호중구내 쌍구균을 발견하거나 배양하는 것이 중요하다. 급성 요도염, 부고환염, 요도협착 등을 일으킬 수 있다.

첨형 콘딜롬은 성행위 감염증의 하나로 귀두의 관상구, 포피, 음낭 등에 발생된다. 인체유두종 바이러스에 의하여 생기며 비교적 흔한 양성 종양이다. 조직 소견으로 코일로세포증과 유두종증이 특징이다.

2) 남성생식기계의 주요 의학용어

의학용어	국문의미	영문의미	단어해설
epididymis	부고환	tube that connects a testicle to a vas deferens in the male reproductive system	고환(testis)의 위쪽 끝에 위치하는 구불구불한 관(tube)으로 정자의 저장, 성숙, 운반을 담당하며, 그 끝은 정관(vas deferens)으로 이어짐
genitalia	생식기관	part of an animal's body that is involved in sexual reproduction	남성과 여성의 생식기관(reproductive organ)으로 생식선(gonad)이라고도 함
glans penis	음경귀두	structure at the distal end of the penis in male mammals	음경(penis)의 끝에 불룩하게 커진 부분
gonads	생식선	mixed gland that produces the gametes (sex cells) and sex hormones of an organi	1차 생식기관으로 남성의 고환(testis)과 여성의 난소(ovary)가 해당됨

penis	음경	primary sexual organ that male animals use to inseminate sexually receptive mates (usually females and hermaphrodites) during copulation	배뇨(urination)와 성교(coitus)에 관여하는 남성생식기관
prepuce	포피(음경꺼풀)	skin surrounding and protecting the head of the penis in humans	음경귀두(glans penis)를 덮고 있는 피부
prostate gland	전립샘	exocrine gland of the male reproductive system in most mammals	정자(sperm)의 운동과 사정(ejaculation)을 돕는 물질을 분비하는 샘(gland)으로 요도(urethra)의 몸쪽 부분을 둘러쌈
scrotum	음낭	anatomical male reproductive structure located caudal to the penis that consists of a suspended dual-chambered sack of skin and smooth muscle.	고환(testis), 부고환(epididymis)이 들어있는 주머니(sac)로, 음경(penis)의 뒤에서 양쪽으로 매달려 있음
semen	정액	organic fluid that contains spermatozoa	사정(ejaculation)을 통해 방출되는 정자(sperm)와 다른 분비물(secretion)로 된 액체
seminal vesicle	정낭	pair of simple tubular glands posteroinferior to the urinary bladder of some male mammals	정관(vas deferens)으로 열리는 한 쌍의 샘(gland)으로 방광바닥(base of the bladder)의 뒤쪽에 위치하는 정낭(seminal vesicle)은 정액(semen)의 일부를 구성하는 진한 액체를 분비함
seminiferous tubule	정세관	located within the testes, and are the specific location of meiosis, and the subsequent creation of male gametes, namely spermatozoa	고환(testis) 내에 꼬여 있는 약 900개 정도의 관(tube)으로 정자발생(spermatogenesis)이 일어나는 장소임
testis (pl. testes)	고환	oval-shaped organs located in the scrotum, just behind the penis and right in front of the anus	타원형(oval-shaped)으로 된 한 쌍의 기관으로 음낭(scrotum)이라는 주머니(sac)에 싸여 있는 고환(testis)은 정자세포(sperm cell)와 호르몬 테스토스테론(testosterone)을 생산함
vas deferens, ductus deferens	정관	part of the male reproductive system of many vertebrates	부고환(epididymis)으로부터 요도(urethra)로 정자(sperm)를 운반하는 관(tube)으로 신경(nerve), 림프관(lymphatics), 동맥(artery), 정맥(vein)과 함께 정삭(spermatic cord)으로 둘러싸이며 요도는 방광(urinary bladder)에 연결되는 소변(urine)을 내보내는 역할도 하지만, 성교(intercourse) 시에는 괄약근(조임근, sphincter)을 수축하여 배뇨(urination)를 막음

2 남성생식기계 의학용어의 구성

남성생식기계와 관련된 어근과 연결된 결합형에 대해 살펴보고 접미사와 접두사가 연결되었을 경우 의학용어에 대한 의미를 배우도록 한다.

1) 결합형

남성생식기계에 속하는 장기를 나타내는 결합형을 익히고 관련된 의학용어를 통하여 구성요소를 분석해 보도록 한다.

결합형	영문의미	국문의미	관련용어
andr/o	male	남성	androgen
balan/o	glans penis	음경귀두	balanitis
crypt/o	hidden	숨은, 잠복	cryptorchism
epididym/o	epididymis	부고환	epididymitis
funicul/o	spermatic cord	정삭	funiculitis
gonad/o	gonads, sex glands	생식샘, 성선	gonadotropin
olig/o	scanty	부족한	oligospermia
orchid/o	testis	고환	orchidectomy
test/o	testis	고환	testalgia
orch/o, test/o	testis, testicle	고환	orchitis
spemn/o, spermat/o	spermatozoa	정자	azoospermia
prostat/o	prostate gland	전립샘	prostatitis
phall/o	penis	음경	phalloplasty
prostat/o	prostate gland	전립샘	prostatism
spemat/o	spermatocyte	정자, 정자세포	spematocide
sperm/i	spermatocyte	정자, 정자세포	spermicide
sperm/o	spermatocyte	정자, 정자세포	aspermia
vas/o	vessel, duct	혈관, 정관	vasectomy
varic/o	enlarged and twisted vessel	뒤틀리고 부풀어오른 확장 정맥	varicocele
vas/o	vessel, duct	혈관, 정관, 관	vasectomy
vesicul/o	vesicle	정낭	vesiculitis

2) 접미사와 접두사

남성생식기계와 관련된 의학용어에서 자주 사용되는 접미사와 접두사를 나열하였으므로 꼭 기억해 두도록 한다.

(1) 접미사

접미사	영문의미	국문의미	관련용어
-cele	cyst	낭	spermatocele
-ism	state of	~상태	cryptorchism

(2) 접두사

접두사	영문의미	국문의미	관련용어
an-	without	~이 없는	anorchia
oligo-	deficient	결핍한, 부족한	oligospermia

3 남성생식기계의 진단을 위한 의학용어

남성생식기계와 관련된 질병과 진단에 대해 학습하기 위하여 의학용어를 제시하였다. 용어에 대한 의미를 익혀 두도록 한다.

1) 증상과 질병

용어	국문의미	영문의미	단어해설
anorchism	무고환증	state of absence of testis	한쪽 또는 양쪽의 고환(testis)이 없는 상태
azoospermia	정자없음(증), 무정자증	medical condition of a man whose semen contains no sperm	정액 속에 정자가 없는 상태
balanitis	귀두염	inflammation of the glans penis	음경귀두(glans penis)에 생긴 염증
balanorrhea	귀두루	excessive discharge from the glans penis, often the first symptom of a sexually transmitted disease	음경귀두로부터 분비물이 비정상적으로 분비되는 상태
benign prostatic hyperplasia, BPH	전립샘비대증	noncancerous increase in size of the prostate gland	전립샘의 점진적인 비대는 흔히 60세 이상 노인에서 일어남

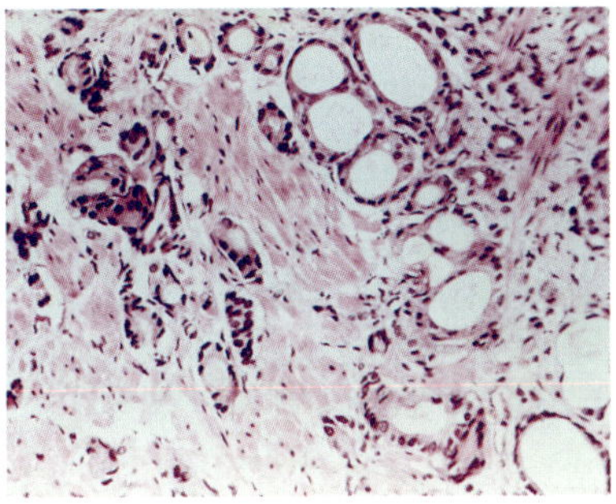

샘암종, 전립샘(Adenocarcinoma, prostate)
분화가 좋아 비교적 잘 만들어진 샘과 관을 형성하고 있는 암세포가 전립샘의 기질속으로 침윤하고 있다. 상피세포는 악성세포의 특성을 갖고 있으며 샘의 구조도 불규칙하여 악성임을 알 수 있다.

chancre	굳은궤양, 경성하감	painless genital ulcer most commonly formed during the primary stage of syphilis	매독감염 시에 나타나는 피부의 구진성 병변(lesion)으로 매독 감염 후 3주경에 나타남
chancroid	무른궤양, 연성하감	bacterial sexually transmitted infection characterized by painful sores on the genitalia	성적 접촉에 의한 비매독성의 피부궤양으로 회음부와 림프절에 동통을 동반함
chlamydial infection	클라미디아감염	sexually transmitted infection caused by the bacterium *Chlamydia trachomatis*	남성의 요도나 여성의 자궁목과 질에 병변이 생기며 감염 3주 이내에 남성은 배뇨 장애(dysuria)와 음경에서 흰색 분비물(discharge)이 나오고 이러한 상태를 비임균요도염(non gonococcal urethritis, NGU)이라 함
cryptorchidism	잠복고환증	absence of one or both testes in the normal scrotal position	고환은 복강(abdominal cavity)의 콩팥(kidney) 근처에 위치하다가 출생 전에 음낭으로 내려와야 하지만, 그러지 못하고 복강(abdominal cavity)내에 머물러 있는 상태

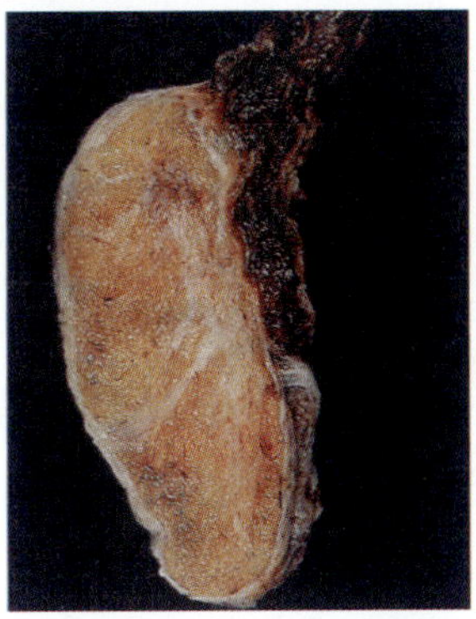

잠복고환, 고환(Cryptorchidism, testis)
고환이 음낭내로 이동하지 못하여 발생하는 잠복고환은 제대로 성장하지 못하므로 이 사진과 같이 위축되어 있고, 두꺼운 섬유띠가 고환 실질을 가로지르고 있다. 잠복고환에서 후에 악성종양이 생기기도 한다.

epididymitis	부고환염	inflammation of an epididymis	부고환(epididymis)에 생긴 염증
epispadias	요도위열림증(요도상열증)	rare type of malformation of the penis in which the urethra ends in an opening on the upper aspect of the penis	요도가 음경 위에 뚫리는 선천성 결손

erectile dysfunction, ED impotence	발기장애	sexual dysfunction characterized by the inability to develop or maintain an erection of the penis during sexual activity	성교(sexual intercourse)시 음경이 충분히 발기(erection)하지 않는 상태로 발기부전(impotence)이라고도 함
genital herpes	생식기헤르페스, 음부포진	common sexually transmitted infection caused by the *Herpes simplex* virus (HSV)	*Herpes simplex* virus (HSV) 2형에 의한 성기점막과 피부에 생기는 감염으로 수포와 동통성 궤양을 동반한 피부 발적을 나타내고 신경증상을 수반하기도 하며 완화(remission)와 재발이 반복됨
gonorrhea	임질	sexually transmitted infection (STI) caused by the bacterium Neisseria gonorrhoeae	임균에 의한 전염성 성매개감염이며, 대부분 비뇨생식기계에 영향을 주고 가끔 인두나 곧창자에도 영향을 미침
hydrocele	물음낭종(음낭수종)	accumulation of serous fluid in a body cavity	음낭(scrotum) 내의 고환(testis) 주위에 액체가 축적되는 병적 상태

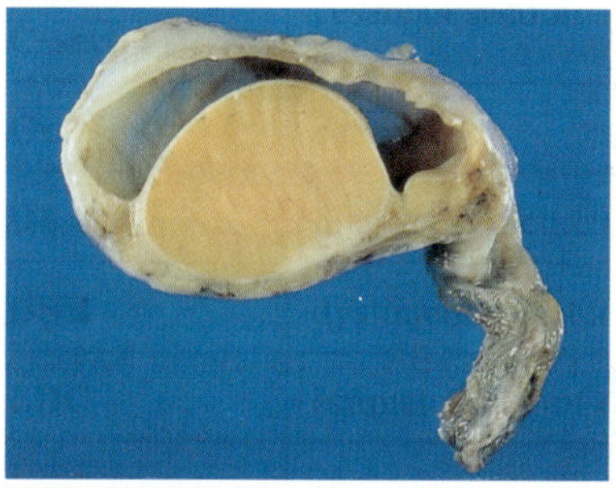

물음낭종, 고환(Hydrocele, testis)
고환집막내에 물이 차 낭을 형성하고 있다.

hypospadias	요도밑열림증(요도하열증)	common variation in fetal development of the penis in which the urethra does not open from its usual location in the head of the penis	요도가 음경 아래에 뚫리는 선천성 결손
male sterility	남성불임	total or partial male sterility in plants as the result of specific nuclear and mitochondrial interactions	난자를 수정시키지 못하는 상태로 전체 불임의 1/3을 차지하며 정자수의 감소(2,000만/ml 이하)나 정자의 운동성 저하가 주요 원인임
oligospermia	정자부족(증)	semen with a low concentration of sperm	정액 속에 정자수가 부족한 상태

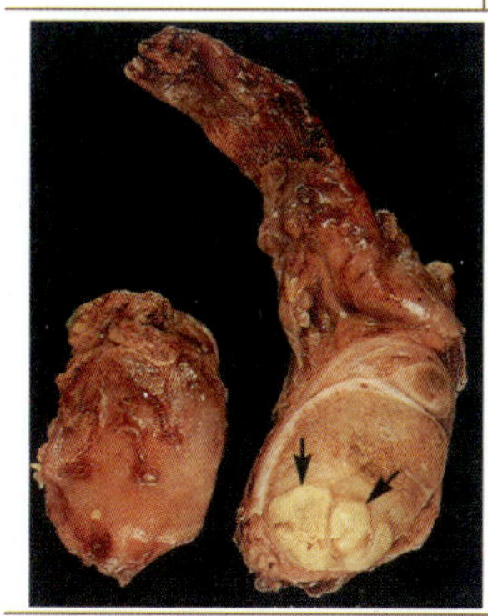

결핵, 고환(Tuberculosis, testis)
단면에서 노란색의 치즈괴사가 보이며, 결핵결절 주위로 섬유조직이 둘러싸고 있다. 대개는 곁고환의 결핵이 함께 있다.

orchitis, orchiditis, testitis	고환염	inflammation of the testis	고환(testis)에 생긴 염증
orchiepididymitis	고환부고환염	inflammation of the testis and epididymis	고환(testis) 및 부고환(epididymis)에 생긴 염증
phimosis	포경, 우멍거지	condition in which the foreskin of the penis cannot be pulled back past the glans	음경귀두(glans penis)의 개구부가 포피(음경꺼풀, prepuce)에 의해 좁아져 있는 상태로 음경꺼풀이 뒤쪽으로 당겨지지 않아 발생하고 선천적이거나 귀두염(balanitis)으로 인해 나타날 수 있으며, 포경수술(circumcision)이 가장 일반적인 치료방법
priapism	지속발기증	condition in which a penis remains erect for hours in the absence of stimulation or after stimulation has ended	통증(pain)과 압통(tenderness)을 동반한 음경(penis)의 발기(erection)가 장시간 지속되는 상태
prostate cancer	전립샘암	development of cancer in the prostate, a gland in the male reproductive system	중년이나 노년의 남성에서 흔히 나타나는 전립샘(prostate gland)의 암(cancer)

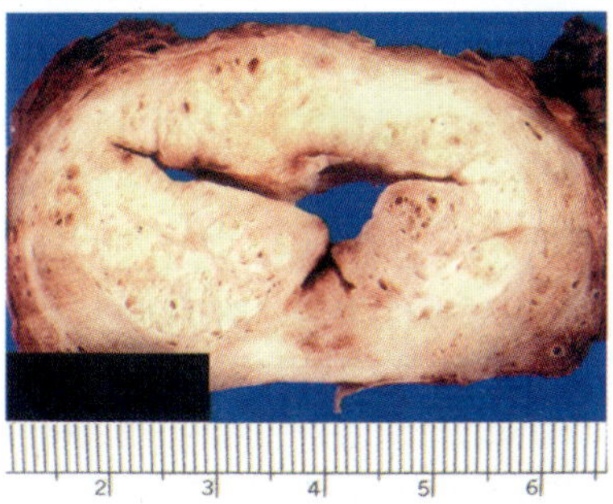

샘암종, 전립샘(Adenocarcinoma, prostate)
피막밑에 여러개의 황백색 결절이 작은엽상으로 관찰되고, 하부요도(lower urethra)로 침윤하고 있다. 결절 전립샘 비대도 동반되고 있다.

prostatitis	전립샘염	inflammation of the prostate gland	전립샘(prostate gland)에 생긴 염증
Prostatocystitis	전립샘방광염	inflammation of the prostate gland and the bladder	전립샘(prostate gland) 및 방광(bladder)에 생긴 염증
prostatolith	전립샘결석	stone(s) in the prostate gland	전립샘(prostate gland) 내에 생긴 결석(stone)
prostatorrhea	전립샘액루	discharge from the prostate gland	전립샘의 분비물이 비정상적으로 분비되는 상태
prostatovesiculitis	전립샘정낭염	inflammation of the prostate gland and seminal vesicles	전립샘(prostate gland) 및 정낭(seminal vesicle)의 염증
robotic surgery	로봇수술	surgical procedures that are done using robotic systems	수술용 콘솔(operating console)을 작동하여 컴퓨터에 연결된 수술도구를 가지고 하는 외과적 수술

seminoma	고환종	germ cell tumor of the testicle or, more rarely, the mediastinum or other extra-gonadal locations	고환에 생기는 생식세포종으로 악성도는 낮으며, 잠복고환에서 발생하는 비율이 높음
sexually transmitted infections, STIs	성매개감염	infections that are commonly spread by sexual activity, especially vaginal intercourse, anal sex and oral sex	성관계나 감염된 개인과 접촉의 결과로 발생하여 남녀 생식기계에 영향을 주는 질환으로 성병이라고도 함
spermatocele	정액류	retention cyst of a tubule of the rete testis or the head of the epididymis distended with barely watery fluid that contains spermatozoa	부고환(epididymis)의 머리 부분에 있는 관에 정액(semen)이 고여 작은 주머니를 형성한 것
strangury	통증배뇨	symptom characterized by painful, frequent urination of small volumes that are expelled slowly only by straining and despite a severe sense of urgency, usually with the residual feeling of incomplete emptying	요도와 방광의 경련 때문에 오줌이 방울방울 끊겨 떨어지며 배뇨할 때 통증이 있는 상태
syphilis	매독	sexually transmitted infection caused by the bacterium Treponema pallidum subspecies pallidum	생식기나 곤창자, 입의 피부병변을 특징으로 나타나는 전염성 및 만성 성매개감염이며 장기간 합병증을 일으킬 수 있음
testicular cancer	고환암	cancer that develops in the testicles	보통 15에서 35세 사이의 남성에서 발생하는 고환(testicle)의 암(cancer)으로 통증이 없어 방치하기 쉬우며 대부분 악성으로 남성 악성 종양의 약 1%를 차지함

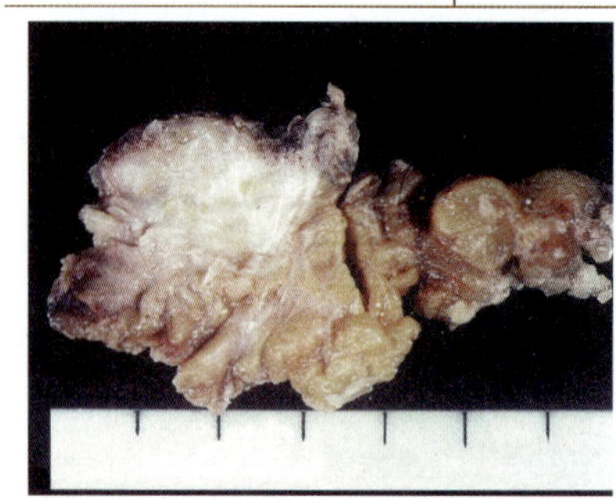

섬유육종, 정삭(Fibrosarcoma, spermatic cord)
정삭의 지방조직을 침윤하는 불규칙한 희황색의 섬유종괴가 보인다.

testicular torsion	고환꼬임	when the spermatic cord (from which the testicle is suspended) twists, cutting off the blood supply to the testicle	정삭(spermatic cord)이 꼬여 고환(testis)으로 흐르는 혈액이 감소하는 것으로 사춘기에 가장 흔하며, 고환 또는 음낭(scrotum)에 극심한 통증을 유발함

trichomoniasis	질편모충증	infectious disease caused by the parasite Trichomonas vaginalis	질이나 요도, 전립샘의 원충성 감염으로 남성과 여성에 영향을 미칠 수 있는 가장 흔한 성매개감염이며, 증상은 여성이 더 흔함

2) 진단

용어	국문의미	영문의미	단어해설
biopsy of the prostate	전립샘 생검	sample of tissue taken from the prostate in order to examine it more closely	초음파 탐지자(ultrasound probe)를 곧창자 안으로 삽입하여 전립샘의 영상을 획득한 후 이상이 감지되는 경우에는 전립샘 조직의 여러 생검 표본을 수집함
digital rectal examination, DRE	곧창자수지검사	relatively simple medical procedure for the diagnosis of prostatic disorders, benign prostatic hyperplasia and the four types of prostatitis	항문과 곧창자(직장) 안에 손가락을 넣어 촉진을 통해 전립샘을 검사
MRI ultrasound fusion biopsy	자기공명영상-초음파 융합생검	hybrid imaging method can be used in which the MR images are fused with the real-time ultrasound images	자기공명영상(MRI)과 곧창자 경유 초음파(transrectal ultrasound, TRUS)를 이용해 전립샘 병변으로부터 조직을 채취하는 것
multiparametric MRI	다인자성 자기공명영상	essentially any functional form of imaging used to supplement standard anatomical T1 and T2- weighted imaging	전립샘암(prostate cancer)의 병기결정(staging)에 필수적인 해부학적 영상과 기능적 MRI를 이용한 영상 형태
prostate-specific antigen, PSA	전립샘특이항원	glycoprotein enzyme encoded in humans by the KLK3 gene	혈액 속의 전립샘특이항원(PSA)의 수치를 측정하는 혈액검사(blood test)로 수치가 올라가면 전립샘암(prostate cancer), 비뇨계통이나 전립샘의 감염(infection), 전립샘조직의 과다형성을 나타내는 것으로 판단할 수 있음
semen analysis, seminogram	정액분석	checking a sample of semen for overall sperm health	남성의 수정능력을 검사하는 것으로 정자의 수(정상 6,000만~15,000만/ml)와 형태 이상을 검사함

Chapter 10

transrectal ultrasound, TRUS	곧창자경유초음파	method of creating an image of organs in the pelvis, most commonly used to perform an ultrasound-guided needle biopsy evaluation of the prostate gland in men	초음파(ultrasound)를 이용하여 전립샘암(prostate cancer)을 진단하는 방법으로 곧창자(rectum)에 위치한 변환장치(transducer)를 통해 음파(sound wave)를 송수신함
venereal disease research laboratory test	매독혈청검사, VDRL검사	blood test that detects antibodies produced by treponemal infection	매독을 진단하기 위한 혈청검사로 VDRL, STS(serological test for syphilis), Wasserman test, TPHA, FTA-ABS 등이 있음

3) 치료

용어	국문의미	영문의미	단어해설
balanoplasty	귀두성형(술)	Surgical reconstruction of the glans penis to improve its appearance or correct a congenital defect	음경귀두를 성형하는 수술
castration	거세	any action, surgical, chemical, or otherwise, by which an individual loses use of the testicles	생식세포를 제거하는 수술로 남성의 고환절제술과 여성의 난소절제술이 여기에 해당함
circumcision posthectomy	포경수술, 음경꺼풀절제(술)	essentially used to refer to procedures practiced in a religious context	음경을 덮고 있는 음경꺼풀을 반지모양으로 절제하는 수술
enucleation	적출	surgical removal of a mass without cutting into or dissecting it	기관이나 종양 등을 완전히 제거하는 것
epididymectomy	부고환절제술	excision of an epididymis	부고환(epididymis)을 외과적으로 떼어내는 수술
hydrocelectomy	물음낭종(음낭수종)절제술	surgical procedure to repair a hydrocele, which is a buildup of fluid around a testicle	물음낭종(음낭수종, hydrocele)을 제거하는 수술
laser surgery	레이저수술	surgery that uses a laser (in contrast to using a scalpel) to cut tissue	고에너지의 광선을 이용해 비침습적 또는 최소침습적인 방법으로 비정상적인 조직을 자르거나 증발시키는 것
orchidectomy, orchiectomy	고환절제술	excision of the testis	한쪽 또는 양쪽 고환(testis)을 제거하는 수술로 양측고환절제술(bilateral orchidectomy)을 거세(castration)라고 함

orchidopexy, orchiopexy	고환고정술	surgical fixation of a testicle	정류고환(undescended testicle; 내려오지 않은 고환)을 음낭(scrotum) 내에 외과적으로 고정시키는 수술
orchioplasty	고환성형술	surgical repair of a testis	고환(testis)을 외과적으로 재건하는 수술
prostatectomy	전립샘절제술	excision of the prostate gland	전립샘(prostate gland)의 일부 또는 전부를 외과적으로 떼어내는 수술
prostatocystotomy	전립샘방광절개술	incision into the prostate gland and bladder	전립샘(prostate gland) 및 방광(bladder)을 외과적으로 절개하는 수술
prostatolithotomy	전립샘결석제거술	incision into the prostate gland to remove stone(s)	결석을 제거하기 위해 전립샘(prostate gland)을 절개하는 수술
prostatovesiculectomy	전립샘정낭절제(술)	excision of the prostate gland and seminal vesicles	전립샘(prostate gland)과 정낭(seminal vesicle)을 외과적으로 제거하는 수술
transurethral microwave thermotherapy, TUMT	요도경유극초단파열요법	non-surgical, minimally invasive therapy that can be performed under a local anesthetic on an outpatient basis	극초단파(microwave)에서 발생된 열을 이용하여 양성전립샘과다형성(benign prostatic hyperplasia)에 나타나는 과다형성 조직을 제거하는 치료법
transurethral resection of the prostate gland, TURP	요도경유전립샘절개술	surgical procedure that involves cutting away a section of the prostate	요도(urethra)를 통해 삽입된 기구를 이용하여 전립샘조직을 제거하는 수술로 전립샘피막(prostatic capsule)을 절개하거나 제거하지는 않는 방법이며 보통 비대된 전립샘이 배뇨(urination)를 방해할 때 시행
vasectomy	정관절제술	excision of a duct	정관(vas deferens)의 일부를 외과적으로 제거하는 수술로 양쪽 정관의 일부를 제거하면 남성불임(male sterilization)이 됨
vasovasostomy	정관문합술	creation of artificial openings between ducts	정관절제술(vasectomy)을 받은 남성의 수정능력(fertility)을 회복하기 위해 절단되거나 묶인 정관의 말단을 외과적으로 연결하는 수술
vesiculectomy	정낭절제술	excision of the seminal vesicle(s)	정낭(seminal vesicle)을 외과적으로 제거하는 수술

4) 약리학

용어	국문의미	영문의미	단어해설
gonadotropin	성선자극호르몬	glycoprotein polypeptide hormones secreted by gonadotrope cells of the anterior pituitary	호르몬 제제로 불임일 때 정자 수를 증가시키는 데 사용함
spermicide	살정제	contraceptive substance that destroys sperm, inserted vaginally prior to intercourse to prevent pregnancy	피임의 한방법으로 자궁을 높은 산성환경으로 만들어 정자를 죽이는 약물

5) 약어

남성생식기계와 관련되어 자주 사용하는 약어를 정리하였다. 병원에서도 자주 사용하는 약어이므로 공부해 두도록 한다.

약어	영문	국문
AIDS	acquired immunedeficiency syndrome	후천성 면역 결핍증
BOO	bladder outlet obstruction	방광출구폐쇄
BPH	benign prostatic hyperplasia	양성전립선과다형성
DRE	digital rectal examination	곧창자손가락검사(직장수지검사)
ED	erectile dysfunction	발기장애, 발기부전
FTA-ABS	fluorescent treponemal antibody absorption	매독트레포네마형광항체 흡수
GC	gonorrhea	임질
GU	genitourinary	비뇨생식기계
HIV	human immunodeficiency virus	사람면역결핍바이러스
HoLEP	holminum laser enucleation of the prostate gland	홀뮴레이저전립선적출술
HPV	human papillomavirus	사람유두종바이러스
LUTS	lower urinary tract symptoms	하부요로증상
NGU	nongonococcal urethritis	비임균성요도염
PSA	prostate-spectific antigen	전립샘특이항원
PVP	photoselective vaporization of the prostate gland	광선택적전립샘기화술
RP	radical prostatectomy	근치전립샘절제술

STD	sexually transmitted disease	성병
STI	sexually transmitted infection	성매개감염
TRUS	transrectal ultrasound	곧창자경유초음파
TUIP	transurethral incision of the prostate	요도경유전립샘절개술
TUMT	transurethral microwave thermotherapy	요도경유극초단파열요법
TURP	transurethral resection of the prostate	요도경유전립샘절제술

4 관련 질병을 통한 의학용어 학습

의학용어에 대한 이해를 향상시키기 위해 남성생식기계와 관련된 질환에 대해 자세히 살펴보고자 한다.

1) 고환의 정상 구조

고환(testis)은 좌우 대칭의 장기로 정자를 생산 한다. 조직으로는 정원세포(spermatogonia) 및 지지세포인 세르톨리 세포(Sertoli cell)로 구성되는 정세관과, 그 사이에 있어 남성호르몬인 안드로겐을 분비하는 간질세포인 라이디그 세포로 이루어진다. 정모세포의 분화과정은 정원세포-일차정모세포-이차정원세포-정세포-정자 순으로 성숙한다(그림 10-2).

고환은 태생기에는 후복막에 있는데, 태아가 성장하면서 고환의 하강이 일어나 점차 서혜부 아래쪽 음낭쪽으로 내려와서, 생후에는 부고환과 함께 음낭 안에 존재한다.

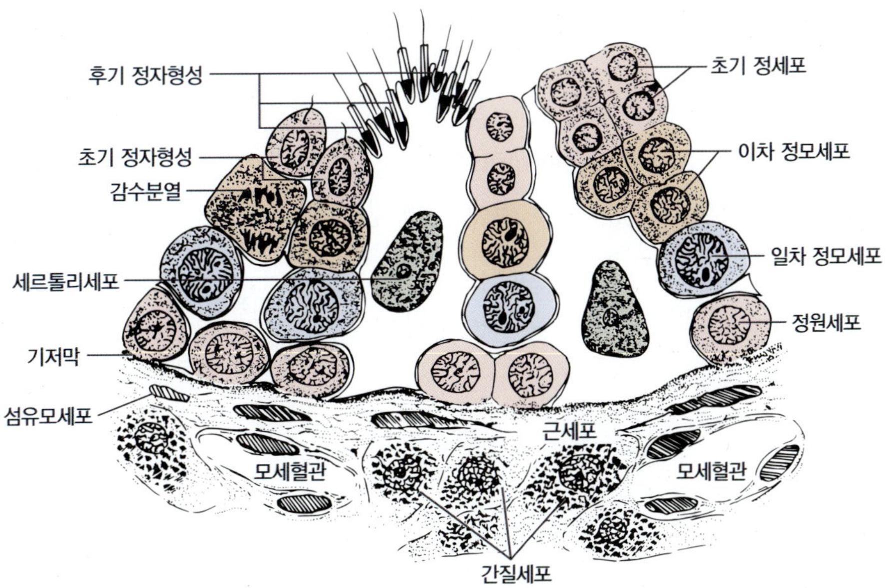

그림 10-2. 정세관과 간질조직의 일부구조의 모식도

2) 잠복고환

고환이 정상으로 음낭내로 하강하지 않고, 하강도중에 복강내 또는 서혜부에 멈춰버린 것을 잠복고환(cryptorchidism)이라고 말한다. 원인은 정삭이 짧은 경우, 서혜관(inguinal canal)의 협착과 같은 구조 이상, 13삼염색체증과 같은 유전 이상, 황체화호르몬의 감소와 같은 호르몬 이상 등을 들 수 있다.

잠복고환의 빈도는 남성 인구의 약 0.3~0.8%를 차지한다. 신생아에서는 3% 정도에서 발견되나 1년 이내에 대부분 음낭내로 들어간다. 25%는 양측성 잠복고환이다. 잠복고환 상태로 시간이 경과할수록, 2년만 경과해도, 정자형성이 현저히 장애를 받으며 또 사춘기 이후에는 고환은 위축이 되며, 정원세포의 감소, 정세관 기저막의 비후와 유리질화, 간질 섬유화, 라이디그 세포의 증식 등이 나타난다. 외상을 받기도 쉬울 뿐만 아니라 잠복고환으로부터는 악성 종양이 발생될 수 있기 때문에 최소한 6세 이전에 수술하여 잠복고환을 음낭내로 옮기는 것이 중요하다. 잠복고환의 위치는 배안, 서혜부, 서혜관 등이다(그림 10-3).

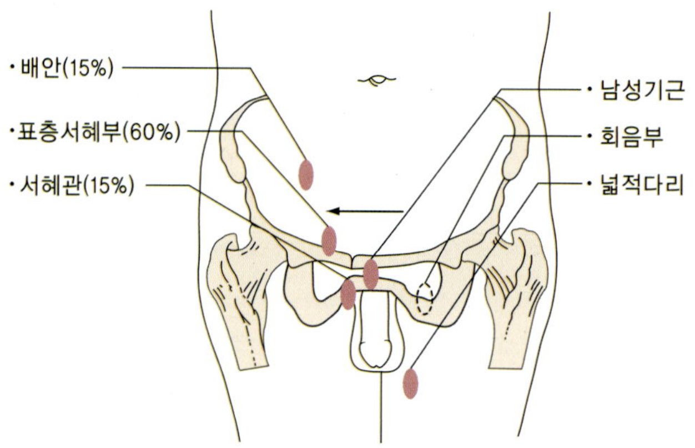

그림 10-3. 잠복고환의 호발부위

3) 정계정맥류

정계정맥류(varicocele)는 덩굴 정맥총(pampini-form plexus)의 정맥류로써 음낭의 피부아래 청색으로 보이는 벌레 주머니 모양의 종창(swelling)을 일으키고 음낭내 견인통이나 둔통을 수반하며 가끔 남성불임의 원인이 되기도 한다(그림 10-4).

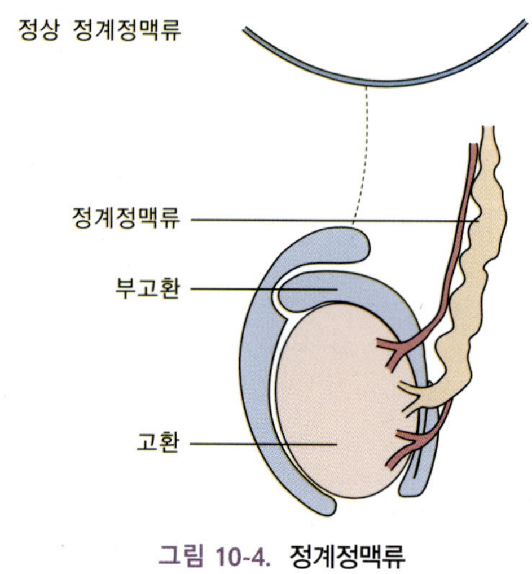

그림 10-4. 정계정맥류

4) 남성불임증

임상으로 정자의 수, 기형 여부 그리고 활동성이 남성불임증(male infertility, male sterility)을 일으키는 주요 인자가 된다. 정자의 수가 적을 경우에는 결핍정자증(oligospermia), 정자가 완전히 없는 경우를 무정자증(azospermia)이라 한다. 적절한 진단을 위하여는 고환의 생검에 의한 조직진단이 필수이다.

불임증의 원인에 따라, 다음과 같이 분류한다.

- 특발성 남성불임증: 원인은 불명이며, 남성불임증 중 가장 많이 발견된다. 고환의 조직소견으로부터, ① 성숙정지, ② 저정자형성, ③ 세르톨리세포 단독 증후군(정세포 무형성), ④ 정세관 · 관주위섬유증.
- 전신성 요인에 의한 남성불임증: 방사선 조사와 약제투여 등에 속발되는 경우
- 국소성 요인에 의한 남성불임증: 원인은 ① 정소 자체의 병변에 의한 것(고환 위축과 정자형성과정의 부전증), ② 도관계의 폐색(정세관 또는 정관의 폐색은 남성불임의 약 50%) 등으로 나눈다. 도관의 폐색이 있다고 말할 수 있는 경우는 무정자증 환자 중에서 고환 조직으로 정상인 경우를 말한다.
- 내분비 이상에 의한 남성불임증 : 황체화호르몬 분비 감소로 인한 안드로겐 분비 이상의 경우에 올 수 있다.
- 염색체 이상에 의한 남성불임증: 클라인펠터(Klinefelter) 증후군(47XXY)이 그 대표적인 것이다.

복습문제

결합형 복습문제

01 남성생식기와 관련된 의학용어 중 결합형에 대해 정리한 표이다. 제시한 용어의 의미를 쓰도록 한다.

의학용어	용어분석			단어의미
	결합형	영문의미	국문의미	
androgen		male	남성	안드로젠
balanitis	balano		음경귀두	음경귀두염
cryptorchism	crypto	hidden		잠복고환증
epididymitis	epididymo	epididymis	부고환	
funiculitis	funiculo	spermatic cord		수정관염
gonadotropin	gonado		생식샘, 성선	고나도트로핀
oligospermia		scanty	부족한	정자 과소(감소)증
orchiopexy	orchio		고환	고환고정(술)
orchidectomy	orchido	testis		고환 제거
testalgia	testo	testis	고환	
orchitis	testo, orcho,	testis, testicle		고환염, 정소염
azoospermia	spemno, spermato		정자	무정자(증)
prostatitis		prostate gland	전립샘	전립샘염
phalloplasty	phallo		음경	음경성형(술)
prostatism	prostato	prostate gland		전립샘(비대)증
spematocide	spemato	spermatocyte	정자, 정자세포	
spermicide	spermi	spermatocyte		살정제

aspermia	spermo		정자, 정자세포	무정자증
vasectomy		vessel, duct	혈관, 정관	정관 절제 수술
varicocele	varico		뒤틀리고 부풀어오른 확장 정맥	정삭 정맥류
vasectomy	vaso	vessel, duct		정관 절제 수술
vesiculitis	vesiculo	vesicle	정낭	

접미사와 접두사

02 남성생식기계와 관련된 의학용어에서 자주 사용되는 접미사의 접두사에 대한 복습문제이다. 해당 용어에 대한 의미를 해당칸에 쓰도록 한다.

(1) 접미사

의학용어	용어분석			단어의미
	접미사	영문의미	국문의미	
cryptorchism		state of	~상태	잠복고환증
spermatocele	-cele		낭	정액류, 정액낭

(2) 접두사

의학용어	용어분석			단어의미
	접두사	영문의미	국문의미	
azoospermia		without hypo	없는 적은	무정자
retro/version	retro-		뒤로, 뒤에	뒤굽음(후경)

의학용어 만들기

03 지금까지 학습했던 용어를 결합하여 남성생식기계통과 연관된 의학용어를 만들어 보시오.

(1) male reproductive cell, or gamete, in anisogamous forms of sexual reproduction ______________________

(2) tube that connects a testicle to a vas deferens in the male reproductive system ______________________

(3) mixed gland that produces the gametes (sex cells) and sex hormones of an organism ______________________

(4) organic fluid that contains spermatozoa ______________________

(5) oval-shaped organs located in the scrotum, just behind the penis and right in front of the anus ______________________

(6) state of absence of testis ______________________

(7) noncancerous increase in size of the prostate gland ______________________

(8) absence of one or both testes in the normal scrotal position ______________________

(9) accumulation of serous fluid in a body cavity around a testicle ______________________

(10) inflammation of the testis ______________________

(11) stone(s) in the prostate gland ______________________

(12) retention cyst of a tubule of the rete testis or the head of the epididymis distended with barely watery fluid that contains spermatozoa ______________________

(13) sexually transmitted infection caused by the bacterium Treponema pallidum subspecies pallidum ______________________

의학용어 복습

04 아래에 제시한 문장에 해당하는 의학용어(영문)를 쓰시오.

(1) 15 g 전후의 둥근 모양의 외부 분비샘으로, 안드로겐의 표적기관 ______________________

(2) 고환에서 남성호르몬을 분비하는 세포 ______________________

(3) 고환에 생기는 생식세포종으로 악성도는 낮으며, 잠복고환에서 발생하는 비율이 높은 종양

____

(4) 음경귀두를 성형하는 수술 ______________________

(5) 항문과 곧창자(직장) 안에 손가락을 넣어 촉진을 통해 전립샘 검사하는 것

____

(6) 기관이나 종양 등을 완전히 제거하는 것 ______________________

(7) 고환(testis)을 외과적으로 재건하는 수술 ______________________

(8) 정관(vas deferens)의 일부를 외과적으로 제거하는 수술 ______________________

(9) 피임 방법으로 자궁을 높은 산성환경으로 만들어 정자를 파괴시키는 약물

____

약어

05 아래에 제시한 약어의 full name과 국문 의미를 쓰시오.

1. BPH : ____

2. GU : ____

3. HPV : ____

4. PSA : ____

5. STD : ____

6. TRUS : ____

Chapter 11

내분비계

학습목표

- 내분비계 관련 의학 및 의료처치를 학습한다.
- 내분비계의 주요 구조와 기능에 대해 이해한다.
- 내분비계와 관련된 의학용어의 구성요소(어근, 접미사, 접두사 등)를 분석한다.

1 내분비계 의학용어 맛보기

용어	국문의미	영문의미	단어해설
homeostasis	항상성	state of steady internal, physical, and chemical conditions maintained by living systems	내부 환경에서 평형상태를 유지하는 신체의 능력
hormone	호르몬	class of signaling molecules, produced by glands in multicellular organisms, that are transported by the circulatory system to target distant organs to regulate physiology and behavior	인체 내분비세포의 분비물질로 성장과 발달, 성 기능, 기분, 대사작용을 포함한 다양한 생리작용을 조절함
metabolism	대사작용	set of life-sustaining chemical reactions in organisms	살아있는 세포에서 일어나는 모든 화학적, 물리적 과정을 말함

1) 내분비계의 특징 및 구성

내분비세포의 분비 물질을 호르몬이라고 정의하고 있다. 호르몬은 폴리펩티드, 아민, 스테로이드 중 어느 하나에 속한다. 당뇨병과 갑상샘 질환을 제외하면 호르몬의 이상에 의한 질병은 내분비 기관의 종류가 많아 다양한 질병이 발생하기는 하나 환자의 수는 비교적 적은 편이다. 이들 중 당뇨병은 점차 증가하는 추세에 있어 성인병 중 아주 중요한 부분을 차지한다. 내분비기관의 질병이 중요한 것은 내분비계가 신경계와 마찬가지로 전신의 세포 기능을 조절하는 시스템이기 때문이다.

(1) 내분비의 개념

내분비계는 신경전달과 유사한 세포간 정보전달의 한 양식이다. 외분비(exocrine)샘은 분비된 물질이 도관을 통하여 장이나 폐, 기관지 내강으로 분비되거나 체외로 분비되는 기관을 말하며 이자, 기관지 점막샘, 땀샘 등이 여기에 포함된다. 장의 내분비세포는 장운동을 촉진하는 호르몬을 분비하듯이 조직 내에는 주변세포에 작용하는 국소호르몬을 분비하기도 한다. 자가분비(autocrine)는 자신에게 영향을 줄 수 있는 호르몬을 생산하는 방식이고, 방분비(paracrine)는 같은 장기내 주변세포에 영향을 줄 수 있는 호르몬을 생산하는 방식이다.

호르몬이라는 화학신호를 수신하는 수용체가 표적세포측에서는 필요하다. 수용체는 특정 호르몬의 수신장치인 동시에 표적세포가 그 고유한 기능을 발휘하게 하는 시동 스위치이기도 하다. 호르몬의 역할은 수용체와 결합해서 표적세포의 고유기능을 실행하게 된다. 스테로이드의 수용체는 핵내에 있으며, 갑상샘자극 호르몬 수용체는 표적세포의 세포막에 있다.

내분비세포의 분비능은 혈중치의 수준에 따라 조절받게 되는데 그것을 되먹이기 기전(feedback system) 이다. 내분비샘으로부터 분비된 호르몬이 오히려 내분비샘의 호르몬 분비를 억제하게 작용하는 구조이다. 억제성 되먹이기에 의해 생체는 호르몬의 정상 혈중치를 유지한다. 신경계와 그 외 시상하부와 뇌하수체에서 분비되는 호르몬이 이러한 되먹이기 기구의 중심에 있어 내분비호르몬의 혈중치를 조절한다.

내분비검사에서는 되먹이기(feedback) 원리를 이용해서 질병을 진단할 수도 있다. 즉 스테로이드 호르몬을 투여하면 혈중 ACTH가 감소하고 ACTH를 투여하면 혈중 스테로이드 호르몬치가 증가하는 원리를 질병의 진단에 이용하는 것이다(그림 11-1).

(2) 내분비 질환에 대한 이해

내분비계 질환은 호르몬 분비의 증가 또는 감소로 이어지므로 질병이 발생하면 증감에 따른 기능 이상을 수반하기 때문에 병리적인 기전은 유사하게 된다. 그러므로 주된 임상적인 증상을 기능항진증(호르몬 과잉상태)과 기능저하증(호르몬 결핍상태)으로 구분하여 이해하는 것이 좋다.

내분비 기능장애는 다음과 같이 분류된다.

- 1차(원발) 기능장애: 내분비 기관의 기능장애가 같은 내분비샘에 생긴 병변에 의해 일어나는 경우이다.
- 2차(속발) 기능장애: 내분비기관의 기능장애가 다른 장기(내분비샘 외)의 병리적 상태로 인하여 이차적으로 속발된 경우이다.

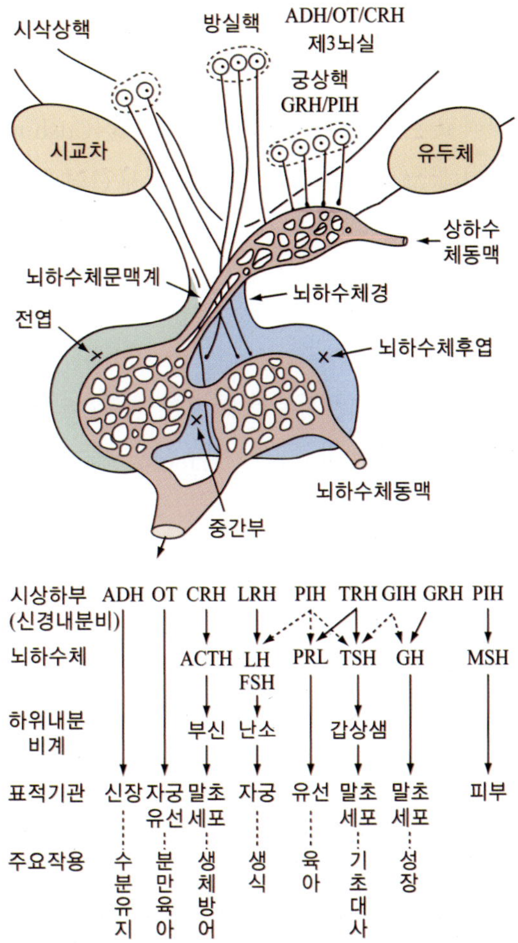

후엽
- ADH : antidiuretic hormone(항이뇨호르몬)
- OT : oxytocin(옥시토신)

중간엽
- CRH : corticotrophic hormone releasing hormone(ACTH 방출 호르몬)
- MSH : melanocyte stimulating hormone(멜라닌세포자극호르몬)

전엽
- LRH : LH releasing hormone(LH 방출호르몬)
- PIH : prolactin inhibitory hormone(PRL 방출억제호르몬)
- TRH : thyrotropin relreasing hormone(TSH 방출호르몬)
- GIH : growth hormone inhibitory hormone(GH 방출억제호르몬)
- GRH : growth hormone releasing hormone(GH 방출 호르몬)
- ACTH : adenocorticotropic hormone(부신피질자극호르몬)
- LH : luteinizing hormone(황체형성호르몬)
- FSH : follicle stumulating hormone(난포자극호르몬)
- PRL : prolactin(유즙분비호르몬)
- TSH : thyroid stimulating hormone(갑상선자극호르몬)
- GH : growth hormone(성장호르몬)

그림 11-1. 시상하부와 뇌하수체계의 구조모식도와 분비호르몬들 → 촉진, ···› 억제

- 3차 기능장애: 내분비기관의 이차 장애 후 그 기관에 병변이 발생하여 추가로 일차성 기능장애를 일으키게 되는 경우를 말한다. 즉 이차로 속발된 내분비샘상피의 증식으로 과형성된 병변이 발생한 후에 그 병변 때문에 그 장기 본래의 기능에 장애를 일으키게 되므로 3차 기능장애가 오는 경우이다.
- 특발성 기능장애: 내분비기관의 기능장애 발생기전이 현재 불분명한 경우를 말한다.

(3) 내분비 증후군

동일 증상을 나타내는 질환에서도 언제나 여러 개의 원인이 있을 수 있다. 이와 같이 원인과 관계없이 동일 증상을 나타내는 병리적 상태를 증후군이라고 한다. 예를 들어 쿠싱증후군(Cushing syndrome)은 혈중에 스테로이드 호르몬이 증가하여 일어나는 증후군인데 그 원인은 뇌하수체이나 부신의 질환으로 혈중 ACTH가 증가하거나 스테로이드 호르몬 자체의 분비가 증가하는 경우에 발생한다.

(4) 기능성 종양

호르몬을 생산 및 분비하는 종양을 말한다. 종양은 호르몬 분비가 외부로부터 조절을 받지 않기 때문에 해당호르몬의 과잉상태가 발생한다. 일차성 호르몬의 기능항진증의 대부분은 기능성 종양에 의한다.

2) 내분비계의 주요 의학용어

용어	국문의미	영문의미	단어해설
adrenal glands	부신	endocrine glands that produce a variety of hormones including adrenaline and the steroids aldosterone and cortisol	콩팥(신장, kidney) 위에 위치하는 한 쌍의 내분비샘으로 부신(adrenal gland)의 바깥부분을 부신겉질(adrenal cortex), 속부분을 부신속질(adrenal medulla)이라고 함
adrenocorticotropic hormone, ACTH	부신겉질자극호르몬	polypeptide tropic hormone produced by and secreted by the anterior pituitary gland	뇌하수체 전엽에서 생산 분비되는 호르몬으로 부신겉질을 자극함
aldosterone	알도스테론	steroid hormone produced by the zona glomerulosa of the adrenal cortex in the adrenal gland	부신겉질에서 분비되는 호르몬으로 칼슘과 나트륨 농도를 조절하는 역할을 함
anterior lobe, adenohypophysis	뇌하수체전엽, 샘뇌하수체	glandular, anterior lobe that together with the posterior lobe (posterior pituitary, or the neurohypophysis) makes up the pituitary gland (hypophysis)	뇌하수체의 한부분으로 다양한 호르몬을 생산하고 분비함
antidiuretic hormone, ADH	항이뇨호르몬	hormone synthesized as a peptide prohormone in neurons in the hypothalamus, and is converted to AVP	콩팥의 수분재흡수를 촉진하는 호르몬으로 바소프레신(vasopressin)이라고도 하며 혈관을 수축해 혈압(blood pressure) 조절을 도움
cortisol	코르티솔	steroid hormone, in the glucocorticoid class of hormones produced by the zona fasciculata of the adrenal cortex in the adrenal gland	부신겉질에서 분비되는 호르몬으로 하이드로코티손(hydrocortisone)이라고도 함

epinephrine (adrenaline), norepinephrine (noradrenaline)	아드레날린(에피네프린), 노르아드레날린(노르에피네프린)	hormone produced by both the adrenal glands and a small number of neurons in the medulla oblongata	부신속질(adrenal medulla)에서 분비되는 호르몬으로 혈압(blood pressure), 심장박동(heartbeat), 호흡(respiration)을 증가시킴
gonadotropic hormones	생식샘자극호르몬	glycoprotein polypeptide hormones secreted by gonadotrope cells of the anterior pituitary	남성의 정소(testis)와 여성의 난소(ovary)와 같은 생식샘(gonad)을 자극함
growth hormone, GH	성장호르몬	peptide hormone that stimulates growth, cell reproduction, and cell regeneration	뇌하수체 전엽에서 분비되는 호르몬으로 우리 몸의 성장(growth)을 조절함
hypothalamus	시상하부	portion of the brain that contains a number of small nuclei with a variety of functions	뇌하수체호르몬의 분비를 촉진하거나 억제하는 작용을 하는 방출호르몬(releasing hormone)을 분비함
islets of Langerhans	랑게르한스섬	regions of the pancreas that contain its endocrine (hormone-producing) cells	이자(pancreas)에 존재하는 내분비조직의 무리로 인슐린(insulin)과 글루카곤(glucagon)을 포함한 호르몬들을 분비하는 여러 종류의 세포들로 구성되어 있음
oxytocin	옥시토신	peptide hormone and neuropeptide produced in the hypothalamus and released by the posterior pituitary	뇌하수체 후엽에서 분비되는 호르몬으로 분만 시 또는 분만 후에 자궁수축과 분만 후 젖분비를 유도함
parathyroid glands	부갑상샘	small endocrine glands in the neck of humans	부갑상샘호르몬(parathyroid hormone, PTH)을 분비하여 뼈와 콩팥(kidney)에 작용하며 혈액 속의 칼슘농도를 조절하는 역할을 함
pituitary gland, hypophysis	뇌하수체	endocrine gland, about the size of a pea and weighing 0.5 grams	매우 작은 내분비샘으로 다른 내분비샘의 기능을 조절하는 호르몬을 분비함
posterior lobe, neurohypophysis	뇌하수체후엽, 신경뇌하수체	posterior lobe of the pituitary gland which is part of the endocrine system	항이뇨호르몬(antidiuretic hormone)과 옥시토신(oxytocin)을 저장하고 분비함
prolactin, PRL	프로락틴	protein best known for its role in enabling mammals, usually females, to produce milk	임신 중 젖분비 조직의 발달을 촉진하고 출산 이후 젖분비를 촉진함
thyroid gland	갑상샘	endocrine gland in the neck consisting of two connected lobes	삼요오드티로닌(triiodothyronine, T3)과 티록신(thyroxine, T4)이라는 호르몬을 분비하며 티록신은 세포대사(cell metabolism)에 필수적인 역할을 함

thyroid-stimulating hormone, TSH	갑상샘자극호르몬	pituitary hormone that stimulates the thyroid gland to produce thyroxine (T4), and then triiodothyronine (T3) which stimulates the metabolism of almost every tissue in the body	뇌하수체 전엽에서 생산 분비되는 호르몬 중 하나로 갑상샘(thyroid gland)을 자극함

2 내분비계 의학용어의 구성

내분비계와 관련된 어근과 연결된 결합형에 대해 살펴보고 접미사와 접두사가 연결되었을 경우의 의학용어에 대한 의미를 배우도록 한다.

1) 결합형

내분비계에 속하는 장기를 나타내는 결합형을 익히고 관련된 의학용어를 통하여 구성요소를 분석해 보도록 한다.

결합형	영문의미	국문의미	관련용어
acr/o	extremities, height	사지, 말단(선단), 높은곳	acromegaly
aden/o	gland	샘(선)	adenectomy
adren/o, adrenal/o	adrenal gland	부신	adrenalectomy
calc/i	calcium	칼슘	calcification
cortic/o	cortex (the outer layer of a body organ)	겉질(피질)	corticosteroid
crin/o	secrete	분비	endocrinology
dips/o	thirst	갈증, 목마름	dipsomania
endo	within	내의	endoarteritis
endocrin/o	endocrine	내분비	endocrinology
gluc/o, glyc/o	sugar	당분	hyperglycemia
kal/i	potassium	칼륨	hypokalemia
natr/o	sodium	나트륨	hypernatremia
pancreat/o	pancreas	이자(췌장)	pancreatectomy

parathyroid/o	parathyroid glands	부갑상샘	parathyroidism
pituitar/o	pituitary gland	뇌하수체	hypopituitarism
thyroid/o, thyr/o	thyroid gland	갑상샘	thyroiditis
toxic/o	poison	독, 중독	toxicosis

2) 접미사와 접두사

내분비계와 관련된 의학용어에서 자주 사용되는 접미사와 접두사를 나열하였으므로 꼭 기억해 두도록 한다.

(1) 접미사

접미사	영문의미	국문의미	관련용어
-crine	to secrete	분비	endocrine
-drome	run, running	(같이) 흐르거나 움직임	syndrome
-ism	condition	상태	hirsutism
-toxic	poison	독	thyrotoxic

(2) 접두사

접두사	영문의미	국문의미	의학용어
hyper-	excessive, above normal	과도한, 정상이상	hyperthyroidism
endo-	in, within	~에, 안에	endometrium
poly-	many, much	많은	polydipsia
syn-	with, together	함께, 동시에, 비슷한, 합성	synthesis

3 내분비계의 진단을 위한 의학용어

외피계통와 관련한 질병과 진단에 대해 학습하기 위하여 의학용어를 제시하였다. 용어에 대한 의미를 익혀두도록 한다.

1) 증상과 질병

의학용어	국문의미	영문의미	단어해설
acromegaly	말단비대(증), 선단거대증	disorder that results from excess growth hormone (GH) after the growth plates have closed	사춘기 이후에 뇌하수체에서 성장 호르몬의 과다분비로 얼굴, 턱, 손, 발 등 팔다리 말단부위의 뼈가 비대칭으로 커지게 되는 상태를 말함
Addison disease	애디슨병	long-term endocrine disorder in which the adrenal glands do not produce enough steroid hormones	부신겉질의 기능저하는 전신 권태감과 허약, 근위축, 체액과 전해질의 심각한 손실, 저혈압, 저혈당, 피부의 과다색소침착을 일으킴

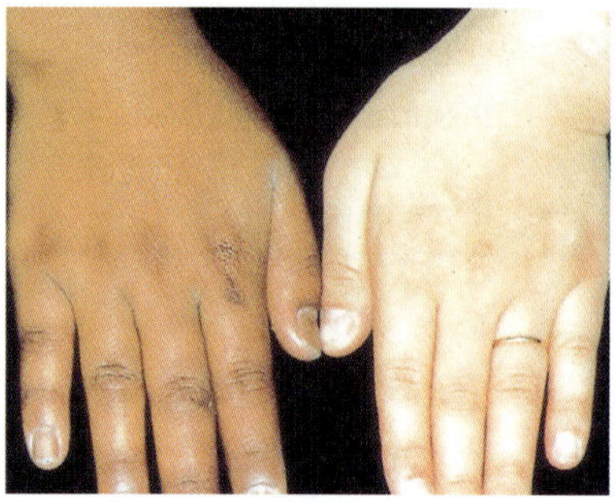

아디손병, 피부(Addison's disease, skin)

아디손병은 부신겉질의 파괴에 의하여 뇌하수체에서 멜라닌 색소자극 호르몬이 과다분비되어 피부 특히 손과 다리의 마디부분에 심한 흑색변화를 가져온다. 오른쪽 손은 정상인의 손이며 비교하기 위하여 같이 촬영한 것이다.

의학용어	국문의미	영문의미	단어해설
adrenal virilism	부신성 남성화	development or premature development of male secondary sexual characteristics caused by male sex hormones (androgens) excessively produced by the adrenal gland	안드로겐의 과잉생산으로 여성에게서 나타나는 남성화증으로 무월경, 남성형 털과다증, 여드름, 유방위축 등의 증상이 나타남
adrenalitis	부신염	inflammation of the adrenal glands	부신(adrenal gland)에 생기는 염증
adrenomegaly	부신종대	enlargement of the adrenal glands	한쪽 또는 양쪽의 부신(adrenal gland)이 비정상적으로 큰 상태
buffalo hump	들소형육봉	unsightly lump of fat that develops at the top of the back between the shoulders	쿠싱증후군과 관련된 코티솔의 과다분비로 나타나는 목 뒤부분의 지방축적을 말함

coma	혼수	deep state of prolonged unconsciousness in which a person cannot be awakened	의식을 잃고 인사불성이 된 상태로 부르거나 뒤흔들어 깨워도 정신을 차릴 수 없고 외부의 자극에 대한 반응이나 반사작용도 거의 없음
cretinism	크레티닌병	medical condition present at birth marked by impaired physical and mental development, due to insufficient thyroid hormone (hypothyroidism) often caused by insufficient dietary iodine during pregnancy	선천적으로 갑상샘호르몬이 부족해서 생기는 병으로, 성장발육 장애 정신지능의 발육지연을 나타냄
cushing syndrome	쿠싱증후군	collection of signs and symptoms due to prolonged exposure to glucocorticoids such as cortisol	혈액에서 순환하는 코티솔(글루코코르티코이드)이나 부신겉질자극호르몬(ACTH)이 과도하게 분비되어 나타나는 증후군
diabetes insipidus	요붕증	condition characterized by large amounts of dilute urine and increased thirst	항이뇨호르몬(ADH, vasopressin)의 불충분한 분비로 소변의 양이 병적으로 증가하는 상태를 말함
diabetes mellitus, DM	당뇨병	metabolic disorders characterized by a high blood sugar level over a prolonged period of time	높은 혈당 수준을 특징으로 하는 대사성 질환의 하나로 제1형과 제2형이 있음
dwarfism	난쟁이증, 왜소증	short stature that results from a genetic or medical condition	성장호르몬의 과소분비로 성장발육이 표준보다 훨씬 작은 상태를 말함
edema	부종	buildup of fluid in the body's tissue	간질 내, 조직 내 또는 몸의 공간(심장막, 가슴막, 배 안)에 체액이 다량으로 증가한 상태

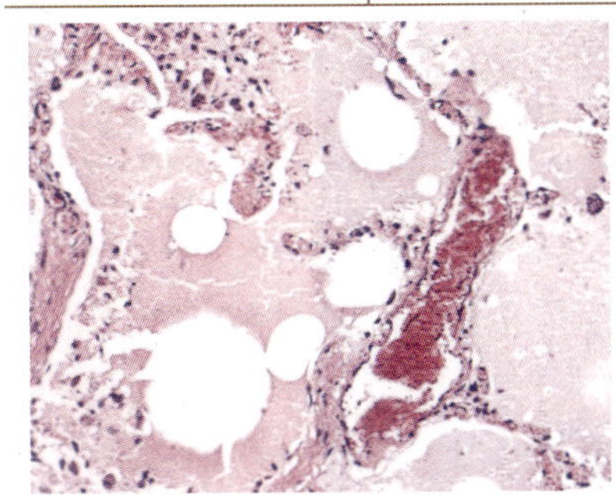

부종, 허파(Edema, lung)
허파혈관내의 혈장성분이 허파꽈리내로 이동하여 호산성의 맑은 액체로 나타나며 허파꽈리내에는 세포성분이 거의 없다. 허파꽈리벽 근처에 소수의 큰포식세포가 존재하고 있다.

exophthalmos	눈알돌출증, 안구돌출증	bulging of the eye anteriorly out of the orbit	안구가 비정상적으로 앞쪽으로 돌출되어 있는 상태로서 갑상샘기능항진증에서 볼 수 있음
fainting, syncope	실신, 기절	loss of consciousness and muscle strength characterized by a fast onset, short duration, and spontaneous recovery	뇌 허혈, 두려움, 놀람 등으로 한동안 정신을 잃는 것임

giantism	거인증, 거대증	condition characterized by excessive growth and height significantly above average	뇌하수체에서 분비되는 성장호르몬의 과잉생산으로 신체가 비정상적으로 크게 자라는 질환으로 뇌하수체 전엽의 종양과 밀접한 관련이 있음
glycosuria	당뇨	excretion of glucose into the urine	소변으로 당이 배출되는 상태
goiter	갑상샘종	swelling in the neck resulting from an enlarged thyroid gland	갑상샘이 비정상적으로 커진 상태로 결절갑상샘종, 단순갑상샘종, 안구돌출 갑상샘종 등이 있음

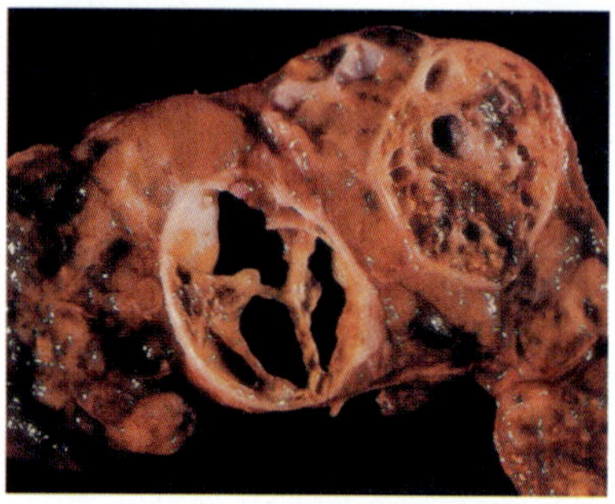

낭변성을 동반한 샘종성 갑상샘종, 갑상샘(Adenomatous goiter with cystic degeneration, thyroid)

샘종성 갑상샘종에서 흔히 일어나는 변화로 낭변성이 있다. 이 사진은 여러개의 낭변화를 동반한 샘종성 갑상샘종의 증식으로 인한 갑상샘 비대와 2차 낭변성이 관찰된다.

hirsutism	남성형 털과다증, 다모증	excessive body hair in men and women on parts of the body where hair is normally absent or minimal	여성에게서 비정상적으로 과도하게 털이 많이 분포되어 있음
hyperglycemia	고혈당(증), 과혈당(증)	condition in which an excessive amount of glucose circulates in the blood plasma	혈당이 비정상적으로 상승한 상태로서 공복 시 혈당치가 140 mg/dL 이상의 경우를 말하며 정상적으로는 공복 시의 혈당치는 80~120mg/dL임
hyperkalemia, hypercalcemia	고칼륨혈증	high calcium (Ca^{2+}) level in the blood serum	혈액에 칼륨(potassium)이 지나치게 높은 상태
hypernatremia	고나트륨혈증	high concentration of sodium in the blood	혈청 속의 나트륨농도가 정상치(135~154 mEq/L)보다 높은 상태
hyperparathyroidism	부갑상샘항진증	increase in parathyroid hormone (PTH) levels in the blood	부갑상샘(PTH)의 과잉생산으로 고칼슘혈증, 뼈엉성증, 근육쇠약 등을 초래함
hyperpituitarism	뇌하수체항진증	state of excessive pituitary gland activity	뇌하수체(pituitary)의 활성이 과도하게 증가된 상태로 뇌하수체 호르몬의 과잉분비가 나타남
hypersecretion	과다분비	excessive production of a bodily secretion (as gastric acid, mucus, or growth hormone)	체내의 분비물이 정상 이상으로 많이 분비되는 상태

hyperthyroidism	갑상샘항진증	state of excessive thyroid gland activity	갑상샘호르몬이 과잉분비되어 체중감소(weight loss), 열과민성(heat intolerance) 등의 증상을 보임
hypocalcemia	저칼슘혈증	deficient calcium in the blood	혈액 속의 칼슘농도가 정상수준 이하로 낮은 상태
hypoglycemia	저혈당(증)	fall in blood sugar to levels below normal	혈액 속에 포도당농도가 낮은 상태
hypokalemia	저칼륨혈증	deficient potassium in the blood	혈액 속의 칼륨농도가 비정상적으로 낮아진 상태
hyponatremia	저나트륨혈증	deficient sodium in the blood	혈액 속의 나트륨농도가 비정상적으로 낮아진 상태
hypoparathyroidism	부갑상샘저하증	decreased function of the parathyroid glands with underproduction of parathyroid hormone	부갑상샘(PTH)의 생산결핍으로 칼슘이 혈류로 가지 못하므로 저칼슘혈증을 일으킴
hypopituitarism	뇌하수체저하증	state of deficient pituitary gland activity	뇌하수체호르몬의 분비감소로 표적내분비샘(target endocrine gland)의 기능에 영향을 미칠 수 있음
hyposecretion	과소분비	production of a bodily secretion at an abnormally slow rate or in abnormally small quantities	체내의 분비물이 정상 이하로 적게 분비되는 상태
hypothyroidism	갑상샘저하증	state of deficient thyroid gland activity	갑상샘호르몬의 분비저하로 피로(fatigue), 체중증가(weight gain), 냉과민성(cold intolerance) 등의 증상이 특징임
insulinoma	인슐린세포종	tumor of the pancreas that is derived from beta cells and secretes insulin	이자(췌장)에 있는 랑게르한스섬의 β세포에서 기원한 종양임

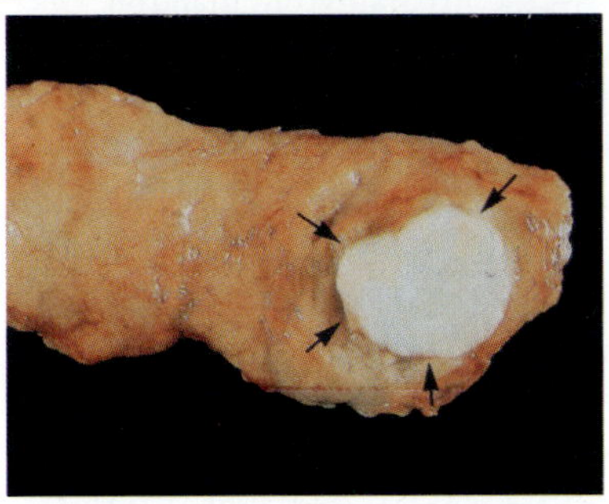

인슐린종, 이자(Insulinoma, pancreas)

절단면에서 경계가 좋은 황백색 종괴 즉 인슐린종이 이자 몸쪽에서 보인다. 이 환자는 임상적으로 심한 저혈당소견을 나타내어 발견되었다.

ketoacidosis	케톤산증	metabolic state caused by uncontrolled production of ketone bodies that cause a metabolic acidosis	비정상적인 지방대사로 인해 케톤체(ketone body)가 산(acid)과 함께 혈액이나 조직에 축적되는 것

metabolic syndrome	대사증후군	clustering of at least three of the five following medical conditions: central obesity, high blood pressure, high blood sugar, high serum triglycerides, and low serum high-density lipoprotein (HDL)	인슐린저항성(insulin resistance), 비만(obesity), 고혈압(hypertension), 고혈당증(hyperglycemia), 중성지방(triglyceride)의 증가, 고밀도지단백(high density lipoprotein, HDL)의 저하 등의 증상을 보이는 상태로 대사증후군이 나타나면 제2형당뇨병(type 2 diabetes), 관상동맥질환(cotronary heart disease), 뇌졸중(stroke)으로 발전할 가능성이 높아짐
moon face	달덩이얼굴	medical sign in which the face develops a rounded appearance due to fat deposits on the sides of the face	쿠싱증후군에 의한 증상 등에서 볼 수 있는 특유한 얼굴형태임
myxedema	점액부종, 점액수종	severe form of hypothyroidism than can occur when the condition is left untreated or is not treated sufficiently	어른에서 갑상샘 기능저하로 나타나는 상태로 피부는 건조해지고 붓게 되며 점액이 차서 부종이 생기게 됨
pancreatitis	이자염(췌장염)	condition characterized by inflammation of the pancreas	이자샘의 손상 또는 이자 조직의 손상을 일으키는 염증으로 가장 일반적으로 알코올 중독 및 담도질환에 의해 발생함
panhypopituitarism	범뇌하수체저하증	condition of inadequate or absent production of the anterior pituitary hormones	호르몬 활동의 손실을 초래하는 전체적인 뇌하수체 손상으로 뇌하수체의 결여나 터키안의 종양이 원인이며 생식기능 결여, 체중감소, 전신쇠약, 서맥, 저혈압 등을 일으킴
parathyroidoma	부갑상샘종	tumor of a parathyroid gland	부갑상샘(parathyroid gland)에 생긴 종양(tumor)

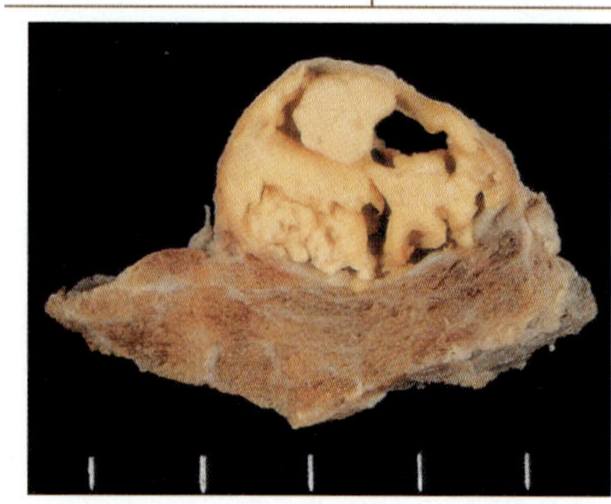

부갑상샘 샘종, 부갑상샘(Parathyroid adenoma, parathyroid)
샘종으로 판명된 낭성 종괴가 갑상샘에 붙어 있다. 종괴안에는 연황색의 내용물이 들었다. 샘종의 경우에는 4개의 곁갑상샘중 1개에서 발생하는 경우가 대부분이다.

pheochromocytoma	크롬친화세포종	rare tumors arising from chromaffin cells of the adrenal medulla	에피네프린과 노르에피네프린이 과도하게 분비되고 심각한 혈압상승을 유도하는 희귀 부신종양임
polydipsia	다음다갈증, 번갈다음증	excessive thirst or excess drinking	갈증 때문에 지나치게 물이 마시고 싶어지는 상태

polyuria	다뇨, 다뇨증	excessive or an abnormally large production or passage of urine (greater than 2.5 L or 3 L over 24 hours in adults)	소변이 정상보다 많은 상태(2.5~3L 이상/일)로 당뇨의 증상
tetany	테타니, 강축증, 경직	medical sign consisting of the involuntary contraction of muscles, which may be caused by disorders that increase the action potential frequency of muscle cells or the nerves that innervate them	혈액 속의 칼슘이온의 농도저하에 의한 신경과 근육이 과긴장 상태로 보통 손과 팔에 나타남
thyroiditis	갑상샘염	inflammation of the thyroid gland	갑상샘(thyroid gland)에 생긴 염증

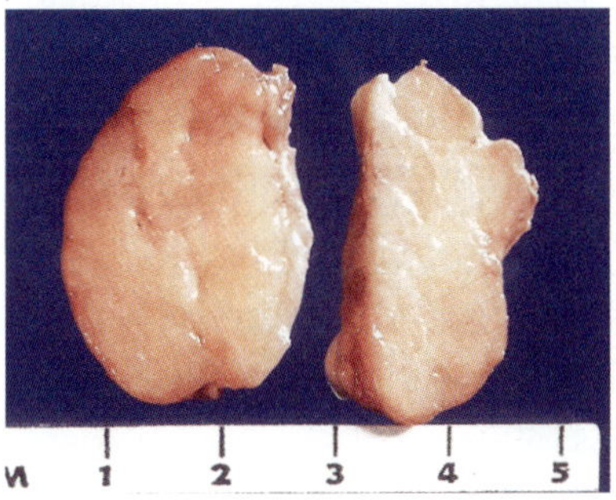

하시모토 갑상샘염, 갑상샘(Hashimoto's thyroiditis, thyroid)
갑상샘이 커져 있으며 절단면은 정상 갑상샘의 색조인 적갈색이 없어지며 균일한 화황색을 띠며 얇은 섬유주들에 의해 격막 지어져 있다.

thyrotoxicosis Graves' disease	갑상샘 항진증, 갑상샘 중독증	autoimmune disease that affects the thyroid	남성보다 여성에게 많고 안구의 돌출, 갑상샘의 비대, 가슴두근거림과 체중감소, 설사, 손가락이 떨리는 증상이 있음
type 1 diabetes	제1형 당뇨병	form of diabetes in which very little or no insulin is produced by the pancreas	이자의 베타세포 파괴로 인해 인슐린 분비의 완전한 결핍을 일으켜 갑작스런 당뇨병이 발생하는 것으로 보통 아동기에서 볼 수 있음
type 2 diabetes	제2형 당뇨병	form of diabetes that is characterized by high blood sugar, insulin resistance, and relative lack of insulin	인슐린 생산이나 신체 세포에 의한 인슐린 작용의 결함으로 인해 점진적인 당뇨병이 발생하는 것으로 보통 중년에서 볼 수 있음

2) 진단

의학용어	국문의미	영문의미	단어해설
blood serum test	혈청시험	laboratory analysis performed on a blood sample	혈청에서 칼슘, 전해질, 인슐린, 당과 같은 물질을 측정하는 검사방법으로 내분비 질환의 진단에도 유용함
blood sugar, BS	혈당	concentration of glucose present in the blood	혈액 내의 당(포도당)의 농도

computed tomography, CT	전산화단층촬영술	computerized x-ray imaging procedure in which a narrow beam of x-rays is aimed at a patient and quickly rotated around the body, producing signals that are processed by the machine's computer to generate cross-sectional images—or "slices"—of the body	내분비기관의 횡단면을 관찰하여 병리적 상태를 관찰하기 위해 사용되는 영상 촬영기법
exophthalmometry	안구돌출측정법	measuring the degree of forward displacement of the eye in exophthalmos	안구의 돌출 정도를 측정하는 검사로 Graves' disease의 근거를 찾기 위해 이용됨
fasting blood sugar, FBS	공복혈당	part of diabetic evaluation and management	8시간에서 10시간 동안의 공복(fasting) 후에 혈중 포도당(glucose) 농도를 확인하는 혈액검사(blood test)로 공복혈당의 상승은 당뇨병(diabetes mellitus)을 의미할 수 있음
fine needle aspiration, FNA	세침흡인생검	diagnostic procedure used to investigate lumps or masses	빈 주사기 끝에 달린 바늘을 이용해 세포나 조직을 채취해 이를 현미경으로 검사하는 것임
glucose tolerance test, GTT	당부하검사	medical test in which glucose is given and blood samples taken afterward to determine how quickly it is cleared from the blood	포도당을 체내에 투여하고 시간별로 혈액을 채취하여 당뇨병, 저혈당증, 탄수화물, 대사 장애와 관련된 다른 질환을 찾아내는 검사로 포도당 75 g을 경구로 섭취하고 2시간 후 당부하검사(oral glucose tolerance test)에서 140~199 mg/dL이면 당뇨전단계, 200 mg/dL 이상이면 당뇨병으로 진단함
glycated hemoglobin, Hb A1c	당화혈색소 검사	form of hemoglobin (abbreviated Hb) that is chemically linked to a sugar	혈당 상승으로 혈액 내 포도당이 혈색소 일부와 결합한 상태를 당화혈색소라 하며 정상인의 당화혈색소 범위는 4~6%이고 당뇨병에 걸린 경우에는 당화혈색소를 6.5% 이하로 유지해야 함
postprandial blood sugar, PPBS	식후혈당	blood glucose test that determines the amount of glucose, in the plasma after a meal	보통 식후 2시간 후에 혈당을 측정한 것임
radioactive iodine uptake test, RAIU	방사성 요오드 흡수 검사	type of scan used in the diagnosis of thyroid problems, particularly hyperthyroidism	방사성 요오드를 경구 또는 정맥투여 후 갑상샘의 방사능 수준을 측정하는 영상 절차로 혈액에 흡수된 요오드를 통해 갑상샘의 능력을 모니터링 함으로써 갑상샘 기능을 평가함

thyroid function test, TFT	갑상샘기능검사	blood tests used to measure how well your thyroid gland is working	T3, T4, TSH, Free T4의 혈중 농도를 측정하여 갑상샘의 기능을 평가하고 이상 유무를 파악하는 검사
thyroid sonography	갑상샘초음파촬영술	ultrasound images to examine the thyroid for abnormalities, including: cysts; nodules; tumors	낭, 결절, 종양 등이 갑상샘에 있는지를 검사하기 위한 초음파 영상임
thyroid-stimulating hormone level	갑상샘자극호르몬량	concentration[0.4 and 4.0 milliunits per liter (mU/L)] of thyroid-stimulating hormone in the blood	혈액 속의 갑상샘자극호르몬 양을 측정하는 검사로 갑상샘저하증(hypothyroidism)의 진단에 유용함
thyroxine level (T4)	티록신량	level of thyroxine (T4) in the blood	환자의 혈액 속에 있는 티록신(thyroxine) 양을 측정하는 검사로 기준치 이상으로 많은 양은 갑상샘항진증(hyperthyroidism)을, 기준치 이하로 적은 양은 갑상샘저하증(hypothyroidism)을 나타냄
total calcium	총 칼슘	calcium concentration in the plasma	부갑상샘 및 뼈 질환을 발견하기 위해 칼슘을 측정하는 혈액검사

3) 치료

의학용어	국문의미	영문의미	단어해설
adrenalectomy	부신절제술	excision of adrenal glands	한쪽 또는 양쪽의 부신(adrenal gland)을 떼어내는 것
hypophysectomy	뇌하수체절제술	surgical removal of the hypophysis (pituitary gland)	뇌하수체를 외과적으로 제거하는 수술
lobectomy	엽절제술	surgery to remove one of the lobes of organs such as thyroid gland	갑상샘기능항진증과 같은 내분비계 질환의 치료에서 1개의 엽을 제거하는 것
oophorectomy	난소절제술	surgical procedure to remove one or both of your ovaries	난소를 외과적으로 제거하는 수술
orchiectomy	고환절제술	surgical procedure in which one or both testicles are removed	고환을 외과적으로 제거하는 수술
pancreatectomy	이자절제술, 췌장적출술	removal of part or all of the pancreas	이자를 외과적으로 제거하는 수술
parathyroidectomy	부갑상샘절제술	surgical removal of one or more of the (usually) four parathyroid glands	부갑상샘을 외과적으로 제거하는 수술

sestamibi parathyroid scan	세스타미비 부갑상샘 스캔	procedure in nuclear medicine which is performed to localize parathyroid adenoma, which causes hyperparathyroidism	과활성의 부갑상샘 위치를 알아내기 위해 사용하는 핵의학 검사로 비정상적으로 많은 양의 방사능 물질을 소모하는 부갑상샘을 확인해 수술로 제거함
thymectomy	가슴샘절제술	operation to remove the thymus	중증근육무력증(myasthenia gravis)이나 종양과 같은 경우에 가슴샘을 절제하는 것
thyroidectomy	갑상샘절제술	excision of the thyroid gland	갑상샘(thyroid gland)을 절제하는 것
transsphenoidal approach, TSA	나비굴경유 뇌하수체 절제술	least traumatic nasal route to the sella turcica, avoids the need for brain retraction, and offers improved visualization of the surgical field	뇌에 영향을 주지 않고 콧구멍(비강)으로 들어가 나비굴(접형동, sphenoid sinus)을 통한 뇌하수체 종양을 제거하는 최소 침습 내시경수술

4) 약리학

용어	국문의미	영문의미	단어해설
hormone replacement therapy, HRT	호르몬대치치료	form of hormone therapy used to treat symptoms associated with female menopause	에스트로겐, 프로게스테론, 테스토스테론 호르몬의 결핍을 해결하기 위해 사용되는 합성 호르몬으로 폐경의 증상을 완화와 여성의 골다공증을 예방하는데 사용됨
insulin	인슐린	peptide hormone produced by beta cells of the pancreatic islets	제1형 당뇨병 또는 심각한 제2형 당뇨병 환자에 사용하는 호르몬
oral hypoglycemic agent, OHA	경구 혈당강하제	drugs used in diabetes treat diabetes mellitus by lowering the glucose level in the blood	더 많은 인슐린을 생산하기 위해 이자(췌장)를 자극하여 제2형 당뇨병을 치료하는 데 사용하는 약물

5) 약어

내분비계와 관련되어 자주 사용하는 약어를 정리하였다. 병원에서도 자주 사용하는 약어이므로 공부해 두도록 한다.

약어	영문의미	국문의미
ACTH	adrenocorticotropic hormone	부신겉질자극호르몬

ADH	antidiuretic hormone/vasopressin	항이뇨호르몬
BMR	basal metabolic rate	기초대사율
BS	blood sugar	혈당
DI	diabets incipidus	요붕증
DKA	diabetic ketoacidosis	당뇨병성 케톤산증
DM	diabets mallitus	당뇨병
FBG	fasting blood glucose	공복혈당
FBS	fasting blood sugar	공복혈당
FNA	fine needle aspiration	미세침흡인생검
FSH	follicle-stimulating hormone	난포자극호르몬
GH	growth hormone	성장호르몬
GTT	glucose tolerance test	포도당내성검사
HbA1C	glycosylated hemoglobin	당화혈색소
HRT	hormone replacement therapy	호르몬대치치료
IDDM	insulin-dependent diabets mallitus	인슐린 의존성 당뇨병
IV	intravenously	정맥 내
LH	luteinizing hormone	황체형성호르몬
NIDDM	non-Insulin-dependent diabets mallitus	비인슐린 의존성 당뇨병
PRL	prolactin	프로락틴
PTH	parathyroid hormone	부갑상샘호르몬
RAIU	radioactive iodine uptake	방사성요오드섭취율
T2DM	type 2 diabetes mellitus	제2형 당뇨병
T3	triiodothyronine	트리요오드타이로닌(티로닌)
T4	tetraiodothyronine, thyroxine	테트라요오드타이로닌, 타이록신
TFT	thyroid function test	갑상샘기능검사
TSH	thyroid-stimulating hormone	갑상샘자극호르몬

4 관련 질병을 통한 의학용어 학습

의학용어에 대한 이해를 향상시키기 위해 내분비계와 관련된 질환에 대해 자세히 살펴보고자 한다.

1) 갑상샘 질환(thyroid disorders)

갑상샘 질환은 갑상샘호르몬 결핍(갑상샘기능저하증) 또는 과잉생산(갑상샘기능항진증), 염증과 갑상샘종대(thyromegaly)를 포함한다. 모든 연령에서 발달문제나 손상, 질병, 영양결핍 등의 결과로 나타날 수 있다.

크레틴병(cretinism)은 갑상샘기능저하증의 한 형태로 유아에서 볼 수 있다. 치료하지 않는다면 이 질환은 정신지체나 성장장애, 저체온, 비정상적인 뼈 형성이 나타난다.

갑상샘기능저하증(hypothyroidism)이 성인에서 발생되면 점액부종(myxedema)이라고 부른다. 점액부종은 부종, 갑상샘호르몬의 낮은 혈중 농도, 체중 증가, 추위민감도, 피로, 우울증, 근육이나 관절통증, 부진(게으름)이 특징으로 나타난다.

갑상샘기능항진증(hyperthyroidism)은 갑상샘호르몬의 과도한 분비의 결과로 발생되며, 대사성 불균형을 초래한다. 가장 흔한 형태는 그레이브스 질환(Graves disease)이다. 그레이브스 질환은 자가면역질환이며, 갑상샘종(goiter)이 생기고 높은 신진대사속도, 비정상적인 체중 감소, 과도한 발한, 근육약화, 정서적 불안정을 특징으로 한다. 눈 뒤에 있는 조직에 눈돌출증과 갑상샘종에서 볼 수 있는 갑상샘의 확대를 보여주고 있다.

2) 뇌하수체 질환(Pituitary Gland Disorders)

성장호르몬(growth hormone, GH)은 뇌하수체 전엽에서 합성되어 분비되며, 뼈와 연골, 물렁조직(연부조직, soft tissue)의 정상적인 성장에 관여한다.

성장호르몬의 결핍(분비감소) 또는 부재는 뼈의 성장과 신체의 발달문제를 일으키며, 이것은 하수체성 소인증(pituitary dwarfism)으로 알려져 있다.

키가 매우 작지만(최종 키가 3~4피트 정도) 정상적인 신체비율을 가지고 있다. 소인증의 치료는 어린 시절 중 뼈대 성장이 완료되기 전에 성장호르몬을 투여하는 것이다.

어린 시절 동안 성장호르몬의 과도한 분비는 긴뼈의 길이가 비정상적으로 증가하게 되어 거인증(giantism)이라 불리는 장애를 초래하는데, 키가 매우 크며(약 8피트 정도), 신체의 비율은 정상에 가깝다.

사춘기 이후에 성장호르몬의 과다분비가 일어날 경우, 얼굴과 손, 발의 뼈가 과성장하여 말단비대증(acromegaly)이라 불리는 장애를 초래한다. 이러한 사람들은 관절염과 다른 임상적 특징으로 인한 관절통증을 경험한다. 거인증(gigantism)이나 뇌하수체 종양, 샘종(선종, adenoma)은 흔히 말단비대증의 원인이다. 이것은 여성과 남성 사이에 동일하게 영향을 미친다. 말단비대증의 치료는 방사선에 의한 종양파괴나 종양의 수술적 제거가 필요하다.

복습문제

결합형 복습문제

01 내분비계와 관련된 의학용어 중 결합형에 대해 정리한 표이다. 제시한 용어의 의미를 쓰도록 한다.

의학용어	용어분석			단어의미
	결합형	영문의미	국문의미	
adenoma		gland	샘	샘종(선종)
adrenalectomy	adrenalo		부신	부신절제술
adrenal	adreno	adrenal glands		부신의
hypocalcemia	calco	calcium	칼슘	
glucogenesis	gluco	sugar, sweetness		포도당합성
hyperglycemia	glyco		당, 단맛	고혈당증
pancreatitis		pancreas	이자	이자염(췌장염)
parathyroidectomy	parathyroido		부갑상샘	부갑상샘절제술
hypopituitarism	pituitaro	pituitary glands		뇌하수체기능저하증
thymoma	thymo	thymus gland	가슴샘	
thyromegaly	thyro	thyroid gland		갑상샘비대 비대
thyroidectomy	thyroido		갑상샘	갑상샘절제술
toxicologist		poison	독	독성학자

접미사와 접두사

02 내분비계와 관련된 의학용어에서 자주 사용되는 접미사와 접두사에 대한 복습문제이다. 해당용어에 대한 의미를 해당칸에 쓰도록 한다.

(1) 접미사

의학용어	용어분석			단어의미
	접미사	영문의미	국문의미	
endocrine		to secrete	분비	내분비
syndrome	-drome		(같이) 흐르거나 움직이다.	증후군
hirsutism	-ism	condition		남성형털과다증 (남성형다모증)
thyrotoxic	-toxic	poison	독	

(2) 접두사

의학용어	용어분석			단어의미
	접두사	영문의미	국문의미	
hyperthyroidism		excessive, above normal	과도한, 정상이상	갑상샘기능항진증
polydipsia	poly-		많은	다음증, 다음다갈증

의학용어 만들기

03 지금까지 학습했던 용어를 결합하여 내분비계통과 연관된 의학용어를 만들어 보시오.

(1) class of signaling molecules, produced by glands in multicellular organisms, that are transported by the circulatory system to target distant organs to regulate physiology and behavior

____

(2) endocrine glands that produce a variety of hormones including adrenaline and the steroids aldosterone and cortisol ____________________

(3) steroid hormone produced by the zona glomerulosa of the adrenal cortex in the adrenal gland

____

(4) steroid hormone, in the glucocorticoid class of hormones produced by the zona fasciculata of the adrenal cortex in the adrenal gland ______________________

(5) peptide hormone that stimulates growth, cell reproduction, and cell regeneration ______________________

(6) regions of the pancreas that contain its endocrine (hormone-producing) cells ______________________

(7) endocrine gland in the neck consisting of two connected lobes ______________________

(8) long-term endocrine disorder in which the adrenal glands do not produce enough steroid hormones ______________________

(9) collection of signs and symptoms due to prolonged exposure to glucocorticoids such as cortisol ______________________

(10) metabolic disorders characterized by a high blood sugar level over a prolonged period of time ______________________

(11) bulging of the eye anteriorly out of the orbit ______________________

(12) loss of consciousness and muscle strength characterized by a fast onset, short duration, and spontaneous recovery ______________________

(13) condition in which an excessive amount of glucose circulates in the blood plasma ______________________

(14) excessive production of a bodily secretion (as gastric acid, mucus, or growth hormone) ______________________

(15) tumor of the pancreas that is derived from beta cells and secretes insulin ______________________

(16) inflammation of the pancreas ______________________

의학용어 복습

04 아래에 제시한 문장에 해당하는 의학용어(영문)를 쓰시오.

(1) 살아있는 세포에서 일어나는 모든 화학적, 물리적 과정 ______________________

(2) 자신에게 영향을 줄 수 있는 호르몬을 생산하는 방식 ______________________

(3) 갈증 때문에 지나치게 물이 마시고 싶어지는 상태 ______________________

(4) 혈액 속의 칼슘이온의 농도저하에 의한 신경과 근육이 과긴장 상태로 증상이 주로 손과 팔에 나타남

____

(5) 안드로겐의 과잉생산으로 여성에게서 나타나는 남성화증으로 무월경, 남성형 털과다증, 여드름, 유방위축 등의 증상이 나타남 ______________________

(6) 선천적으로 갑상샘호르몬이 부족해서 생기는 병으로, 성장발육 장애 정신지능의 발육지연을 나타내는 질병

____

(7) 항이뇨호르몬(ADH, vasopressin)의 불충분한 분비로 소변의 양이 병적으로 증가하는 상태

____

(8) 뇌하수체에서 분비되는 성장호르몬의 과잉생산으로 신체가 비정상적으로 크게 자라는 질환

____

(9) 뇌하수체를 외과적으로 제거하는 수술 ______________________

(10) 혈청에서 칼슘, 전해질, 인슐린, 당과 같은 물질을 측정하는 검사______________________

(11) 포도당을 체내에 투여하고 시간별로 혈액을 채취하여 당뇨병, 저혈당증, 탄수화물, 대사 장애와 관련된 다른 질환을 찾아내는 검사 ______________________

(12) 주사기 끝에 달린 바늘을 이용해 세포나 조직을 채취해 이를 현미경으로 검사하는 것

____

(13) 에스트로겐, 프로게스테론 또는 테스토스테론 호르몬의 결핍을 해결하기 위해 사용되는 합성 호르몬으로 폐경의 증상을 완화하고 여성의 골다공증을 예방하는 치료방법 ______________________

약어

05 아래에 제시한 약어의 full name과 국문 의미를 쓰시오.

1. ACTH : ______________________________

2. BMR : ______________________________

3. DM : ______________________________

4. FBS : ______________________________

5. GTT : ______________________________

6. HbA1C : ______________________________

7. NIDDM : ______________________________

8. PTH : ______________________________

9. TFT : ______________________________

10. TSH : ______________________________

Chapter 12

신경계

학습목표

- 신경기계 관련 의학용어를 익힌다.
- 신경기계의 주요 구조와 기능 등에 대해 이해한다.
- 신경계와 관련된 의학용어의 구성요소 어근 등을 분석한다.

1 신경계 의학용어 맛보기

의학용어	국문의미	영문의미	단어해설
aphasia	실어증, 언어상실증	inability to comprehend or formulate language because of damage to specific brain regions	말을 하거나 글을 쓰는 것 등 표현력 또는 언어의 이해력이 없어진 상태로 운동실어증(motor aphasia)과 감각실어증(sensory aphasia)으로 나뉨
cognition	인지	mental action or process of acquiring knowledge and understanding through thought, experience, and the senses	생각의 과정-추론(reasoning), 판단, 지각(perception)을 포함함
nerve impulse	신경신호	way nerve cells (neurons) communicate with one another	신경 섬유를 따라 보내진 전기적인 신호임
neurotransmitter	신경전달물질	endogenous chemicals that enable neurotransmission	신경세포(신경원, neuron)들 사이에 메시지를 전달하는 화학물질임

1) 신경기계의 특징 및 구성

신경조직(nervous tissue)은 수많은 신경세포로 구성되며, 신경세포 사이에는 정보를 전달하는 복잡한 연결망이 형성되어 있다. 신경세포는 말단이 특화되어 수용체(receptor)를 형성하며, 이는 기계자극, 화학자극 및 열자극과 같은 서로 다른 종류의 자극을 받아들여 그 신호를 중추신경계통으로 전달된 후 감각이 인식되거나, 운동반응으로 나타나게 된다.

신경조직은 해부학적으로 크게 중추신경계통(central nervous system, CNS)과 말초신경계통(peripheral nervous system, PNS)으로 나눌 수 있다. 중추신경계통에는 뇌(brain)와 척수(spinal cord)로 구성되고 말초신경계통에는 뇌신경(cranial nerve), 감각신경(sensory nerve)과 운동신경(motor nerve)을 포함하는 척수신경, 신경세포의 군집인 신경절(ganglia)로 구성되어 있다.

말초신경계통의 운동성분은 중추신경계통에서 발생한 흥분이 하나의 신경세포를 통해 직접 뼈대근육에 전달되는 몸신경계통(somatic nerve system)과 중추신경계통에서 발생한 흥분이 하나의 신경세포를 통하여 자율신경절로 전달하는 자율신경계통(autonomic nerve system)으로 나뉜다.

중추신경조직에는 신경세포(nerve cell 또는 neuron)와 신경아교세포(glial cell)로 구성되어 있다. 신경세포는 다른 세포로부터 신호를 받아들이는 수용부위인 가지돌기(dendrite)와 자극을 전달하는 전도부위인 축삭(axon)으로 구분한다. 신경아교세포는 짧은 돌기를 가지고 있으며 신경세포를 지지하거나 보호하며 세포의 방어, 신경영양 등에 깊이 관여한다(그림 12-1).

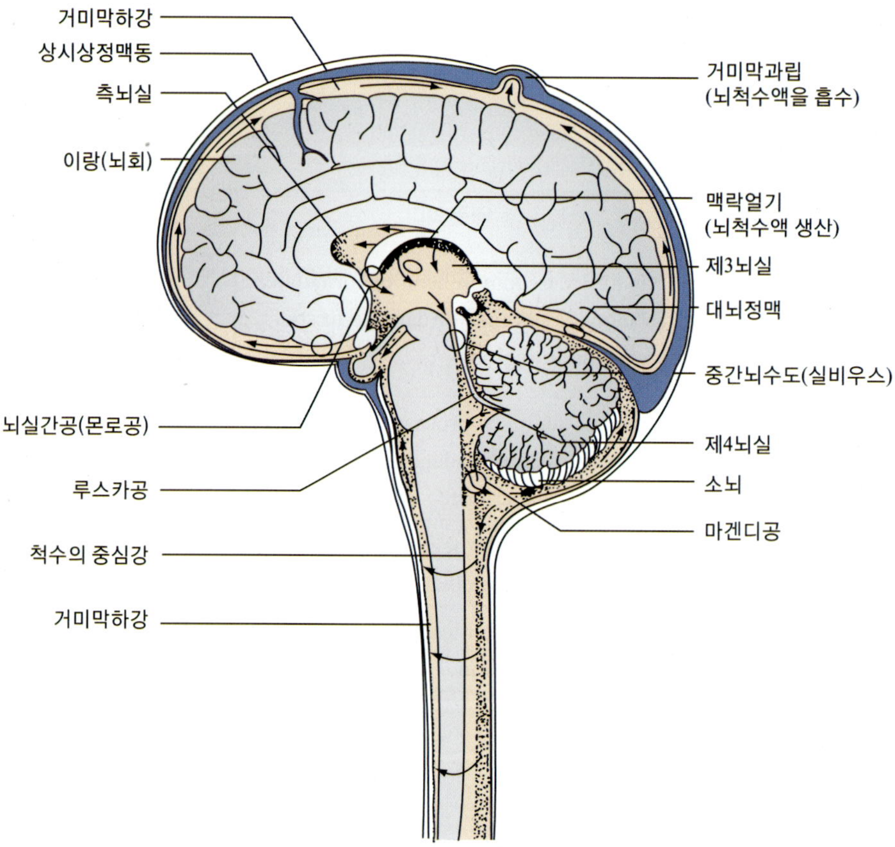

그림 12-1. 뇌척수액(cerebrospinal fluid)의 생산, 순환 및 흡수

(1) 신경기계 질환

① 뇌의 순환장애

뇌혈관 질환의 원인과 분류는 크게 허혈성과 출혈성으로 나누고 있다. 또 중요 원인과 기전은 대부분 동맥경화와 고혈압이 관련되어 있다.

뇌의 순환장애에 의한 질환 중에서 뇌부종과 뇌졸중은 특히 빈도가 높고, 이중 뇌졸중으로 인한 사망 요인에서도 상위를 차지한다. 일과성 뇌허혈성 발작(transient ischemic attack)과 같이 완전히 회복 가능한 질환도 있지만, 대부분은 기능적인 후유증을 동반한다.

② 뇌압의 상승

머리안 내압이 증가하는 원인은 다양하나 수두증, 공간 점유병소, 뇌부종 등으로 크게 나눌 수 있으며, 신체 주요 장기에 장애를 일으키게 된다.

(가) 뇌부종

뇌조직 내에 과량의 수분이 증가한 상태를 뇌부종(cerebral edema)이라고 하는데 머리내압을 높이는 중요한 병증이다. 단순한 혈관 확장과, 수액의 통과 장애로 인하여 뇌실계가 확대되는 수두증과는 구별된다. 발생원인으로 보면, 혈관원성, 세포독성, 간질성 등으로 나눈다. 혈관원성 뇌부종은 혈장 성분의 누출을 본태로 한다. 혈관 또는 맥관원성에 의한 뇌부종이 일어나는 원인은 혈액내에 삼투압을 조절하는 기전의 균형이 파괴되거나 또는 림프관에 의한 순환이 없기 때문이라고 생각한다. 세포독성 뇌부종은 허혈이 심할 경우에 신경세포나 아교세포에 수분함량이 증가하는 것으로 중추신경계의 각종 염증이나 혈류장애가 있을 때 흔히 일어난다. 간질성 뇌부종은 여러 원인에 의해서 뇌실의 내막세포가 손상되어 뇌척수액이 뇌간질내로 이동하여 발생한다.

(나) 수두증

수두증(hydrocephalus)은 뇌척수액이 뇌실 거미막하강에 많이 모여 있는 상태를 말하고 이때는 뇌압이 상승한다.

뇌척수액의 정상 경로는 측뇌실과 제3뇌실에 있는 맥락막얼기(choroid plexus)에서 생산되며 측뇌실(lateral ventricle) → 제3뇌실 → 중간뇌수도(대뇌소관, cerebral aqueduct) → 제4뇌실 → 루스카공, 마겐디공을 통과하여 거미막하강으로 들어간 후 거미막과립(arachnoidal granulation)에서 흡수되어 혈액내로 이동하여 들어간다.

(다) 뇌헤르니아(탈뇌)

뇌에 혈종, 종양, 수두증 등 어떠한 병변이 생기면, 쉽게 뇌압이 높아지고, 수두증과 함께 뇌조직의 일부가 경막으로 나눠진 본래의 장소에서 이웃의 공간으로 탈출하는 경우를 뇌헤르니아 또는 탈뇌라고 한다. 뇌의 어느 부분이 빠져 나오는가에 따라, 커노한 절흔(Kernohan notch)과 속발성 다리뇌(pons)출혈이 발생하여 사망하기도 한다.

(라) 뇌의 외상성 질환

뇌 자체의 손상 중에서 흔한 것은 뇌좌상(cerebral contusion)이다. 좌상의 경우는 머리골절은 없으므로 뇌가 외부에 노출되지는 않으나 뇌출혈과 괴사가 일어난다. 그 외에 머리안내 출혈, 머리뼈 골절과 총창 등이 있다.

뇌의 외상성 질환의 원인은 총탄에 의한 관통창과 둔기에 의한 손상으로 구분되며 후자의 경우가 대부분이다. 일차 손상으로는 뇌좌상과 열창과 같은 국소 손상, 미만성의 축삭 손상 등이 있다. 이차 손상은 머리안에 혈종, 부종, 대뇌헤르니아, 뇌경색, 감염 등이다.

(마) 뇌 · 신경계의 감염증

염증이 생기는 부위에 따라, 뇌막염(뇌수막염, meningitis), 뇌염(encephalitis), 척수염(myelitis)등으로 구분된다. 뇌염과 척수염이 합병하는 경우가 있는데 이 경우는 뇌척수염(encephalomyelitis)이라고 한다. 뇌신경계 감염원으로는 바이러스 감염이 중요하다.

(바) 탈수초 질환

수초가 변성 혹은 소실하는 질환이며, 신경계의 다양한 질환과 함께 비교적 일어나기 쉬운 병이다. 효소계의 이상에 의한 수초 형성 장애를 포함하기도 하지만, 통상 이것들은 백질이영양증(leukodystrophy)으로써 구별하고 좁은 의미의 탈수초 질환은 알레르기, 자가면역, 바이러스 감염 등이 관련된다. 조직에서 선택적 탈수초에 비하여 축삭의 상대적 보존과 염증 소견이 구비되어야 한다.

(사) 퇴행(변성) 질환

신경 퇴행 질환(neurodegenerative diseases)은 뇌 또는 척수의 어떤 영역의 뉴론이 생리 노화보다 이른 시기에 위축 · 소멸하는 원인 불명의 질병이다. 유전성이 높은 것도 있다. 침범당하는 부위에 따라, ① 대뇌피질 퇴행(cerebrocortical degeneration) ② 추체외로 퇴행(extrapyramidal degeneration, 걷질하 기저신경핵이 침범당하는 경우) ③ 척수소뇌 퇴행(spinocerebellar degeneration) ④ 운동신경원 질환(motor neuron disease) 등으로 구분하나 분류가 어려운 것도 있다.

(아) 뇌종양

머리 내에 생기는 모든 종양을 뇌종양(brain tumor)이라 부르고 있다. 신경아교세포를 구성하고 있는 세포는 중추신경계에는 별아교세포, 희소돌기아교세포, 뇌실막세포, 미세아교세포이다. 말초신경계에는 위성세포, 슈반세포이다. 아교세포들중 별아교세포는 세포질 돌기가 혈관벽에 붙어있는 것이 특징이다. 이들 세포에서 유래하는 종양이 원발종양이라고 할 수 있으며 전이되어 뇌신경계에서 종양을 발생시키는 경우도 있다.

2) 신경계의 주요 의학 용어

용어	국문의미	영문의미	단어해설
arachnoid	지주막	delicate fibrocellular layer beneath the dura (separated by potential subdural space)	지주막은 뇌척수막(meninges)의 중간층을 구성하는 막으로 거미줄 같은 섬유(fiber)를 통해 연막(pia mater)에 느슨하게 연결되어 있으며, 지주막과 연막 사이에는 지주막하강(subarachnoid space)이 존재함
brain	뇌	central organ of the human nervous system, and with the spinal cord makes up the central nervous system	대뇌(cerebrum), 소뇌(cerebellum), 뇌줄기(뇌간, brainstem)로 구성되며 뇌간은 중간뇌(중뇌, midbrain), 다리뇌(뇌교, pons), 숨뇌(연수, medulla oblongata)를 포함함
brain stem	뇌줄기(뇌간)	posterior part of the brain, continuous with the spinal cord	뇌(brain)와 척수(spinal cord)를 연결하는 부위로 중간뇌, 다리뇌, 숨뇌로 구성됨
cerebellum	소뇌	area at the back and bottom of the brain, behind the brainstem	대뇌의 뒤쪽 아래에 위치하여 평형과 운동을 조절하는 역할을 함
cerebrospinal fluid, CSF	뇌척수액	clear, colorless body fluid found in the brain and spinal cord	뇌(brain)와 척수(spinal cord) 주위를 순환하는 무색투명한 액체로 충격을 흡수하고 영양분(nutrient)을 운반하며, 대사노폐물(metabolic waste)을 처리하는 역할을 함
cerebrum	대뇌	large part of the brain containing the cerebral cortex as well as several subcortical structures	뼈대근(skeletal muscle)을 조절하고 온도(temperature) 통증(pain), 촉각(touch), 시각(sight), 청각(hearing), 지적능력(intellect), 기억(memory), 정서적인 반응들(emotional reactions)이 대뇌에서 일어남
dura mater	경막	thick membrane made of dense irregular connective tissue that surrounds the brain and spinal cord	뇌척수막(meninges)의 바깥층을 구성하는 질긴 막
ganglion (pl. ganglia)	신경절	group of neuron cell bodies in the peripheral nervous system	말초신경계에서 신경세포체(nerve cell body)가 모여있는 구조물
glia, glial cell, neuroglia	신경아교세포	non-neuronal cells in the central nervous system (brain and spinal cord) and the peripheral nervous system that do not produce electrical impulses	신경조직(nervous tissue)을 지지하고 영양을 공급하는 특수화된 세포로 말초신경계통에는 슈반세포(Schwann cell), 중추신경계통에는 뇌실막세포(ependymal cell), 별아교세포(astroglia), 희소돌기아교세포(oligodendroglia), 미세아교세포(microglia)가 존재함

medulla oblongata	숨뇌(연수)	long stem-like structure which makes up part of the brainstem	다리뇌(뇌교, pons)와 척수(spinal cord) 사이에 위치하며, 호흡(respiration), 심장박동수(heart rate), 혈압(blood pressure)을 조절하는 중추를 포함함
meninges	뇌척수막	three membranes that envelop the brain and spinal cord. In mammals, the meninges are the dura mater, the arachnoid mater, and the pia mater	뇌(brain)와 척수(spinal cord)를 둘러싸는 세 층으로 구성된 막(membrane)
midbrain	중간뇌	forward-most portion of the brainstem and is associated with vision, hearing, motor control, sleep and wakefulness, arousal (alertness), and temperature regulation	뇌줄기(brainstem)의 가장 위에 있는 부분
nerve	신경	enclosed, cable-like bundle of nerve fibres called axons, in the peripheral nervous system	신체의 한 곳에서 다른 곳으로 자극을 전달하는 끈 모양의 구조물로 12쌍의 뇌신경(cranial nerve)과 31쌍의 척수신경(spinal nerve)이 있음
neuron	신경세포, 뉴런	electrically excitable cell that communicates with other cells via specialized connections called synapses	신경계통(nervous system)의 주된 기능인 신경자극(nerve impulse)을 전달하는 세포
pia mater	연막	delicate innermost layer of the meninges surrounding the brain and spinal cord	뇌척수막(meninges)의 속막에 해당하는 얇은 막
pons	다리뇌(뇌교)	part of the brainstem, and in humans and other bipeds lies inferior to the midbrain, superior to the medulla oblongata and anterior to the cerebellum	뇌줄기의 한 부분으로 중간뇌의 아래, 숨뇌의 위, 소뇌의 앞에 위치하고 있음
spinal cord	척수	long, thin, tubular structure made up of nervous tissue, which extends from the medulla oblongata in the brainstem to the lumbar region of the vertebral column	뇌로 드나드는 자극을 전도하나 뇌를 거치지 않고 감각정보를 처리하는 반사작용(reflex action)도 담당함
ventricles	뇌실	four interconnected cavities (ventricles or lumen) in the brain	뇌척수액(cerebrospinal fluid, CSF)이 들어있는 뇌(brain) 속의 공간으로 4곳이 존재함

2 신경계 의학용어의 구성

신경계와 관련된 어근과 연결된 결합형에 대해 살펴보고 접미사와 접두사가 연결되었을 경우의 의학용어에 대한 의미를 배우도록 한다.

1) 결합형

신경계에 속하는 장기를 나타내는 결합형을 익히고 관련된 의학용어를 통하여 구성요소를 분석해 보도록 한다.

결합형	국문의미	영문의미	관련용어
axon/o	축삭	axis	axonopathy
cerebell/o	소뇌	cerebellum	cerebellitis
cerebr/o	뇌, 대뇌	cerebrum	cerebromeningitis
cord/o	삭, 제대, 끈	string	cordectomy
dur/o	단단한, 경막	hard, dura mater	duritis
encephal/o	뇌	brain	encephalopathy
esthesi/o	감각, 감각, 느낌	sensation, sensitivity, feeling	esthesiometer
gangli/o, ganglion/o	신경절	ganglion	ganglioneuroma
gli/o	신경아교세포,	glia, gluey substance	gliomatosis cerebri
hypn/o	수면, 최면	sleep	hypnotherapy
lept/o	얇은, 소, 박	thin	leptomeningitis
mening/o, meningi/o	뇌막, 수막	membranes, meninges	meningocele
ment/o, psych/o	정신, 마음	mind	psychology
mon/o	하나(1), 단일	one, single	monocyte
myel/o	척수, 골수	marrow, spinal cord	myelocele
narc/o	혼미(상태)	stuporous state	narcolepsy
neur/o	신경	nerve	neuritis
occipit/o	뒤통수, 후두	back of head	occipitocervical
pachy	두꺼운, 비후	thick	pachymeninges

2) 접두사와 접미사

신경계와 관련된 의학용어에서 자주 사용되는 접미사와 접두사를 나열하였으므로 꼭 기억해 두도록 한다.

(1) 접미사

접미사	국문의미	영문의미	관련용어
-algesia	통각 예민, 아픈 상태	excessive sensitivity	analgesia
-algia	통증	pain	myalgia
-asthenia	무력	lack of strength	neurasthenia
-esthesia	감각	feeling, nervous sensation	anesthesia
-iatrist	전문가, 의사	specialist, physician	psychiatrist
-iatry	치료, 전문분야	treatment, specialty	psychiatry
-ictal	발작, 침범	seizure, attack	postictal
-kinesia	운동	movement	hyperkinesia
-lepsy	발작	seizure	epilepsy
-mnesia	기억(력)	memory, forgetful	amnesia
-paresis	경미한 마비, 불완전마비	slight paralysis	paraparesis
-phasia	언어, 발음	speech	dysphasia
-plegia	마비	paralysis, palsy	hemiplegia
-praxia	행위, 행동	action	apraxia

(2) 접두사

접두사	영문의미	국문의미	관련용어
dys-	bad, painful, difficult, faulty,	잘못된, 고통스러운, 어려운, 불완전한	dysphasia
hemi-	one half	절반	hemiparesis
para-	near, beside, beyond 뒤편	주변, 가까이	paraplegia
quadri-	four	넷	quadriplegia

3 신경계의 진단을 위한 의학용어

신경계와 관련한 질병과 진단에 대해 학습하기 위하여 의학용어를 제시하였다. 용어에 대한 의미를 익혀두도록 한다.

1) 증상과 질병

용어	국문의미	영문의미	단어해설
agnosia	실인증, 인지불능(증)	inability to process sensory information	지각을 자극하는 인식의 능력 부족으로 지각의 종류에 따라 다양하며 청각, 시각, 후각, 미각, 촉각 등의 인지불능증으로 구분함
Alzheimer's disease, AD	알츠하이머병	chronic neurodegenerative disease that usually starts slowly and gradually worsens over time	신경세포가 죽고 조직이 위축되어 뇌(brain)의 크기가 눈에 띄게 줄어드는 질환으로 최근 있었던 일에 대한 기억은 잘 하지 못하는 반면 오래전 일에 대한 기억은 남아있다는 것에 특징적임

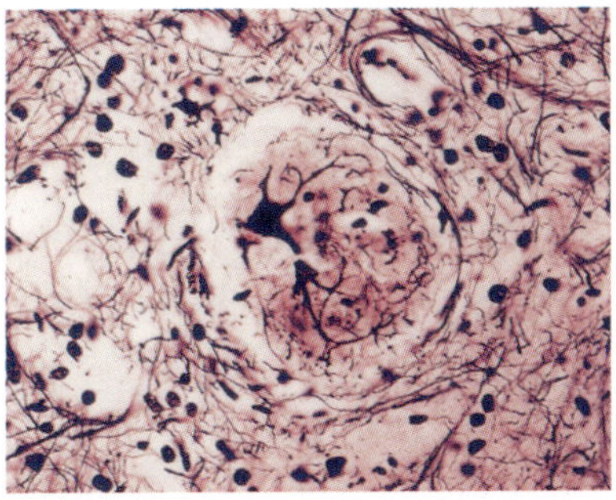

노인판, 알쯔하이머병, 뇌(Senile plaque, Alzheimer's disease, brain)
축삭은 불규칙하게 파괴되어 비정상으로 커져있다. Bodian 염색

용어	국문의미	영문의미	단어해설
amnesia	기억상실	deficit in memory caused by brain damage or disease	기억을 잃어버리는 증상으로 특히 과거에 있었던 일을 생각해내지 못하며 뇌의 기질적인 손상과 심리적인 원인에 의한 것일 수도 있음
amyotrophic lateral sclerosis, ALS Lou Gehrigs disease	근육위축가쪽경화증, 근위축성 축삭경화증	disease that causes the death of neurons controlling voluntary muscles	근육을 조절하는 척수(spinal cord) 가쪽기둥(lateral column)의 신경세포(neuron)를 따라 발생하는 변성(degeneration)에 의한 진행성 근육위축(progressive muscle atrophy)이 발생하고 일명 루게릭병(Lou Gehrig disease)이기도 하며 원인은 확실치 않으나 주로 30~50대 남자에게 다발하여 대개 5년 내에 사망하는 난치병임
anencephaly	무뇌증, 뇌없음증	absence of a major portion of the brain, skull, and scalp that occurs during embryonic development	뇌가 없는 기형으로 그 정도가 다양하여 소뇌까지 완전히 없는 경우도 있고 상당량의 대뇌 반구를 가지는 경우도 있음

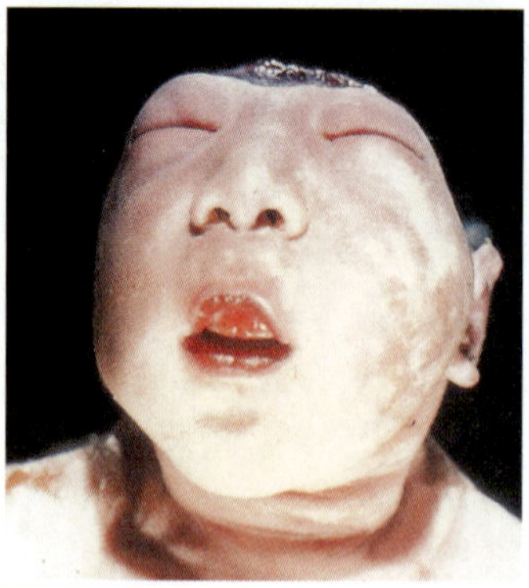

뇌없음증, 머리(Anencephaly, head)

뇌없음증의 얼굴사진으로 머리뼈와 뇌는 없고 눈, 코, 입과 귀는 정상 발달되었다.

apraxia	행위상실(증), 실행증	motor disorder caused by damage to the brain (specifically the posterior parietal cortex)	마비와 감각 손상없이 의도하는 행동을 하지 못하는 상태
asthenia	힘없음(증), 무력(증)	medical term referring to a condition in which the body lacks or has lost strength either as a whole or in any of its parts. It denotes symptoms of physical weakness and loss of strength	나이가 들거나 병에 걸리거나 하여 온몸에 기운이 없고 힘을 쓰지 못하게 되는 증상
ataxia	실조	neurological sign consisting of lack of voluntary coordination of muscle movements that can include gait abnormality, speech changes, and abnormalities in eye movements	근육이 상호협조를 못하여 운동이 제대로 되지 않는 것임
aura	조짐	symptom experienced before a migraine or seizure	간질발작 직전 수초에서 1분 정도 환자가 느끼는 이상한 기분이나 신체적 증상으로 자율신경성 조짐, 감각성 조짐, 운동성 조짐, 정신적 조짐 등이 있음
Babinski's sign	바빈스키 반사	reflex elicited when the sole of the foot is stimulated with a blunt instrument	발바닥의 가장자리를 긁을 때 정상인에서는 발가락이 아래쪽으로 오므라드는데(plantar flexion), 추체로에 질병이 있을 때는 엄지발가락이 등쪽굽힘(dorsal flexion)이 되고, 남은 발가락이 부챗살처럼 벌어지게 되며 이를 Babinski's sign(+)라고 표시함
Bell's palsy	벨마비(안면신경마비)	facial paralysis that results in an inability to control the facial muscles on the affected side	제7뇌신경(cranial nerve VII)인 얼굴신경(facial nerve)의 염증 또는 압박에 의한 안면근육(facial muscle)의 한쪽 부위에 마비(paralysis)가 나타나는 것으로, 환측(affected side)의 입꼬리가 내려가고 눈이 감기지 않는 상태

causalgia	작열통	rare pain syndrome related to partial peripheral nerve injuries	외상으로 인한 말초신경과 교감신경의 손상으로 지속적으로 타는 듯한 통증
cerebellitis	소뇌염	inflammation of the cerebellum	소뇌(cerebellum)의 염증

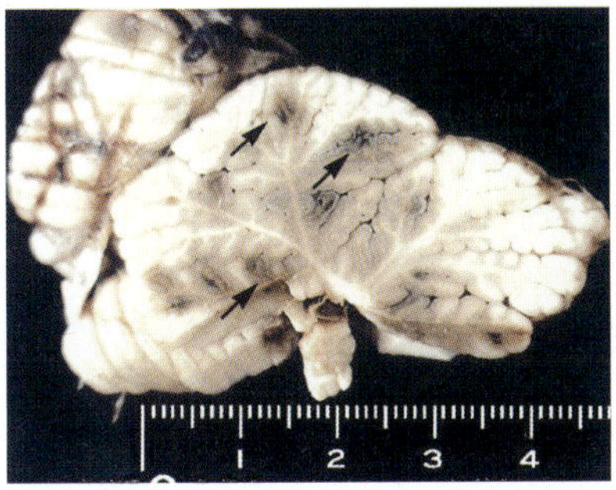

가스괴저, 소뇌(Gas gangrene, cerebellum)
소뇌의 세로단면으로 고정 후 사진이다. 클로스트리듐균이 이 환자로부터 배양되었다. 소뇌에 흩어져 있는 흑갈색괴사(화살표)가 여러 곳에서 관찰되고 있다. 세균의 강력한 독소에 의해 발생한다.

cerebral aneurysm	뇌동맥류	bulging, weakened area in the wall of an artery in the brain, resulting in an abnormal widening, ballooning, or bleb	뇌에 있는 동맥의 일부가 혹처럼 불룩해진 것으로 선천성 · 동맥경화증 · 세균감염 · 매독 · 머리외상이 원인임
cerebral anoxia	뇌무산소증	condition in which there is a decrease of oxygen supply to the brain even though there is adequate blood flow	혈류는 적합하게 흐르지만 뇌에 산소 공급이 저하 또는 없는 상태로 이런 상태가 4~6분 계속된다면 뇌에 치명적인 손상을 받을 수 있음
cerebral contusion brain contusion	뇌타박상	bruise of the brain tissue	피부의 파손없는 뇌실질에 기질적 손상과 그로 인한 상당 기간 동안의 의식상실을 일컫는 말로 경막하혈종, 거미막하혈종이 생기기도 하며 장기적 뇌손상이나 간질을 유발하기도 함
cerebral embolism	뇌색전증	blood clot (thrombus) that starts from the heart or blood vessel where the clot originates and stops in an artery that leads to or rests within the brain	여러 원인에 의해 생성된 혈전이 뇌혈관에 존재하는 상태로 심방세동(atrial fibrillation)은 뇌색전증(cerebral embolism)의 흔한 원인이며 허혈성뇌졸중(ischemic stroke)을 초래할 수 있음

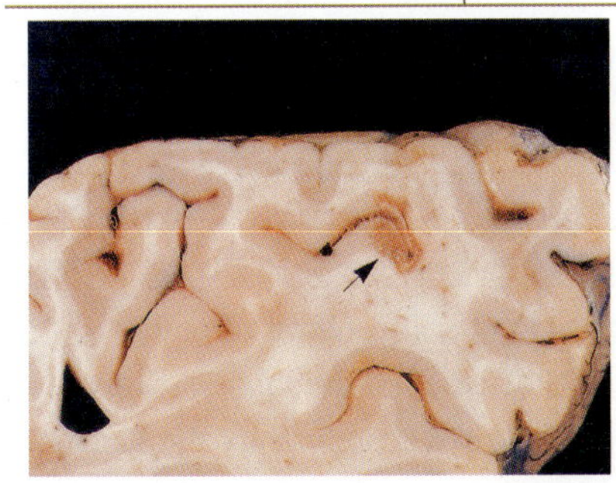

오래된 색전경색, 뇌(Old embolic infarct, brain)
경화와 흉터화된 대뇌 이랑이 뒤통수엽에서 관찰되며 이 부위는 심한 신경아교증과 괴사를 나타내고 있다(화살표).

cerebral infarction	뇌경색증	area of necrotic tissue in the brain resulting from a blockage or narrowing in the arteries supplying blood and oxygen to the brain	떨어져 나온 혈전이 뇌로 들어와 생긴 뇌색전에 의해 뇌동맥을 막음으로 인해 뇌조직이 괴사를 일으킨 상태

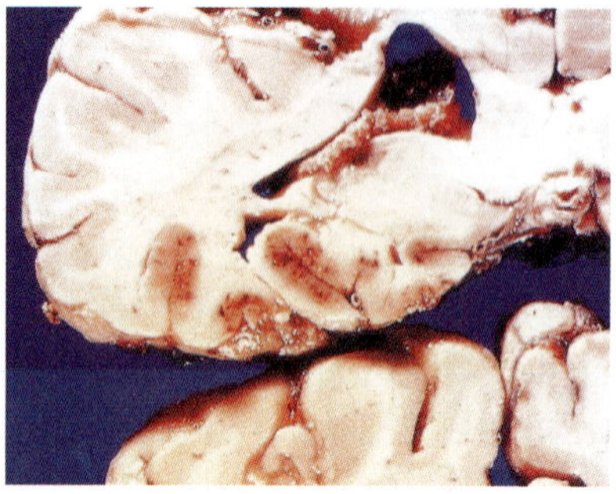

대뇌경색, 뇌(Cerebral infarct, brain)
뒤대뇌동맥 영역인 아래관자-뒤통수엽에 연화되고 쉽게 부서지는 뇌조직이 보인다. 발생한지 약 1주일 지난 경색이다.

cerebral palsy, CP	뇌성마비	permanent movement disorders that appear in early childhood	보통 임신(gestation) 중 또는 분만외상(birth trauma)으로 대뇌에 손상을 받아 발생하고 운동 장애와 부분적인 마비가 일어나며 유전성(hereditary)으로도 일어날 수 있음
cerebral thrombosis	뇌혈전증	presence of a blood clot in the dural venous sinuses, which drain blood from the brain	뇌(brain)에 있는 동맥에 혈전(blood clot; thrombus)이 존재하는 것으로 허혈성뇌졸중(ischemic stroke)의 한 원인임
cerebral hemorrhage	뇌출혈	intracranial bleed that occurs within the brain tissue or ventricles	뇌조직이나 뇌실로 출혈되는 것으로 갑작스런 의식 장애, 이완성 편마비 등이 발생하는 뇌졸중의 대표적인 질환이며 혈종, 뇌부종을 수반하기도 함
cerebral concussion brain concussion	뇌진탕	traumatic brain injury that affects your brain function	뇌의 타박에 의한 일시적인(대부분 24시간이내 회복됨) 뇌의 마비로 역행성 건망증, 지남력 상실(disorientation), 호흡반사, 혈관운동기능 등의 일시적 상실, 동공 확장과 같은 기능적인 상해를 보이기도 함
cerebrovascular accident, CVA stroke, apoplexy	뇌혈관사고 뇌졸중, 뇌중풍	medical condition in which poor blood flow to the brain results in cell death	뇌혈관의 파열이나 폐쇄로 인한 뇌의 손상, 중풍, 급성뇌혈관 질환을 의미함
cerebrovascular disease, CVD	뇌혈관 질환	conditions, diseases, and disorders that affect the blood vessels and blood supply to the brain	뇌혈관의 장애로 초래되는 대뇌의 기능 이상을 총칭하는 것으로 원인은 뇌혈관 출혈, 뇌혈전증(cerebral thrombosis), 뇌색전증(cerebral embolism) 등이며, 뇌졸중(stroke, cerebrovascular accident), 중풍(apoplexy)으로 발전할 수 있으며 한쪽 불완전마비, 반마비, 언어 상실증, 조화운동불능, 혼미, 혼수 등의 증상이 나타날 수가 있음

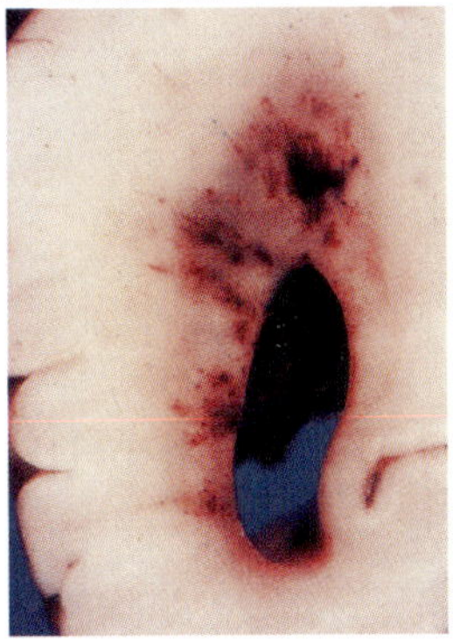

뇌실주위 백색질괴사와 출혈, 뇌(Periventricular white matter necrosis and hemorrhage, brain)
미숙아 뇌의 절단면 소견에서 허혈로 인한 백색질괴사와 뇌연화가 관찰된다.

chorea	무도병	abnormal involuntary movement disorder, one of a group of neurological disorders called dyskinesias	얼굴, 손, 발, 혀 따위가 뜻대로 되지 않고 저절로 심하게 움직여 마치 춤을 추는 듯한 모습이 되는 신경질환의 하나임
coma	혼수	deep state of prolonged unconsciousness in which a person cannot be awakened	강력한 자극을 주어도 환자의 의식이 회복되지 않는 무의식 상태로 의식 장애 가운데 가장 심한 상태
convulsion	경련, 발작	medical condition where body muscles contract and relax rapidly and repeatedly, resulting in uncontrolled actions of the body	전신 또는 국소의 뼈대근이 자신의 의사와 관계없이 급격히 수축하는 현상임
dementia	치매	brain diseases that cause a long-term and often gradual decrease in the ability to think and remember that is severe enough to affect daily functioning	뇌의 지적능력 감퇴를 특징으로 하는 인지장애(cognitive impairment)로 치매 환자는 복잡한 작업을 잘 수행하지 못하고 새로운 정보에 대한 학습력이 떨어지며, 지남력장애, 기억력 저하 등의 다양한 증상을 보임
diplegia	양쪽마비	paralysis affecting symmetrical parts of the body	몸 양쪽의 같은 부분이 마비된 것으로 양쪽 상 · 하지에 모두 운동마비가 있는 경우를 말함
drowsy	졸린	state of strong desire for sleep, or sleeping for unusually long periods	오랜 기간동안에 졸리거나 자고 싶은 욕구가 강하게 나타나는 상태
duritis	경막염	inflammation of the dura mater	경막(dura mater)에 생긴 염증
dysphasia	언어 장애, 실어증	impaired ability to understand or use the spoken word	말을 정확하게 발음할 수 없거나 이해할 수 없게 되는 상태로 발음 불명료 · 말 더듬 · 언청이와 같은 형식면에서의 장애와 실어증 · 언어 발달 지연과 같은 내용 면에서의 장애가 있음
encephalitis	뇌염	inflammation of the brain	뇌(brain)에 생긴 염증으로 일본뇌염, 광견병, 급성 회백수염, 헤르페스뇌염 등이 있음

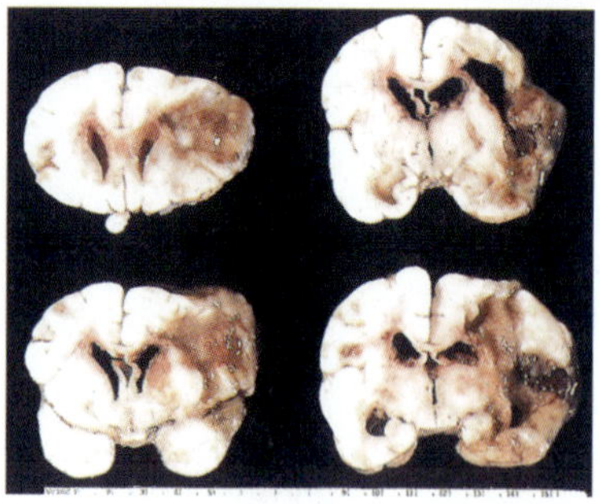

고름집이 있는 곰팡이감염, 뇌(Fungal infection with abscess, brain)

오른쪽 대뇌반구에 황색의 혼탁한 고름으로 찬 고름집공간과 액화괴사에 빠진 뇌실질이 관찰된다.

encephalomalacia	뇌연화증	softening or loss of brain tissue after cerebral infarction, cerebral ischemia, infection, craniocerebral trauma, or other injury	뇌에 혈액을 보내는 동맥이 막혀 혈액이 흐르지 못하거나 방해를 받아 뇌조직이 괴사(necrosis)에 빠지는 것
encephalomyeloradiculitis	뇌척수신경근염	inflammation of the brain, spinal cord, and nerve roots	뇌, 척수(spinal cord), 신경근(nerve root)을 동시에 침범하는 염증
epidural hematoma, EDH extradural hematoma	경막외혈종, 경질막바깥혈종	traumatic accumulation of blood between the inner table of the skull and the stripped-off dural membrane	경막과 머리뼈 사이에 피가 고인 것으로 대부분 머리뼈 골절을 동반하는 외상에 의해 뇌막혈관이 파열되어 발생함

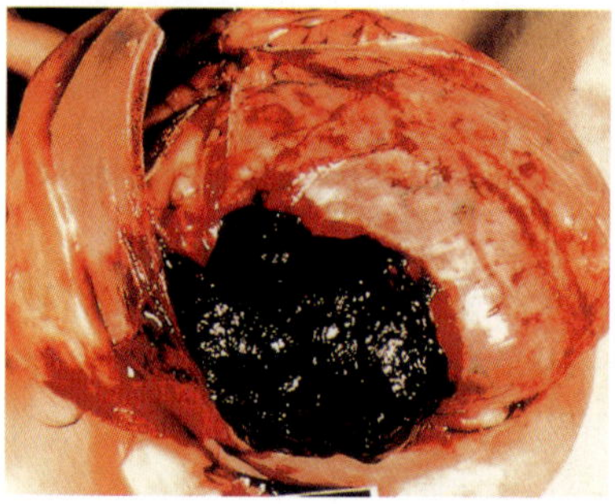

경막위 혈종, 뇌(Epidural hematoma, brain)

큰 핏덩이가 왼쪽 이마 마루엽 부위에서 관찰된다. 핏덩이는 종괴를 형성하고 경막위에 위치한다.

epilepsy	간질(뇌전증)	central nervous system (neurological) disorder in which brain activity becomes abnormal, causing seizures or periods of unusual behavior, sensations, and sometimes loss of awareness	뇌내의 전기적인 신호의 발생으로 나타나는 장애로 부분 발작은 몇 초간 단순히 멍하게 쳐다보기만 하지만, 전신 발작은 격렬한 경련을 일으키는 반복적인 발작이 유발됨
ganglitis	신경절염	inflammation of a ganglion	신경절(ganglion)의 염증
glioblastoma	아교모세포종	aggressive type of cancer that can occur in the brain or spinal cord	뇌의 별아교세포(astroglia)에서 기원하는 악성종양이며 원발 뇌종양(primary brain tumor) 중 가장 흔함

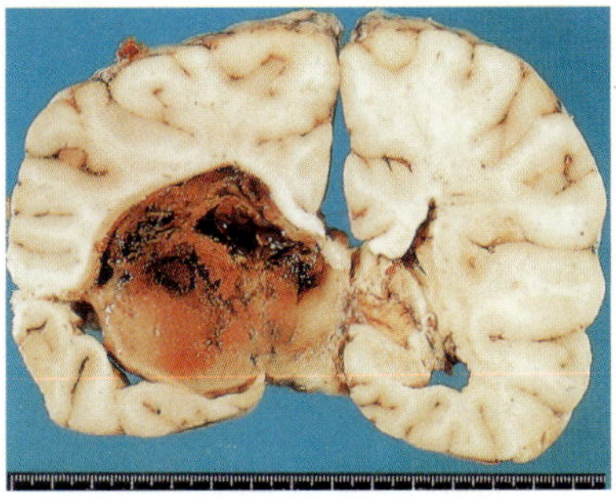

아교모세포종, 뇌(Glioblastoma, brain)
오른쪽 시상부위의 종괴가 주변조직을 침범하고 있으며 괴사와 출혈을 동반하고 있다.

glioma	신경아교종	tumor that starts in the glial cells of the brain or the spine	신경아교세포(neuroglia)에서 기원하는 종양(tumor)
Guillain-Barres syndrome acute febrile polyneuritis	길랑-바레 증후군 급성 열성 다발성 신경염	rapid-onset muscle weakness caused by the immune system damaging the peripheral nervous system	말초신경과 뇌신경을 광범위하게 침범하는 원인불명의 염증성 질환으로 이완성 양측하지마비, 호흡근육의 쇠약, 씹기 · 삼키기 곤란이 있으며, 심하면 말하는 것이 어렵고, 눈을 감는 것도 어려워짐
headache cephalagia, cephalodynia	두통	symptom that refers to any type of pain located in the head	머리의 통증
hemiparesis	반신불완전마비	weakness or the inability to move on one side of the body, making it hard to perform everyday activities like eating or dressing	몸의 반쪽(오른쪽 또는 왼쪽)의 근력이 약화나 불완전한 마비가 있는 경우임
herniated nucleus pulposus, HNP herniated intervertebral disk, HIVD	척추사이원반탈출증 수핵원판 탈출	prolapse of an intervertebral disk through a tear in the surrounding annulus fibrosus	척추사이원반(intervertebral disk)의 수핵이 돌출하여 신경을 압박하는 상태로 퇴행(노쇠), 외상, 선천적 요인 등이 일반적인 원인임
herpes zoster, shingles	띠헤르페스 (대상포진)	viral disease characterized by a painful skin rash with blisters in a localized area	말초신경(peripheral nerve)의 경로를 따라 피부에 통증성 물집이 나타나는 만성적인 바이러스성 질환으로 수두(chickenpox)의 원인이기도 함.

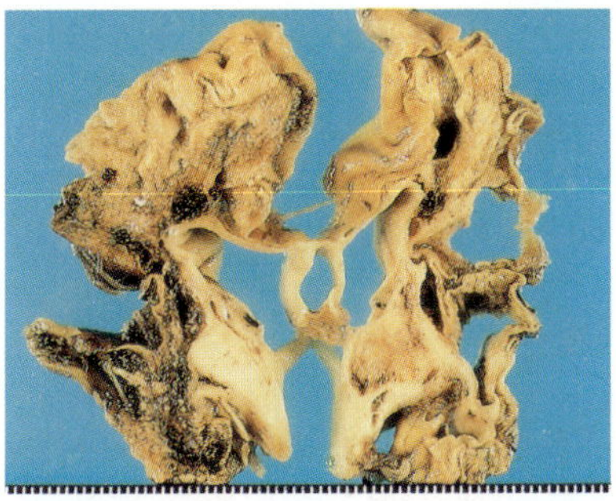

괴사성뇌염, 신생아 단순헤르페스 바이러스 감염, 뇌(Necrotizing encephalitis, neonatal herpes simplex virus infection, brain)
대뇌 절단면에서 다양한 크기의 낭성 변화를 동반한 광범위한 출혈과 괴사 소견이 보인다. 이 환아의 피부에 발생한 소포에서 제2형 단순헤르페스 바이러스가 검출되었다.

Huntington's chorea chronic progressive chorea	헌팅톤무도병 만성 진행성 무도병	inherited disorder that results in the death of brain cells	뇌세포의 괴사를 일으키는 유전병인 보통 염색체 우성질환으로 일반적으로 30대에서 발병하고 15년 이내에 사망하며 춤을 추는 것과 같은 불수의 운동이 특징임
hydrocephalus	물뇌증(수두증)	condition in which an accumulation of cerebrospinal fluid (CSF) occurs within the brain	뇌척수액(cerebrospinal fluid)의 순환장애로 인해 뇌척수액이 뇌실(cerebral ventricle)에 축적되는 상태로 선천적 또는 후천적으로 나타날 수 있으며 뇌의 기능 이상을 초래함

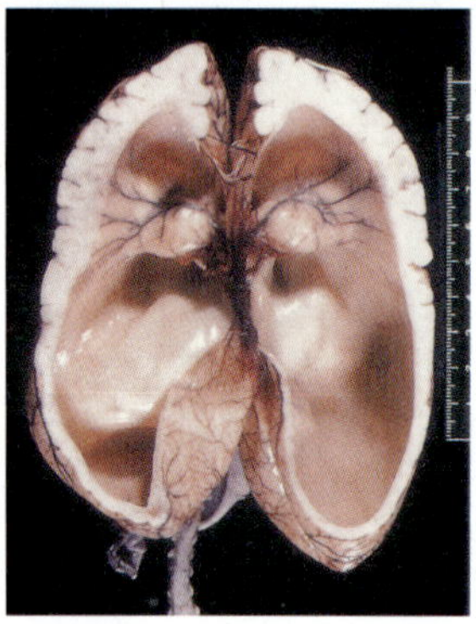

선천 물뇌증, 뇌(Congenital hydrocephalus, brain)

가쪽뇌실 및 제3뇌실이 수도관의 폐쇄에 의해 현저히 확장되어 있으며 대뇌반구의 벽이 얇아져 있다.

hypnosis	최면	human condition involving focused attention, reduced peripheral awareness, and an enhanced capacity to respond to suggestion	인위적으로 유발된 혼수상태로서 몽유증과 비슷함
intracerebral hemorrhage	뇌내출혈	intracranial bleed that occurs within the brain tissue or ventricles	뇌혈관 파열에 의한 뇌 속의 출혈(hemorrhage)로 급성의 경우 호흡곤란(dyspnea), 연하곤란(dysphagia), 언어상실증(실어증, aphasia), 의식저하, 반불완전마비(hemiparesis) 등의 증상이 나타날 수 있음

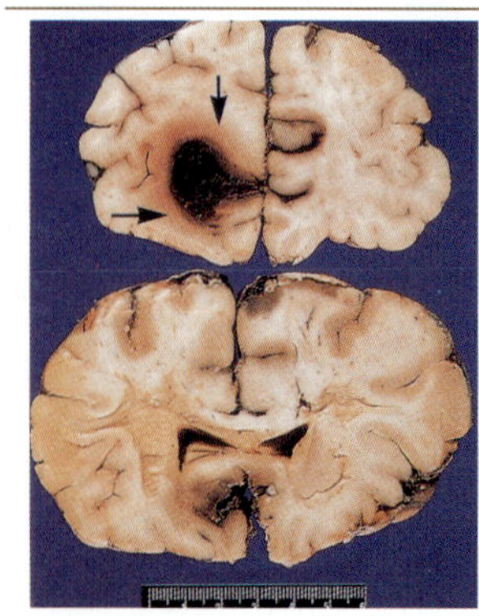

동맥류파열로 인한 뇌내출혈, 뇌(Intracerebral hemorrhage due to aneurysmal rupture, brain)

두 개의 이마엽 절단면에서 플라스크 모양의 신선한 출혈(화살표)을 보인다. 이것은 앞교통동맥의 동맥류가 터져서 그 압력으로 만들어진 것이다.

lethargy somnolence, drowsy	무기력, 졸음증, 기면	state of lacking energy	심하게 쇠약하거나 높은 열 또는 뇌염 등으로 인해 수면상태에 있는 의식 장애의 하나임

meningitis	뇌막염 (뇌수막염)	inflammation of the meninges	세균이나 바이러스 등에 의한 뇌척수막의 염증이다. 원인균에 따라 화농성 뇌막염, 결핵성 뇌막염, 진균성 뇌막염 등으로 분류됨
meningioma	뇌막종 (뇌수막종)	tumor of the meninges	뇌척수막(meninges)에서 발생한 종양(tumor)

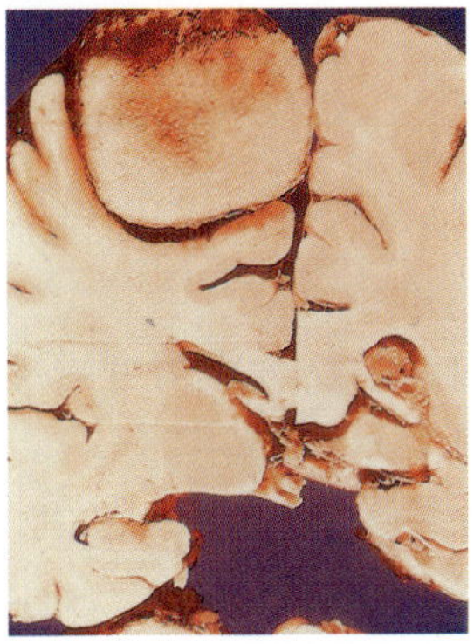

뇌막종, 뇌(Meningioma, brain)
큰 뇌막종은 경계가 명확하고 피막에 쌓여있고 주위 뇌조직을 누르고 있다.

meningocele	뇌막탈출증	protrusion of the meninges	머리뼈(skull) 또는 추궁(척추뼈고리, vertebral arch)의 유합부전에 따른 결손 부위를 통해 뇌척수막(meninges)이 이탈한 것
meningomyelocele	뇌막척수탈출증	protrusion of the meninges and spinal cord	척주(vertebral column)의 결손부위를 통해 척수(spinal cord)와 수막(meninges)이 탈출하는 것
microcephaly	작은머리증, 소두증	birth defect where a baby's head is smaller than expected when compared to babies of the same sex and age	머리가 선천적으로 작은 상태로 원인은 유전적인 것과 태생기에 모체가 받은 외인(임신 중 풍진 등)에 의해서 일어날 수 있음
migraine	편두통	primary headache disorder characterized by recurrent headaches that are moderate to severe	처음에는 한쪽 머리가 발작적으로 아프다가 온 머리에 퍼지기도 하며 구토, 귀울림, 권태가 일어남
mononeuropathy	단일신경병증	damage to a nerve outside the brain and spinal cord (peripheral neuropathy)	수근관증후군(carpal tunnel syndrome)과 같이 단일 신경(nerve)을 침범하는 병적 상태
multiple sclerosis ,MS	다발성경화증	demyelinating disease in which the insulating covers of nerve cells in the brain and spinal cord are damaged	중추신경계(CNS)의 진행성 퇴행성 질환으로 염증(inflammation), 경직(hardening), 척수와 뇌 전체의 말이집의 소실(loss of myelin)로 인한 마비와 기타 근육 징후들이 특징적으로 나타남
myasthenia gravis	중증근육무력증	long-term neuromuscular disease that leads to varying degrees of skeletal muscle weakness	활동 시에는 근력저하와 피로를 호소하다가 안정 후에는 회복되는 특징적인 증상을 호소하는 질환으로 대개 아침이나 휴식 후에는 호전되었다가 운동 시 악화되는 피로현상을 보임

neuralgia	신경통	stabbing, burning, and often severe pain due to an irritated or damaged nerve	신경(nerve)에서 느껴지는 모든 통증
neuritis	신경염	inflammation of a nerve or the general inflammation of the peripheral nervous system	신경(nerve)에 발생한 염증
neuroarthropathy	신경관절병증	severe destructive form of degenerative arthritis resulting from loss of sensation in the involved joints	신경계의 질환과 관련된 관절(joints)의 병증
neuroblastoma	신경모세포종	cancer that develops from immature nerve cells found in several areas of the body	주로 유아와 어린이에서 발병하며 미성숙 신경에서 발생하는 악성 종양

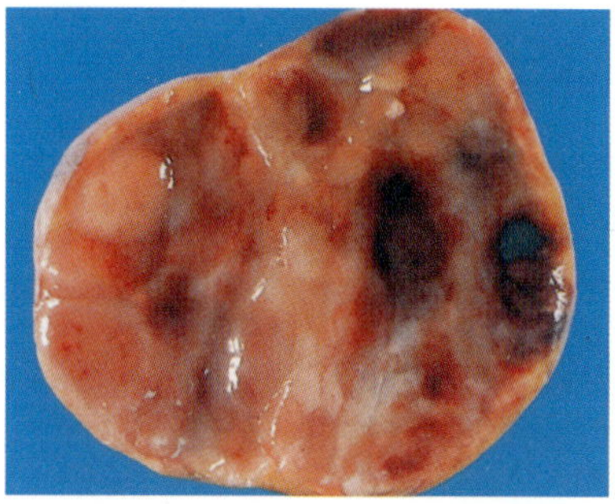

신경모세포종, 부신(Neuroblastoma, adrenal)

종양의 단면에서 출혈성 괴사를 동반한 경계가 비교적 좋은 종괴를 포함한 증대된 부신이 보인다. 연갈색 부위는 괴사가 일어나지 않은 실질종양 부위이다.

neuropathy	신경병증	damage or dysfunction of one or more nerves that typically results in numbness, tingling, muscle weakness and pain in the affected area	말초신경계(peripheral nervous system)의 기능적 장애 및 병적변화
neurosis	신경증	functional mental disorders involving chronic distress but neither delusions nor hallucinations	비정신병성 정신질환(nonpsychotic mental illness)으로 내적인 심리적 갈등이나 외부로부터의 스트레스에 의해 나타나는 심리적 긴장이나 증상이 나타남
nystagmus	눈떨림, 안구진탕	vision condition in which the eyes make repetitive, uncontrolled movements	안구의 불수의적 운동으로 수평, 수직, 회전형으로 나눔
paralysis	마비	loss of motor function in one or more muscles	신경이나 근육이 형태의 변화 없이 기능을 하지 못하는 상태이며 감각이 없어지거나 움직일 수 없음
paraplegia	하반신마비, 양측하지마비	impairment in motor or sensory function of the lower extremities	양쪽 하지나 하반신의 마비로 주로 척수신경손상에 의함

paresis	불완전마비	condition typified by a weakness of voluntary movement, or by partial loss of voluntary movement or by impaired movement	어떠한 기관의 기능이 완전히 상실되지는 않고, 약간 또는 부분적으로 약화된 상태의 마비임
Parkinson's disease, PD paralysis agirans	파킨스병	long-term degenerative disorder of the central nervous system that mainly affects the motor system	중추신경계(central nervous system)의 만성퇴행질환(chronic degenerative disease)으로 손과 발의 안정떨림(resting tremor), 경직(rigidity), 무표정(expressionless face), 발을 질질 끄는 보행(shuffling gait) 등을 보이며, 보통 50세 이후에 발생함

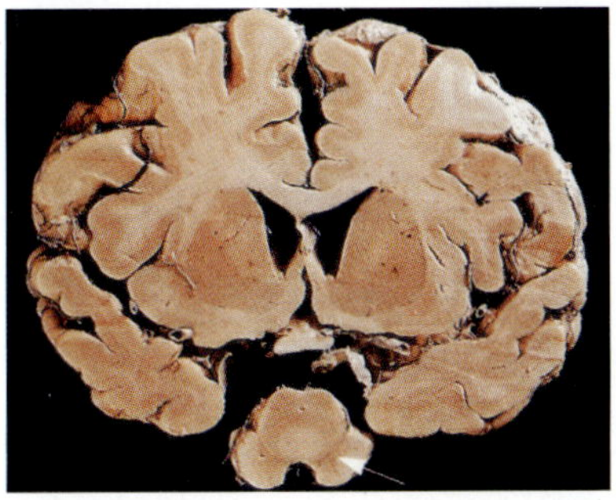

파킨슨병, 뇌(Parkinson's disease, brain)
뇌의 시신경교차 부위의 절단면에서 전체적으로 위축된 뇌와 흑색질(화살표) 부위에 색소의 소실이 관찰된다.

poliomyelitis	회색질척수염	highly infectious viral disease, which mainly affects young children	바이러스로 인한 중추신경계 회색질의 염증으로 폴리오바이러스(polio virus)에 의한 감염질환(infectious disease)으로 척수(spinal cord)에 침범하여 운동마비를 일으키는 것이 특징이며 일반적으로 척수와 근육의 변형과 마비를 초래함
polyneuritis	다발신경염	condition in which a person's peripheral nerves are damaged.	전신에 광범위하게 신경 장애가 나타나는 것으로 중독, 비타민 결핍, 감염증, 당뇨병성 신경병증(diabetic neuropathy), 암 등 원인이 다양함
polyneuropathy	다발신경병증	nerve damage that is quite different from mononeuropathy, often more serious and affecting more areas of the body	여러 신경(nerve)을 침범하는 신경질환
psychosis	정신병	abnormal condition of the mind that results in difficulties determining what is real and what is not	현실과의 접촉이 소실되는 것이 두드러지는 정신 질환으로 대부분 망상(delusions)과 환각(hallucinations)을 동반함
rabies	광견병	viral disease that causes inflammation of the brain in humans and other mammals	중추신경계를 침범하는 HNA 바이러스에 의한 급성 전염 질환으로 광견병에 걸린 개, 고양이, 늑대, 박쥐 등에 물렸을 때 발생하며, 치명적인 질환

radiculitis	신경근염	inflammation of the nerves roots	척수 신경근(nerve root) 부분의 염증
radiculopathy	신경근병증	conditions in which one or more nerves are affected and do not work properly	탈출한 추간판(disk)에 의해 신경근(nerve root)이 압박되어 발생하는 질환
rhizomeningomyelitis	신경근척수막척수염	inflammation of the nerves roots, meninges, and spinal cord	신경근(nerve root), 뇌막(meninges), 척수(spinal cord)의 염증

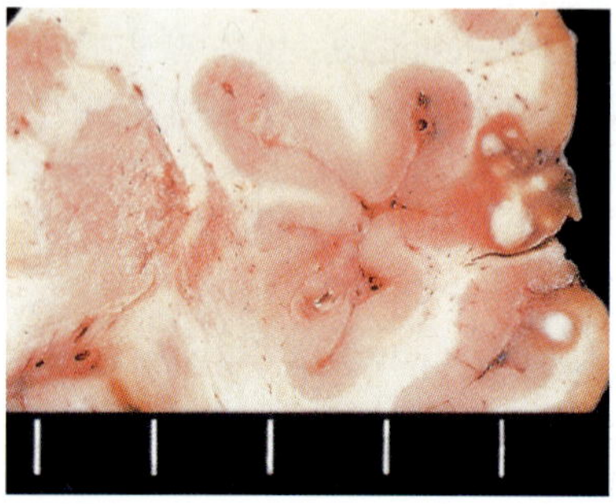

결핵, 대뇌(Tuberculosis, cerebrum)

뇌의 절단면에서 연뇌막면 바로 아래 위치한 여러개의 분필같은 백색의 결절이 보인다. 이는 치즈괴사를 일으킨 결핵결절이다.

Romberg's sign	롬베르크 징후	test used in an exam of neurological function for balance, and also as a test for driving under the influence of an intoxicant	소뇌 질환이 있는 경우에는 눈을 뜬 상태에서도 균형을 유지하기가 어려우며 보행 시 다리를 넓게 벌리고도 비틀거림
sciatica	궁둥신경통, 좌골신경통	health condition characterized by pain going down the leg from the lower back	엉덩이부터 발까지 진행하는 궁둥신경(sciatic nerve)의 경로를 따라 나타나는 다리의 심각한 통증으로 탈출 추간판(herniated disk) 또는 오래 앉아 있는 자세가 원인이 되어 신경을 압박함으로써 발생
spina bifida	척추갈림증(이분척추)	birth defect in which there is incomplete closing of the spine and the membranes around the spinal cord during early development in pregnancy	척추관(spinal canal)의 불완전한 폐쇄로 척수(spinal cord)와 뇌막(meninges)이 돌출 또는 돌출되지 않은 상태를 특징적으로 보이는 선천적인 신경관(neural tube) 결함

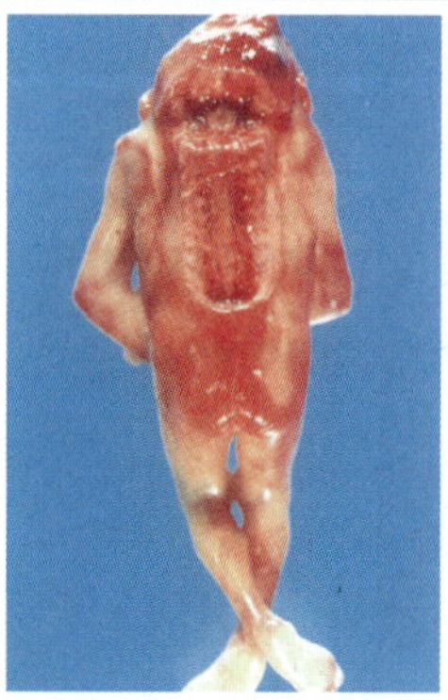

척추갈림증(Spina bifida)

다인성 유전병의 하나로서 선천적으로 척추가 갈라져서 태어나는 것이다. 이것은 목에서 등에 이르기까지 척수가 뼈에 덮혀 있지 못하고 노출되어 있다. 이런 태아는 대개 자궁내에서 사망한다.

spina bifida cystica	낭성척추갈림증	bony defect in the vertebral column that causes a cleft in that column	더 심각한 척추갈림증의 형태는 뇌막탈출증(뇌막류, meningocele)이나 척수탈출(myelocele) 또는 2가지 모두의 돌출(meningomyelocele)을 수반함
spina bifida occulta	숨은척추갈림증	malformation of one or more vertebrae (bones of the spine)	척추갈림증(spina bifida) 중 가장 흔하고 가장 덜 심각한 형태는 척수와 뇌막이 돌출되지 않은 형태임
stupor	혼미	condition in which someone is not able to think normally because of being drunk, drugged, tired, etc	부분적 또는 거의 완전한 무의식 상태로서 강력한 자극에만 반응을 나타냄
syncope	실신	loss of consciousness and muscle strength characterized by a fast onset, short duration, and spontaneous recovery	전체적인 뇌허혈에 의해 즉 혈압강하에 의한 일과성 의식상실로 기절한 상태
tetraplegia quadriplegia	사지마비, 팔다리마비	paralysis caused by illness or injury that results in the partial or total loss of use of all four limbs and torso;	양쪽 팔다리의 마비로 한쪽 팔다리마비(편마비)가 양쪽으로 일어났다고 보는 경우와 양쪽 팔다리마비(양측마비) 부위가 넓어졌다고 보게 되는 경우가 있음
tic	틱	sudden, repetitive, non-rhythmic motor movement or vocalization involving discrete muscle groups	주로 얼굴, 머리, 목근육의 발작적이고 돌발적이면서 율동적으로 반복해서 일어나는 불수의 운동임
transient ischemic attack, TIA	일과성허혈발작	brief episode of neurological dysfunction caused by loss of blood flow (ischemia) in the brain, spinal cord, or retina, without tissue death (infarction)	갑작스런 뇌로의 혈액공급 장애로 일시적이며 완전히 정상으로 회복됨
tremor	떨림, 진전	involuntary, somewhat rhythmic, muscle contraction and relaxation involving oscillations or twitching movements of one or more body parts	자신의 의사와는 상관없이 떨리거나 진동이 있는 상태
trigeminal neuralgia	삼차신경통	chronic pain disorder that affects the trigeminal nerve	제5번 뇌신경인 삼차신경 장애로 원인불명이며 병변이 있는 신경분포지(눈신경, 위턱신경, 아래턱신경의 3분지)쪽 얼굴에 발작적이고 반복되는 통증이 나타남

2) 진단

용어	국문의미	영문의미	단어해설
brain scan, brain imaging	뇌스캔	use of various techniques to either directly or indirectly image the structure, function, or pharmacology of the nervous system	방사선 동위원소를 정맥으로 주입하여 특수 스캐너로 화학물질의 뇌조직 통과와 흡수를 기록하는 것으로 뇌종양, 혈관폐쇄, 감염 등의 발견이나 뇌 수술이나 방사선 치료 후의 추후 검사에도 도움이 됨
cerebral angiography	뇌혈관조영술	pertaining to the cerebrum, process of recording of the (blood) vessels	뇌혈관에 조영제(contrast medium)를 주입한 후 X선 촬영하는 방법
cerebrospinal fluid analysis	뇌척수액 검사	test used to diagnose conditions that affect the central nervous system	허리천자(lumbar puncture)를 통해 뇌척수액(CSF) 표본을 검사하는 임상 검사, 혈액 성분, 박테리아, 악성 세포, 단백질의 양, 혈당등을 검사함
computed tomography (CT) myelography	컴퓨터단층촬영척수조영술	radiographic examination that uses two-part procedure performed to detect abnormalities including a tumor, herniated disc, arthritis, spinal narrowing and/or nerve impingement of the spinal canal	요추천자(lumbar puncture)를 통해 지주막하강(subarachnoid space)에 조영제(contrast medium)를 주입 후 컴퓨터단층촬영하는 방법
deep tendon reflex, DTR	깊은힘줄반사, 심부건반사	muscle contraction in response to stretching within the muscle	근육과 연결된 힘줄에 고무 망치로 두드려서 유발되는 갑작스런 근육 폄(extension, 근육신전)에 반응이 일어나는 근육의 수축 현상임
discography	척추사이원반조영술	study and cataloging of published sound recordings, often by specified artists or within identified musical genres	조영제를 척추사이원반 내로 주입하여 X-ray 촬영하는 검사로 척추사이원반(intervertebral disk)의 파열이 의심될 때 시행함
echoencephalography	뇌초음파검사	detailing of interfaces in the brain by means of ultrasonic waves	양측 두부에 초음파를 보내 뇌구조로부터의 반향음을 사진으로 기록하는 것으로 뇌종양, 뇌출혈, 뇌경색, 수두증 등의 진단에 이용함
electroencephalogram, EEG	뇌파도	record of electrical activity of the brain	뇌에서 발생하는 전기적인 변화를 기록으로 나타낸 것
electroencephalograph	뇌파기	instrument used to record electrical activity of the brain	뇌파(brain wave)를 검사하고 기록하는 장치

electroencephalography, EEG	뇌파검사	electrophysiological monitoring method to record electrical activity of the brain	뇌의 전기적 활동을 기록하기 위해 전극(electrodes)이 머리표면에 부착되며, 발작측정(evaluate seizure), 수면장애(sleep disorders), 의식불명(unconsciousness)의 기간, 뇌수술의 감시, 환자가 뇌사(brain dead) 또는 코마 상태에 있는지 판단하기 위해 사용됨
evoked potential studies, EP studies	유발전위검사	electrical potential in a specific pattern recorded from a specific part of the nervous system, especially the brain, of a human	외부로부터의 자극에 대한 뇌파(brain wave)의 반응과 변화를 포착하는 진단학적 검사법으로 시각유발반응(visual evoked response, VER), 청각유발반응(auditory evoked response, AER), 체성감각유발반응(somatosensory evoked response, SSER) 등이 있음
lumbar puncture, LP	허리천자, 요추천자	medical procedure in which a needle is inserted into the spinal canal, most commonly to collect cerebrospinal fluid (CSF) for diagnostic testing	진단 또는 치료를 목적으로 지주막하강(subarachnoid space)에 있는 뇌척수액(cerebrospinal fluid)을 채취하는 방법으로 보통 셋째와 넷째 요추(lumbar verrebra) 사이를 바늘로 찔러 시행하며 척추천자(spinal tap)라고도 함
magnetic resonance imaging (MRI) of the brain or spine	뇌 또는 척추의 자기공명영상	noninvasive diagnostic test that gives a detailed view of the soft tissues of spine or brain	컴퓨터를 통해 조절되는 고강도의 자기장(magnetic field)을 이용하여 뇌(brain) 또는 척추(spine)의 단면영상을 보여주는 방법으로 종양(tumor), 부종(edema), 다발경화증(multiple sclerosis), 탈출추간판(herniated disk) 등을 시각화하는데 사용함
myelography	척수조영술	radiographic examination that uses a contrast medium to detect pathology of the spinal cord	조영제를 요추천자를 통하여 거미막밑공간에 주입한 후 척수, 척추관을 X-ray 촬영하여 척수, 척수신경의 이상을 확인하는 검사로 척추사이원반탈출, 종양 등의 진단에 이용함

pneumoencephalography	공기뇌조영술	technique of diagnostic radiology that produces X-ray films of the head after injection of air or gas between the membranes lining the brain and spinal cord to sharpen the outlines of various brain structures	뇌척수액을 뽑은 뒤, 공기나 산소 또는 헬륨을 넣어 뇌의 액체 함유 부분(뇌척수액이 흐르는 부분, 주로 뇌실)을 촬영하는 방법
positron emission tomography (PET) scan of the brain	뇌의 양전자방출단층촬영스캔	imaging test that helps reveal how brain are functioning	컴퓨터단층촬영술(CT)과 방사능 화학물질을 결합한 핵의학적 방법(nuclear medicine procedure)으로 단면영상을 통해 뇌의 혈액흐름(blood flow)과 대사활동(metabolic activity)을 검사하는 방법
ventriculography	뇌실조영술	act or process of making an X-ray photograph of the ventricles of the brain after withdrawing fluid from the ventricles and replacing it with air or a radiopaque substance	뇌실을 촬영하기 위해 뇌의 가쪽 뇌실에 공기나 조영제를 주입한 뒤 뇌실을 X선 촬영하는 방법

3) 치료

용어	국문의미	영문의미	단어해설
craniotomy	머리뼈절개술	surgical removal of part of the bone from the skull to expose the brain	신경외과적 절차 중에 뇌(brain)로 접근하기 위해 머리뼈(skull)를 개방하는 수술 절차
thalamotomy	시상파괴술	surgical procedure in which an opening is made into the thalamus to improve the overall brain function in patients	정신병(psychosis) 또는 난치성 동통(intractable pain)을 치료하기 위해 시상의 일부를 파괴(destruction)하는 것
trephination	원형절제술	surgical intervention in which a hole is drilled or scraped into the human skull exposing the dura mater, to treat health problems related to intracranial diseases or release pressured blood buildup from an injury	신경외과적 수술(nerurosurgery)을 위해 뇌조직을 드러내거나 머릿속압력(두개내압, intracranial pressure, ICP)을 낮추기 위한 원형절제기(trephine)라는 특화된 톱을 이용하여 머리뼈에 원모양 판을 제거하는 것

cordotomy, chordotomy	척수시상로 절단술	surgical procedure that disables selected pain-conducting tracts in the spinal cord, in order to achieve loss of pain and temperature perception	처치곤란한 통증을 없애기 위해 시행되는 척수전외부로의 외과적 절단술임
craniectomy	머리뼈 절제술	neurosurgical procedure in which part of the skull is removed to allow a swelling brain room to expand without being squeezed	뇌종양절제나 뇌손상 치료를 위한 외과적 처치술임
cryosurgery	냉동 수술	use of extreme cold in surgery to destroy abnormal or diseased tissue	머리수술 시 출혈을 최소화시키고 회복기간을 줄이기 위하여 조직을 냉각시키거나 때로는 뇌조직 일부(thalamus)를 제거시키기 위한 방법으로도 사용됨
laminectomy	척추후궁 절제술	surgical procedure that removes a portion of the vertebral bone called the lamina, which is the roof of the spinal canal	척추후궁(vertebral posterior arch)의 일부를 제거하여 척수신경(spinal nerve)에 주는 압박을 제거하는 방법
neurolysis	신경 박리술	application of physical or chemical agents to a nerve in order to cause a temporary degeneration of targeted nerve fibers	신경주위 유착을 수술적으로 분리하는 것임
neurorrhaphy	신경봉합술	surgical suturing of a divided nerve	손상된 신경을 봉합하는 수술임
stereotactic neurosurgery	정위 신경수술	technique for locating targets of surgical interest within the brain relative to an external frame of reference	분리된 조직의 위치를 입체적으로 정하여 온열, 한랭, X선 또는 초음파 등을 이용하여 뚜렷한 병변을 만들어 수술하는 방법
sympathectomy	교감신경절제술	irreversible procedure during which at least one sympathetic ganglion is removed	교감신경을 부분적으로 절개하거나 제거하는 방법
tractotomy	신경로절개(술)	surgical procedures in which spinal tracts or parts of the nerves leading into the brainstem are selectively cut	중추신경계(CNS)의 신경전도를 절단하여 심한 통증을 치료하기 위하여 쓰이는 방법
vagotomy	미주신경절단술	surgical procedure that involves removing part of the vagus nerve	위산의 분비를 감소시키거나 위궤양이 재발되는 것을 막기 위해 시행함
ganglionectomy	신경절절제술	surgical removal of a ganglion	신경절(ganglion)을 절제하는 것

neuroplasty	신경성형술	that the cause of back pain comes from the adhesion and inflammation in the epidural space with stimulating the nerve roots, and by removing the cause of adhesion and reducing the inflammation, the pain can be removed	신경봉합술(neurorrhaphy)을 제외한 신경(nerve)에 대한 수술
neurotomy	신경절개술	application of heat (as in radio frequency nerve lesioning) or freezing to sensory nerve fibers to cause their temporary degeneration, usually to relieve pain	신경(nerve)을 절개하는 것
radicotomy, rhizotomy	신경근절단술	surgical procedure to sever nerve roots in the spinal cord, as detailed in the Spine-health glossary.	척주(vertebral column) 내에서 척수신경근(spinal nerve root)을 절단하는 것

4) 약리학 용어

용어	국문의미	영문의미	단어해설
anesthetic general local	마취제 전신 국소	agent that produces a local or general loss of sensation, including pain	의식이 있거나 상실된 상태에서 부분 또는 전체의 감각 소실을 유도하는 약물
anticonvulsants	항경련제	pharmacological agents used in the treatment of epileptic seizures	발작(seizures)을 예방하거나 조절하는 약물
antiparkinsonian agent	항파킨슨병제	treatment of Parkinson's disease	파킨슨병(parkinson disease)과 연관된 증상과 징후를 감소시키는 약물
antipsychotics	정신병치료제	medication primarily used to manage psychosis (including delusions, hallucinations, paranoia or disordered thought), principally in schizophrenia and bipolar disorder	망상(delusions)과 환각(hallucinations) 증상을 경감시키기 위해 뇌의 신경전달물질(neurotransmitters)을 조절하는 약물

5) 약어

신경계와 관련되어 자주 사용하는 약어를 정리하였다. 병원에서도 자주 사용하는 약어이므로 공부해 두도록 한다.

약어	영문의미	국문의미
AD	Alzheimer disease (dementia)	알츠하이머병(치매)
ADHD	attention deficit hyperactivity disorder	주의력결핍과다행동장애
ALS	acute lateral sclerosis	급성측삭경화증
ANS	autonomic nervous system	자율신경계
C1, C2	first cervical vertebra, second cervical vertebra	1번 목뼈, 2번 목뼈
CNS	central nervous system	중추신경계
CP	cerebral palsy	뇌성마비
CSF	cerebrospinal fluid	뇌척수액
CT	computed tomography	컴퓨터단층촬영
CTE	chronic traumatic encephalopathy	만성외상성뇌병증
CVA	cerebrovascular accident	뇌혈관사고, 뇌졸중
CVD	cerebrovascular disease	뇌혈관 질환
DTR	deep tendon reflex	심부건반사
EEG	electroencephalography	뇌파검사, 뇌전도검사
EP studird	evoked potential studies	유발전위검사
ICP	intracranial pressure	머리내압
L1, L2	first lumbar vertebra, second lumbar vertebra	1번 허리뼈, 2번 허리뼈
LP	lumbar puncture	허리천자
MRI	magnetic resonance imaging	자기공명영상
MS	mitral stenosis, musculoskeletal, mental status, magnesium sulfate	승모판협착증, 근육뼈대, 정신상태 마그네슘황산염
MS	multiple sclerosis	다발성경화증
OCD	obsessive-compulsive disorder	강박장애
PD	Parkinson disease	파킨슨병
PEG	pneumoencephalography	공기뇌촬영법
PET	positron emission tomography	양전자방출단층촬영술

PNS	peripheral nervous system	말초신경계
PTSD	posttraumatic stress disorder	외상후스트레스장애
S1, S2	first sacral vertebra	1번 엉치뼈, 2번 엉치뼈
SAH	subarachnoid hemorrhage	지주막하출혈
T1, T2	first thoracic vertebra, second thoracic vertebra	1번 등뼈, 2번 등뼈
TIA	transient ischemic attack	일과성뇌허혈발작
TN	trigeminal neuropathy	삼차신경통

4 관련질병을 통한 의학용어 학습

의학용어에 대한 이해를 향상시키기 위해 신경계와 관련된 질환에 대해 자세히 살펴보고자 한다.

1) 삼차신경통(Trigeminal Neuralgia)

삼차신경(tregeminal nerve; 5번뇌신경, CN V)에 의해 얼굴 부위에 발생하는 신경병성 통증증후군(neuropathic pain syndrome)이다. 삼차신경통은 대개 한쪽 편으로 돌발적으로 단시간 발생하지만 심한 통증을 유발하며, 시간이 지날수록 빈도가 잦아지고 연속적인 발생은 무력증을 가져온다. 통증은 자연적으로 발생하지만 종종 얼굴의 감각자극과 같은 특정한 발생점과 연관되어 있다. 삼차신경 가지들은 이마, 코, 볼, 잇몸, 턱을 포함한 얼굴 영역들을 자극한다. 삼차신경에 대한 압박은 외상(trauma), 종양(tumor), 다발성경화증(multiple sclerosis) 또는 대상포진(herpes zoster)에 의해서도 발생될 수 있다. 감마나이프 방사선 수술(gamma knife radiosurgery)은 하나의 선택이 될 수 있다.

2) 척수손상들(Spinal Cord Injuries)

척추의 골절(fracture)과 전위(dislocation)는 심각한 척수손상(spinal cord injury)을 야기한다. 보통 척수손상들은 교통사고, 추락, 얕은 곳에서의 다이빙, 스포츠 사고에 의한 외상(trauma)에 의해 발생한다. 이런 외상은 다양한 수준의 마비(paralysis)를 일으키며, 운동기능(motor function)의 상실은 다리에 한정(하반신마비, paraplegia)되거나 사지 모두의 마비(팔다리마비, quadriplegia)가 나타날 수 있다. 팔다리마비는 사지 모두와 몸통의 마비이다. 일반적인 결과로 손상수준 아래의 운동과 감각기능 모두가 소실된다.

복습문제

결합형 복습문제

01 신경계와 관련된 의학용어 중 결합형에 대해 정리한 표이다. 제시한 용어의 의미를 쓰도록 한다.

의학용어	용어분석			단어해설
	결합형	영문의미	국문의미	
cerebrospinal		cerebrum	대뇌	뇌척수의
encephalitis	encephalo		뇌	뇌염
glioma	glio	glue neuroglial tissue		신경아교종
meningocele	meningo	meninges	뇌수막	
meningioma	meningio	meninges		뇌막종
myelalgia	myelo		척수 골수	척수통증
neurolysis		nerve	신경	신경박리

접미사와 접두사

02 신경계와 관련된 의학용어에서 자주 사용되는 접미사와 접두사에 대한 복습문제이다. 해당용어에 대한 의미를 해당칸에 쓰도록 한다.

(1) 접미사

의학용어	용어분석			단어의미
	접미사	영문의미	국문의미	
epilepsy		seizure	발작	간질
aphasia	-phasia		말하기	언어상실증, 실어증

Chapter 12

(2) 접두사

의학용어	용어분석			단어의미
	접미사	영문의미	국문의미	
dysphasia		bad, painful, difficult, faulty,	잘못된, 고통스러운, 어려운, 불완전한	언어장애증, 언어곤란
hemiparesis	hemi-		절반	반불완전마비
paraplegia	para-	near, beside, beyond 뒤편		하반신마비
quadriplegia	quadri-	four	넷	

의학용어 만들기

03 지금까지 학습했던 용어를 결합하여 신경계통과 연관된 의학용어를 만들어 보시오.

(1) mental action or process of acquiring knowledge and understanding through thought, experience, and the senses ______________________

(2) delicate fibrocellular layer beneath the dura ______________________

(3) central organ of the human nervous system, and with the spinal cord makes up the central nervous system ______________________

(4) clear, colorless body fluid found in the brain and spinal cord ______________________

(5) group of neuron cell bodies in the peripheral nervous system ______________________

(6) forward-most portion of the brain stem and is associated with vision, hearing, motor control, sleep and wakefulness, arousal (alertness), and temperature regulation ______________________

(7) long, thin, tubular structure made up of nervous tissue, which extends from the medulla oblongata in the brainstem to the lumbar region of the vertebral column ______________________

(8) four interconnected cavities (or lumen) in the brain ______________________

(9) deficit in memory caused by brain damage or disease ____________________

(10) absence of a major portion of the brain, skull, and scalp that occurs during embryonic development

____

(11) neurological sign consisting of lack of voluntary coordination of muscle movements that can include gait abnormality, speech changes, and abnormalities in eye movements

____

(12) reflex elicited when the sole of the foot is stimulated with a blunt instrument

____

(13) blood clot (thrombus) that starts from the heart or blood vessel where the clot originates and stops in an artery that leads to or rests within the brain ____________________

(14) intracranial bleed that occurs within the brain tissue or ventricles

____

(15) deep state of prolonged unconsciousness in which a person cannot be awakened

____

(16) brain diseases that cause a long-term and often gradual decrease in the ability to think and remember that is severe enough to affect daily functioning ____________________

(17) inflammation of the brain ____________________

의학용어 복습

04 아래에 제시한 문장에 해당하는 의학용어(영문)를 쓰시오.

(1) 수많은 신경세포로 구성되어 있고 신경세포 사이에는 정보를 전달하는 복잡한 연결망이 형성되어 있는 조직 ____________________

(2) 뇌조직 내에 과량의 수분이 증가한 상태 ____________________

(3) 말을 정확하게 발음할 수 없거나 이해할 수 없게 되는 병적인 상태____________________

(4) 뇌(brain), 척수(spinal cord), 신경근(nerve root)을 동시에 침범하는 염증

____

(5) 뇌내의 전기적인 신호의 발생으로 나타나는 장애 ______________________

(6) 몸의 반쪽(오른쪽 또는 왼쪽)의 근력이 약화나 불완전한 마비가 있는 경우

____

(7) 처음에는 한쪽 머리가 발작적으로 아프다가 온 머리에 퍼지기도 하며, 구토, 귀울림, 권태가 일어날 수 있는 상태 ______________________

(8) 신경이나 근육이 형태의 변화없이 기능을 하지 못하는 상태이며 감각이 없어지거나 움직일 수 없는 상태

____

(9) 부분적 또는 거의 완전한 무의식 상태로서 강력한 자극에만 반응을 나타내는 상태

____

(10) 주로 얼굴, 머리, 목근육의 발작적이고 돌발적이면서 율동적으로 반복해서 일어나는 불수의적인 운직임이 나타나는 것 ______________________

(11) 뇌혈관에 조영제(contrast medium)를 주입한 후 X선 촬영하는 방법

____

(12) 양측 두부에 초음파를 보내 뇌구조로부터의 반향음을 사진으로 기록하는 검사

____

(13) 뇌에서 발생하는 전기적인 변화를 기록으로 나타낸 것 ______________________

(14) 의식이 있거나 상실된 상태에서 부분 또는 전체의 감각 소실시키는 약물

____

(15) 망상(delusions)과 환각(hallucinations) 증상을 경감시키기 위해 뇌의 신경전달물질(neurotransmitters)을 조절하는 약물 ______________________

약어

05 아래에 제시한 약어의 full name과 국문 의미를 쓰시오.

1. AD: ______________________________

2. ADHD: ______________________________

3. ANS: ______________________________

4. CT: ______________________________

5. MRI: ______________________________

6. OCD: ______________________________

7. PET: ______________________________

8. PTSD: ______________________________

9. TIA: ______________________________

10. TN: ______________________________

Chapter 13

근육뼈대계

학습목표

- 근육뼈대계통 관련 의학용어를 익힌다.
- 근육뼈대계통의 주요구조와 기능에 대해 이해한다.
- 근육뼈대계통과 관련된 의학용어의 구성요소(어근, 접두사, 접미사 등)를 분석한다.

1 근육뼈대계 의학용어 맛보기

의학용어	국문의미	영문의미	단어해설
arthritis	관절염	common condition that causes pain and inflammation in a joint	일반적으로 통증, 부기(부종, swelling), 뻣뻣함(강직, stiffness)을 동반한 관절의 염증
arthroplasty	관절성형술	surgical procedure to restore the function of a joint. A joint can be restored by resurfacing the bones	질환이나 손상이 있는 관절을 수술로 재건(reconstruction), 치환(replacement), 재성형(reshape)하는 수술
contraction	수축	physiological condition of a muscle which generates tension (traction) at its origin and insertion	근육이 단단해진 상태로 근육의 길이가 짧아지는 수축(concentric contraction)과 길어지는 수축(eccentric contraction)이 있음
radiography	방사선촬영술	imaging technique using X-rays, gamma rays, or similar ionizing radiation and non-ionizing radiation to view the internal form of an object	전리 방사선이 외부에서부터 우리 몸을 통과하여 필름에 음영으로 영상을 만드는 기술

1) 근육뼈대(musculoskeletal system)의 특징 및 구성

(1) 뼈대의 기능

뼈대계통은 신체를 지지하면서 형태를 유지할 뿐만 아니라 뼈대근육의 수축에 의하여 수동적으로 움직이게 되며, 뇌, 척수, 허파, 심장 등을 보호하고 있다. 뼈는 혈구형성기관(그림 12-1)일 뿐만 아니라 칼슘과 같은 무기질 대사에도 큰 몫을 담당하고 있다.

(2) 뼈의 형태에 의한 분류

뼈의 형태적인 분류에는 긴뼈, 짧은 뼈, 납작뼈, 불규칙뼈가 있다.

긴뼈(long bone)는 긴 대롱 모양의 뼈이며, 위팔뼈(humerus), 노뼈(radius), 자뼈(ulna), 넙다리뼈(femur), 정강뼈(tibia), 종아리뼈(fibula) 등이 이에 속한다. 짧은뼈(short bone)에는 손목뼈(carpal bone) 및 발목뼈(tarsal bone)가 있다. 납작뼈(flat bone)는 넓적한 뼈이며, 마루뼈(parietal bone) 및 복장뼈(sternum) 등이 속하며 불규칙뼈(irregular bone)는 모양이 일정치 않은 뼈이며, 척추뼈(vertebra), 광대뼈(zygomatic bone) 등이 그 예이다.

(3) 뼈의 구조

긴뼈를 세로축 방향으로 절단해 보면, 석회화된 치밀뼈(compact bone)로 이루어져 있어서 매우 단단하고, 속에

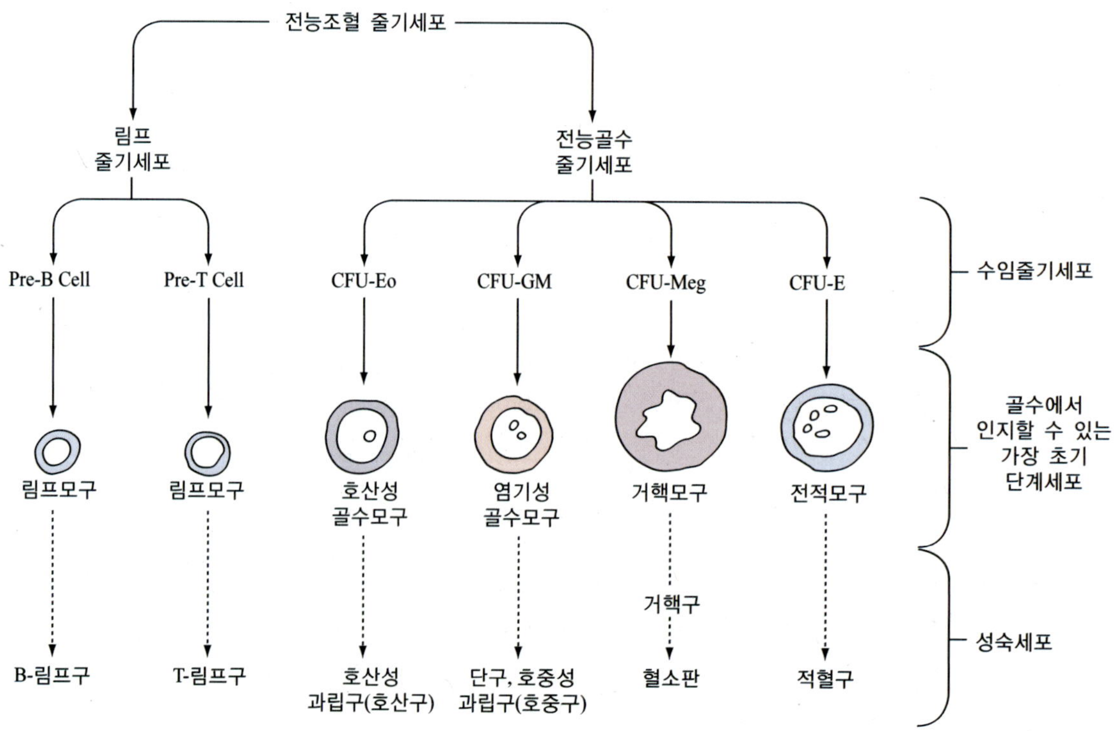

그림 13-1. 혈구의 분화 : 정상 조혈단계.

CFU : Colony forming unit은 골수세포의 배양연구에서 나온 용어이다. 간세포(stem cell)로서 앞으로 분화될 세포의 구별이 가능한 특성을 가진 세포의 군락, Eo : 호산구, GM : 과립구, Meg : 거핵구, E : 적혈구, Committed stem cells : 수임간세포

는 혈구형성조직인 뼈속질(골수, bone marrow)로 차 있는 뼈속질공간(marrow cavity)이 형성되어 있고, 뼈조직이 그물 모양의 뼈잔기둥(trabeculae)을 이루고 있는 해면뼈(cancellous bone, spongy bone)로 되어 있다.

뼈에 분포하는 혈관은 치밀뼈의 표면에 수직인 관통관(볼크만관, Volkmann's canal)과 그에 연결되어 있는 세로축 방향의 중심관(하버스관, Haversian canal)을 통하여 골수공간으로 드나들며, 골수공간 속에서는 복잡한 혈관그물을 이루고 있다. 뼈의 길이성장은 뼈끝과 뼈몸통의 경계에 있는 유리연골로 된 원반 모양의 뼈끝판(epiphyseal plate, 성장판 growth plate)에서 이루어진다. 사춘기를 지나 성인이 되면 뼈끝판이 모두 해면뼈로 대치되므로 뼈의 길이성장이 멈추게 된다.

(4) 뼈조직

뼈조직(osseous tissue)은 뼈발생세포(osteoprogenitor cell), 뼈모세포(osteoblast), 뼈세포(osteocyte), 뼈파괴세포(osteoclast) 등의 세포성분과 세포사이에 아교섬유 등의 유기성분과 인산칼슘 및 탄산칼슘 등의 무기성분으로 구성된 뼈바탕질(bone matrix)로 이루어져 있다. 뼈발생세포는 뼈바깥막의 속층, 뼈속막, 중심관의 속면에 분포하고 뼈모세포는 뼈표면에 접하고 있는 뼈바깥막의 깊은층과 뼈속막에 있으며, 뼈세포는 뼈모세포가 변한 세포로서 치밀뼈의 속과 해면뼈 뼈잔기둥의 바탕질 속에 묻혀 있으며, 뼈바탕질의 유기성분 합성에 관여한다. 뼈파괴세포는 골수공간에 접한 뼈의 내면, 중심관과 관통관 속에 위치하며 뼈를 흡수하는 것이 주기능이다.

치밀뼈의 경우 뼈단위층판(Harversian lamellae), 속주위층판(inner circumferential lamellae), 바깥주위층판(outer circumferential lamellae) 및 사이층판(interstitial lamellae) 등이 구별되나, 해면뼈에서는 이와 같은 층판 형성이 뚜렷하지 않다.

(5) 뼈형성

뼈는 발생 3개월부터 형성되기 시작하며 뼈형성(bone formation), 뼈발생(osteogenesis), 뼈되기(골화, ossification)에는 다음과 같은 두 가지 방법이 있다.

가. 막속뼈발생

막속뼈발생(intramembranous ossification)은 뼈가 생겨날 부위의 중간엽조직에 먼저 혈관이 발달하고, 중간엽세포가 뼈발생세포를 거쳐 뼈모세포로 분화함으로써 뼈조직이 만들어지며, 이어서 이 부위를 중심으로 뼈조직이 덧붙여 형성된다.

나. 연골속뼈발생

연골속뼈발생(intracartilaginous ossification)은 뼈가 생겨날 부위에 먼저 유리연골로 된 뼈의 모형(model)이 만들어지고, 이 연골모형이 점차 뼈조직으로 대체되어 간다. 긴뼈에서는 뼈몸통과 뼈끝에 각각 뼈발생 중심이 출현하는데 먼저 생겨난 뼈몸통의 것을 일차뼈발생중심(primary ossisification center)이라 하고, 나중에 생겨나는 뼈끝의 것을 이차뼈발생중심(secondary ossification center)이라 한다. 이렇게 뼈발생이 이루어지는 과정에서 뼈발생중심 부위에 뼈파괴세포(osteoclast)라고 하는 큰 다핵성 세포가 출현하여 뼈조직을 흡수함으로써 골수공간을 만들어 간다.

(6) 관절

관절(joint)은 2개 이상의 뼈가 서로 만나 결합하고 있는 것으로 형태와 운동성이 다양하다. 관절의 운동성은 전혀 움직이지 않는 것부터 자유롭게 여러 방향으로 움직일 수 있는 것까지 다양하다. 관절은 관절을 이루는 뼈 사이 구조물의 성분에 따라 섬유관절, 연골관절, 윤활관절 등 세 종류로 구분할 수 있다.

(7) 근육조직

근육(muscle)은 몸의 운동을 담당하는 조직으로서, 근육세포(근육섬유 muscle cell or fiber)가 주역을 맡고 있으며, 근육세포의 세포질에는 수축작용에 관여하는 근육원섬유(myofibril)가 있는 것이 특징적이다. 근육은 형태 특성에 따라 세 종류, 즉 민무늬 근육세포는 가로무늬가 없는 방추형 세포로서 불수의적이다. 뼈대근육세포는 가로무늬가 있는 긴 원통형이고 수의적이다. 심장근육세포는 가로무늬를 볼 수 있지만 뼈대근육세포와는 달리 분지된 불규칙한 모습의 세포로 수축은 율동적이며 불수의적이다.

2) 근육뼈대계 주요 의학 용어

(1) 근육

의학용어	국문의미	영문의미	국문의미
cardiac muscle (myocardium)	심근	involuntary, striated muscle that constitutes the main tissue of the walls of the heart	심장벽의 대부분을 이루는 근육으로 심근의 수축을 통해 심장이 뛰게 됨
skeletal muscles (striated muscles)	뼈대근(골격근)	a form of striated muscle tissue, which is under the voluntary control of the somatic nervous system	뼈대근은 의지대로 수축(contraction)할 수 있는 근육으로 맘대로근(수의근, voluntary muscle)이라고도 하며, 밝은 부분과 어두운 부분이 교대로 나타나 줄무늬(striation)를 이뤄 가로무늬근(횡문근, striated muscle)이라고도 부름
smooth muscles (unstriated muscles)	민무늬근(평활근)	involuntary non-striated muscle in the walls of hollow organs, including the stomach, intestines, urinary bladder and uterus, and in the walls of passageways, such as the arteries and veins of the circulatory system, and the tracts of the respiratory, urinary, and reproductive systems	혈관(blood vessel)이나 소화관(digestive tract)의 벽 등 내부장기(internal organ)에 위치하는 근육으로 의지대로 수축(contraction)할 수 없어 제대로근(불수의근, involuntary muscle)이라고 하며, 줄무늬가 없어 민무늬근(unstriated muscle)이라고도 부름

(2) 뼈

의학용어	국문의미	영문의미	단어해설
acetabulum	볼기뼈절구(관골구)	concave surface of a pelvis	볼기뼈(hip bone)의 가쪽에 넙다리뼈 머리(head of the femur)가 들어가는 원형의 깊은 오목
acromion process	봉우리(견봉)	bony process on the scapula (shoulder blade)	어깨뼈(견갑골, scapula)의 가쪽 끝 부분에 있는 뭉툭한 부분
bone marrow	뼈속질	semi-solid tissue which may be found within the spongy or cancellous portions of bones	뼈속질공간(medullary cavity)을 채우고 있는 물질
calcaneus	발꿈치뼈(종골)	bone of the tarsus of the foot which constitutes the heel	발꿈치(heel)를 이루는 뼈
cancellous (spongy) bone	해면뼈	very porous type of bone	치밀뼈(compact bone)의 속에 둘러싸여 있으며, 해면(스펀지, sponge)과 같이 작은 공간을 포함하는 부분
carpal bones	손목뼈(수근골)	eight small bones that make up the wrist (or carpus) that connects the hand to the forearm	손목(wrist)을 이루는 뼈
cartilage	연골	resilient and smooth elastic tissue, a rubber-like padding that covers and protects the ends of long bones at the joints	관절을 이루는 뼈의 관절부위 표면을 덮고 있는 섬유조직(fibrous tissue)
cervical vertebrae(C1~C7)	목뼈(경추)	vertebrae of the neck, immediately below the skull	목(neck) 부위의 7개로 구성된 척추뼈
clavicle, collar bone	빗장뼈(쇄골)	long bone that serves as a strut between the shoulder blade and the sternum (breastbone)	가슴 가운데 있는 복장뼈와 어깨뼈를 이어주는 S자 모양의 긴뼈
coccyx	꼬리뼈(미골)	final segment of the vertebral column	4~5개의 뼈가 합쳐져 형성된 척추뼈의 마지막 부분
compact bone	치밀뼈	dense bone in which the bony matrix is solidly filled with organic ground substance and inorganic salts	뼈바깥막(periosteum)의 바로 아래에 위치하는 치밀하며 딱딱한 뼈조직(bone tissue)
diaphysis	뼈몸통	main or midsection (shaft) of a long bone	긴뼈(long bone)의 중간 부분
endosteum	뼈속막	thin vascular membrane of connective tissue that lines the inner surface of the bony tissue that forms the medullary cavity of long bones	뼈속질공간(medullary cavity)과 접하는 치밀뼈(compact bone)의 속면을 둘러싸는 막(membranous lining)
epiphysis (pi. epiphyses)	뼈끝	rounded end of a long bone, at its joint with adjacent bone	긴뼈(long bone)의 양 끝 부분

Chapter 13

femur	넙다리뼈 (대퇴골)	proximal bone of the hindlimb	넓적다리(thigh)를 이루는 뼈
humerus	위팔뼈(상완골)	long bone in the arm that runs from the shoulder to the elbow	위팔(upper arm)을 이루는 뼈
ilium	엉덩뼈(장골)	uppermost and largest part of the hip bone	볼기뼈(관골, hip bone)의 위쪽을 구성하며 날개모양으로 뻗은 부위
ischium	궁둥뼈(좌골)	lower and back part of the hip bone (os coxae)	볼기뼈(hip bone)의 아래쪽을 구성하며 앉을 때 체중을 지탱하는 부위
lamina (pi. laminae)	척추뼈고리판	one of two curved parts at the back of a vertebra	척추뼈고리(추궁, vertebral arch)을 이루는 부분
lumbar vertebrae (L1~L5)	허리뼈(요추)	five vertebrae between the rib cage and the pelvis	등뼈(thoracic vertebrae) 아래 5개로 이루어진 척추뼈
mandible	아래턱뼈 (하악골)	largest, strongest and lowest bone in the human face	아래턱(lower jaw)을 이루는 뼈
maxilla	위턱뼈(상악골)	upper fixed (not fixed in Neopterygii) bone of the jaw formed from the fusion of two maxillary bones	위턱(upper jaw)을 이루는 뼈
metacarpal bones	손허리뼈 (중수골)	intermediate part of the skeletal hand located between the phalanges of the fingers and the carpal bones of the wrist which forms the connection to the forearm	손바닥을 이루는 뼈
metatarsal bones	발허리뼈 (중족골)	five long bones in the foot, located between the tarsal bones of the hind- and mid-foot and the phalanges of the toes	발등을 이루는 5개의 뼈
olecranon process	팔꿈치머리 (주두)	large, thick, curved bony eminence of the ulna, a long bone in the forearm that projects behind the elbow	팔꿉 부위에서 만져지는 자뼈(척골, ulna)의 근위에 뭉툭한 부분
patella (pl. patellae)	무릎뼈(슬개골)	flat, circular-triangular bone which articulates with the femur (thigh bone) and covers and protects the anterior articular surface of the knee joint	무릎(knee)의 앞쪽에 있는 세모꼴의 뼈
pelvis	볼기뼈(골반, 밑골)	lower part of the trunk of the human body between the abdomen and the thighs	3개의 뼈가 합쳐져 이룬 부위로 pelvic bone 또는 hip bone이라고도 함
periosteum	뼈외막	membrane that covers the outer surface of all bones, except at the articular surfaces (i.e. the parts within a joint space) of long bones	섬유조직(fibrous tissue)으로 구성된 뼈의 가장 바깥층(outermost layer)

phalanx (pl. phalanges)	손가락뼈(지절골, 발가락뼈)	digital bones in the hands and feet	손가락(finger)과 발가락(toe)을 이루는 뼈
pubis	두덩뼈(치골)	ventral and anterior of the three principal bones composing either half of the pelvis	볼기뼈(hip bone)의 앞쪽을 이루는 부위
red marrow	적색골수	semi-solid tissue which may be found within the spongy or cancellous portions of bones involved in the active hematopoietic tissue	납작뼈(flat bone)과 긴뼈(long bone)의 뼈끝(epiphysis)에 들어 있으며 혈액세포가 만들어지는 곳
sacrum	엉치뼈(천골)	large, triangular bone at the base of the spine that forms by the fusing of sacral vertebrae S1 – S5 between 18 and 30 years of age	5개의 뼈가 하나로 합쳐져 형성된 세모꼴의 척추뼈로 엉치뼈의 양 가쪽에 있는 볼기뼈(hip bone)와 만나 엉치엉덩관절(천장관절, sacroiliac joint)을 형성함
scapula	어깨뼈(견갑골)	bone that connects the humerus (upper arm bone) with the clavicle (collar bone)	등쪽에서 척추뼈의 양 가쪽에 위치하는 납작한 삼각형의 뼈
sternum	복장뼈(흉골)	long flat bone located in the central part of the chest	가슴 한가운데에 위치하는 뼈
tarsal bones	발목뼈(족근골)	seven articulating bones in each foot situated between the lower end of tibia and fibula of the lower leg and the metatarsus	발목(ankle)을 이루는 뼈
thoracic vertebrae(T1~T12)	등뼈(흉추)	middle segment of the vertebral column, between the cervical vertebrae and the lumbar vertebrae	목뼈(cervical vertebrae) 아래에 12개로 구성된 척추뼈로 12쌍의 갈비뼈(rib)와 만나 가슴우리(흉곽, thoracic cage)을 형성함
tibia	정강이뼈(경골)	larger, stronger, and anterior (frontal) of the two bones in the leg below the knee	종아리뼈(비골, fibula)와 함께 종아리(calf)를 이루는 뼈
ulna	자뼈(척골)	long bone found in the forearm that stretches from the elbow to the smallest finger	노뼈(radius, 요골)와 함께 아래팔(lower arm)을 이루는 뼈
vertebral column	척주	part of the axial skeleton	척추(vertebra)로 구성된 뼈기둥(column)으로 속에 척수(spinal cord)가 들어 있으며, 척주(vertebral column)는 척수를 보호하고, 머리를 지탱하며, 갈비뼈(rib)와 근육들의 부착점 (point of attachment)을 제공함

xiphoid process	칼돌기(검상돌기)	small cartilaginous process (extension) of the lower (inferior) part of the sternum, which is usually ossified in the adult human	복장뼈(흉골, sternum)의 아래 모서리 부분
yellow marrow	황색골수	semi-solid tissue which may be found within the spongy or cancellous portions of bones involved in the storage of fats	긴뼈(long bone)의 뼈속질공간(medullary cavity)에 들어있는 지방으로 대치된 조직

(3) 관절

의학용어	국문의미	영문의미	단어해설
aponeurosis	널힘줄(근막)	variant of the deep fascia, in the form of a sheet of pearly-white fibrous tissue that attaches sheet-like muscles needing a wide area of attachment	넓은 판 모양의 근육을 뼈에 연결하는 힘줄(tendon)
bursa (pl. bursae)	윤활낭	small fluid-filled sac lined by synovial membrane with an inner capillary layer of viscous synovial fluid (similar in consistency to that of a raw egg white)	액체가 들어 있는 주머니(fluid-filled sac)로 관절 부위에 위치하여 관절이 부드럽게 움직일 수 있도록 도와줌
intervertebral disk	척추사이원반(추간판)	resilient and smooth elastic tissue, a rubber-like padding that covers and protects the ends of long bones at the joints	척추(vertebra) 사이에 끼어 있는 연골패드(cartilaginous pad)
joint	관절	connection made between bones in the body which link the skeletal system into a functional whole	둘 이상 뼈의 연결부로 관절을 이루는 뼈 사이에 움직임이 일어나게 함
ligament	인대	fibrous connective tissue that connects bones to other bones	뼈와 뼈를 연결하는 섬유결합조직(fibrous connective tissue)의 질기고 강한 띠(band)
meniscus	관절반월	crescent-shaped fibrocartilaginous structure that partly divides a joint cavity	무릎관절(슬관절, knee joint)에서 볼 수 있는 초승달모양(crescent-shaped)의 연골(cartilage)
pubic symphysis	두덩결합	cartilaginous joint that sits between and joins the left and right superior rami of the pubic bones	두 개의 두덩뼈(pubic bone)가 앞쪽 정중선(midline)에서 만나 이룬 연골관절(cartilaginous joint)
synovia	윤활액	viscous, non-Newtonian fluid found in the cavities of synovial joints	윤활막(synovial membrane)에서 분비되어 관절강(joint cavity)을 채우는 액체

tendon	힘줄(건)	tough band of fibrous connective tissue that connects muscle to bone and is capable of withstanding tension	근육과 뼈를 연결하는 섬유결합조직(fibrous connective tissue)으로 구성된 띠(band)

2 근육뼈대계 의학용어의 구성

근육뼈대계와 관련된 어근과 연결된 결합형에 대해 살펴보고 접미사와 접두사가 연결되었을 경우의 의학용어에 대한 의미를 배우도록 한다.

1) 결합형

근육뼈대계에 속하는 장기를 나타내는 결합형을 익히고 관련된 의학용어를 통하여 구성요소를 분석해 보도록 한다.

결합형	국문의미	영문의미	의학용어
acetabul/o	절구, 비구	acetabulum	acetabular
ankyl/o	뻣뻣한, 굽은	stiff, bent	ankylosis
aponeur/o	널힘줄(근막)	aponeurosis	aponeurotomy
arthr/o	관절	joint	arthroplasty
articul/o	관절	joint	articular cartilage
burs/o	윤활낭	bursa	bursitis
calcane/o	발꿈치뼈(종골)	calcaneus	calcaneal
carp/o	손목뼈(수근골)	carpal	carpal
chondr/o	연골	cartilage	achondroplasia
clavic/o, clavicul/o	빗장뼈(쇄골)	clavicle	supraclavicular
cost/o	갈비뼈(늑골)	rib	subcostal
crani/o	머리뼈(두개골)	cranium	craniotomy
disk/o	척추사이원반(추간판)	intervertebral disk	diskitis
femor/o	넙다리뼈(대퇴골)	femur	femoropopliteal
fibul/o, perone/o	종아리뼈(비골)	fibula	fibulotalar

humer/o	위팔뼈(상완골)	humerus	humeral
ili/o	엉덩뼈(장골)	ilium	iliococcygeal
ischi/o	궁둥뼈(좌골)	ischium	ischial
kinesi/o	운동, 동작	movement, motion	kinesiotherapy
kyph/o	척추뒤굽은	hump back	kyphosis
lamin/o	고리판(추궁판), 척추후궁	lamina	laminectomy
ligament/o	인대	ligament	ligamentous
lord/o	척추앞굽은	curve, bent forward	lordosis
lumb/o	허리뼈(허리, 요추)	loin, lumbar region of the spine	lumbosacral
mandibul/o	아래턱뼈(하악골)	mandible	mandibular
maxill/o	위턱뼈(상악골)	maxilla	maxillitis
menisc/o	관절반월	meniscus	meniscitis
metacarp/o	손허리뼈(중수골)	metacarpal	metacaipectomy
metatars/o	발허리뼈(중족골)	metatarsal	metatarsalgia
my/o, myos/o	근육	muscle	myositis
myel/o	뼈속질(골수) 척수	bone marrow spinal cord	myelopoiesis
olecran/o	팔꿈치머리(주두)	olecranon	olecranal
orth/o	곧은	straight	orthopedics
oste/o	뼈(골)	bone	osteitis
patell/o	무릎뼈	patella	subpatellar
pelv/i, pelv/o	볼기뼈(관골), 골반강	pelvis, pelvic bone	pelvimetry
perone/o	종아리뼈, 비골	fibula	peroneal
petr/o lith/o	돌	stone	osteopetrosis
phalang/o	손가락뼈, 발가락뼈	phalanx	phalangeal
pub/o	두덩뼈(치골)	pubis	puborectal
rachi/o, spondyl/o, vertebr/o	척추(추골), 척주	vertebra, spine, vertebra column	rachialgia

radi/o	노뼈(요골)	radius	radioulnar
sacr/o	엉치뼈(천골)	sacrum	sacroiliac
scapul/o	어깨뼈(견갑골)	scapula	scapulodynia
scoli/o	삐뚤어진, 굽은	crooked, curved	scoliosis
spondyl/o	척추뼈(추골)	vertebra	spondylosis
stern/o	복장뼈(흉골)	sternum	sternodymia
synov/o, synovi/o	윤활막	synovial membrane	synovitis

2) 접미사와 접두사

근육뼈대계와 관련된 의학용어에서 자주 사용되는 접미사와 접두사를 나열하였으므로 꼭 기억해 두도록 한다.

(1) 접미사

접미사	영문의미	국문의미	의학용어
-asthenia	weakness	약화	myasthenia
-blast	immature cell	미성숙세포, 아세포	osteoblast
-clast	destruct	분해하다	osteoclast
-desis	surgical fixation, fusion	고정술, 유합술	arthrodesis
-listhesis	sliding	미끄러짐	spondylolisthesis
-malacia	softening	무르게 함, 약화시킴	osteomalacia
-physis	growth	성장, 발달	metaphysis
-porosis	pore	구멍	osteoporosis
-schisis	split, fissure	틈새	cranioschisis
-stenosis	narrowing	좁아짐	spinal stenosis
-tome	cutting instrunent	절단용 기구	osteotome
-trophy	nourishuent, development	영양, 발달	osteotrophy

(2) 접두사

접두사	영문의미	국문의미	의학용어
inter-	between	사이	intervertebral
sub-	under	~ 아래의	subluxation
supra-	above	~의 위에	subpatellar
sym-, syn-	together, joined	함께, 일련의	syndactyly

3 근육뼈대계의 진단을 위한 의학용어

근육뼈대계와 관련된 질병과 진단에 대해 학습하기 위하여 의학용어를 제시하였다. 용어에 대한 의미를 익혀두도록 한다.

1) 증상과 질병

(1) 근육

의학용어	국문의미	영문의미	단어해설
amyotrophic lateral sclerosis Lou Gehrig's disease	근위축성 축삭경화증	disease that causes the death of neurons controlling voluntary muscles	진행성 신경근육 질환의 일종으로 정신작용에는 영향을 미치지 않으면서 근육만 무력해지는 질환
contracture	오그라듦, 구축	permanent shortening of a muscle or joint	근조직이 섬유조직으로 대체되면서 근육의 신축성이 상실되어 움직임에 제한이 오거나 변형이 되는 상태
fasciitis	근막염	inflammation of the fascia, which is the connective tissue surrounding muscles, blood vessels and nerves	근육을 둘러싸고 있는 막에 생기는 염증으로 족저 근막염(plantar fasciitis 발꿈치 통증) 등이 있음
fibromyalgia	섬유근육통	medical condition characterized by chronic widespread pain and a heightened pain response to pressure	광범위한 통증과 피로(fatigue), 수면장애를 보이는 섬유조직(fibrous tissue)과 근육에 발생하는 통증
leiomyoma	민무늬근육종, 평활근종	benign smooth muscle tumor that very rarely becomes cancer (0.1%).	자궁, 소화기관 등의 근육에서 주로 발생하는 양성 종양

lipoma	지방종	benign tumor made of fat tissue	양성 종양으로 보통 몸통, 허벅지, 팔 등과 같이 정상적인 지방 조직이 있는 피부 아래 조직에 가장 많이 발생

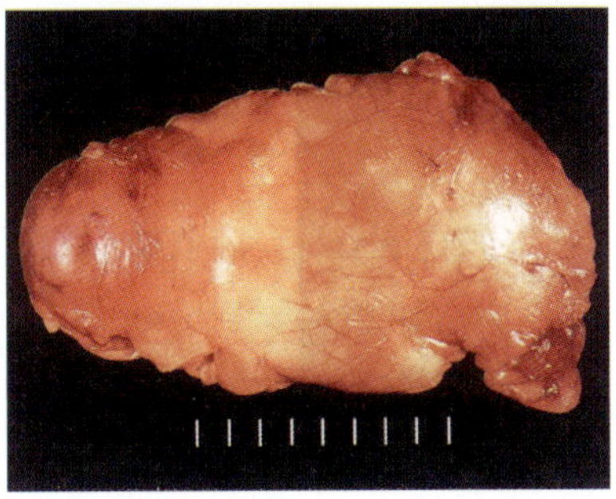

지방종, 연부조직(Lipoma, soft tissue)
지방종은 가장 흔한 지방세포기원의 양성종양으로 피막으로 잘 둘러싸인 노란색 종괴를 형성한다.

muscular dystrophy, MD	근육이영양증(근이영양증)	muscle diseases that results in increasing weakening and break-down of skeletal muscles over time	근육의 진행성 퇴행으로 점점 쇠약해지는 특징을 가진 유전 질환의 한 종류로 근육 단백질의 지속적인 결핍으로 근력이 감소함

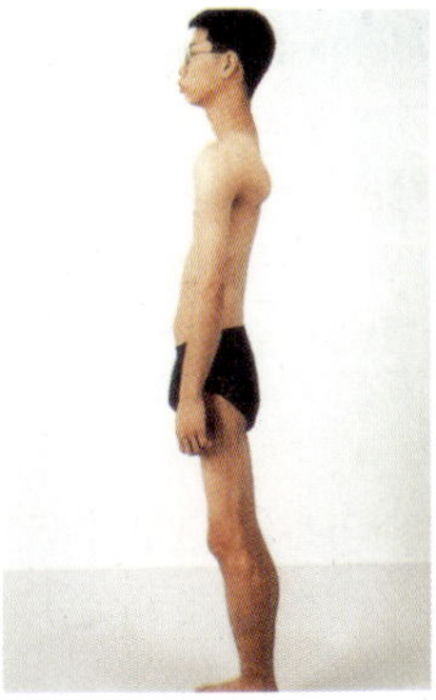

진행 근육퇴행위축, 근육(Progressive mscular dystrophy, muscle)
근육퇴행위축을 앓고 있는 환자로서 근육이 줄어들어 있다. 이 환자는 특히 얼굴, 어깨, 위팔의 근육이 심하게 침범되는 형의 근육퇴행위축을 보인다.

myasthenia gravis, MG	중증근무력증	long-term neuromuscular disease that leads to varying degrees of skeletal muscle weakness	자가면역신경근육질환으로 진행성 피로, 심한 근육의 쇠약, 특히 얼굴근육과 눈꺼풀의 처짐이 특징임
polymyositis	다발근육염	chronic inflammation of the muscles (inflammatory myopathy) related to dermatomyositis and inclusion body myositis	여러 개의 근육(muscle)에서 동시에 발생하는 염증

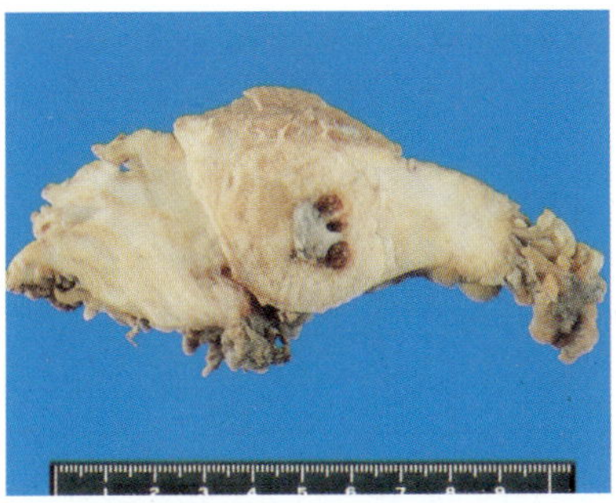

뼈형성 근육염, 근육(Myositis ossificans, muscle)
근육내에서 발생한 이 병변은 경계가 명확하며 절단시 까끌까끌한 느낌을 준다. 단면에서 출혈을 보이는 중심부를 갖는 둥근 뼈로 구성된 부분과 그 주변의 섬유화된 조직과 근육조직의 잔재가 보인다.

Chapter 13

rhabdomyolysis	가로무늬근육 융해 (횡문근융해)	condition in which damaged skeletal muscle breaks down rapidly	근육을 구성하는 단백질의 하나인 미오글로빈 (myoglobin)이 소변으로 배출되어 근육이 파괴되거나 용해되는 것
rotator cuff injury	둘레띠근 손상 (회전근개손상)	injury of one or more of the tendons or muscles of the rotator cuff of the shoulder	근육과 힘줄에 의해 보강되는 어깨관절 주위 근육군의 손상
sarcopenia	근육감소증	muscle loss (muscle atrophy) that occurs with aging and/or immobility	노화와 관련된 뼈대근(골격근, skeletal muscle)의 부피 감소
spasm	경련, 연축, 긴장성 경련	sudden involuntary contraction of a muscle, a group of muscles, or a hollow organ such as the heart	근육이 불수의적으로 갑작스럽게 수축하여 통증과 기능장애가 함께 옴
strain	긴장, 변형	injury to a muscle (tear in tendon) in which the muscle fibers tear as a result of over-stretching	근육의 과도한 사용 또는 과도한 스트레칭으로 근육에 발생하는 외상
torticollis	기운목(사경)	dystonic condition defined by an abnormal, asymmetrical head or neck position, which may be due to a variety of causes	목의 목빗근(흉쇄유돌근, sternocleidomastoid muscle)의 선천적, 후천적 요인에 의해 손상 시 턱은 손상 반대쪽으로 돌아가고 뒤통수는 손상쪽으로 돌아가는 비틀어짐이 생김
tremor	떨림, 진전	involuntary, somewhat rhythmic, muscle contraction and relaxation involving oscillations or twitching movements of one or more body parts	자신의 의사와는 상관없이 근육집단이 규칙적으로 움직임

(2) 뼈

의학용어	국문의미	영문의미	단어해설
achondroplasia	연골무형성증	genetic disorder that results in dwarfism	성장판 발육이상으로 발생하는 뼈의 선천 이상으로 난쟁이증(dwarfism)이 가장 흔한 원인이 됨

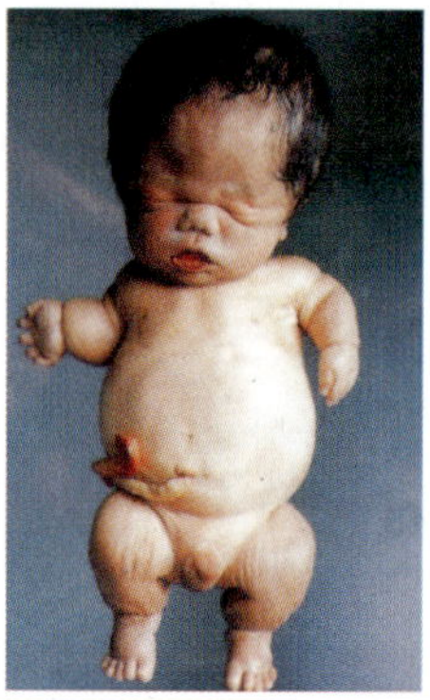

연골무형성증, 뼈(Achondroplasia, bone)

짧은 팔다리가 특징이다. 즉 머리는 비교적 정상으로 발육하나 팔다리의 뼈는 정상으로 자라지 못하므로 몸 전체의 크기에 비하여 팔다리가 대단히 짧아진다.

carpal tunnel syndrome, CTS	손목굴증후군 (수근관증후군)	medical condition due to compression of the median nerve as it travels through the wrist at the carpal tunnel	정중신경이 손목굴안에서 압박되어 통증과 무감각을 유발하는 질환으로 반복적이고 과도한 힘을 사용하는 사람에게 호발함
chondromalacia	연골연화증	inflammation of the underside of the patella and softening of the cartilage	관절연골(articular cartilage)이 물러지는 것
Colles fracture	콜리스골절	fracture of the distal forearm in which the broken end of the radius is bent backwards	손목관절(요골수근관절, wrist joint)의 1인치 이내 노뼈(요골, radius) 원위부의 골절(fracture)
cranioschisis, dysraphism	머리뼈갈림증	developmental birth defect in which the cranium fails to close completely	머리뼈(두개골, cranium)가 선천적으로 갈라지는 것
Ewing sarcoma	유잉육종	cancer that forms in bone or soft tissue	주로 청소년기 남자아이에게 발생하며, 긴뼈나 볼기뼈(골반)의 뼈속질(골수)에 발병하는 악성종양

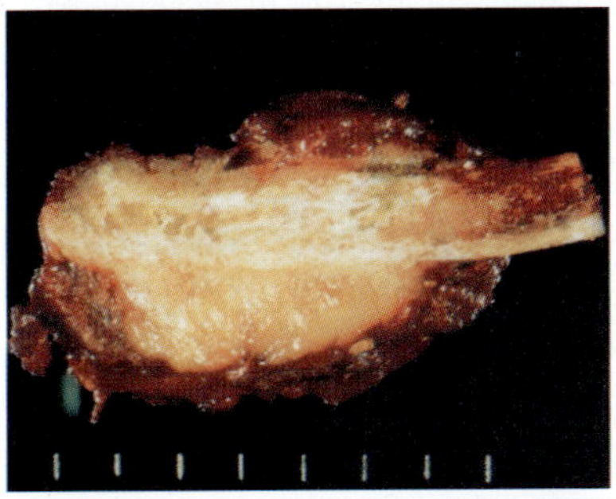

유잉육종, 갈비뼈(Ewing's sarcoma, rib)
뼈몸통에서 기원하여 주변 조직으로 침투하므로 종괴주변에서는 뼈막 반응을 동반한다. 이 그림에서도 중심에 종괴와 그 주변으로 침윤한 회백색의 고형종괴가 관찰되고 있다.

exostosis	뼈돌출증, 외골증	formation of new bone on the surface of a bone	뼈끝부위가 돌출되는 발육 이상이지만 종양은 아님

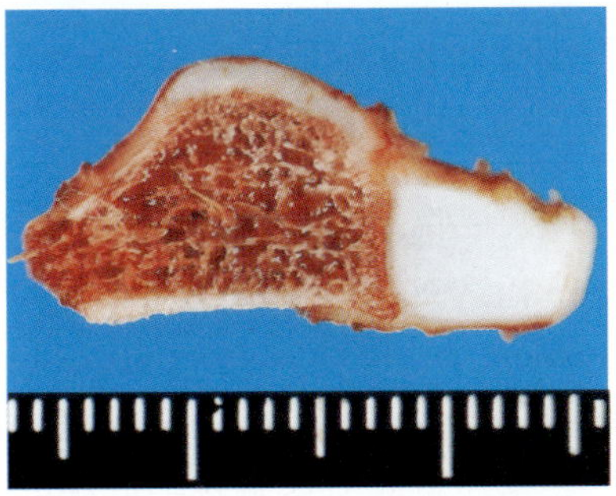

뼈돌출증, 뼈(Exostosis, bone)
갈비뼈의 연골에 연하여 뼈겉질이 튀어올라와 있으며 올라온 부위는 연골 조직으로 덮여있다. 뼈속질은 뼈잔기둥이 잘 발달되어 있다.

fracture, Fx	골절	separation of an bone into two or more pieces under the action of stress	외부충격이나 질병에 의해 뼈가 부러짐
lumbago, low back pain	허리통증	common disorder involving the muscles, nerves, and bones of the back	허리와 엉덩이가 아픈 증상으로 척추 질환, 외상, 추간판이상, 임신, 부인과 질환, 비뇨기계질환, 신경·근육 질환 등에 의하여 발생함

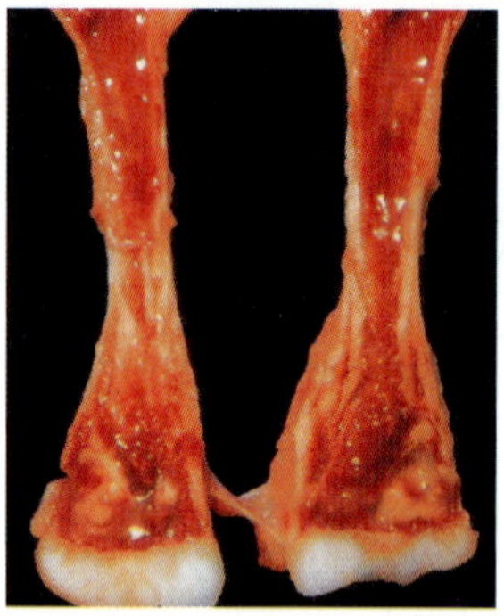

급성뼈속질염, 뼈(Acute osteomyelitis, bone)

환아는 화농 세균에 의한 전신 패혈증을 앓았으며 이것이 정강뼈에서 뼈파괴와 고름의 축적을 유발했다. 뼈몸통끝에 농의 축적이 현저하며 뼈속내 뼈잔기둥은 대부분 액화되고 흡수되어 빈공간으로 보인다.

maxillitis	위턱뼈염(상악골염)	inflammation of the maxilla	위턱뼈(상악골, maxilla)의 염증
meniscitis	반달연골염	inflammation of a meniscus	관절반월(meniscus)의 염증
myeloma	골수종	cancer of plasma cells	뼈속질(골수, bone marrow)에 생긴 종양(tumor)
ostealgia, osteodynia	뼈통증(골통)	pain coming from a bone	뼈의 비정상적 상태와 관련된 통증
osteoarthritis, OA	뼈관절염(골관절염)	joint disease that results from breakdown of joint cartilage and underlying bone	관절연골의 파괴와 비정상적인 뼈성장(골증식체, osteophytes)을 특징으로 한 진행성, 퇴행성 관절질환

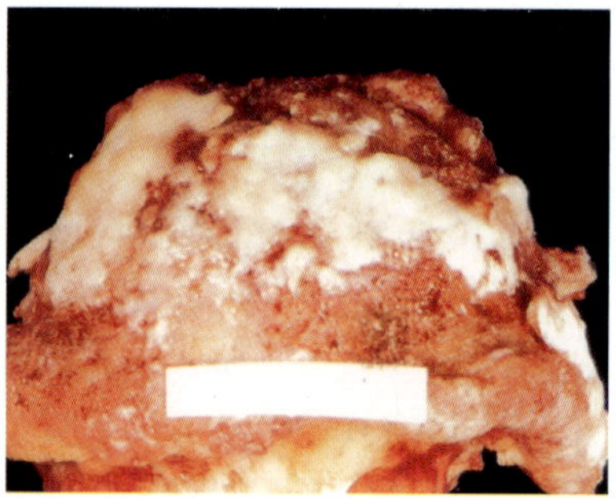

퇴행성 뼈관절염, 관절(Degenerative osteoarthritis, joint)

오래된 퇴행 관절염으로 인하여 관절표면의 연골은 거칠어지고, 불규칙한 파괴를 보이고 있다. 연골밑뼈가 드러나 관찰된다. 이와 같은 진행성 병변은 비정상 뼈성장(뼈돌기체)도 보인다.

osteochondroma	뼈연골종(골연골종)	most common benign tumors of the bones	긴뼈의 끝부분에 생기는 가장 흔한 양성 뼈종양
osteofibroma	골섬유종	non-metasta sizing, non-infiltrating, bone-forming tumor that lacks cellular pleomorphism	섬유조직(fibrous tissue)의 증식에 뼈조직의 형성을 수반하는 종양(tumor)
osteomyelitis	뼈속질염(골수염)	infection and inflammation of the bone or the bone marrow	골수를 포함한 모든 뼈성분의 감염
osteopenia	뼈감소증	condition in which bone mineral density is low	뼈 질량의 비정상적인 감소
osteopetrosis	뼈경화증(골화석증)	extremely rare inherited disorder whereby the bones harden	뼈파괴세포(파골세포, osteoclast)에 의한 뼈흡수의 결함으로 뼈엉성증(osteosclerosis)이 나타나는 질병

osteoporosis	뼈엉성증(골다공증)	disease in which bone weakening increases the risk of a broken bone	뼈밀도의 감소로 뼈가 부서지기 쉽게 되고 골절의 위험성이 증가하여 갱년기 이후의 여성에게 주로 호발함
osteosarcoma osteogenic sarcoma	뼈육종(골육종)	aggressive malignant neoplasm that arises from primitive transformed cells of mesenchymal origin	원발성 악성 종양으로 성장기에 가장 많이 발생하고 무릎 주변의 뼈에 암이 있는 부위가 아프거나 붓는 것이 흔한 증상

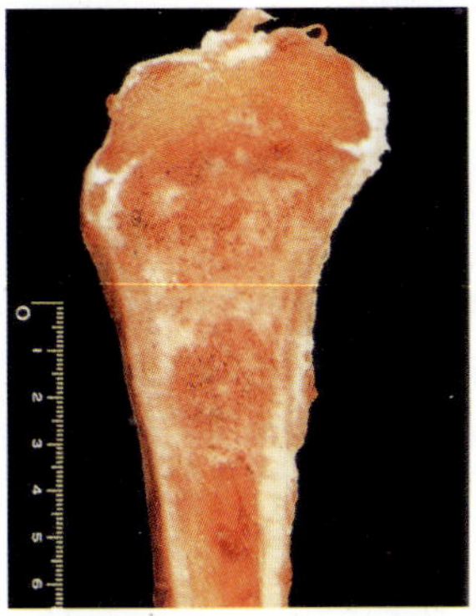

뼈육종, 뼈(Osteosarcoma, bone)

몸통쪽 넙다리뼈의 뼈몸통끝에서 발생한 뼈육종의 육안소견이다. 주변으로 광범위한 침범과 연부조직 및 겉질로의 침습, 뼈막의 융기 등이 동반되고 있다. 뼈끝부위로의 침윤은 아직 일어나지 않고 있다.

Paget's disease	파제트병	condition involving cellular remodeling and deformity of one or more bones	비정상적인 뼈파괴와 하나 또는 여러 뼈의 여러 부위의 재형성으로 인한 변형

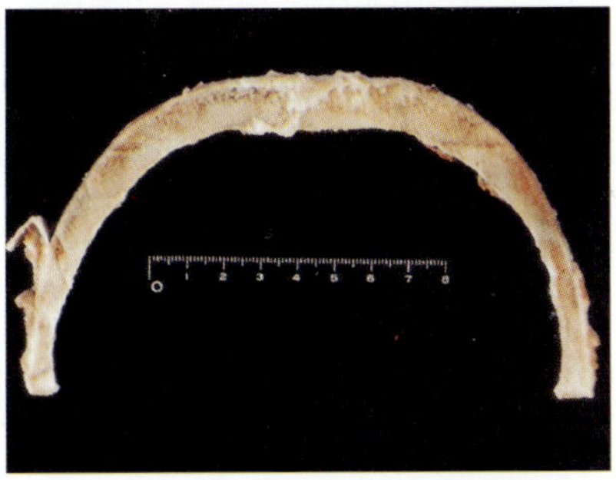

파제트병, 머리뼈(Paget's disease, skull)

머리뼈의 두께가 정상에 비하여 세배에서 네배로 불규칙하게 두꺼워져 있다. 겉질뼈와 속질뼈 사이에 판간층이 구분되지 않는다.

phantom limb pain	환상성팔다리통증, 환지통	sensation that an amputated or missing limb is still attached	사지 절단 후 없어진 부위가 남아 있는 듯한 착각에서 오는 통증
polydactyly	손가락과다증, 다지증	anomaly resulting in supernumerary fingers and/or toes	손가락과 발가락의 수가 정상보다 많은 기형으로 손가락이 붙어 있는 합지증과 함께 손에 생기는 선천성 기형 중 가장 많이 발생함
rickets	구루병	condition that results in weak or soft bones in children	비타민 D의 결핍에 의해 발생하며 어린이에게서 뼈연화증이 나타남
sequestrum	분리뼈조각, 부골	piece of dead bone that has become separated during the process of necrosis from normal or sound bone	괴사된 뼈 조각으로 주위 조직으로부터 분리

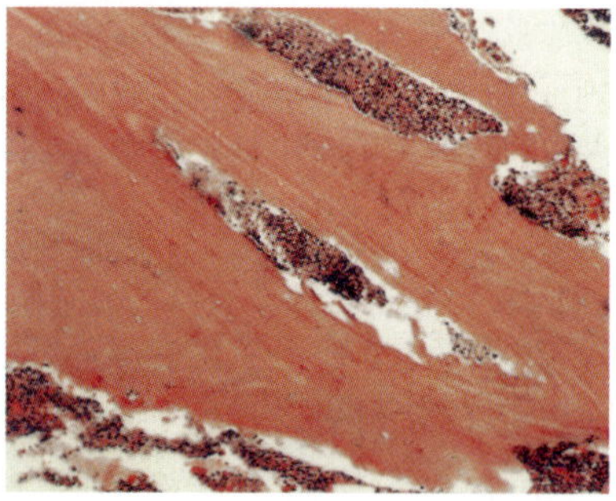

만성 뼈속질염의 죽은 뼈조각, 뼈(Sequestrum in chronic osteomyelitis, bone)

뼈잔기둥 내와 주변에 심한 염증세포의 침윤과 더불어 빈 열공을 가진 죽은 뼈조직이 보인다. 뼈잔기둥이 두꺼워져 있으나 가장자리에 정상으로 존재하는 뼈모세포가 없어 죽은 뼈임을 알 수 있다.

supernumerary bone	과잉뼈	bone that is not normally present in the body, but can be found as a variant in a significant number of people	정상보다 많이 생긴 뼈로 늑골, 손 또는 발가락에 발생할 수 있음
talipes equinovarus	안쪽들린휜발증(내반첨족, 만곡족)	birth defect where one or both feet are rotated inward and downward	선천적 변형으로 엄지발가락이 다른 발가락쪽으로 휘어짐, 휜발(만곡족, clubfoot)이라고도 함

(3) 척추

의학용어	국문의미	영문의미	단어해설
ankylosing spondylitis	척추강직 척추염	type of arthritis in which there is a long-term inflammation of the joints of the spine	원인을 알 수 없는 만성염증질환으로 먼저 척추뼈에 영향을 미쳐 융합하여 2개 또는 그 이상의 척추뼈의 움직임이 소실되며 류마티스성 척추염(rheumatoid spondylitis)이라고도 함
herniated disk	척추사이원반탈출(추간판탈출)	injury to the cushioning and connective tissue between vertebrae, usually caused by excessive strain or trauma to the spine	척추사이원반의 탈출에 의해 척수가 압박받으면 하지에 통증이 발생
kyphosis	척주뒤굽음(척주후만)	abnormally excessive convex curvature of the spine as it occurs in the thoracic and sacral regions	등이 뒤로 많이 휘어져 곱사등이(hunchback)를 유발, 주로 통증이 등에 호발, 적절한 초기 치료를 받지 않으면 거북목(turtle neck) 또는 어깨관절 질환을 유발할 수 있음
lordosis	척주앞굽음(척주전만)	normal inward lordotic curvature of the lumbar and cervical regions of the human spine	척주굽이의 허리뼈부위가 앞으로 많이 휘어짐, 주로 통증이 허리에 호발
rachischisis	척추갈림증	extreme form of spina bifida and due to the same cause, that of increased intradural pressure	선천적으로 추골이 갈라진 상태, 이분척추(spina bifida)라고도 함

scoliosis	척주옆굽음 (척주측만)	medical condition in which a person's spine has a sideways curve	척주굽이가 비정상적으로 오른쪽 또는 왼쪽으로 많이 휘어져 등의 통증이나 척추사이원반의 질환, 또는 관절염을 유발
spinal stenosis	척주관협착증	abnormal narrowing of the spinal canal or neural foramen that results in pressure on the spinal cord or nerve roots	척주관(spinal canal)이 좁아져 신경뿌리(신경근, nerve root)를 압박하는 것으로 선천성이거나 척주의 퇴행변화(degeneration)에 의해 발생할 수 있으며, 하지에 방사통(radiating pain)이나 저림(numbness) 증상을 유발
spinal curvature	척주굽이 (척주만곡)	deviations of the normal spinal curvature, including scoliosis, lordosis, and kyphosis	척주의 정상적인 위치로부터 비정상적인 쏠림은 척주뒤굽음, 척주앞굽음, 척주옆굽음이 발생함
spondylarthritis	척추관절염	joint disease of the vertebral column	척추관절(vertebral joint)의 염증
spondylolisthesis	척추전방위증	displacement of one spinal vertebra compared to another	1개의 척추뼈(추골)가 바로 아래에 있는 척추뼈에서 일부 앞으로 전위되는 것으로 다섯째허리뼈(L5)와 첫째엉치분절(S1) 사이에서 발생되는 것이 가장 일반적이며 척수압박(spinal cord compression)이라고도 함
spondylolisthesis	척추전방전위증	displacement of one spinal vertebra compared to another	척추뼈가 이웃하는 다른 척추뼈에 대해 앞쪽으로 이동한 것
spondylolysis	척추분리증	defect or stress fracture in the pars interarticularis of the vertebral arch	척추 앞뒤를 이어주는 곳에 금이 가 척추뼈가 벌어진 상태
spondylosis	척추증	degeneration of the vertebral column from any cause	관절염(arthritis)이나 관절강직(ankylosis) 등에 의해 척추뼈(vertebra)의 변성이 나타난 것
subluxation	불완전탈구	incomplete or partial dislocation of a joint or organ	관절에서 뼈가 정상적인 위치로부터 일부 또는 불완전하게 벗어난 것으로 관절기능 소실의 원인이 되며 부분탈구(partial dislocation)라고도 함

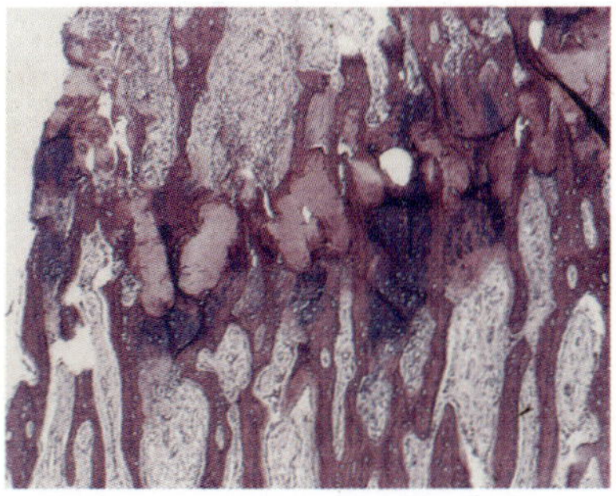

행진성골절, 뼈(March fracture, bone)

초기단계의 거짓뼈형성을 동반한 선모양 골절이 발의 발허리뼈에서 보인다. 오랜 행진후에 피로에 의한 현상으로 잘 발생하므로 일명 행진성골절이라고도 한다.

(4) 관절

의학용어	국문의미	영문의미	단어해설
ankylosis	관절굳음증, 관절강직	stiffness of a joint due to abnormal adhesion and rigidity of the bones of the joint, which may be the result of injury or disease	관절이 굳어서 운동을 할 수 없는 상태로 관절염, 관절외상, 오랜 고정상태 등이 원인임
arthralgia	관절통	joint stiffness and pain	관절이상 때문에 나타나는 통증으로 뼈마디가 쑤시는 것처럼 아픔을 느낌
arthritis	관절염	common condition that causes pain and inflammation in a joint	일반적으로 통증, 부종, 구조물의 변화 등을 유발하는 관절의 염증
bunion	엄지건막류	deformity of the joint connecting the big toe to the foot	엄지발가락이 가쪽으로 휘는 특징을 가진 변형으로 엄지발가락 끝은 둘째발가락쪽으로 휘어지고 엄지발가락의 관절이 비정상적으로 커지는 질환
bursitis	윤활낭염	inflammation of a bursa	윤활낭(bursa)의 염증
claudication	절뚝거림, 파행	medical term usually referring to impairment in walking, or pain, discomfort, numbness, or tiredness in the legs that occurs during walking or standing and is relieved by rest	절뚝거리며 걷거나 통증이 있어서 걸음을 더 이상 걷기 어려운 상태
crepitation	삐걱거리는 소리(염발음, 비빔소리)	situations where noises are produced by the rubbing of parts one against the other	뼈끝이 움직일 때 마찰부위에서 삐걱거리는 소리가 나며 이것은 관절의 파괴나 골절을 의미함
diskitis	관절원반염	inflammation of an intervertebral disk	척추사이원반(추간판, intervertebral disk)에 생기는 염증
dislocation	탈구, 전위, 이탈, 어긋남	abnormal separation in the joint	관절을 구성하는 뼈, 연골, 인대 등이 정상범위를 벗어나 위치가 이동된 상태
frozen shoulder adhesive capsulitis	유착성 관절낭염, 동결어깨, 오십견,	condition associated with shoulder joint pain and stiffness	정상 어깨관절은 360° 회전이 가능하나 관절 아랫부분의 낭이 오그라들고 근육이 수축하여 팔을 옆으로 벌릴 때 심한 통증과 함께 운동제한을 느끼게 되는 상태
ganglion cyst	신경절 낭종	fluid-filled bump associated with a joint or tendon sheath	젤리 같은 액체가 차 있는 주머니가 힘줄이나 관절을 따라 형성된 것으로 주로 손과 발에 발생

gout	통풍	inflammatory arthritis characterized by recurrent attacks of a red, tender, hot, and swollen joint	퓨린 대사과정에서 생긴 요산을 콩팥에서 잘 걸러내지 못하고 혈액순환 중 관절 빈 공간에 쌓이면서 생기는 관절염으로 알코올 섭취시 악화됨
hemarthrosis	혈관절증	bleeding into joint spaces	관절 혹은 윤활막 공간 내부에 피가 고이는 것으로 혈우병 환자에서 보이는 증상
hydrarthrosis	물관절증, 관절수종	unusual and peculiar condition of the joints characterized by acute, regularly recurring effusions of fluid into a joint cavity	관절주머니 내부에 관절액, 삼출액이 고여 있는 상태
Lyme disease	라임병	infectious disease caused by the Borrelia bacterium which is spread by ticks	*Borrelia burgdorferi*에 의한 세균감염으로 진드기(tick)를 통해 매개되며 발열(fever), 두통(headache), 관절통증(joint pain), 피로(fatigue) 등의 증상이 나타남
plantar fasciitis	발바닥근막염 (족저근막염)	disorder of the connective tissue which supports the arch of the foot	발바닥근육을 감싸고 있는 근막이 반복적인 손상으로 발생하며, 발꿈치통증(heel pain)의 가장 흔한 원인
rheumatoid arthritis, RA osteochondritis	류마티스관절염 뼈연골염	long-term autoimmune disorder that primarily affects joints	만성, 전신성 염증질환으로 여러 관절의 윤활막에 영향을 주어 결국 심한 변형과 부동을 유발
sprain	삠(염좌)	partial or complete rupture of ligaments in a joint, often caused by trauma or the joint being taken beyond its functional range of motion	발이 가쪽으로 비틀어졌을 때 통증과 장애를 유발하고 주변 인대의 손상을 일으키는 외상
synoviosarcoma	윤활막육종	malignant tumor arising in synovial membranes, usually in joints but occasionally in tendon sheaths or bursae	윤활막(synovial membrane)에 발생한 악성종양(malignant Cumor)

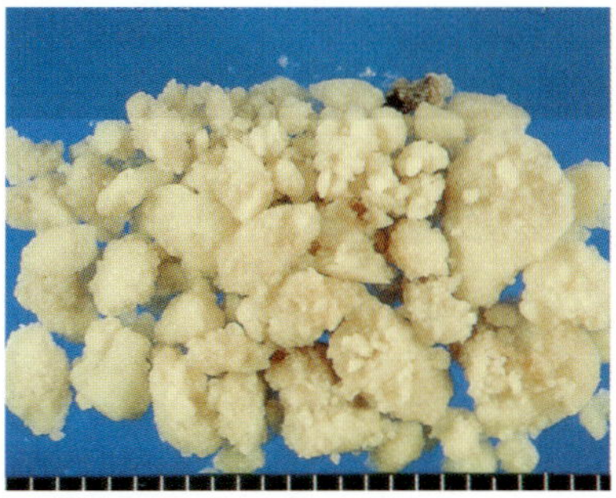

윤활막 연골종증, 관절(Synovial chondromatosis, joint)
윤활막안에서 발생하는 매우 많은 수의 뼈연골종의 사진으로 겉면이 연골로 구성되어 흰색을 띈다.

tendinitis	힘줄염(건염)	tendon disorder that results in pain, swelling, and impaired function	힘줄의 염증으로 주로 손상이나 과도한 사용으로 발생함
tenosynovitis	힘줄윤활막염	inflammation of the fluid-filled sheath (called the synovium) that surrounds a tendon, typically leading to joint pain, swelling, and stiffness	힘줄(tendon)을 싸고 있는 막에 생기는 염증

2) 진단

의학용어	국문의미	영문의미	단어해설
arthresis,	관절천자	clinical procedure of using a syringe to collect synovial fluid from a joint capsule	관절액을 검사하거나 약제를 관절강내에 주입하기 위해 또는 방사선 검사나 MR1 검사를 할 때 관절을 조영하기 위해 조영제를 주입할 때 시행함
arthrography	관절조영술	imaging test used to look at a joint, such as the shoulder, knee, or hip	조영제(contrast medium)를 관절부위에 주입하여 관절의 구조를 관찰하는 X선 촬영법
arthroscopy	관절경	minimally invasive surgical procedure on a joint in which an examination and sometimes treatment of damage is performed using an arthroscope	작은 카메라로 관절의 안을 검사하고 모니터를 통해 확인하는 방법
Dual Energy X-ray Absorptiometry, DEXA	이중에너지 X-레이 흡수계측법	means of measuring bone mineral density (BMD) using spectral imaging	뼈감소증 또는 뼈다공증을 선별검사 또는 진단할 때 필요한 뼈밀도를 평가하는 검사법
electromyogram, EMG	근전도	test that is used to record the electrical activity of muscles	근육이 수축할 때 발생하는 전기적 활동(electrical activity)을 기록한 것
electromyography	근전도검사	electrodiagnostic medicine technique for evaluating and recording the electrical activity produced by skeletal muscles	신경과 근육에서 발생하는 전기적 신호를 기계를 통해 분석해 말초신경이나 신경 주변 및 근육의 이상이 있는지 보기 위한 검사
electroneurography	신경전도검사	objective test that measures evoked compound muscle action potentials using skin electrodes	신경 질환의 정도와 범위를 객관적으로 평가하는 검사법으로 특히 손목터널증후군 및 자뼈(척골) 신경마비와 같은 말초 신경 질환의 진단에 유용함

3) 치료

용어	국문의미	영문의미	단어해설
aponeurorrhaphy	근막봉합술	suturing of a fascia or aponeurosis	근막(aponeurosis)을 봉합(suturing)하는 것
arthrodesis	관절유합술	artificial induction of joint ossification between two bones by surgery	관절에 병이 심하고 적절한 치료방법이 없을 때 가장 통증이 적은 상태로 관절을 고정시켜 놓는 수술
arthroplasty	관절성형술	orthopedic surgical procedure where the articular surface of a musculoskeletal joint is replaced, remodeled, or realigned by osteotomy or some other procedure.	류마티스성 관절염 또는 뼈관절염, 선천적 변형으로 관절이 퇴행되고 통증이 심한 부분을 외과적으로 재건 또는 치환하는 대표적인 수술로 엉덩관절치환술(total hip replacement arthroplasty)과 무릎관절치환술(total knee replacement arthroplasty)이 있음
bone graft	뼈이식	surgical procedure that replaces missing bone in order to repair bone fractures that are extremely complex	외상이나 종양으로 뼈가 파괴되어 결손된 경우 뼈의 결손을 보전하거나 보강 목적으로 뼛조각을 이식하는 수술
bursectomy	윤활낭절제술	removal of a bursa	윤활낭(bursa)을 수술적으로 제거하는 것
carpectomy	손목뼈(수근골) 절제술	motion-preserving treatment for the degenerated wrist	손목뼈(수근골, carpal bone)을 잘라내는 수술
chondrectomy	연골절제술	surgical removal of joint cartilage	연골(cartilage)을 수술적으로 떼어내는 것
chondroplasty	연골성형술	surgical procedure used to smooth damaged cartilage in the knee	전위되거나 손상된 연골(cartilage)을 수복하는 것
costectomy	갈비뼈절제술	surgical removal of all or part of a rib	갈비뼈(늑골, rib)을 잘라내는 수술
cranioplasty	머리뼈성형술	surgical procedure performed to restore a defect on the cranial vault after a previous decompressive craniectomy made for traumatic brain injury, ischemic or hemorrhagic disease, or even after the removal of cranial tumors	머리뼈(두개골, skull, cranium) 손상이 있을 때 이를 외과적으로 교정하는 수술
craniotomy	머리뼈절개술	surgical removal of part of the bone from the skull to expose the brain	뇌수술(brain surgery)을 위해 머리뼈(cranium)을 절개하는 것

discectomy, diske-ctomy	척추사이원반(추간판)절제술	surgical removal of abnormal disc material that presses on a nerve root or the spinal cord	척추사이원반(추간판)이 돌출되어 신경을 압박하는 것을 해소하기 위하여 돌출부위를 제거하는 수술
laminectomy	척추뼈고리(척추궁)절제술	surgical procedure that removes a portion of the vertebral bone called the lamina, which is the roof of the spinal canal	척추뼈고리(추궁, vertebral arch)의 한 부분인 고리판을 절제하여 좁아진 척주관을 넓혀주는 수술로 척추관 협착을 해소하기 위하여 시행한다. 척추사이원반제거술(diskectomy)을 같이 하기도 함
maxillectomy	위턱뼈절제술	surgical procedure used to partially or completely remove the maxilla bone	위턱뼈(상악골, maxilla)의 외과적 절제
meniscectomy	반달연골절제술	surgical removal of all or part of a torn meniscus	손상된 반달연골(meniscus)을 제거하는 수술
myorrhaphy	근육봉합술	suture of muscle tissue or a muscle wound	분리된 근육(muscle)을 봉합(suturing)하는 것
ostectomy	뼈절제술	procedure involving the removal of bone	뼈(bone)의 전부 또는 일부를 절제하는 것
patellectomy	무릎뼈절제술	surgical procedure used to remove the entire or part of the patella	무릎뼈(슬개골, patella)의 절제
phalangectomy	손발가락뼈절제술	surgical excision of a phalanx of a finger or toe	손발가락뼈(지절골, phalanx)을 절제하는 것
rachiotomy	척추절개술	surgical procedure of cutting, or making an incision in a vertebra	척주(vertebral column)를 외과적으로 절개하는 것
reduction of fracture	골절 교정	surgical procedure to repair a fracture or dislocation to the correct alignment	골절된 뼈를 정상 형태로 복원시켜주는 시술로 석고붕대(casting), 부목(splinting), 견인장치(traction)를 이용한 비관혈적 정복술(closed reduction)과 금속판, 나사못 등을 이용하여 뼈 내부에 고정하는 관혈적 정복술(open reduction)이 있음
sequestrectomy	죽은뼈절제술	removal of sequestrums, dead portions of bones	외상, 골절 등으로 인한 죽은 뼈를 제거해내는 수술
spondylosyndesis	척추유합술	neurosurgical or orthopedic surgical technique that joins two or more vertebrae	둘 이상의 가슴뼈(흉추, thoracic vertebrae)를 서로 맞붙여 고정하는 수술
synovectomy	윤활막절제술	procedure where the synovial tissue surrounding a joint is removed	무릎의 류마티스관절염(rheumatoid arthritis) 치료에서 시행되는 관절낭(joint capsule)의 윤활막(synovial membrane)을 절제하는 것

tarsectomy	발목뼈절제술	operation of removing one or more of the bones of the tarsus (cluster of bones in the foot)	발목뼈(족근골, tarsal bones)을 절제하는 것
tenomyoplasty	힘줄근육성형술	surgical repair of the tendon and muscle	힘줄(tendon)과 근육(muscle)을 함께 복원하는 수술
tenorrhaphy	힘줄봉합술, 건봉합술	surgical uniting of divided tendons with sutures	힘줄이 파열된 경우 수술적 방법으로 힘줄을 봉합하는 수술
total hip arthroplasty, THA	엉덩관절전치환술 (고관절전치환술)	surgical procedure that relieves pain from most kinds of hip arthritis improving the quality of life for the large majority of patients	넙다리뼈 머리와 볼기뼈절구를 보철물로 교체하는 것으로 엉덩관절전치환술(고관절전치환술, total hip replacement(THR)이라고 함
vertebroplasty	척추성형술	procedures used to treat painful vertebral compression fractures in the spinal column	골절된 척추뼈 몸통(vertebra body)에 외과용 시멘트를 주사하여 안정시키는 것으로 뼈엉성증(골다공증, osteoporosis)에 따른 압박골절(compression fracture)에 실시함

4) 약리학

용어	국문의미	영문의미	단어해설
bone reabsorption inhibitor	뼈재흡수억제제	drugs that inhibit mineralization or resorption of the bone by blocking the action of osteoclasts	뼈엉성증이나 파제트병에서 약하고 부서지기 쉬운 뼈의 치료 목적으로 사용하는 약물로 뼈의 재흡수를 줄임
gold salt	금염	ionic chemical compounds of gold to reduce inflammation and to slow disease progression in patients with rheumatoid arthritis	면역체계 안에서 활동을 억제시켜 류마티스관절염을 치료하고 질환이 진행되는 것을 예방하기 위해 사용
muscle relaxant	근육이완제	drug that affects skeletal muscle function and decreases the muscle tone	근육연축(sprain), 통증, 강직(stiffness)을 줄이는데 사용하는 약물
nonsteroidal anti-inflammatory drugs, NSAIDs	비스테로이드성 항염증약	drug class that reduces pain, decreases fever, prevents blood clots, and in higher doses, decreases inflammation	경증, 중등도의 통증을 경감시키고 근육뼈대의 삠(sprain), 긴장(strain), 류마티스관절염(rheumatic arthritis), 뼈관절염(osteoarthritis), 윤활낭염(bursitis), 통풍(gout), 힘줄염(tendinitis) 등의 염증성질환에서 염증을 감소시키는 약물

5) 약어

근육뼈대계와 관련되어 자주 사용하는 약어를 정리하였다. 병원에서도 자주 사용하는 약어이므로 공부해 두도록 한다.

약어	영문의미	국문의미
AK	above knee	무릎 위
ALS	amyotrophic lateral sclerosis	근위축성 축삭경화증
AVN	avascular necrosis	무혈성 괴사
BDM	bone densitometry	뼈밀도검사
BG	bone graft	뼈이식
BK	below knee	무릎 밑
BM	bone marrow	뼈속질(골수)
C1-C7	cervical vertebrae	목뼈(경추)
CR	closed reduction	비관혈적 정복술
CREF	closed reduction with external fixation	외부 고정술을 동반한 비관혈적 정복술
CRIF	closed reduction with internal fixation	내부 고정술을 동반한 비관혈적 정복술
CTS	carpal tunnel syndrome	손목터널증후군
DC	Doctor of Chiropractic	지압요법사
DJD	degenerative joint disease	퇴행성 관절 질환
DO	Doctor of Osteopathy	정골요법의사
DTR	deep tendon reflex	심부건반사
EMG	electromyogram	근전도
ESR	erythrocyte sedimentation rate	적혈구 침강 속도
Fx	fracture	골절
HLD	herniated lumbar disk	허리뼈 척추사이원반 탈출증
HNP	herniated nucleus pulposus	척추사이원반 탈출증(수핵탈출증)
KJ	knee jerk	무릎인대(슬개건) 반사
L1-L5	lumbar vertebrae	허리뼈(요추)
MD	muscular dystrophy	근육퇴행성위축, 근육이영양증
MG	myasthenia gravis	중증근무력증

NSAIDs	nonsteroidal antiinflammatory drugs	비스테로이드성 항염증약
OA	osteoarthritis	뼈관절염
OR	open reduction	개방정복술(관혈적 정복술)
ORIF	open reduction with internal fixation	내부고정술을 동반한 관혈적 정복술
Ortho	orthopedics, orthopaedics	정형외과학
RA	rheumatoid arthritis	류마티스성 관절염
RF	rheumatoid factor	류마티스성 인자
ROM	range of motion	운동범위
S1, S2 to S5	first sacral vertebra, second sacral vertebra, and so on	첫째엉치뼈, 둘째엉치뼈에서 다섯째엉치뼈
SLR	straight leg raising sign (test)	뻗은발올림검사(하지직거상검사)
T1-T12	thoracic vertebrae	등뼈(흉추)
THA	total hip arthroplasty	엉덩관절(고관절)전치환술
THRA	total hip replacement arthroplasty	엉덩관절치환술
TKRA	total knee replacement arthroplasty	무릎관절치환술

4 관련 질병을 통한 의학용어 학습

의학용어에 대한 이해를 향상시키기 위해 근육뼈대계와 관련된 질환에 대해 자세히 살펴보고자 한다.

1) 골절(fracture)

골절은 뼈가 견딜 수 없는 외력이 가해진 결과로 인하여 절단된 상태를 의미하며 이것을 외상성골절(traumatic fracture)이라고 한다. 골절의 치유에 대해서는 조직 결손부와 출혈소(혈종)가 육아조직으로 바뀌어 결합 조직이 증식한다. 그 부위에 뼈모세포가 증식하고 뼈의 기질을 만든다. 이것을 가골(callus)이라고 한다. 뼈외부의 가골은 외가골, 내부의 가골은 내가골이라고 한다. 이 가골에 칼슘이 침착하며 초기단계의 뼈 즉 초기뼈(woven bone)이 된다. 일반적으로 골절부위는 일단은 과잉의 가골을 형성한 뒤, 뼈파괴 세포, 뼈모세포가 관여하여 자가 교정을 일으켜서 뼈가 재형성(remodelling)되고, 점차 원래의 형태를 갖추게 된다. 골절의 치유과정은 일반조직에서 창상의 치유과정과 거의 비슷하다. 단지 뼈조직이 발생하며 차후에 재형성이라는 과정을 거쳐 원래의 모습으로 돌아갈 수 있다는 것은 골절치유만의 특징이다. 골절부가 유합하면 뼈에 알맞은 정도의 부하를 걸고 재활을 위한 물리치료를 실시할 필요가 있다. 국소가 감염되어 화농이 일어났을 때나, 가골 형성 시기의 고정이 나쁠 때에도 골절 치유는 불충분하게 된다. 그 결과 골절부는 영원히 유합되지 않고 흔들거린다. 또는, 골절이 늦게 치유되는 지연유합(delayed union) 상태가 된다. 골절부가 외부(체표)의 창상과 통해 있을 경우를 복잡골절 또는 개방성 골절, 그렇지 않은 경우를 단순 골절 또는 폐쇄성 골절이라고 한다.

2) 류마티스관절염(Rheumatoid Arthritis)

류마티스 관절염은 전신성 질환으로 만성 비화농성 관절염을 일으킨다. 원인은 혈중에 류마티스 인자(rheumatoid factor)나 때때로 항핵항체가 증명되기 때문에, 감염이 계기가 되어 자기 조직의 항원화가 일어나고, 이 자가항원(변성 IgG)과 이에 대한 자가 항체(대부분 IgM 항체), 즉 류마티스 인자에 의한 자가면역질환으로 생각되고 있다. 또 면역복합체가 관절염을 일으킨 부위에서 발견되기도 한다.

병리현상의 관절은 활막염을 일으키고 활막은 융모상으로 비후 증식하며, 피브리노이드 변성, 림프구 및 형질세포의 침윤, 큰포식세포의 증식 등이 일어난다. 염증이 진행되면서 형성되는 판누스(pannus)는 림프구와 형질세포 침윤을 동반한 육아조직이며 관절 연골과 연골직하부 뼈조직과 관절주변의 인대를 파괴 대치하게 된다. 결국 관절은 본래의 형태와 기능을 잃게 되고 관절은 섬유화와 변형과 운동장애, 탈구나 강직을 초래하게 된다.

대부분은 만성으로 넘어간다. 재발과 회복을 반복하면서 서서히 진행하며 결국엔 관절의 변형 및 파괴를 가져온다. 류마토이드 관절염과 같은 관절의 질병은 펠티(Felty)증후군, 스틸(Still)병과 전신성 홍반성 루푸스, 쉐그렌증후군과 같은 결합조직 질환에서 관찰된다.

복습문제

결합형 복습문제

01 근육뼈대와 관련된 의학용어 중 결합형에 대해 정리한 표이다. 제시한 용어의 의미를 쓰도록 한다.

(1) 근육

의학용어	용어분석			단어의미
	결합형	영문의미	국문의미	
fascioplasty		band, fascia,	띠, 근막, 섬유성 막이 근육을 지지하고 분리	근막성형술
fibroma	fibro		섬유, 섬유조직	섬유종
leiomyoma	leiomyo	smooth muscle		민무늬근종
lumbocostal	lumbo	lumber region of the spine	척추의 허리뼈(요추) 허리부위, 등의 아래쪽	
myorhexis	myo	muscle		근육파열
tenotomy	teno		힘줄	힘줄절단술(건절단술)
tendoplasty		tendon	힘줄	힘줄성형술(건성형술)
tendinitis	tendino		힘줄	힘줄염(건염)

(2) 뼈

의학용어	용어분석			단어의미
	결합형	영문의미	국문의미	
carpoptosis		carpal bone	손목뼈	손목처짐
cervical	cervico		목	목의
subcostal	costo	ribs		갈비밑(늑골하)의 아래
craniotomy	cranio	cranium	머리뼈	

humeral	humero	humerus		위팔(상완)의
metacarpectomy	metacarpo		손허리뼈(중수골)	손허리뼈절제술 (중수골절제술)
phalangitis		phalanges	손가락	손가락염(지골염)
spondylitis	spondylo		척추뼈	척추염
vertebral	vertebro	vertebra		척추의
sternocostal	sterno	sternum	복장뼈(흉골)	
calcaneodynia 발	calcaneo	calcaneus		꿈치뼈통증(종골통증)
femoral	femoro		넙다리뼈(대퇴골)	넙다리(대퇴)의
fibular		fibula	종아리뼈(비골)	종아리의
patellectomy	patello		무릎뼈(슬개골)	무릎뼈절제술(슬개골 절제술)
pelvimetry	pelvi	pelvis		골반측정법
pelvis	pelvo	pelvis	볼기뼈(골반)	
radiograph	radio	radiation, radius		방사선촬영
scapulodynia	scapulo		어깨뼈(견갑골)	어깨뼈부위통증, 견갑 부통증
tibial		tibia	정강뼈(경골)	정강뼈의
ulnocarpal	ulno		자뼈(척골)	자손목의, 척(골)수근의
ankylosis	ankylo	stiffness, bent, crooked		관절굳음(관절강직)
arthrodesis	arthro	joint	관절	
chondrochondritis	chondro	cartilage		갈비연골염(늑연골염)
laminectomy	lamino		판	척추뼈고리절제술 (척추궁절제술)

myelocele		bone marrow, spinal cord	뼈속질(골수), 척수	척수탈출증(척수류)
orthopedics	ortho		곧은	정형외과학
osteoporosis	osteo	bone		뼈엉성증(골다공증)

접미사와 접두사

02 근육뼈대계와 관련된 의학용어에서 자주 사용되는 접미사와 접두사에 대한 복습문제이다. 해당용어에 대한 의미를 해당칸에 쓰도록 한다.

(1) 접미사

의학용어	용어분석			단어의미
	접미사	영문의미	국문의미	
myasthenia		weakness	약화	근육약화
osteoblast	-blast		미성숙세포, 아세포	뼈모세포
arthroclasis	-clasis	fracture		관절강직단열술
osteoclast	-clast	destruct	분해하다 파괴하다	
arthrodesis	-desis	surgical fixation, fusion		관절고정술
spondylolisthesis	-listhesis		미끄러짐	척추처짐증, 척추앞전위증
osteomalacia		softening	무르게 함, 약화시킴	뼈연화증
metaphysis	-physis		성장, 발달	뼈몸통끝
hemiplegia	-plegia	paralysis		반신마비(편마비)
osteoporosis	-porosis	pore	구멍	
leiomyosarcoma	-sarcoma	malignant tumor from mesenchymal cell		민무늬근육종
cranioschisis	-schisis		틈새	머리뼈갈림증

spinostenosis		narrowing	좁아짐	척주관협착증
osteotome	-tome		절단용 기구	뼈절단기
osteotrophy	-trophy	nourishuent, development		뼈영양

(2) 접두사

의학용어	용어분석			단어의미
	접두사	영문의미	국문의미	
diaphysis		across	가로질러	뼈몸통(골간)
intervertebral	inter-		사이	척추사이
periosteum	peri-	surrounding		뼈바깥막(골외막)
subluxation	sub-	under	~ 아래의	
subpatellar	supra-	above		무릎 밑의
syndactyly	sym-, syn-		함께, 일련의	손발가락붙음증

의학용어 만들기

03 지금까지 학습했던 용어를 결합하여 근육뼈대계통과 연관된 의학용어를 만들어 보시오.

(1) physiological condition of a muscle which generates tension (traction) at its origin and insertion ______________________

(2) semi-solid tissue which may be found within the spongy or cancellous portions of bones ______________________

(3) thin vascular membrane of connective tissue that lines the inner surface of the bony tissue that forms the medullary cavity of long bones ______________________

(4) bone of the tarsus of the foot which constitutes the heel ______________________

(5) long bone that serves as a strut between the shoulder blade and the sternum (breastbone) ______________________

(6) five vertebrae between the rib cage and the pelvis ______________________

(7) large, thick, curved bony eminence of the ulna, a long bone in the forearm that projects behind the elbow ______________________

(8) lower part of the trunk of the human body between the abdomen and the thighs ______________________

(9) larger, stronger, and anterior (frontal) of the two bones in the leg below the knee ______________________

(10) small cartilaginous process (extension) of the lower (inferior) part of the sternum, which is usually ossified in the adult human ______________________

(11) small fluid-filled sac lined by synovial membrane with an inner capillary layer of viscous synovial fluid (similar in consistency to that of a raw egg white) ______________________

(12) fibrocartilaginous tissue, a rubber-like padding that lies between adjacent vertebrae in the vertebral column ______________________

(13) fibrous connective tissue that connects bones to other bones ______________________

(14) a form of striated muscle tissue, which is under the voluntary control of the somatic nervous system ______________________

(15) partial or complete rupture of ligaments in a joint, often caused by trauma or the joint being taken beyond its functional range of motion ______________________

(16) dystonic condition defined by an abnormal, asymmetrical head or neck position, which may be due to a variety of causes ______________________

(17) involuntary, somewhat rhythmic, muscle contraction and relaxation involving oscillations or twitching movements of one or more body parts ______________________

의학용어 복습

04 아래에 제시한 문장에 해당하는 의학용어(영문)를 쓰시오.

(1) 긴 대롱 모양의 뼈 ______________________

(2) 뼈가 생겨날 부위의 중간엽조직에 먼저 혈관이 발달하고, 중간엽세포가 뼈발생세포를 거쳐 뼈모세포로 분화함으로써 뼈조직이 만들어지며, 이어서 이 부위를 중심으로 뼈조직이 덧붙여 형성되는 것 ______________________

(3) 2개 이상의 뼈가 서로 만나 결합하고 있는 것 ______________________

(4) 일반적으로 통증, 부종, 구조물의 변화를 유발하는 관절의 염증 ______________________

(5) 정중신경이 손목굴안에서 압박되어 통증과 무감각을 유발하는 질환dmfh 반복적이고 과도한 힘을 사용하는 사람에게 호발하는 것 ______________________

(6) 뼈밀도의 감소로 뼈가 부서지기 쉽게 되고 골절의 위험성이 증가하는 상태로 갱년기 이후의 여성에게 주로 많이 발생하는 뼈질환 ______________________

(7) 비타민 D의 결핍으로 어린이에서 뼈연화증이 나타나는 질환 ______________________

(8) 사지 절단 후 없어진 부위가 남아 있는 듯한 착각에서 통증을 느끼는 것 ______________________

(9) 척주굽이의 허리뼈부위가 앞으로 많이 휘어진 상태 ______________________

(10) 척주굽이가 비정상적으로 오른쪽 또는 왼쪽으로 많이 휘어져 있는 상태 ______________________

(11) 척주관(spinal canal)이 좁아져 신경근(nerve root)을 압박하는 것 ______________________

(12) 윤활낭을 수술적으로 제거하는 것 ______________________

(13) 머리뼈(두개골) 손상이 있을 때 이를 외과적으로 교정하는 수술 ______________________

(14) 추간판이 돌출되어 신경을 압박하는 것을 해소하기 위하여 주간을 제거하는 수술 ______________________

(15) 신경과 근육에서 발생하는 전기적 신호를 기계를 통해 분석해 말초신경이나 신경 주변 및 근육의 이상이 있는지 보기 위한 검사 ____________________

(16) 근육연축(sprain), 통증, 강직(stiffness) 등을 감소하는 약물 ____________________

약어

05 아래에 제시한 약어의 full name과 국문 의미를 쓰시오.

1. BDM: ____________________

2. BM: ____________________

3. DJD: ____________________

4. DTR: ____________________

5. ESR: ____________________

6. KJ: ____________________

7. RA: ____________________

8. SLR: ____________________

9. TKRA: ____________________

Chapter 14

감각기계 : 눈과 귀

학습목표

- 감각기계 관련 의학용어를 익힌다.
- 감각기계(귀와 눈)와 관련된 주요 구조와 기능에 대해 익힌다.
- 감각기계(귀와 눈)와 관련된 의학용어의 구성요소(어근, 접미사, 접두사 등)를 분석한다.

1 감각기계 의학용어 맛보기

의학용어	국문의미	영문의미	단어해설
cataract	백내장	clouding of the lens of the eye which leads to a decrease in vision	수정체의 혼탁으로 대부분 노화, 손상, 대사질환, 약물 또는 화학물질의 부작용으로 생김
cornea transplantation	각막이식	surgical procedure where a damaged or diseased cornea is replaced by donated corneal tissue	손상된 각막을 죽은 사람의 각막으로 교체하는 것으로 비슷한 용어는 keratoplasty임
glaucoma	녹내장	eye diseases which result in damage to the optic nerve and cause vision loss	증가된 수정체의 압력에 의해 점차 시력이 감소하는 질환
radial keratotomy	부챗살각막절개술(방사상각막제거술)	refractive surgical procedure to correct myopia (nearsightedness)	홍채(iris)와 동공(pupil)을 덮는 투명한 부분인 각막(cornea)의 형태를 변화시켜 근시(myopia)를 교정하는 수술로

1) 감각기계의 특징 및 구성

감각은 피부와 몸속의 점막, 근육, 관절 등에서 느끼는 촉각, 압각, 온도각, 통각 등의 일반감각(general sense)과 눈, 귀, 혀, 코를 통하여 이루어지는 시각, 청각, 평형각, 미각, 후각 등의 특수감각(special sense)으로 구분된다.

특수감각기관에는 갖가지 자극을 받아들일 수 있도록 독특하게 분화된 감각세포(sensory cell)가 있다. 즉 눈의 시각은 빛 자극에 의하여, 귀의 청각은 소리에 의하여, 코의 후각은 냄새나는 물질에 의하여, 혀의 미각은 액체 물질에 의하여 유발된다. 이와 같은 감각기관은 또한 일정한 범위 내의 자극에 대해서만 반응한다.

(1) 시각기관

눈(eye)은 안구(eyeball)를 비롯하여 안구를 움직이거나 보호하는 데 필요한 부속기관(accessory organ)으로 이루어져 있다. 안구는 빛자극을 받아들인 후, 이를 중추신경계통으로 전달하게끔 특수하게 분화된 구조물이다. 즉 안구에는 사진기의 필름에 해당하는 망막(retina)과 초점을 맞출 수 있는 수정체(lens)가 있다. 안구는 수정체의 두께를 조정하여 초점을 맞춘다. 또한 사진기와 안구에는 각각 빛의 양을 조절하는 조리개(diaphragm)와 홍채(iris)가 있다(그림 14-1, 2).

(2) 평형청각기관

평형청각기관(vestibulocochlear organ)인 귀(ear)는 평형각과 청각의 두 기능을 수행하는 감각기관으로서 위치에 따라 바깥귀, 가운데귀, 속귀의 세 부분으로 구분된다(그림 14-3).

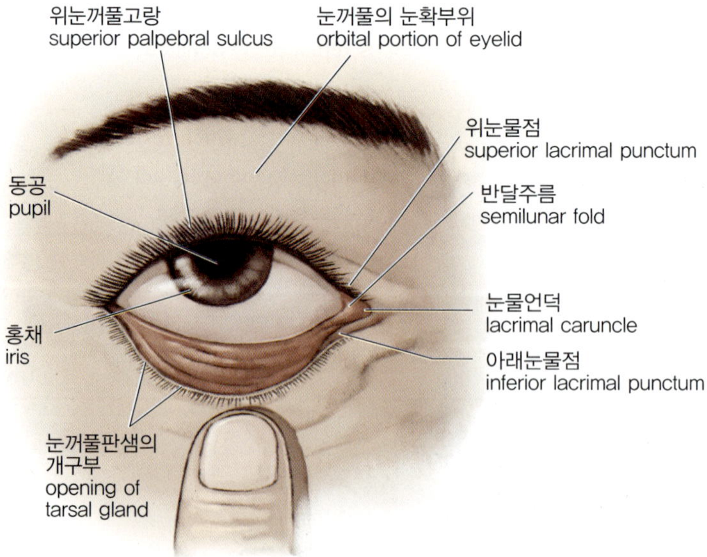

그림 14-1. 오른쪽 눈(eye)의 겉모습

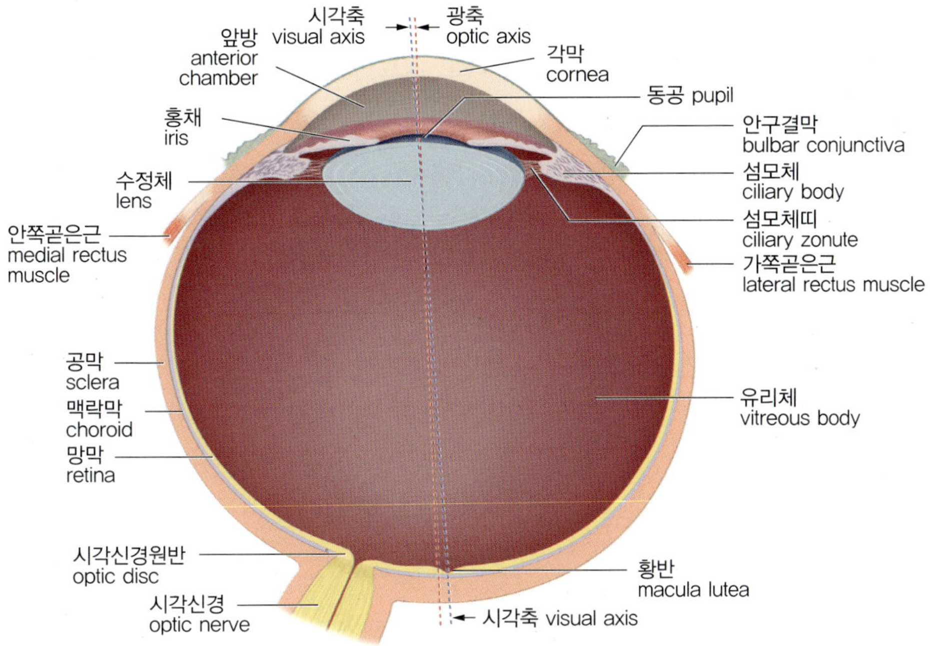

그림 14-2. 오른쪽 안구(eyeball)의 수평경선단면

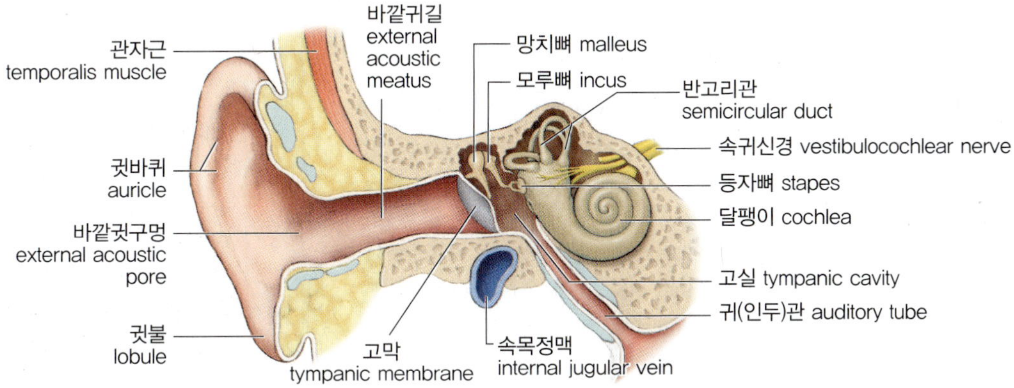

그림 14-3. 오른쪽 귀의 수평경선단면

(3) 질환

① 눈

눈에 관련된 질병을 진단하고 치료하는 분야를 안과라고 한다. 안과의사(ophthalmologist)는 눈의 교정렌즈(corrective lenses)를 처방하고, 눈 교정수술(corrective eye surgeries)을 수행하며, 이러한 수술에는 각막이식(cornea transplantation), 백내장(cataract) 제거, 기능을 하지 못하는 눈 근육을 회복시키고, 녹내장(glaucoma)을 수술하고 부챗살각막절개술(방사상각막제거술, radial keratotomy)을 수행한다.

눈계측사(안계측사, optometrist)와 안경사(optician)는 시력교정에 관여하는 전문직(parctitioners)이다. 이들 전문직은 의사는 아니지만, 눈을 검사하거나 처방된 교정렌즈를 처치한다.

② 귀

귀 뿐만 아니라 연결된 코와 인두부위의 질병을 진단하고 치료하는 분야를 이비인후과(otolaryngology)라고 한다. 이비인후과 영역은 귀(이, ear), 코(비, nose), 목구멍(구협, throat)으로 확장되었다. 이비인후과 의사는 코곁굴(부비동, sinuses)의 질병도 치료하고, 냄새와 알레르기에 관련된 질병도 치료한다. 이비인후과 의사는 쉰목소리(애성, hoarseness), 청력이상 혹은 호흡이상 같은 증상을 통하여 질병을 파악한다. 또한 이비인후과 의사는 수면장애도 치료한다.

2) 감각기계의 주요 의학용어

(1) 눈

의학용어	국문의미	영문의미	단어해설
aqueous humor	안구방수	transparent watery fluid similar to plasma, but containing low protein conce	안구의 앞쪽 공간에 들어있는 물과 같은 액체로 안구의 형태를 유지하며, 각막(cornea)과 수정체(lens)에 영양분을 공급함
choroid	맥락막	vascular layer of the eye, containing connective tissues, and lying between the retina and the sclera	안구의 중간층(middle laryer)으로 안구에 영양분을 공급하는 많은 혈관(blood vessel)이 분포해 있음
conjunctiva	결막	tissue that lines the inside of the eyelids and covers the sclera (the white of the eye)	눈꺼풀(eyelid)과 공막(sclera)의 앞부분을 덮는 점막(mucous membrane)
cornea	각막	transparent front part of the eye that covers the iris, pupil, and anterior chamber	공막(sclera)의 앞쪽에 투명한 부분으로 안구방수(aqueous humor)의 앞에, 홍채(iris)의 위에 위치하며, 안구에서 빛이 처음으로 통과하는 부위임
eye	눈	organs of the visual system	시각(vision)을 담당하는 기관(organ)
iris	홍채	thin, annular structure in the eye, responsible for controlling the diameter and size of the pupil	동공(pupil)의 크기를 조절하여 눈으로 들어오는 빛의 양을 조절하는 색소를 포함한 근육성 구조물
lacrimal apparatus	눈물기관(누기)	physiological system containing the orbital structures for tear production and drainage	눈물샘(누선, lacrimal gland)에서 만들어진 눈물은 눈물관(누관, lacrimal duct)을 통해 흘러 안구 표면을 적신 뒤, 눈물주머니(누낭, lacrinal sac)에 모여 비강으로 열리는 코눈물관(비루관, nasolacrinal duct)을 따라 이동함
lens	수정체	transparent biconvex structure in the eye that, along with the cornea, helps to refract light to be focused on the retina	동공(pupil)의 바로 뒤에 놓여 있으며, 빛을 굴절시켜 초점을 맞추는 역할을 함

meibomian gland	눈꺼풀판샘 (검판선)	holocrine type exocrine glands, along the rims of the eyelid inside the tarsal plate	눈꺼풀(eyelid)의 위쪽과 아래쪽 가장자리에 위치하는 윤활유 역할을 하는 기름샘(피지선, sebaceous gland)
optic nerve	시각신경	paired cranial nerve that transmits visual information from the retina to the brain	시각자극(visual impulse)을 망막(retina)에서 뇌(brain)로 전달하는 뇌 신경
pupil	동공	black hole located in the center of the iris of the eye that allows light to strike the retina	홍채(iris)의 중앙에 나 있는 구멍(opening)
retina	망막	innermost, light-sensitive layer of tissue of the eye of most vertebrates and some molluscs	시각수용체(vision receptor)를 포함하는 안구의 가장 속층(innermost layer)
sclera	공막	opaque, fibrous, protective, outer layer of the human eye containing mainly collagen and some elastic fiber	안구(eyeball)의 가장 바깥층(outer layer)으로 앞쪽에서 바라보았을 때 보이는 안구의 흰 부분을 흰자위(white of the eye)라고 함
vitreous humor	초자체 (유리체)	clear gel that fills the space between the lens and the retina of the eyeball	수정체(lens) 뒤 안구의 뒤쪽 공간에 위치한 젤과 같은 물질로 안구의 형태를 유지하는 역할을 함

(2) 귀

용어	국문의미	영문의미	단어해설
auricle (pinna)	귓바퀴(이개)	visible part of the ear that is outside the head	얼굴의 양 가쪽에 위치한 귀의 바깥구조로 소리는 귓바퀴(auricle)를 통해 바깥귀길(외이도, external auditory canal)로 전달됨
cochlea	달팽이(와우)	part of the inner ear involved in hearing	청각기관이 들어있는 달팽이모양(snail-shaped)인 달팽이(와우, cochlea)는 타원창(oval window)을 통해 가운데귀(중이, middle ear)와 연결됨
ear	귀	organ of hearing and balance, usually described as having three parts; the outer ear, the middle ear and the inner ear	청각(hearing)과 평형감각을 담당하는 기관으로 바깥귀(외이, external ear), 가운데귀, 미로(labyrinth)로 구성
eustachian tube	유스타키오관	tube that links the nasopharynx to the middle ear	가운데귀와 인두(pharynx)를 연결하는 관으로, 외부 공기의 압력과 중이 공간의 압력을 같게 유지하는 역할을 함

external auditory canal (meatus)	바깥귀길(외이도)	pathway running from the outer ear to the middle ear	고막(tympanic membrane)에서 끝나는 짧은 관(tube)으로 바깥귀길의 안쪽부분은 머리뼈(skull) 중 관자뼈(측두골, temporal bone) 속에 위치하며, 바깥귀길에는 귀지(earwax; cerumen)를 분비하는 샘(gland)이 들어있음
external ear	바깥귀(외이)	external portion of the ear, which consists of the auricle (also pinna) and the ear canal	귓바퀴(auricle)와 바깥귀길로 구성된 부분
inner ear	속귀(내이)	innermost part of the vertebrate ear, mainly responsible for sound detection and balance	미로(labyrinth)와 전정신경(vestibular nerve), 와우신경(청신경, cochlear nerve)을 포함하는 부분
labyrinth (inner ear)	미로(속귀)	rigid, bony outer wall of the inner ear in the temporal bone, composed of the cochlea, vestibule and three semi-circular canals	관자뼈내의 공간으로 달팽이(와우, cochlea), 반고리관(반규관, semicircular canal), 안뜰(전정, vestibule)을 포함함
mastoid bone	꼭지돌기(유양돌기)	portion of the temporal bone of the skull that is behind the ear	관자뼈에 포함되는 부분으로 바깥귀길의 뒤쪽에 위치하며 꼭지돌기 속에는 가운데귀의 고실(tympanic cavity)로 통하는 벌집 모양의 꼭지벌집(유돌봉소, mastoid air cell)가 들어 있음
middle ear	가운데귀(중이)	portion of the ear internal to the eardrum, and external to the oval window of the inner ear	고막(tympanic membrane)과 고실(tympanic cavity)로 구성된 부분으로 고실에는 귓속뼈(이소골, ossicle)가 들어 있음
ossicles	귓속뼈(이소골)	three bones in either middle ear that are among the smallest bones in the human body	망치뼈(추골, malleus), 모루뼈(침골, incus), 등자뼈(등골, stapes)로 구성되어 있으며 등자뼈는 타원창(oval window)에 연결되어 있는데, 타원창을 통해 소리진동은 속귀의 달팽이(와우, cochlea)로 전달함
semicircular canals	반고리관	semicircular, interconnected tubes located in the innermost part of each ear, the inner ear	평형(equilibrium)을 유지하도록 돕는 수용체(receptor)와 내림프(endolymph)를 포함하는 부분
tympanic membrane (eardrum)	고막	thin layer of tissue in the human ear that receives sound vibrations from the outer air and transmits them to the auditory ossicles, which are tiny bones in the tympanic (middle-ear) cavity	바깥귀길과 가운데귀의 공간(middle ear cabity)을 분리하는 반투명 막으로 소리진동을 귓속뼈(이소골, auditory osside)로 전달함

vestibule	전정	central part of the bony labyrinth in the inner ear, and is situated medial to the eardrum (tympanic cavity), behind the cochlea, and in front of the three semicircular canals	귀의 가장 안쪽에 있는 속귀에 위치하며 몸의 균형을 담당하는 평형기관임

2 감각기계 의학용어의 구성

감각기계와 관련된 어근과 연결된 결합형에 대해 살펴보고 접미사와 접두사가 연결되었을 경우의 의학용어에 대한 의미를 배우도록 한다.

1) 결합형

감각기계에 속하는 장기를 나타내는 결합형을 익히고 관련된 의학용어를 통하여 구성요소를 분석해 보도록 한다.

(1) 눈

결합형	국문의미	영문의미	의학용어
ambly/o	무딘, 흐린	dull, dim	amblyopia
aque/o	물	water	aqueous humor
blephar/o	눈꺼풀, 안검	eyelid	blepharitis
come/o	각막	cornea	corneat ulcer
conjunctiv/o	결막	conjunctiva	conjunctivitis
cor/o	동공	pupil	anisocoria
cry/o	차가운	cold	cryotherapy
cycl/o	모양체의, 섬모체의	ciliary body	cycloplegic
dacry/o	눈물, 눈물관	tears, tear duct	dacryoadenitis
dipl/o	둘(2), 이중	two, double	diplopia
glauc/o	회색의	gray	glaucoma
ir/o, irid/o	홍채	iris	iridectomy
kerat/o	각막	cornea	keratitis

lacrim/o	눈물	tears	lacrimal, lacrimation
mi/o	작은, 적은	smaller, less	miosis
mydr/o	넓어지다, 커지다	widen, enlarge	mydriasis
nyct/o	밤	night	nyctalopia
ocul/o	눈, 눈의	eye	ophthalmoplegia
opt/o	눈	eye	optometrist
optic/o	시력	vision	optician
palpebr/o	안검, 눈꺼풀	eyelid	palpebral
papill/o	시각신경원반	optic disc	papilledema
phac/o, phak/o	수정체	lens of the eye	phacoemulsification
phot/o	빛	light	photophobia
presby/o	노령	old age	presbyopia
pupill/o	동공	pupil	pupillary
retin/o	망막	retina	retinopathy
scler/o	공막	sclera	corneoscleral scleritis
scot/o	어두움	darkness	scotoma
ton/o	긴장, 압력	tension, pressure	tonometry
uvs/o	포도막	uvea	uveitis
vitre/o	유리같은	glassy	vitreous humor
xer/o	건조한	dry	xerophthalmia

(2) 귀

어근	국문의미	영문의미	의학용어
acous/o	청각	hearng	acoustic
audi/o	청각	hearng	audiometer
audit/o	청각	hearng	auditory
aur/i, ot/o	귀	ear	otoplasty
aur/o	귀	ear	aura
auricul/o	귀	ear	postauricular

cochle/o	달팽이	cochlea	cochlear
labyrinth/o	미로(속귀)	labyrinth (inner ear)	labyrinthopathy
mastoid/o	꼭지돌기, 유양돌기	mastoid process	mastoiditis
myring/o	고막	eardrum, tympanic membrane	myringotomy
ossicul/o	귓속뼈	ossicle	ossiculoplasty
salpmg/o	귀인두관	eustachian tube, auditory tube	salpingopharyngeal
staped/o	등자뼈(등골)	stapes	stapedectomy
tympan/o	고막	eardrum, tympanic membrane	tympanoplasty
vestibul/o	안뜰(전정)	vestibule	vestibulocochlear

2) 접미사와 접두사

감각기계와 관련된 의학용어에서 자주 사용되는 접미사와 접두사를 나열하였으므로 꼭 기억해 두도록 한다.

(1) 접미사

접미사	국문의미	영문의미	의학용어
-phobia	특정한 대상에 대해 느끼는 비정상적인 두려움이나 혐오	abnormal fear of or aversion to specific things	photophobia
-plegia	마비	paralysis	ophthalmoplegia
-acusis	청각	hearing	hyperacusis
-cusis	청각	hearing	presbycusis
-otia	귀의 상태	ear condition	macrotia
-opia	시력	vision	hypermetropia
-opsia	시력, 시각	vision	hemianopsia
-tropia	방향을 바꿈	to turn	esotropia

(2) 접두사

접두사	국문의미	영문의미	의학용어
bi-, bin-	둘(2)	two	binaural, biorbital

3 감각기계의 진단을 위한 의학용어

감각기계와 관련된 질병과 진단에 대해 학습하기 위하여 의학용어를 제시하였다. 용어에 대한 의미를 익혀두도록 한다.

1) 증상과 질병

(1) 눈

의학용어	국문의미	영문의미	단어해설
ophthalmoplegia	눈근육마비 (안근마비)	paralysis or weakness of the eye muscles	안구를 움직이는 근육이나 동공(pupil), 섬모체(cillary body) 근육의 단일 또는 복합마비
achromatopsia	완전색맹	medical syndrome that exhibits symptoms relating to at least five conditions	선천적으로 색깔을 인식하지 못하는 질병으로 남자에 많음
amblyopia	약시	disorder of sight in which the brain fails to process inputs from one eye and over time favors the other eye	시각기능이 저하되어 약한 시력을 보이는 상태로 사시(strabismus), 부동시(anisometropia; 좌우 눈의 굴절상태가 다른 것) 등에 의해 발생할 수 있음
anisometropia	부동시	condition that occurs when eyes have varying refractive powers, which can cause eyes to focus unevenly	양쪽 눈의 굴절이 달라 굴절이상(refractive error)을 보이는 상태의 질환
aphakia	무수정체증	absence of the lens of the eye, due to surgical removal, such as in cataract surgery, a perforating wound or ulcer, or congenital anomaly	수정체(lens)가 없는 상태로 선천적일 수도 있지만, 많은 경우 백내장(cataract)에 따른 수정체 적출의 결과로 나타남
blepharitis	눈꺼풀염	most common ocular conditions characterized by inflammation, scaling, reddening, and crusting of the eyelid	눈꺼풀(eyelid)에 발생한 염증
blepharoptosis	눈꺼풀처짐, 안검하수	drooping or falling of the upper eyelid	위눈꺼풀이 정상위치에서 아래로 처지는 것
chalazion	산립종(콩다래끼)	cyst in the eyelid due to a blocked oil gland	눈꺼풀에 있는 피지샘의 폐쇄로 인해 눈꺼풀에 작은 덩어리가 생기는 것

conjunctivitis	결막염	inflammation of the outermost layer of the white part of the eye and the inner surface of the eyelid	세균, 알레르기, 자극 또는 이물질에 의해 결막에 염증이 생긴 것으로 pinkeye라고도 함
corneal ulcer	각막궤양	inflammatory or, more seriously, infective condition of the cornea involving disruption of its epithelial layer with involvement of the corneal stroma	각막염의 징후가 심해져서 각막에 궤양이 일어나는 증상
dacryocystitis	눈물주머니염, 누낭염	inflammation by infection of the lacrimal sac, secondary to obstruction of the nasolacrimal duct at the junction of lacrimal sac	눈물주머니(lacrimal duct)에 발생한 염증
diabetic retinopathy	당뇨성 망막병증	medical condition in which damage occurs to the retina due to diabetes mellitus	당뇨환자에서 보이는 망막의 손상이며, 이러한 경우에는 혈관의 동맥류 확장(aneurysmal dilation)과 출혈, 신생혈관에 의해 시력손상이 옴

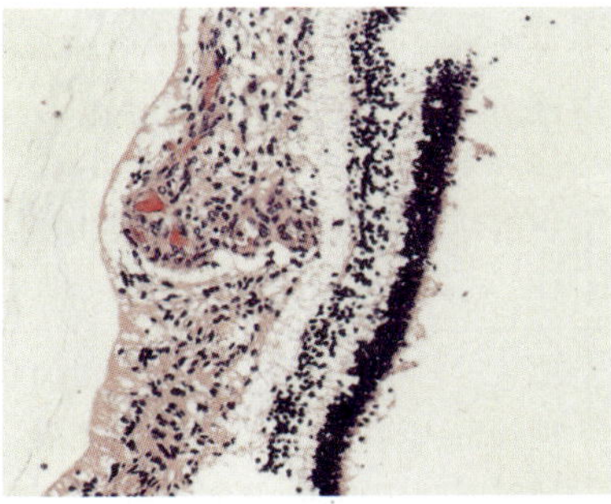

미숙아 망막병증, 눈(Retinopathy of prematurity, eye)
망막의 신경섬유층에 작은 혈관의 증식이 관찰된다. 아교세포와 일부 단핵구들 역시 같이 증식되어 있다. 미숙아 망막병증을 보이는 미숙아는 유리질막병 치료를 위하여 오랜시간 산소치료를 받은 환아들이 대부분이다.

diplopia	복시	simultaneous perception of two images of a single object that may be displaced horizontally, vertically, diagonally (i.e., both vertically and horizontally), or rotationally in relation to each other	하나의 사물이 두 개로 보이는 것
drusen	드루젠, 결정체	tiny yellow or white accumulations of extracellular material that build up between Bruch's membrane and the retinal pigment epithelium of the eye	망막(retina) 안에 쌓이는 황색의 침착물로 흔히 눈의 노화(aging) 및 황반변성(macular degeneration)과 관련됨
dry eye syndrome xerophthalmia	안구건조증, 건성안	medical condition in which the eye fails to produce tears	정상적인 경우 그 분비를 느낄 수 없지만 여러 가지 이유로 눈물이 부족하거나 그 성분에 변동이 생겨 눈물층에 이상이 생기면 눈물이 쉽게 말라 충분한 윤활작용을 해주지 못해 건조함을 느끼는 질환

endophthalmitis	내안구염	inflammation of the interior of the eye	안구(eyeball)의 속 부분에 나타나는 염증
esotropia	내사시	form of strabismus in which one or both eyes turns inward	손상받은 눈이 안쪽으로 몰리는상태로 이것을 cross-eye or convergent strabismus라고 함
exotropia	외사시	form of strabismus where the eyes are deviated outward	손상받은 눈이 바깥쪽으로 향하는 상태로 이것을 wall-eye or divergent strabismus라고 함
floaters	날파리증, 비문증	visible deposits within the eye's vitreous humour ("the vitreous"), which is normally transparent	눈앞에 먼지나 벌레가 떠다니는 것처럼 느끼는 증상으로 50~60대에 흔히 나타나는 증상이며 대부분은 노화현상과 관련이 깊음
hordeolum	다래끼(맥립종)	bacterial infection of an oil gland in the eyelid	눈꺼풀의 기름샘(피지선)에 생기는 작은 화농성, 염증 감염이며, sty라고도 함
hyperopia, hypermetropia	원시	condition of the eye in which light is focused behind, instead of on, the retina	가까이 있는 물체를 잘 볼 수 없는 눈으로 각막 또는 수정체의 굴절력이 약해져 가까이 있는 물체의 상이 망막 뒤쪽에 형성되기 때문에 가까이 있는 물체가 선명하게 보이지 않는 상태를 말하며, 볼록렌즈로 교정함
hypertensive retinopathy	고혈압성 망막증	damage to the retina and retinal circulation due to high blood pressure (i.e. hypertension)	고혈압이 진행되면 눈의 망막동맥에도 변화를 초래하여 시력이 낮아져 희미하게 보이거나 전혀 안 보이는 증상이 나타나는데, 이를 고혈압성 망막증이라 함
iridoplegia	홍채마비	paralysis of the sphincter of the iris	홍채(iris) 괄약근의 마비로 동공(pupil)의 크기를 조절할 수 없는 상태
iritis	홍채염	inflammation of the colored part of eye (iris)	홍채(iris)의 염증
keratitis	각막염	condition in which the eye's cornea, the clear dome on the front surface of the eye, becomes inflamed	각막염이 생기면 각막궤양이 생길 수 있고 더 심해지면 각막에 구멍이 뚫리는 각막 천공으로 진행되며 각막궤양이 치유가 되더라도 궤양부위에 흉터가 만들어져 결국 시력을 잃게 되는 경우가 많고 이는 중요한 실명의 원인임

keratomalacia	각막연화증	eye disorder that results from vitamin A deficiency	각막(cornea)이 물러져서 차츰 허는 증상으로 비타민 A의 결핍이 원인이며 보통 양측성으로 나타남
macular degeneration	황반변성	medical condition which may result in blurred or no vision in the center of the visual field	망막 황반(macula lutea) 부위의 진행성 퇴화로 인해 중심시력상실(central vision loss)이 나타나는 것으로 연령관련 황반변성(age-related macular degeneration)은 65세 이상의 노인에게 나타나는 시각상실(legal blindness)의 주원인임
myopia	근시	eye disorder where light focuses in front of, instead of on, the retina	먼 곳에 있는 물체를 잘 볼 수 없는 눈으로 망막보다 앞에 초점 맺는 상태로 가까운 곳을 잘 보아도 먼 곳의 물체를 잘 보지 못하며 오목렌즈로 교정하거나 각막과 수정체의 굴절력을 감소시키는 수술을 통해 치료함
nyctalopia	야맹증	condition making it difficult or impossible to see in relatively low light	밤이나 흐린 빛에는 사물이 잘 보이지 않는 증상
nystagmus	안구진탕(눈떨림)	condition of involuntary (or voluntary, in some cases) eye movement, acquired in infancy or later in life, that may result in reduced or limited vision	불수의적이고 빠른 눈의 움직임
oculomycosis	눈곰팡이증, 안진균증	infective condition involving healthy eyes, which leads to grave consequences	진균(fungus)에 의해 발생한 눈병

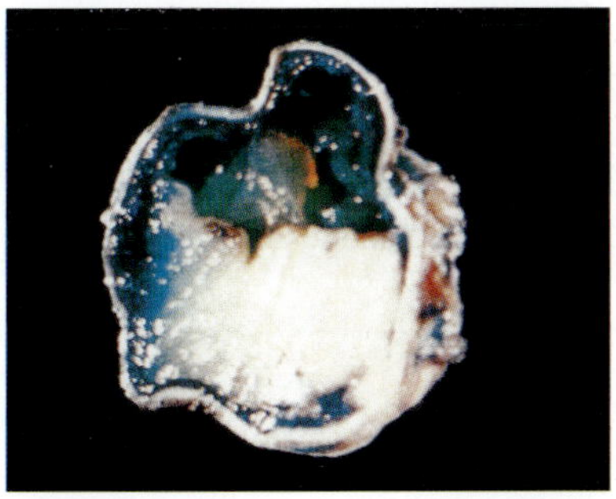

눈알 결핵, 눈(Ocular tuberculosis, eye)
결핵 병변으로 인하여 유리체강은 종괴를 형성하고 있는 석회 백색 치즈괴사 물질로 차 있다.

ophthalmalgia	눈통증, 안(구)통	pain in the eye	눈에 느껴지는 모든 종류의 통증
ophthalmoplegia	눈근육마비, 안근마비	paralysis or weakness of the eye muscles	눈을 둘러싸고 있는 근육의 마비

papilledema	시각신경유두부종, 유두부종	optic disc swelling that is caused by increased intracranial pressure due to any cause	뇌압 상승으로 시신경원판(optic disk)의 부종과 충혈이 오는 상태
phacomalacia	수정체연화증	softening of the lens	수정체가 물러지는 상태
photophobia	눈부심(수명)	symptom of abnormal intolerance to visual perception of light	동공(pupil)이 열려있는 눈이 빛에 민감하게 반응하는 상태로 빛에 대해 민감하고 못견디며, 이러한 상황은 뇌막염(meningitis), 눈의 염증(eye inflammation), 홍역(measles), 풍진(rubella)에서 볼 수 있음
pinguecula	결막황반, 검열반	yellowish, slightly raised thickening of the conjunctiva on the white part of the eye (sclera), close to the edge of the cornea	결막(conjunctiva)에 보이는 황색반점으로 자외선, 바람, 먼지 등에 반복적으로 노출되었을 때 나타나며 각막(cornea)으로 퍼진 결막황반은 익상편(군날개, pterygium)이 됨
presbyopia	노안	condition associated with the aging of the eye that results in progressively worsening ability to focus clearly on close objects	노화에 의한 시력저하로 일반적으로 마흔이 넘으면 서서히 신문을 보기가 어려워지며 이는 수정체의 굴절이상으로 생김
pterygium	익상편(군날개)	pinkish, triangular tissue growth on the cornea of the eye	결막(conjunctiva)으로부터 얇은 조직이 각막(cornea)으로 자라는 것으로 주로 햇빛에 반복적으로 노출되어 발생함
retinal detachment	망막박리	disorder of the eye in which the retina separates from the layer underneath	망막이 맥락막(choroid)과 분리되는 것으로 치료를 받지 못하면 실명(blindness)이 될 수 있음
retinitis pigmentosa	망막색소변성	genetic disorder of the eyes that causes loss of vision	진행성 유전질환으로 망막위축과 망막색소침착을 동반한 야맹증이 두드러짐
retinoblastoma	망막모세포종	rare form of cancer that rapidly develops from the immature cells of a retina, the light-detecting tissue of the eye	눈의 망막(retina)에 생기는 악성 종양(malignant tumor)

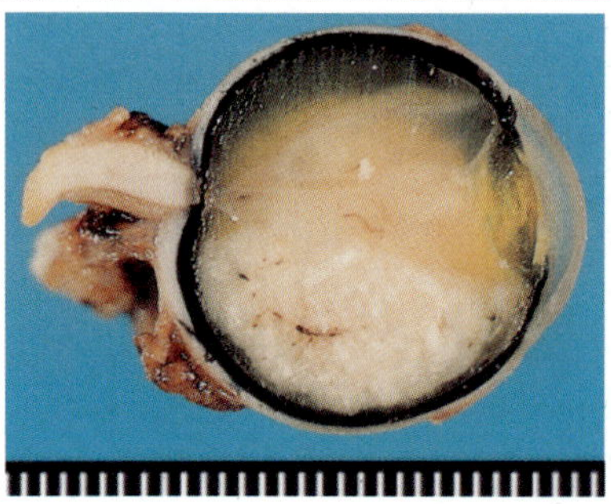

망막모세포종, 눈알(Retinoblastoma, eyeball)

유리체강 내에는 망막에서 유래된 회백색의 균일한 종괴로 대부분이 가득차 있다. 종괴의 절단면에서 여러부위의 괴사가 관찰되며 눈신경은 육안으로는 정상이다.

retinopathy	망막병증	any damage to the retina of the eyes, which may cause vision impairm	당뇨망막병증(disease retinopathy)과 같은 망막(retina)의 비염증성질환의 총칭
scleritis	공막염	serious inflammatory disease that affects the white outer coating of the eye, known as the sclera	공막(sclera)의 염증

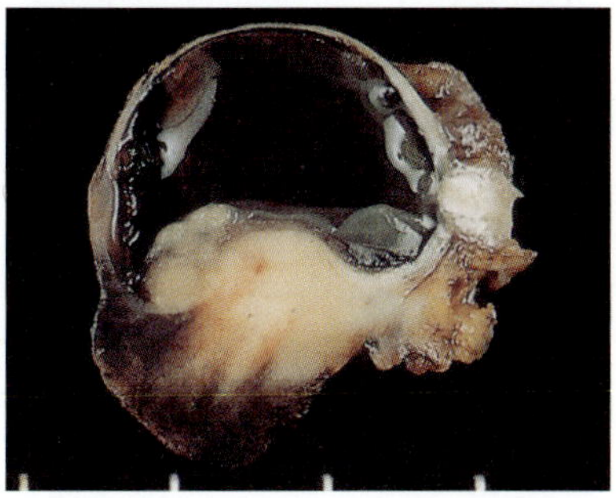

만성 공막염, 눈(Chronic scleritis, eye)
눈의 절단면에서 만성 육아종 공막염이 출혈종괴를 형성하고 있다.

scleromalacia	공막연화증	very rare form of necrotizing anterior scleritis which occurs without inflammation	공막(sclera)이 변성되어 얇아지는 것
scotoma	암점	area of partial alteration in the field of vision consisting of a partially diminished or entirely degenerated visual acuity that is surrounded by a field of normal – or relatively well-preserved – vision	시야 내에 있는 섬모양의 시야 결손부위가 보이는 상태
subconjunctival hemorrhage	결막하 출혈	bleeding from a small blood vessel in the outer layer of the eye (the conjunctiva) into the space between the conjunctiva and the sclera	눈의 흰자위 부분에 거미줄처럼 퍼져있는 가느다란 실핏줄이 터져서 새빨갛게 보임
thyroid eye disease, TED	갑상샘안병증	autoimmune inflammatory disorder of the orbit and periorbital tissues, characterized by upper eyelid retraction, lid lag, swelling, redness (erythema), conjunctivitis, and bulging eyes (exophthalmos)	갑상샘안병증은 자가면역질환으로 인체의 면역체계가 눈을 움직이는 근육을 변화시키는 물질을 생성하게 되는 질환
xerophthalmia	안구건조증	medical condition in which the eye fails to produce tears	눈물이 부족하거나 눈물이 지나치게 증발되어 결막(conjunctiva)과 각막(cornea)이 건조하게 되는 질환

(2) 귀

의학용어	국문의미	영문의미	단어해설
acoustic neuroma	속귀신경집종, 청신경종	benign primary intracranial tumor of the myelin-forming cells of the vestibulocochlear nerve	청각신경(acoustic nerve; vestibulocochlear nerve)인 8번째 뇌신경으로부터 발생하며 속귀 안에서 자라는 한쪽이나 양쪽의 양성 종양으로 초기 증상으로 귀울림(tirmkus), 어지럼(vertigo) 및 청력저하가 나타남
anacusis	무청각증	total inability to hear	완전한 청력소실
cholesteatoma	진주종	destructive and expanding growth consisting of keratinizing squamous epithelium in the middle ear and/or mastoid process	가운데귀(middle ear)에 발생하며, 상피세포(epithelial cell)와 콜레스테롤(cholesterol)로 이루어진 주머니모양(cystlike)의 덩어리(mass).
conductive hearing loss	전도성 난청	interruption in the transmission of sound through the outer or middle ear that results in a reduction of sound intensity	음파가 청각수용체(auditory receptors)로 전달되지 못하여 청력이 소실됨
deafness	귀머거리, 난청	degree of loss such that a person is unable to understand speech even in the presence of amplification	부분적 또는 완전한 청각 상실 상태로 청각의 전도경로에 장애가 있을 경우 발생하며 감각신경성난청(sensorineural deafness), 전음성난청(conductive deafness), 노인성난청(presbycusis) 등이 있음
hearing loss	청력소실(난청)	partial or total inability to hear	청력을 부분적 또는 전체적으로 잃어버린 상태
lybyrinthitis	미로염, 내이염	inflammation of the labyrinth	미로(labyrinth) 또는 속귀(inner ear)의 염증이며 전정신경염(vestibular neuritis)이라고도 함
mastoiditis	꼭지돌기염(유양돌기염)	inflammation by bacterial infection of the mastoid air cells surrounding the inner and middle ear	꼭지뼈(유양골, mastoid bone)의 염증
Meniere disease	메니에르병	disorder of the inner ear that is characterized by episodes of feeling like the world is spinning (vertigo), ringing in the ears (tinnitus), hearing loss, and a fullness in the ear	미로(labyrinth) 속의 막구조(membranous structures)의 종창으로 인해 귀먹음(deafness), 어지러움(현기증, vertigo), 귀울림(이명, tinnitus)이 점진적으로 생기는 희귀한 병

myringitis	고막염	form of acute otitis media in which vesicles develop on the tympanic membrane	고막(tympanic membrane)의 염증
otalgia	귀앓이, 귀통증	pain localised to the ear	귀에 발생하는 통증
otitis externa	바깥귀길염, 외이도염	inflammation of the ear canal	바깥귀길의 피지샘(귀지샘)에 화농균 침입으로 발생하는 염증으로 통증, 발열, 난청, 귀울림 등의 증상이 동반됨
otitis media, OM	가운데귀염(중이염)	inflammatory diseases of the middle ear	상기도감염(upper respiratory infection, URI)에 의한 가운데귀(중이, middle ear)의 염증이며, 고막천공술(tympanostomy)로 관을 삽입하여 치료함
otomastoiditis	꼭지돌기(이유양돌기염)	inflammation of the ear and the mastoid bone	귀의 염증을 동반한 꼭지뼈(유양골, mastoid bone)의 염증
otomycosis	귀진균증	fungal ear infection, a superficial mycotic infection of the outer ear canal	바깥귀길(외이도, external auditory canal)의 진균감염증
otopyorrhea	귀고름	discharge or flowing of pus from the ear	귀에서 고름(pus)이 흐르는 것
otorrhea	귓물	drainage of liquid from the ear	귀로부터 분비물이 흐르는 것
otosclerosis	귀경화증(이경화증)	condition where one or more foci of irregularly laid spongy bone replace part of normally dense enchondral layer of bony otic capsule in the bony labyrinth	속귀(내이, inner ear)의 뼈미로(골미로, bony labyrinth)가 뼈되기(골화, ossification)되면서 이차적으로 생기는 난청
paranasal sinusitis	코곁굴염(부비동염)	inflammation of the paranasal sinuses	코곁굴(paranasal sinus)은 코 주변의 뼈 속에 공기가 차 있는 공간에 염증으로 인한 화농성 콧물이 고여 있는 상태를 말하는 것으로 질병의 기간에 따라 급성 또는 만성 코곁굴염으로 나뉘게 됨
presbycusis	노년난청	most common type of sensorineural hearing loss caused by the natural aging of the auditory system	나이가 듦에 따라 발생하는 청력장애(hearing impairment)

sensorineural hearing loss	감각신경성 난청	hearing loss in which the root cause lies in the inner ear or sensory organ (cochlea and associated structures) or the vestibulocochlear nerve (cranial nerve VIII)	속귀(inner ear)에서의 신경자극이 뇌로 전달이 안 되거나 청각신경(청신경, auditory nerve) 또는 달팽이(와우, cochlea)의 손상으로 청력이 소실되는 상태로 신경농(nerve deafiness)이라고도 함
tinnitus	귀울림(이명)	perception of sound when no corresponding external sound is present	청각과 관련된 속귀 구조의 손상으로 한쪽 또는 양쪽에서 지속적 또는 간헐적으로 들리는 종소리(ringing) 또는 딸랑딸랑(tinkling)하는 잡음이 들리는 상태
vertigo	어지러움(현기증)	symptom where a person feels as if they or the objects around them are moving when they are not	균형(balance)과 평형(equilibrium)에 관련된 속귀 구조의 손상으로 회전(spinning) 또는 어지러움(dizziness)을 느끼거나 빙글빙글 도는 감각을 느끼는 것

2) 진단

(1) 눈

용어	국문의미	영문의미	단어해설
assessment of visual acuity	시력 검사	eye exam that checks how well you see the details of a letter or symbol from a specific distance	물체의 형체나 존재를 인식할 수 있는 눈의 능력을 평가하는 검사
fundus photography	안저촬영	ocular documentation that record the appearance of a patient's retina	망막의 이상이 의심될 때 시행하는 기본 검사이며, 망막의 여러 변성, 외상성 질환, 당뇨망막병증 및 고혈압으로 인한 망막 손상의 정도를 관찰하기 위한 검사
keratometer, ophthalmometer	각막곡률계	diagnostic instrument for measuring the curvature of the anterior surface of the cornea	각막(cornea)의 곡률(curvature)을 측정하는 기구
ophthalmoscopy	검안경검사	test that allows a health professional to see inside the fundus of the eye and other structures using an ophthalmoscope (or funduscope)	검안경을 사용하여 동공을 통해 안구내측에 빛을 비추어서 각막, 수정체, 유리액, 망막, 시신경, 망막정맥, 망막 동맥을 검사하는 것
perimetry	시야측정법	systematic measurement of visual field function	시신경의 기능을 검사하는 표준화된 방법

refraction	굴절검사	change in direction of a wave passing from one medium to another or from a gradual change in the medium	굴절을 통해 근시, 원시, 난시, 노안 등 굴절 이상으로 인한 시력 문제를 진단함
slit lamp test	틈새등검사	standard diagnostic procedure with instrument consisting of a high-intensity light source that can be focused to shine a thin sheet of light into the eye	틈새등과 현미경을 이용하여 시행되는 가장 기본적인 안과검사 중 하나로서 좁은 틈을 통하여 나오는 강한 빛을 눈 속으로 비춤으로써 결막, 각막, 홍채, 수정체 등 눈 앞쪽의 이상여부를 관찰할 수 있음
tonometry	안압측정	procedure eye care professionals perform to determine the intraocular pressure (IOP), the fluid pressure inside the eye	녹내장(glaucoma)검사를 위해 눈 내부의 압력을 측정하는 것
visual acuity test	시력검사	eye exam that checks how well you see the details of a letter or symbol from a specific distance	20피트거리에서 스넬렌 시력표(Snellen chart) 또는 E 시력표(E chart)를 사용하여 시력을 측정
optometry	눈계측	health care profession that involves examining the eyes and applicable visual systems for defects or abnormalities as well as the correction of refractive error with glasses or contact lenses and treatment of eye diseases	시력(visual acuity)을 측정하고 교정용렌즈 (corrective lens)를 맞추는 것
pupillometer, pupilometer	동공측정기	name for two different devices—one used in critical care medicine, which measures reactivity through measurement of the pupil light reflex, and the other used in ophthalmology, which measures the distance between pupils through visual stimuli	동공(pupil)의 지름을 측정하고 기록하는 기구
pupilloscope	동공반응검사기	instrument used for visual examination of the pupil	동공(pupil)의 반응을 검사하는 기구
retinoscopy, skiascopy	망막검영법	technique to objectively determine the refractive error of the eye (farsighted, nearsighted, astigmatism) and the need for glasses	빛을 눈에 조사하여 반사되는 빛을 관찰함으로써 굴절이상을 확인하는 방법
tonometer	안압계	instrument used to measure the internal pressure of the eye	녹내장(glaucoma) 진단을 위해 안구내압을 측정하는 기구
tonometry	안압측정법	methods of measuring intraocular pressure through the eyelid	안구내압을 측정하는 방법

(2) 귀

의학용어	국문의미	영문의미	단어해설
audiometry	청력측정검사	branch of audiology and the science of measuring hearing acuity for variations in sound intensity and pitch and for tonal purity	청각을 검사하는 방법으로 청력계(audiometer)라는 장치를 이용하여 특정 주파수의 청각자극을 주고 주파수별 청력을 측정하며 검사결과를 나타낸 도표를 청력도(audiogram)라고 함
ear thermometry	귀 온도측정법	thermometer that registers body temperature via the ear canal	적외선 감지기를 이용하여 고막의 온도를 측정하는 방법으로 바깥귀길을 통해 장치를 삽입하여 온도를 측정하며, 고막의 온도는 체온을 의미함
otoscopy, auriscope	귀보개검사(이경검사)	medical device which is used to look into the ear	귀보개(otoscope, 이경)을 이용하여 바깥귀길(외이도, extemal auditory canal)과 고막(tympanic memebrane)을 검사
Rinne test	린네검사	test used primarily to evaluate loss of hearing in one ear	한쪽 귀의 소리 전달을 검사
tuning fork test	소리굽쇠검사, 음차검사	simple and brief test to establish the probable presence or absence of a significant conductive element to hearing loss	소리굽쇠의 진동을 이용하여 소리의 전도를 검사하는 방법으로 소리굽쇠를 꼭지돌기(mastoid process)에 놓고 바깥귀길 정면에서 뼈와 공기의 전도를 검사하거나(Rinne test), 소리굽쇠를 이마 가운데에 놓고 두 귀의 뼈 전도를 검사함(Weber test).
Weber test	웨버검사	screening test for hearing performed with a tuning fork.	양쪽 귀의 소리 전달을 동시에 검사
audiogram	청력도	graph that shows the audible threshold for standardized frequencies as measured by an audiometer	청력계(audiometer)로 측정한 결과를 그림이나 도표로 기록한 것
audiometer	청력계	machine used for evaluating hearing acuity	청력을 검사하고 측정하는 기구
audiometry	청력검사	a branch of audiology and the science of measuring hearing acuity for variations in sound intensity and pitch and for tonal purity, involving thresholds and differing frequencies	청력을 측정하는 방법

electrocochleography	달팽이전기도검사	technique of recording electrical potentials generated in the inner ear and auditory nerve in response to sound stimulation, using an electrode placed in the ear canal or tympanic membrane	청각 자극에 의해 달팽이(와우, cochlea)에 발생하는 전위를 측정하는 방법
otoscope	이경	medical device which is used to look into the ears	바깥귀길을 통해 고막(tympanic membrane)을 들여다보는 기구
otoscopy	이경검사	diagnostic procedure that examines the inner structures of the ear using a specialised device called the otoscope or auriscope	귀를 관찰하는 검사법
tympanometer	고실계	instrument used to measure middle ear (function)	가운데귀(middle ear)의 기능을 간접적으로 측정하는 기구
tympanometry	고실측정법	examination used to test the condition of the middle ear and mobility of the eardrum (tympanic membrane) and the conduction bones by creating variations of air pressure in the ear canal	가운데귀의 기능을 측정하는 방법

3) 치료

(1) 눈

의학용어	국문의미	영문의미	단어해설
blepharoplasty	눈꺼풀성형술, 안검성형술	plastic surgery operation for correcting defects, deformities, and disfigurations of the eyelids; and for aesthetically modifying the eye region of the face	눈꺼풀의 결함, 기형 및 변형을 교정하기 위한 수술로 미용을 목적으로 외꺼풀인 윗눈꺼풀(상안검)을 쌍꺼풀로 성형하는 수술을 쌍꺼풀수술(east asian blepharoplasty, double eyelid operation)이라 함
cataract surgery, lens replacement surgery	백내장수술	removal of the natural lens of the eye (also called "crystalline lens") that has developed an opacification, which is referred to as a cataract, and its replacement with an intraocular lens	백내장이 있는 수정체를 제거하고 새로운 인공수정체로 대체하는 수술
cryoretinopexy	냉동망막유착술	use of extreme cold to freeze areas of weak or torn retina in order to cause scarring and seal breaks	매우 차가운 물질을 이용하여 망막을 외과적으로 고정하는 수술

dacryocystorhinostomy	눈물주머니 콧구멍연결술 (누낭비강연결술)	procedure that aims to eliminate fluid and mucus retention within the lacrimal sac, and to increase tear drainage for relief of epiphora (water running down the face)	눈물주머니(누낭, lacrimal sac)과 코(nose) 사이에 인공적으로 통로를 내는 것
dacryocystotomy	눈물주머니절개술 (누낭절개술)	operation on a lacrimal sac to form a new opening (as for drainage)	눈물주머니를 절개하는 것
enucleation	안구적출술	removal of the eye that leaves the eye muscles and remaining orbital contents intact	안구를 외과적으로 제거하는 것
fluorescein angiography	형광혈관조영술	medical procedure in which a fluorescent dye is injected into the bloodstream	형광염료(fluorescing dye)를 주사하여 안구 내의 혈관을 촬영하는 것
iridectomy	홍채제거술	surgical removal of part of the iris	녹내장 환자에서 안압을 감소시키기 위하여 홍채(iris)의 일부분을 제거하는 수술
keratoplasty, corneal transplant	각막이식술	surgical procedure performed on the cornea, or the transparent front part of the eye that covers and protects the pupil, anterior chamber, and iris	각막혼탁으로 시력을 상실한 각막에 건강한 각막을 이식하는 수술
laser in situ keratomileusis, LASIK	라식(레이저 각막 절삭 성형술) 각막 절삭 수술	non-reversible refractive procedure performed by ophthalmologists to correct myopia, hyperopia, or astigmatism	레이저를 이용한 굴절이상(근시, 원시, 난시) 교정법으로 미세각막절삭기로 각막의 표층을 들어서 각막편(flap)을 만든 후 레이저를 조사하여 시력교정을 시켜주는 수술
laser iridotomy	레이저 홍채절제술	surgical procedure that is performed on the eye to treat angle closure glaucoma, a condition of increased pressure in the front chamber (anterior chamber) that is caused by sudden (acute) or slowly progressive (chronic) blockage of the normal circulation of fluid within the eye	녹내장 환자에서 안압을 감소시키기 위하여 옆방(전방, anterior chamber)과 뒤방(후방, posterior chambers)에 눈방수(안방수, aqueous humor) 흐름을 좋게 하기 위하여 홍채(iris)의 가장자리에 구멍을 내는 레이저수술이며, 홍채제거술보다는 안전함

laser photocoagulation	레이저광응고술	eye surgery using a laser to shrink or destroy abnormal structures in the retina, or to intentionally cause scarring	좁은 부위에 초점을 맞춘 강한 광선(arogn laser, 아르곤레이저)으로 염증을 일으켜, 망막이 찢긴 곳이나 망막혈관에서 혈장이 유출되는 것을 치료하는 방법으로 망막박리, 당뇨망막병증, 황반변성 등에 적용됨
laser photocoagulation	레이저 수정체유화법	surgery used to treat a number of eye diseases	레어저광속(laser beam)을 사용하여 당뇨망막병(diabetic retinopathy)에서 망막혈관의 출혈을 봉합하는 수술
phacoemulsification, PHACO, small incision cataract surgery	수정체유화술	modern cataract surgery in which the eye's internal lens is emulsified with an ultrasonic handpiece and aspirated from the eye	백내장(catatact) 치료에 사용하는 방법으로 초음파(ultrasound)를 이용해 수정체(lens)를 파괴한 뒤 적출하는 것
photorefractive keratectomy, PRK	굴절레이저각막절제술	laser eye surgery for the correction of visual refractive errors such as myopia, hyperopia, and astigmatism	각막의 일부를 제거하고 각막표면을 평평하게 하기 위해 엑시머레이저를 사용하는 근시치료 방법
retinal photocoagulation	망막광응고술	minimally invasive procedure used to seal or destroy leaking blood vessels in the retina that lead to serious retinal conditions such as diabetic retinopathy and macular edema	레이저에서 나오는 고강도의 광속(beam)을 이용하여 단백질을 응고시키는 방법으로 박리된 망막(detached retina)이나 당뇨망막병증(diabetic retinopathy), 습성황반변성(wet macular degeneration), 녹내장(glaucoma), 안구내종양(intraocular tumor) 등의 치료에 사용
scleral bucle	공막압박	piece of silicone sponge, rubber, or semi-hard plastic that your eye doctor (ophthalmologist) places on the outside of the eye (the sclera, or the white of the eye)	망막이 박리된 부위를 실리콘 밴드로 감싸 봉합하면, 박리된 망막의 두 층이 실리콘밴드에 의해 밀착됨
scleral bucling	공막죔밀착술(공막압박술)	surgical procedure used to repair a retinal detachment	박리된 망막(detached retina)을 교정하기 위해 공막맥락막벽을 죄어 함입시키는 수술
sclerotomy	공막절개술	incision of the sclera	공막(sclera)을 절개하는 수술

trabeculectomy	섬유주절제술	surgical operation which lowers the intraocular pressure inside the eye (IOP) in patients with glaucoma	안구의 앞쪽 공간과 결막(conjunctiva) 아래와의 사이에 샛길을 만드는 것으로 안구방수(aqueous humor)의 배출을 통해 안구내압(intraocular pressure)을 낮춤으로써 녹내장(glaucoma) 치료에 사용하는 방법
vitrectomy	초자체(유리체)절제술	surgical procedure undertaken by a specialist where the vitreous humor gel that fills the eye cavity is removed to provide better access to the retina	당뇨망막병증(diabetic retinopathy) 치료를 위해 초자체액(vitreous humor)의 일부 또는 전체를 제거하는 것

(2) 귀

의학용어	국문의미	영문의미	단어해설
myringotomy	고막절개술	surgical procedure in which a tiny incision is created in the eardrum (tympanic membrane) to relieve pressure caused by excessive buildup of fluid, or to drain pus from the middle ear	고름(pus)이나 액체를 배출하거나 가운데귀(middle ear)의 압력을 낮추기 위해 실시하는 것으로 고막천자(tympanocentesis)라고도 함
cochlear implant	달팽이관 이식, 와우이식	small electronic device that electrically stimulates the cochlear nerve (nerve for hearing)	감각신경성 난청(sensorineural deafness)의 치료를 위해 와우(달팽이, cochlea)를 대신하여 소리를 전기자극으로 전환하는 전자기기(electronic device)를 삽입하여 전기자극을 뇌로 전달함으로써 소리를 인식할 수 있도록 함
ear irrigation	귀세척	routine procedure used to remove excess earwax, or cerumen, and foreign materials from the ear	이물질(foreign body) 또는 귀지(cerumen, ear wax)에 의해 귀가 막히는 것을 치료하기 위해 멸균수 또는 멸균식염수를 이용하여 바깥귀(외이, external ear)를 세척하는 것
labyrinthectomy	미로절제술	specialised, destructive surgical procedure used to manage a condition known as vestibular dysfunction	미로(labyrinth)를 절제하는 것
mastoidectomy	꼭지돌기(유양돌기)절제술	surgical procedure that removes diseased mastoid air cells	꼭지뼈(유양골, mastoid bone)를 절제하는 것

myringoplasty	고막성형술	surgery for the closure of the perforation of pars tensa of the tympanic membrane	터진 고막(perforated eardrum)에서 청력을 증진시키기 위해 조직이식(tissue graft)을 시행하는 것으로 tympanoplasty라고도 함
myringotomy, tympanotomy	고막절개술	surgical procedure in which a tiny incision is created in the eardrum (tympanic membrane) to relieve pressure caused by excessive buildup of fluid, or to drain pus from the middle ear	가운데귀(중이, middle ear)의 압력을 감소시키고 배액(drain fluid)하거나 또는 수술을 통하여 고막절개관(tympanostomy tubes)을 삽입하는 것
stapedectomy	등자뼈(등골)절제술	surgical procedure of the middle ear performed in order to improve hearing	결함이 있는 등자뼈(등골, stapes)을 인공삽입물 (prosthesis)로 대체하기 위해 등자뼈를 외과적으로 제거하는 수술
tympanoplasty	고실성형술	surgical operation performed for the reconstruction of the eardrum (tympanic membrane) and/or the small bones of the middle ear (ossicles)	가운데귀(middle ear)의 기능을 회복하는 외과적 방법

4) 약리학

의학용어	국문의미	영문의미	단어해설
anti glaucoma agents	녹내장치료제	beta-blockers used in glaucoma treatment	눈방수(안방수, aqueous humor)의 생성을 감소시키거나 배출을 증가시켜 결론적으로 눈방수의 양을 감소시켜 안압(intraocular pressure)을 감소시키는 약물
miotics	축동제	drugs that cause the pupil to contract	동공의 크기를 작게 하는 약제
mydriatics	산동제	medicine that make the pupil of the eye dilate (open up)	동공의 크기를 크게 하는 약물로 눈의 내부검사를 위하여 필요함
vertigo and motion sickness agents	어지러움(현기증), 멀미약	medicine mainly used in the patch form to prevent motion sickness	속귀(내이, inner ear)가 움직임에 민감한 것을 감소시키거나, 속귀에서 발생된 신경자극이 뇌의 구토중추(vomiting center)로 가는 것을 차단하는 약물
wax emulsifiers	귀지유화제	materials used to emulsify waxes	꽉 차있는 귀지를 제거하는데 사용하는 약물

5) 약어

감각기계와 관련되어 자주 사용하는 약어를 정리하였다. 병원에서도 자주 사용하는 약어이므로 공부해 두도록 한다.

약어	영문의미	국문의미
ACC	accommodation	원근조절반사
AOM	acute otitis media	급성가운데귀염(급성중이염)
ARMD	age-related macular degeneration	노인성 황반변성, 연령과 관련된 황반퇴화
ASP	acute suppurative parotitis	급성 화농성 귀밑샘염(이하선염)
Ast	astigmatism	난시
BPFV	benign paroxysmal postural vertigo	양성 발작성 체위성 현기증
CHL	conductive hearing loss	전도성 청력손실
CHR	chronic hypertrophic rhinitis	만성 비후성 코염(비염)
CI	cochlear implant	와우 이식
CMS	chronic maxillary sinusitis	만성 위턱뼈코곁굴염(상악동염)
COM	chronic otitis media	만성 가운데귀염(중이염)
D	diopter	디옵터(렌즈의 굴절률을 나타내는 단위)
EAC	external auditory canal	바깥귀길(외이관)
ECCE	extracapsular cataract extraction	낭외백내장적출술
Em	emmetropia	정상시
ENT	ears, nose, throat; otolaryngologist	귀, 코, 목
EOM	eyd of motion, extraocular movement	안구운동
EOM	external otitis media	바깥가운데귀염(외중이염)
FESS	functional endoscopic sinus surgery	기능적 내시경적 굴수술
HOH	hard of hearing	난청도
ICCE	intracapsular cataract extraction	낭내백내장적출술
IOL	intraocular lens	인공수정체
IOP	intraocular pressure	안압, 안구 내 압력
L/R	light reflex	빛 반사
LASIK	laser-assisted in situ keratomileusis	레이저각막절삭술

LMS	laryngomicrosurgery	미세후두수술
LP	light perception	빛 감지
MRM	modified radical mastoidectomy	변형근치꼭지돌기절제술
Myop	myopia	근시
OM	otitis media	가운데귀염(중이염)
OME	otitis media with effusion	삼출성 가운데귀
Ophth	ophthalmology	안과학
OSA	obstructive sleep apnea	폐쇄성 수면 무호흡
OW	oval window	난원창, 전정창
PHACO	phacoemulsification	수정체유화술
PNS	para nasal sinusitis	코곁굴(부비동염)
PRK	photorefractive keratectomy	광굴절각막절제술
PTA	pure tone audiometry	순음청력검사
RND	radical neck dissection	근치적경부박리
SICS	small incision cataract surgery	소절개 백내장술
SNHL	sensorineural hearing loss	감각 신경성 청각상실
SOM	serous otitis media	장액성 가운데귀
ST	strabismus	내사시
TGDC	thyroglossal duct cyst	갑상설관낭종
TM	tympanic membrane	고막
TSA	trans-sphenoidal approach	나비뼈 통과 접근법
UPPP	uvulo-palato-pharyngoplasty	목젖입천장인두성형술
URI	upper respiratory infection	상부호흡기도 감염
VA	visual acuity	시력
VCP	vocal cord palsy	성대 마비
VF	visual field	시야
VPI	velopharyngeal insufficiency	입천장인두 기능저하

4 관련 질병을 통한 의학용어 학습

의학용어에 대한 이해를 향상시키기 위해 감각기계와 관련된 질환에 대해 자세히 살펴보고자 한다.

1) 녹내장(Glaucoma)

녹내장은 안구방수(aqueous humor)가 배액(drain)되지 못하여 눈의 앞방(전방, anterior chamber)에 축적되는 상황이 발생하여 안압(intraocular pressure, IOP)을 상승시키는 질환이다. 안압이 증가되면 망막과 시각신경의 변성과 위축을 일으킨다. 녹내장은 홍채와 각막이 이루는 각도를 기준으로 광우각녹내장(open angle glaucoma)과 협우각녹내장(close angle glaucoma)으로 나눈다. 광우각녹내장에서 통증은 없지만 주변시야(peripheral vision)의 손상을 일으켜 터널시야(tunnel vision)가 생긴다. 협우각 녹내장에서는 통증이 심하며, 시야가 흐리고(blurred vision), 눈부심(photophobia)이 생긴다. 녹내장은 결국에 시력손실을 일으켜 실명이 된다.

2) 고막천공술관삽입(Tympanostomy Tube Insertion)

고막천공술관은 가운데귀(중이, middle ear)와 바깥귀(외이, external ear) 사이의 압력을 조절하며, 액체를 배액하기 위하여 고막에 삽입된 플라스틱 실린더(plastic cylinders)이다. 고막천공술관은 어린아이에서 고막 속에 존재하는 액체를 배액시키거나 항생제에 잘 듣지 않는 재발성감염치료에 주로 사용된다. 고막천공술관삽입은 전신마취를 한 상태에서 이비인후과전문의에 의해 시행된다.

복습문제

결합형 복습문제

01 감각기계와 관련된 의학용어 중 결합형에 대해 정리한 표이다. 제시한 용어의 의미를 쓰도록 한다.

(1) 눈

의학용어	용어분석			단어의미
	결합형	영문의미	국문의미	
blepharospasm		eyelid	눈꺼풀(안검)	눈꺼풀연축(안검연축)
choroidopathy	choroido		맥락막	맥락막병
conjunctivitis	conjunctivo	conjunctiva		결막염
corneitis	corneo	cornea	각막	
anisocoria	coro	pupil		동공부등
coreometer	coreo		동공	동공측정계
pupillar		pupil	동공	동공의
dacryorrhea	dacryo		눈물, 눈물기관(누기관)	눈물흘림(누루)
lacrimation	lacrimo	tear, lacrimal apparatus		눈물
diplopia	diplo	double	이중	
iridoplegia	irido	iris		홍채마비
keratoplasty	kerato		딱딱한 조직, 딱딱한, 각막	각막이식
intraocular		eye	눈	눈속의
ophthalmoscope	ophthalmo		눈	검안경
optic	opto	eye, vision		눈의
retinopathy	retino	retina	망막	

(2) 귀

의학용어	용어분석			단어의미
	결합형	영문의미	국문의미	
acoustic		hearing	청각	청각의
audiometer	audio		청각	청력계
auditory	audito	hearing		귀의
myringotomy	myringo	tympanic membrane, eardrum	고막	
tympanoplasty	tympano	tympanic membrane, eardrum		고막재생술
otorrhea	oto		귀	이루
salpingopharyngeal		tube, fallopian tube, eustachian or audito-ry tubes	관, 자궁관, 귀관(이관)	귀인두관의

접미사와 접두사

02 감각기계와 관련된 의학용어에서 자주 사용되는 접미사와 접두사에 대한 복습문제이다. 해당용어에 대한 의미를 해당칸에 쓰도록 한다.

(1) 접미사

의학용어	용어분석			단어의미
	접미사	영문의미	국문의미	
anacusis		hearing	청각	청각소실
presbycusis	-cusis		청각	노인성난청
amblyopia	-opia	vision		약시
heteropsia	-opsia	vision	시각	
blepharoptosis	-ptosis	prolapse, downward displacement		눈꺼풀처짐(안검하수)

photophobia	-phobia		특정한 대상에 대해 느끼는 비정상적인 두려움이나 혐오	광선 공포(증), 광선 혐기
ophthalmoplegia		paralysis	마비	안면근육(안근)마비, 동안신경의 마비
macrotia	-otia		귀의 상태	큰귀증, 대이(증)
esotropia	-tropia	to turn		내사시

(2) 접두사

의학용어	용어분석			단어의미
	접두사	영문의미	국문의미	
exotropia		outside, outward	바깥	외사시
hyperopia	hyper-		과다, 정상보다 높은	원시
binaural, biorbital	bi-, bin-	two		두 귀의 두 눈의

의학용어 만들기

03 **지금까지 학습했던 용어를 결합하여 감각기계통과 연관된 의학용어를 만들어 보시오.**

(1) transparent front part of the eye that covers the iris, pupil, and anterior chamber

____

(2) transparent biconvex structure in the eye that, along with the cornea, helps to refract light to be focused on the retina ______________________

(3) paired cranial nerve that transmits visual information from the retina to the brain

____

(4) opaque, fibrous, protective, outer layer of the human eye containing mainly collagen and some elastic fiber ______________________

(5) visible part of the ear that is outside the head ______________________

(6) tube that links the nasopharynx to the middle ear ______________________

(7) innermost part of the vertebrate ear, mainly responsible for sound detection and balance

____

(8) three bones in either middle ear that are among the smallest bones in the human body

____

(9) condition characterized by a partial or total absence of color vision

____

(10) cyst in the eyelid due to a blocked oil gland ______________________

(11) inflammation by infection of the lacrimal sac, secondary to obstruction of the nasolacrimal duct at the junction of lacrimal sac ______________________

(12) simultaneous perception of two images of a single object that may be displaced horizontally, vertically, diagonally (i.e., both vertically and horizontally), or rotationally in relation to each other

____

(13) interruption in the transmission of sound through the outer or middle ear that results in a reduction of sound intensity ______________________

(14) a form of acute otitis media in which vesicles develop on the tympanic membrane

____

(15) discharge or flowing of pus from the ear ______________________

의학용어 복습

04 아래에 제시한 문장에 해당하는 의학용어(영문)를 쓰시오.

(1) 손상된 각막을 죽은 사람의 각막으로 교체하는 것 ______________________

(2) 대부분 노화, 손상, 대사질환 또는 약물 또는 화학물질의 부작용으로 생기는 수정체의 혼탁

____

(3) 안구의 중간층(middle laryer)으로, 안구에 영양분을 공급하는 많은 혈관(blood vessel)이 분포해 있는 층

____

(4) 눈꺼풀(eyelid)과 공막(sclera)의 앞부분을 덮는 점막 ________________________

(5) 시각수용체(vision receptor)를 포함하는 안구의 가장 속층 ________________________

(6) 고막(tympanic membrane)과 고실(tympanic cavity)로 구성된 부분________________________

(7) 양쪽 눈의 굴절이 달라 굴절이상(refractive error)을 보이는 상태 ________________________

(8) 가까이 있는 물체를 잘 볼 수 없는 눈으로 각막 또는 수정체의 굴절력이 약해져 가까이 있는 물체의 상이 망막 뒤쪽에 형성되기 때문에 가까이 있는 물체가 선명하게 보이지 않는 상태

____

(9) 밤이나 흐린 빛에는 사물이 잘 보이지 않는 증상 ________________________

(10) 결막(conjunctiva)과 각막(cornea)의 심한 건조증상으로 광택을 잃고 각질화되는 것

____

(11) 청각의 전도경로에 장애로 인해 발생하는 부분적 또는 완전한 청각 상실 상태

____

(12) 귀에 발생하는 통증 ________________________

(13) 나이가 듦에 따라 발생하는 청력장애 ________________________

(14) 물체의 형체나 존재를 인식할 수 있는 눈의 능력을 평가하는 검사________________________

(15) 시신경의 기능을 검사하는 표준화된 방법 ________________________

(16) 소리굽쇠의 진동을 이용하여 소리의 전도를 검사하는 방법 ________________________

(17) 녹내장 환자에서 안압을 감소시키기 위하여 홍채(iris)의 일부분을 제거하는 수술

____

(18) 각막혼탁으로 시력을 상실한 각막에 건강한 각막을 이식하는 수술________________________

(19) 청력계로 측정한 결과를 그림이나 도표로 기록한 것 ________________________

(20) 청각 자극에 의해 와우(달팽이관)에 발생하는 전위를 측정하는 방법 ____________________

(21) 외이도를 통해 고막(tympanic membrane)을 들여다보는 기구 ____________________

(22) 중이(middle ear)의 기능을 간접적으로 측정하는 기구 ____________________

(23) 동공의 크기를 작게 하는 약물 ____________________

(24) 속귀(내이, inner ear)가 움직임에 민감한 것을 감소시키거나, 속귀에서 발생된 신경자극이 뇌의 구토중추(vomiting center)로 가는 것을 차단하는 약물 ____________________

약어

05 아래에 제시한 약어의 full name과 국문 의미를 쓰시오.

1. AD: ____________________
2. Ast: ____________________
3. CI: ____________________
4. EAC: ____________________
5. ENT: ____________________
6. L/R: ____________________
7. OD: ____________________
8. ST: ____________________
9. VA: ____________________
10. VF: ____________________

찾아보기

국문색인

ㄱ

가는다리 /212
가로막 /24
가로면 /24
가스괴저 /317
가슴막안 /5
가슴방사선촬영 /72
가슴벽 /72
가슴세로칸 /25
가슴안 /24, 25
가슴우리 /72
가운데귀 /404
가지돌기 /308
가지돌기세포 /143
가쪽배부위 /25
각막이식 /379
간세포성 황달 /202
갈비밑부위 /25
갈비아래부위 /27
갈비연골 /27
감각세포 /378
감각신경 /308
감마나이프 방사선 수술 /334
감염성 심장속막염 /109
감염원 /143
갑상샘기능저하증 /300
갑상샘기능항진증 /300
갑상샘종 /300
갑상샘종대 /300
갑상샘 질환 /300
강도 /29
개체수준 /21
거미막밑출혈 /149
거인증 /300
건선 /63
검사 /27
겉질 /212
결핍정자증 /277
결핵 /155, 268, 326
결핵고름집 /79
결핵 난관염 /245
결핵종 /88
경막위 혈종 /320
경피종 /162
경화요법 /135
계통수준 /21
고름육아종 /191
고름집 /82, 242
고막천공술관삽입 /404
고샅부위 /26, 27
고혈압 /96
고환 /262, 275
고환세로칸 /262

고환집막 /262
골반안 /24
골수천자 /162
골절 /334, 367
공막염 /391
과립구 /142
관상동맥우회술 /104, 134
관상동맥질환 /134
관상면 /24
관상봉합 /24
관장 /28
관절 /344
관통관 /343
광우각녹내장 /404
괴사성뇌염 /321
교정렌즈 /379
굴곡내시경 /96
굵은다리 /212
귀두염 /263
규소허파결핵증 /77
균형 /29
그레이브스 질환 /300
근육 /344
근육원섬유 /344
글로부린 /142
급성 방광염 /218
기관 /72
기관수준 /21
기관염 /87
기관지 /72
기관지 가지 /72
기관지폐렴 /80
기관지확장제 /96
기관지확장증 /79
기도 /72
기름샘 /46
긴뼈 /342

ㄴ

난관 /234
난소 /234
난소배세포종 /243
난소 임신 /240
남성불임증 /277
납작뼈 /342
낭포 /81
내부장기 /26
내시경검사법 /202
내시경시술 /96
내인성 물질 /142
노뼈 /22
노인판 /315
녹내장 /379, 404
농포성 건선 /63
뇌 /24, 308
뇌내출혈 /322
뇌막염 /310
뇌막종 /323
뇌부종 /309
뇌신경 /308
뇌실주위 백색질괴사 /319
뇌없음증 /316
뇌염 /310
뇌종양 /310
뇌좌상 /310
뇌하수체 질환 /300
눈 /378
눈계측사 /379
눈 교정수술 /379
눈부심 /404
눈알 결핵 /389
눈의 앞방 /404

늑연골 /27

ㄷ

다낭 난소 /244
대뇌경색 /318
대뇌피질 퇴행 /310
대동맥 /104
대상포진 /334
대음순 /234
대전정샘 입구 /234
덩굴 정맥총 /276
동맥류 /135
동맥류파열 /322
동맥성형술 /104
동맥혈가스분석 /72
되먹이기 기전 /284
두덩부위 /25
등쪽공간 /24
땀샘 /46

ㄹ

라이디그 세포 /62
레닌 /212
레이노드현상 /163
류마티스관절염 /368
류마티스판막염 /116
림프계 /104
림프기관 /104

ㅁ

마비 /334
막속뼈발생 /343
만능 기증자 /143
만성기관지염 /72, 96
만성방광염 /217
만성 콩팥기능상실 /218
만성폐쇄성폐질환 /96
말단비대증 /300
말초신경계통 /308
말초T-세포림프종 /154
망막 /378
망막모세포종 /390
망막병증 /387
맥관계 /104
맥락막얼기 /309
머리뼈 공간 /24
먼쪽세관 /212
면역계 /142
명치부위 /25, 27
몸신경계통 /308
무정자증 /277
무호흡 /96
문로 미세농양 /63
물뇌증 /322
물렁조직 /300
물음낭종 /268
미세정맥절제술 /135
민무늬근종 /246, 254

ㅂ

바깥주위층판 /343
바로누운자세 /27, 28, 29
반앉은자세 /28
반자위 /28
반파울러체위 /28
방광 /212
방분비 /284
방실판막 /104
배골반안 /24, 26, 27
배꼽부위 /25, 27
배대동맥류 /135

INDEX

배안 /24
배액 /404
배쪽공간 /24
백내장 /379
백반 /188
백색막 /262
백질이영양증 /310
버거병 /120
범위 /29
벽재혈전 /121, 122
벽측면 /262
복골반강 /26
복막안 /24
복막투석 /227
복와위 /28
부갑상샘 샘종 /294
부속기관 /378
부속생식샘 /262
부정맥 /96
부챗살각막절개술 /379
불규칙뼈 /342
불임증 /255
브레너 종양 /239
비대성심장근육병증 /111
비만세포 /143
뼈관절염 /356
뼈끝판 /343
뼈단위층판 /343
뼈돌출증 /355
뼈되기 /343
뼈모세포 /343
뼈바탕질 /343
뼈발생 /343
뼈발생세포 /343
뼈세포 /343
뼈속질 /343
뼈속질공간 /343
뼈속질염 /356, 358
뼈육종 /357
뼈잔기둥 /343
뼈조각 /358
뼈조직 /343
뼈파괴세포 /343, 344
뼈형성 /343
뼈형성 근육염 /353
뾰족콘딜로마 /240

ㅅ

사슴뿔돌 /19
사이질세포 /262
사이층판 /343
삼차신경 /334
삼차신경통 /334
삼첨판 폐쇄 /117
상부기도 /96
색전경색 /317
색전증 /120
샘암종 /79, 86, 179, 267, 269
샘종 /300
샘종성 갑상샘종 /292
생식관 /262
서혜관 /276
서혜부 /27
석회화 /114
선천면역 /143
선천심장병 /104
섬유낭병 /241
섬유샘종 /238
섬유성 중격 /262
섬유소 /142
섬유소성 심장막염 /115
섬유소원 /142

섬유육종 /270
성숙기형종 /244
성장판 /343
성장호르몬 /300
세르톨리 세포 /262, 275
세포매개성 면역 /143
세포수준 /21
소아 /104
소아심장병전문의 /104
소음순 /234
속공간기관 /104
속발성 다리뇌 /309
속자궁목 폴립 /245
속주위층판 /343
속질 /212
속질부챗살 /212
손발가락관절경화 /163
수두증 /309
수면무호흡 /6
수술 /27
수용체 /307
수정체 /378
수평면 /24
순환기 계통 /104
쉰목소리 /380
스테르코빌리노겐 /201
스텐트이식 /135
시상면 /24
식도궤양 /182
식도의 기능장애 /163
신경모세포종 /324
신경병성 통증증후군 /334
신경세포 /08
신경아교세포 /308
신경절 /308
신경조직 /307
신경 퇴행 질환 /310
신경학적 반사 /29
심근경색 /109
심내막염 /109
심방 /104
심방귀 /104
심방사이막 /104
심방사이막결손 /110
심부정맥 /135
심스자세 /28
심실 /104
심실동맥류 /109
심실사이막 /104
심실사이막결손 /111
심장 /104
심장근육경색 /122
심장근육경색증 /115, 120
심장기능장애 /96
심장막안 /25
심장박동기삽입술 /104
심장병전문의 /104
심장비대 /111
심장이식술 /104
쓸개돌증 /180

ㅇ

아교모세포종 /321
아교섬유 /46
아디손병 /290
아래대정맥 /104
아랫위부위 /27
아토피성 피부염 /62
안경사 /379
안구 /378
안구방수 /404
안압 /404

알레르겐 /62
알레르기 /96
알부민 /142
알쯔하이머병 /315
알코올간염 /185
앙와위 /27, 28, 29
애성 /380
양수검사 /253
양수천자 /253
어근 /1
엉덩부위 /27
엉덩이 /27
엎드린자세 /28
여성생식기 /234
연결모음 /1
연골무형성증 /354
연골속뼈발생 /343
연골종증 /361
열공헤르니아 /186
영아 /104
오른쪽심장기능상실 /111
오른허파정맥 /104
오름대동맥 /104
온몸순환 /104
완전폐정맥환류이상 /118
외분비 /284
외상 /334
외상성골절 /367
외인성 물질 /142
요관 /212
요도 /212
요도상열 /263
요도염 /263
요도하열 /263
요세관 /213
용혈성 황달 /202
운동기능 /334
운동신경 /308
운동신경원 질환 /310
위대정맥 /104
윌름즈종양 /221
윌리스환 /135
유로빌리노겐 /201
유연성 /29
유잉육종 /355
음경 /262
음낭 /262
음핵 /234
응집 /143
이마면 /24
이물질 /142
이비인후과 /380
이차뼈발생중심 /343
인두 /72
인슐린종 /293
인지기능장애 /96
일과성 뇌허혈성 발작 /309
일반감각 /378
일차뼈발생중심 /343

ㅈ

자가분비 /284
자궁 /234
자궁관 /234
자궁근종 /254
자궁 방부 /254
자뼈 /22
자연살해세포 /143
자율신경계통 /308
작은간세포암종 /185
작은두렁정맥 /135
작은콩팥잔 /212

잠복고환 /267, 276
장간순환 /201
장티푸스 /182
재생불량성 빈혈 /162
재형성 /367
저산소증 /96
적응면역 /143
적혈구생성소 /212
적혈구용적률 /142
전립샘 /263
전립샘비대 /227
전립선염 /263
전문직 /379
전위 /334
점액 /96
점액부종 /300
접두사 /1
접미사 /1
정계정맥류 /135, 276
정맥내레이저치료 /135
정맥류 /135
정맥판막 /135
정맥혈관종 /118
정삭 /135, 262
정세관 /262
정원세포 /262, 275
정자 /262
정적혈구성 정색소성 빈혈 /162
정중면 /24
정중시상면 /24
정중옆면 /24
정체성 피부염 /135
젖샘 /234
조리개 /378
조직수준 /21
조화 /29
종양 /334
종창 /276
주변시야 /404
죽상경화증 /119
중간뇌수도 /309
중간세로칸 /104
중심관 /343
중추수면무호흡 /96
중추신경계통 /308
지방간 /190
지속기도양압 /96
지연유합 /368
지질폐렴 /84
직립 자세 /29
진단 /72
진피 /46
진행 근육퇴행위축 /353
진행 전신성 경피증 /162
질 /234
질검사 /27
집합관 /213
짧은뼈 /342

ㅊ

척수 /24, 308
척수소뇌 퇴행 /310
척수손상 /334
척수손상들 /334
척수염 /310
척주관 /24
천식 /72, 96
청소년 /104
체벽 /24
체액성 면역 /143
초기뼈 /367
추체외로 퇴행 /310

축삭 /308
출혈성경색 /83
측뇌실 /309
치밀뼈 /342

ㅋ

카포시육종 /153
커노한 절흔 /309
코 /72
코결굴 /380
코르티코스테로이드 /96
콩팥 /212
콩팥굴 /212
콩팥깔때기 /212, 227
콩팥단위 /212
콩팥돌증 /219
콩팥모세포종 /221
콩팥문 /212
콩팥세관고리 /212
콩팥소체 /212
콩팥잔 /227
쿠싱증후군 /286
퀘브너 현상 /63
크레틴병 /300
크론병 /181
큰두렁정맥 /135
큰콩팥잔 /212
큰포식세포 /143

ㅌ

탄력섬유 /46
터널시야 /404
털곰팡이층 /80
털주머니 /46
토리 /213
토리주머니 /213
토리쪽세관 /212
투석 /227
트렌델렌버그 자세 /29
특수감각 /378

ㅍ

파울러체위 /28
파제트병 /357
파킨슨병 /25
판막의 경화 /114
판막치환술 /104
팔다리마비 /334
편평세포상피내 암종 /184
편평세포암종 /239
평형청각기관 /378
평활근종 /243
폐공기증 /72, 81, 96
폐기능검사 /72
폐부진 /96
폐색성 황달 /202
폐쇄수면무호흡 /96
폐쇄혈전맥관염 /120
폐질환 /72
폐포자충감염 /86
폐혈관질환 /72
포피염 /263
표지자 /143
표층복재정맥 /135
표피 /46
프로스타글란딘 /212
피막 /262
피부 /46
피부석회화 /163
피부신경 /47

ㅎ

하반신마비 /334
하수체성 소인증 /300
항상성 /142
항원 /142
항체 /143
해면뼈 /343
해면상 농포 /63
해부학적 자세 /21, 29
행진성골절 /359
허리부위 /27
허파 /72
허파동맥 /104
허파동맥 폐쇄 /112
허파순환 /104
혈관계 /104
혈관성형술 /134
혈관 확장 /163
혈구 /142
혈액 /142
혈액응고 /142
혈액투석 /227
혈장 /142
협우각녹내장 /404
협착, 요도 /219
호산구 /143
호염기구 /143
호중구 /143
호지킨림프종 /153
호흡기감염 /96
호흡기계 /72
호흡기전문의 /72
호흡성 분비물 /29
홍채 /378
환기기 /96
황달 /201
후두 /72
후천면역 /143
후천면역결핍증후군 /152
흉부외과의사 /104
흉터암종 /86
흡연 /96

영문색인

A

Abdominal Aortic Aneurysm /35
abdominal cavity /24
abdominopelvic cavity /24, 26, 27
Abscess /82, 242
accessory genital gland /262
accessory organ /378
Achondroplasia /354
Acquired immune deficiency syndrome /152
acquired immunity /143
acromegaly /300
Acute cystitis /218
adaptive immunity /143
Addison's disease /290
adenocarcinoma /86
Adenocarcinoma /79, 179, 267, 269
adenoma /300
Adenomatous goiter /292
adolescent /104
aggulutinate /143
albumin /142
Alcoholic hepatitis /185
allergen /62
allergies /96
Alzheimer's disease /315
amniocentesis /253
amniotic fluid test /253

INDEX

anatomical position /21, 29
Anencephaly /316
aneurysm /135
aneurysmal rupture /322
angioplasty /104, 134
anterior chamber /404
antibody /143
antigen /142
aorta /104
aplastic anemia /162
apnea /96
aqueous humor /404
arrhythmias /96
arterial blood gas analysis /72
ascending aorta /104
asthma /72, 96
atherosclerosis /119
atopic dermatitis /62
Atrial septal defect /110
atrioventricular valve /104
atrium /104
auricle /104
autocrine /284
autonomic nerve system /308
axon /308
azospermia /277

B

balance /29
balanitis /263
basophil /143
bladder /212
blood /142
blood cells /142
blood coagulation /142
blood plasma /142
blood vascular system /104
blurred vision /404
body wall /24
bone formation /343
bone marrow /343
bone matrix /343
bone narrow aspiration /162
Bowmann's capsule /213
brain /24, 308
brain tumor /310
Branchial cleft cyst /86
Brenner tumor /239
bronchial tree /72
Bronchiectasis /79
bronchodilators /96
Bronchopneumonia /80
bronchus /72
Buerger's disease /120
bulla /81
buttocks /27

C

calcification /114
Calcinosis cutis /163
calyx /227
cancellous bone /343
capsule /262
cardiac abnormalities /96
cardiomegaly /111
cartilage of the ribs /27
cataract /379
cell mediated immunity /143
cellular level /21
central nervous system /308
central sleep apnea /96
cerebral aqueduct /309

cerebral contusion /310
cerebral edema /309
Cerebral infarct /318
cerebrocortical degeneration /310
chest surgeon /104
chest wall /72
chest x-ray /72
children /104
Cholelithiasis /180
chondromatosis /361
choroid plexus /309
chronic bronchitis /72, 96
Chronic cystitis /217
chronic obstructive pulmonary disease /96
Chronic renal failure /218
circulatory system /104
clitoris /234
cognitive impairment /96
collagen fiber /46
collecting duct /213
combining vowel /1
compact bone /342
Condyloma acuminatum /240
congenital heart disease /104
continuous positive airway pressure /96
coordination /29
cornea transplantation /379
coronal plane /24
coronal suture /24
coronary artery bypass /104
coronary artery bypass graft /134
Coronary Artery Disease /134
corrective eye surgeries /379
corrective lenses /379
cortex /212
corticosteroids /96
cradiologist /104
cranial cavity /24
cranial nerve /308
cretinism /300
Crohn disease /181
cryptor-chidism /276
Cryptorchidism /267
Cushing syndrome /286
cutaneous nerve /47

D

deep vein /135
delayed union /368
dendrite /308
dendritic cell /143
dermis /46
diagnosis /72
Dialysis /227
diaphragm /24, 378
dislocation /334
distal tubule /212
dorsal cavity /24
drain /404
Dysgerminoma /243

E

ear /380
elastic fiber /46
Embolism /120
emphysema /72, 96
Emphysema /81
encephalitis /310
Endocervical Polyp /245
endogenous agents /142

endoscopic procedure /96
endoscopy /202
endovenous laser ablation /135
enema /28
enterohepatic circulation /201
eosinophil /143
epidermis /46
Epidural hematoma /320
epigastric region /25, 27
epiphyseal plate /343
epispadia /263
erect standing position /29
erythropoietin /212
Esophageal dysfunction /163
Esophageal ulcer /182
Ewing's sarcoma /355
examination /27
exocrine /284
exogenous agents /142
Exostosis /355
extrapyramidal degeneratin /310
eye /378
eyeball /378

F

Fatty liver /190
feedback system /284
female genital tract /234
fibrin /142
fibrinogen /142
Fibrinous pericarditis /115
Fibroadenoma /238
Fibrocystic disease /241
Fibrosarcoma /270
fibrous septa /262
flat bone /342
flexibility /29
flexible fiberoptic instrument /96
foreign substance /142
fowler position /28
fracture /334, 367
frontal plane /24

G

gamma knife radiosurgery /334
ganglia /308
Gas gangrene /317
general sense /378
genital ducts /262
giantism /300
gigantism /300
glaucoma /379
Glaucoma /404
glaucoma, close angle /404
glial cell /308
Glioblastoma /321
globulin /142
glomerular capsule /213
glomerulus /213
goiter /300
granulocytes /142
Granuloma pyogenicum /191
Graves disease /300
greater saphenous veins /135
groin /27
growth hormone /300
growth plate /343

H

hair follicle /46
Harversian lamellae /343

Haversian canal ⁄343
heart ⁄104
heart transplantation ⁄104
hematocrit ⁄142
hemodialysis ⁄227
hemolytic jaundice ⁄202
Hemorrhagic infarction ⁄83
Henle's loop ⁄212
hepatocellular jaundice ⁄202
herpes zoster ⁄334
Hiatal hernia ⁄186
hilum ⁄212
hoarseness ⁄380
Hodgkin lymphoma ⁄153
hollow organ ⁄104
homeostasis ⁄142
horizontal plane ⁄24
humoral immunity ⁄143
Hydrocele ⁄268
hydrocephalus ⁄309, 322
Hydronephrosis ⁄227
hypertension ⁄96
hyperthyroidism ⁄300
Hypertrophic cardiomyopathy ⁄111
hypochondriac region ⁄25, 27
hypogastric region ⁄27
hypospadia ⁄263
hypothyroidism ⁄300
hypoxia ⁄96

I

iliac region ⁄27
immune system ⁄142
infant ⁄104
Infective endocarditis ⁄109
inferior vena cava ⁄104
infertility ⁄255
inguinal canal ⁄276
inguinal region ⁄26
innate immunity ⁄143
inner circumferential lamellae ⁄343
Insulinoma ⁄293
integument ⁄46
interatrial septum ⁄104
internal organs ⁄26
interstitial cell ⁄262
interstitial lamellae ⁄343
interventricular septum ⁄104
intracartilaginous ossification ⁄343
Intracerebral hemorrhage ⁄322
intramembranous ossification ⁄343
intraocular pressure ⁄404
iris ⁄378
irregular bone ⁄342

J

jaundice ⁄201
joint ⁄344

K

Kaposi sarcoma ⁄153
Kernohan notch ⁄309
kidney ⁄212
knee-chest position ⁄27
Koebner phenomenon ⁄63

L

labia majora ⁄234
labia minora ⁄234
larynx ⁄72

lateral abdominal region /25
lateral ventricle /309
left and right pulmonary vein /104
leiomyoma /254
Leiomyoma /243, 246
lens /378
lesser saphenous veins /135
leukodystrophy /310
Leukoplakia /188
Leydig cell /262
Lipid pneumonia /84
lithotomy position /27
long bone /342
lumbar region /27
lung /72
lung diseases /72
lymphatic organ /104
lymphatic system /104

M

macrophage /143
major calyx /212
male infertility /277
male sterility /277
mammary gland /234
March fracture /359
markers /143
marrow cavity /343
mast cell /143
Mature teratoma /244
median plane /24
mediastinum /25
mediastinum testis /262
medulla /212
medullary ray /212
Meningioma /323
meningitis /310
microphlebectomies /135
middle ear /404
middle mediastinum /104
midsagittal plane /24
minor calyx /212
motor function /334
motor nerve /308
motor neuron disease /310
Mucormycosis /80
mucus /96
Munro's microabscess 표63
Mural thrombi /121
mural thrombus /122
muscle /344
myelitis /310
myocardial infarct /109, 122
myocardial infarction /115, 120
myofibril /344
Myositis ossificans /353
myxedema /300

N

natural killer cell /143
Necrotizing encephalitis /321
Nephroblastoma /221
Nephrolithiasis /219
nephron /212
nerve cell /308
nervous tissue /307
Neuroblastoma /324
neurodegenerative diseases /310
neurological reflex /29
neuron /308
neuropathic pain syndrome /334
neutrophil /143

normocytic normochromic anemia /162
nose /72, 380

O

obstructive jaundice /202
obstructive sleep apnea /96
Ocular tuberculosis /389
Old embolic infarct /317
oligospermia /277
open angle glaucoma /404
optician /379
optometrist /379
organism level /21
organ level /21
oroface of Bartholin's gland /234
osseous tissue /343
ossification /343
osteoarthritis /356
osteoblast /343
osteoclast /343, 344
osteocyte /343
osteogenesis /343
osteomyelitis /356, 358
osteoprogenitor cell /343
Osteosarcoma /357
otolaryngology /380
outer circumferential lamellae /343
Ovarian pregnancy /240
ovary /234
oviduct /234

P

pacemaker insertion /104
Paget's disease /357
pampini-form plexus /276
paracrine /284
paralysis /334
paramedian plane /24
parametrium /254
paraplegia /334
Parathyroid adenoma /294, 295
parctitioners /379
parietal layer /262
Parkinson's disease /325
pathogen /143
pediatric cardiologist /104
pelvic cavity /24
penis /262
pericardial cavity /25
peripheral nervous system /308
Peripheral T-cell lymphoma /154
peripheral vision /404
peritoneal cavity /24
peritoneal dialysis /227
Periventricular white matter necrosis /319
pharynx /72
photophobia /404
pituitary dwarfism /300
Pituitary Gland Disorders /300
pleural cavity /25
Pneumocystis carinii infection /86
Polycystic ovary /244
polyp /189
pons /309
posthitis /263
prefix /1
primary ossisification center /343
Progressive mscular dystrophy /353
progressive systemic sclerosis /162
prone position /28
prostaglandin /212

prostate /263
prostatitis /263
prostatomegly /227
proximal tubule /212
psoriasis /63
pubic region /25
Pulmonary atresia /112
pulmonary circulation /104
pulmonary disorders /72
pulmonary failure /96
pulmonary function test /72
pulmonary trunk /104
pulmonary vascular diseases /72
pulmonologist /72
pustular psoriasis /63

Q

quadriplegia /334

R

radial keratotomy /379
radius /22
range /29
receptor /307
remodelling /367
renal corpuscle /212
renal pelvis /212, 227
renal sinus /212
renin /212
respiratory infections /96
respiratory secretions /29
respiratory system /72
respiratory tract /72
retina /378
Retinoblastoma /390
Retinopathy /387
Reynaud phenomenon /163
rheumatic valvulitis /116
Rheumatoid Arthritis /368
right heart failure /111
root /1

S

sagittal plane /24
Scar cancer /86
scleritis /391
Sclerodactyly /163
scleroderma /162
sclerotherapy /135
scrotum /262
sebaceous gland /46
secondary ossification center /343
semi-fowler position /28
seminiferous tubule /262
semisitting position /28
Senile plaque /315
sensory cell /378
sensory nerve /308
Sequestrum /358
Sertoli cell /262, 275
short bone /342
Silicotuberculosis /77
sims position /28
sinuses /380
skin /46
sleep apnea /96
Small hepatocellular carcinoma /185
smoking /96
soft tissue /300
somatic nerve system /308
special sense /378

spermatic cord /135, 262
spermatogonia /262, 275
spermatozoa /262
spinal cord /24, 308
Spinal Cord Injuries /334
spinal cord injury /334
spinocerebellar degeneration /310
spongiform pustule of Kogoj /63
spongy bone /343
Squamous cell carcinoma /239
Squamous cell carcinoma in situ /184
staghorn stone /219
stasis dermatitis /135
stent-graft /135
stercobilinogen /201
strength /29
Subarachnoid hemorrhage /149
suffix /1
superficial saphenous vein /135
superior vena cava /104
supine position /27, 28, 29
surgery /27
sweat gland /46
swelling /276
systemic circulation /104
system level /21

T

Telangiectasia /163
testis /262, 275
thick limb /212
thin limb /212
thoracic cage /72
thoracic cavity /24, 25
throat /380
Thromboangiitis obliterans /120
thyroid disorders /300
thyromegaly /300
tissue level /21
Total anomalous pulmonary venous teturn /118
trabeculae /343
trachea /72
tracheitis /87
transient ischemic attack /309
transverse plane /24
trauma /334
traumatic fracture /367
tregeminal nerve /334
Trendelenburg position /29
Tricuspid atresia /117
Trigeminal Neuralgia /334
Tuberculoma /88
Tuberculosis /155, 268, 326
Tuberculous abscess /79
Tuberculous salpingitis /245
tumor /334
tunica albuginea /262
tunica vaginalis /262
tunnel vision /404
Tympanostomy Tube Insertion /404
Typhoid fever /182

U

ulna /22
umbilical region /25, 27
universal donor /143
upper airways /96
ureter /212
urethra /212
Urethral stenosis /219
urethritis /263
uriniferous tubule /213

urobilinogen ∕201
uterine myoma ∕254
uterine tube ∕234
uterus ∕234

V

vagina ∕234
vaginal examination ∕27
valve replacemet ∕104
Valvular sclerosis ∕114
varicocele ∕135, 276
Varicose Veins ∕135
vascular system ∕104
vein valve ∕135
Venous hemangioma ∕118
ventilator ∕96
ventral cavity ∕24
ventricle ∕104
ventricular aneurysm ∕109
ventricular septal defect ∕111
vertebral cavity ∕24
vestibulocochlear organ ∕378
Volkmann's canal ∕343

W

Willis circle ∕135
Wilms's tumor ∕221
woven bone ∕367

의학용어

2020년 8월 27일 1판 인쇄
2020년 8월 31일 1판 발행

저 자 : 의학용어 편찬회 편

발 행 자 : 최 병 진

정가 35,000원

발 행 처 : 도서출판 고 려 의 학
(02880) 서울시 성북구 성북로 9길 1 보문빌딩 3층
Tel. 765-0333 , 0337
Fax. 743-2288

ISBN 979-11-89210-38-0

등록번호 : 제 1-519호 1978. 6. 29.